儿童健康·营养·安全促进丛书

儿童营养促进方案

Nutrition for Young Children：Promoting Wellness

（第2版）

原　著　Joanne Sorte，Inge Daeschel，
　　　　Carolina Amador
主　译　徐轶群　王燕
译　者　（按姓氏笔画排序）
　　　　王　硕　王　燕　王惠珊　牛　贺
　　　　冯围围　苏余芬　张　悦　岳　青
　　　　赵晓非　徐　韬　徐轶群　唐　鹤

北京大学医学出版社

ERTONG YINGYANG CUJIN FANG'AN （DI 2 BAN）

图书在版编目（CIP）数据

儿童营养促进方案 /（美）乔安妮·索尔特（Joanne Sorte），
（美）英奇·达舍尔（Inge Daeschel），（美）卡罗莱娜·阿马多尔
（Carolina Amador）著；徐轶群，王燕译 . —2 版 . —北京：
北京大学医学出版社，2018.6
　　书名原文：Nutrition for Young Children：Promoting Wellness
　　ISBN 978-7-5659-1660-1

　　Ⅰ．①儿…　Ⅱ．①乔…②英…③卡…④徐…⑤王…
Ⅲ．①儿童 – 营养学　Ⅳ．① R153.2
　　中国版本图书馆 CIP 数据核字（2017）第 203666 号

北京市版权局著作权登记号：图字：01-2017-5352
Authorized translation from the English language edition, entitled NUTRITION, HEALTH AND SAFETY FOR YOUNG
CHILDREN: PROMOTING WELLNESS, 2E, 97780132869799 by SORTE, JOANNE; DAESCHEL, INGE; AMADOR,
CAROLINA, published by Pearson Education, Inc, Copyright © 2014 by Pearson Education, Inc.

儿童营养促进方案（第 2 版）

主　　译：徐轶群　王　燕
出版发行：北京大学医学出版社
地　　址：（100191）北京市海淀区学院路 38 号　北京大学医学部院内
电　　话：发行部 010-82802230；图书邮购 010-82802495
网　　址：http://www.pumpress.com.cn
E-mail：booksale@bjmu.edu.cn
印　　刷：北京强华印刷厂
经　　销：新华书店
责任编辑：董采萱　　责任校对：金彤文　　责任印制：李　啸
开　　本：787mm×1092mm　1/16　印张：18.5　字数：427 千字
版　　次：2018 年 6 月第 1 版　2018 年 6 月第 1 次印刷
书　　号：ISBN 978-7-5659-1660-1
定　　价：95.00 元
版权所有，违者必究
（凡属质量问题请与本社发行部联系退换）

原著作者简介

Joanne Sorte 是一名从业超过35年的幼儿专业人员，她在美国俄勒冈州立大学（OSU）获得了文学学士学位和人类发展与家庭科学理学硕士学位。她最初在美国华盛顿亚基马的 Home Base 项目中担任一名家庭指导员，从而开启了自己作为幼儿专业人员的工作生涯。后来，在华盛顿朗维尤洛尔哥伦比亚学院的学前项目中担任指导，并担任开端计划（Head Start）的家庭服务协调员。目前，在俄勒冈州立大学公共卫生和人类科学学院中担任高级教员。

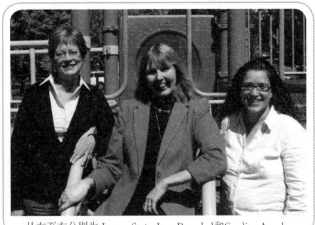

从左至右分别为 Joanne Sorte, Inge Daeschel和Carolina Amador

Joanne 在俄勒冈州立大学儿童发展实验室担任主任。该实验室推行一种多元化的早期教育项目模式，来自低收入家庭的儿童可以在俄勒冈启蒙教育幼儿园学龄前项目的支持下参与其中。有特殊需求的儿童可以与来自普通社区的儿童共同接受学前教育。Joanne 为儿童发展专业的实习生提供指导，进行毕业生督导，并为儿童发展和健康事业的研究提供条件。她还是俄勒冈开端计划协会（Oregon Head Start Association）中一名非常活跃的成员，曾经与 Inge Daeschel 合作编著了针对学前教育领域的干预方案《健康行动：获得健康的五个步骤》，并积极协助儿童早期教育机构与家庭共同改善儿童的健康状况。

Inge Daeschel 是一位拥有儿科营养学专业认证许可的注册营养师。她在美国纽约州立大学普雷兹堡学院取得了食品和营养学学士学位，曾在波士顿麻省综合医院完成了营养膳食实习，并获得诺克斯维尔田纳西大学颁发的营养学理学硕士学位。Inge 曾就职于杜克大学医学中心，起初担任儿童营养师，随后任首席临床营养师助理。该职位有助于其帮助家庭了解儿童在营养方面的需求。

后来，Inge 随家人搬到俄勒冈，并就职于科瓦利斯诊所（Corvallis Clinic）。她在俄勒冈州立大学儿童发展实验室和俄勒冈启蒙教育学龄前项目担任卫生和营养服务协调员，并在不久后接受了俄勒冈州立大学人类发展与家庭科学学院的指导员职位。同时，Inge 还是一名营养顾问，为一家地区医院、一项妇幼计划以及一系列开端计划（Head Start）提供服务。她在抚养儿童方面所拥有的专业技术是以其个人经验和职业经验为基础的，是在她抚养四个子女的过程中获得的（其中包括一名患有多种食物过敏的孩子）。她曾经与 Joanne Sorte 合作编著了一项干预方案《健康行动：获得健康的五个步骤》，旨在通过儿童早期项目中营养和身体活动的核心信息来提升他们的健康水平。

Carolina Amador，医学博士，是一名获得执业认证的儿科医师。她曾在希腊雅典的佐治亚大学获得语言病理学教育学士学位，并于奥古斯塔的佐治亚医学院获得医学学位，在美国摩根敦的西弗吉尼亚大学完成了儿科实习。她曾在西弗吉尼亚大学担任总住院医师，并在此建立了一个泌乳门诊，致力于为那些愿意母乳喂养的母亲们提供帮助。Carolina 还获得了美国西雅图华盛顿大学颁发的公共卫生硕士学位，专注于孕产妇和儿童健康。她与丈夫搬到了美国俄勒冈科瓦利斯，作为一名儿科医生工作了 10 年，目前受雇于一家社区卫生中心，其服务对象大多数是西班牙裔和流动工人。在担任基层儿科医生期间，Carolina 对儿童肥胖预防、健康差异和拉丁裔人口的健康产生了浓厚的兴趣。她热衷于参加倡导维护儿童健康的社区活动和组织，包括俄勒冈州立大学的俄勒冈启蒙教育幼儿园学龄前项目健康服务咨询委员会、本顿县健康体重和生活方式联盟、本顿县口腔健康联盟以及本顿县母乳喂养联盟。在多年的教育和医疗实践生涯中，她曾多次参加在厄瓜多尔、洪都拉斯、乌干达和马拉维举办的国际医疗活动。

> 本书献给我亲爱的父母 Jean 和 Burrell Godard，以及我的家人 Bruce，Cascade，Matt，Caden，Jerry，Misty，Isabelle，Nate 和 Sally，是他们教会我什么是营养、卫生保健和安全，以及户外玩耍的乐趣。
>
> ——Joanne Sorte

> 感谢我的丈夫 Mark 以及我的四个孩子 Ariel，Lea，Kimberly 和 Devin，他们的爱与支持是我完成这本书的动力。
>
> ——Inge Daeschel

> 真诚地感谢每一个孩子，他们为世界带来了智慧、勇气和欢乐。还要特别感谢为我带来平安、喜乐和惊叹的家人：Scott，Lucia，Oscar 和 Felix。
>
> ——Carolina Amador

译者前言

Nutrition, Health and Safety for Young Children: Promoting Wellness（第2版）一书是由美国俄勒冈州立大学的 Joanne Sorte 和 Inge Daeschel 教授以及本顿和林恩县社区卫生中心的儿科医生 Carolina Amador 共同编写的。这本书全面概述了儿童从出生到入学前在营养、卫生保健和安全方面的需要，旨在为教师和即将成为教师的人员提供实用、易于理解的信息，帮助他们在家庭式托儿所、儿童保育中心、幼儿园和学前班等儿童早期照养机构为幼儿服务。作者通过轶事、案例和真实的例子，帮助读者了解健康概念，熟悉教育环境，掌握保健策略。

原著全书一共有16章，涵盖健康促进、营养促进和安全促进三方面内容。每一章节都详细阐述了相关定义、影响因素、实践方法和政策要点，针对不同年龄、不同需求的儿童提出特定的学习活动和课程计划，为教师促进儿童健康发展提供了丰富、实用的资料。

本书的翻译工作由中国疾病预防控制中心妇幼保健中心儿童卫生保健部的十多名儿童保健以及相关学科的工作者通力完成。翻译后该书分为《儿童健康促进方案》《儿童营养促进方案》和《儿童安全促进方案》三个分册，分别围绕促进儿童健康的三个重要方面进行阐述。该书旨在为我国儿童保健工作人员以及托幼机构卫生保健服务人员提供详细了解国外托幼机构儿童保健工作的窗口，并为规范我国托幼机构群体保健服务提供参考。

在翻译此书的过程中，我们力求尊重作者原意，在正确理解的基础上做到准确达意，并且符合中文的书写和阅读习惯，以使这本书的全部内容能准确、通畅地为相关专业人员所迅速运用。

由于翻译人员众多，各人对原版书意思的理解可能存在不尽相同之处，故书中难免出现一些中文表达的缺陷甚至错误。在此，我们诚恳地希望读者能给予谅解，并不吝指正。

在组织翻译这本书的过程中，对于出版社编辑人员的精心校对、指正和不厌其烦的协调，我们在此深表感谢！

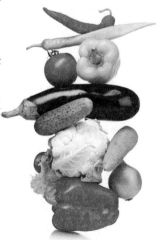

原著前言

对一名儿童早期发展工作者来说，这是一个既令人兴奋又充满趣味的时代！众所周知，儿童保健专业人员为儿童早期奠定健康基础发挥着重要作用，幼儿教师也在儿童学习和成长中承担着越来越重要的责任，这对儿童早期发展工作者来说既是吸引也是挑战。在本书的第2版中，我们邀请您一起探寻当今养育儿童需要面临的诸多挑战，例如儿童群体呈多样性发展、食物过敏的确诊越来越多、令人忧心忡忡的肥胖流行、百日咳病例的增多、人们更加关注托幼机构或学校中有特殊保健需求的儿童、儿童安全出现新的威胁、发展健康环境的意识在逐渐提升、儿童早期可持续发展策略的制订等。本书探讨的这些问题可以帮助儿童早期发展工作者理解儿童营养、卫生保健和安全之间的相互联系，并将这些知识灵活运用于儿童及其家庭。

本书 * 为读者提供了从出生到学龄期的儿童营养、卫生保健和安全需求的综合知识体系，内容中的案例、场景和相关问题能使读者如身临其境般站在专业的角度做出思考。本书为服务于儿童家庭看护、儿童保育中心、托幼机构、学校的儿童保健人员和教师们提供了充足的知识储备。

本书的目的是清晰、准确地为读者提供儿童健康相关的各种概念，帮助读者顺利完成相关工作，同时也提供了促进儿童健康发展的方法。读者深入了解促进儿童健康的基本方法后，应该能够掌握以下更进一步的技能：

与儿童及其家庭合作，共同促进儿童营养、卫生保健和安全。读者应了解婴幼儿营养、卫生保健和安全工作有赖于合作网络的支持，而您就是这个网络的一分子。

构建和实施适当的健康促进方法。读者能在实践中设计和应用与儿童年龄及发育水平相匹配的方法，以符合其发育水平、健康状况和语言发展的需求，并适合其家庭的文化习惯。

理解营养、卫生保健和安全对儿童发展的重要性。读者将在以下方面做好准备：

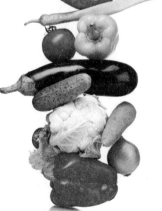

- 提供有益的营养，促进生长、发育和学习。

---

* 译者注：原著为单独一本，为便于中国的读者根据自身需求查阅相关内容，翻译后的中文版按原书的内容分为三个分册，分别是《儿童健康促进方案》《儿童营养促进方案》和《儿童安全促进方案》。

- 满足儿童个体的健康需求，制订有益于健康的教学活动，使儿童建立终生受益的良好习惯。
- 营造确保儿童身心安全发展的健康环境，为儿童打造激发求知欲、创造力和感知力的环境基础。

　　读者朋友，我们向您发出热情的邀请，如果您也珍视儿童早期健康，重视儿童生长发育，并愿致力于开发每一个儿童的潜能，使他们拥有健康、快乐、美好的未来，欢迎加入儿童早期发展工作者的队伍。

　　接下来，为您介绍本书第 2 版所更新的内容，以及如何使用本书去学习、观察和进行教学。

本版更新

- 来自美国各地的儿童早期发展专家们共同贡献了"项目经验"部分。这部分内容为读者介绍了来自不同社区的一些具体实践项目，展示了近年来为儿童和家庭传递营养、卫生保健和安全信息做出的努力和尝试。本书的每章都可以看到这个板块。

- 更新了近年来营养方面的重要进展，包括健康饮食计划（USDA My Plate）、《美国居民膳食指南》（*Dietary Guidelines for Americans*，2010 版）、2010 年"健康无饥饿儿童法案"（Healthy, Hunger-free Kids Act），以及基于最新婴幼儿喂养循证依据修订的学校午餐计划所做的重要改动等。

- 扩充健康实践方面的讨论内容，从而更适合教师使用。例如，纳入了健康筛查要点、常见感染性疾病特征、为有特殊保健需求的儿童制订学校管理策略以改善健康等内容。另外，儿童早期的社会交往和情感健康问题也广受关注，这一内容也纳入了"儿童心理健康"章节之中。

- 依据最新的临床实例更新了安全相关章节，如紧急预案、实施心肺复苏的新策略、引起广泛讨论的儿童虐待和暴力等。

- "伦理问题"板块描述了相关的具体场景，以激发读者从专业角度去思考实际问题，并探讨如何依据专业行为准则去实践。

- 提供了使发育特殊儿童和正在学习语言的儿童理解健康概念的方法，以确保所有的孩子都能够掌握健康知识。

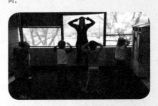

项目经验
培训健康指导教师

Tracy Moran 和 Tom Browning，Erikson Institute and Illinois Action for Children

在 2009 年 11 月，芝加哥市卫生局通过了一项联合决议，建议芝加哥以中心为基础的儿童保健中心实施新标准，目的是减少儿童肥胖的发生率，提高整体健康水平。具体而言，新的标准涉及限制儿童观看屏幕的时间、摄入低脂牛奶、减少含糖饮料，同时增加日常体力活动。

大家都认识到需要进行培训来解决全体儿童的健康问题。当地机构[1] 合作起来，为早期儿童保健从业者提供培训研讨会。培训人员针对卫生和健康的挑战设计了头脑风暴和讨论。讨论的主题包括促进从业者成为健康模范、健康食品的可及性和可支付能力、社区的高发犯罪活动、父母的冷漠等。研讨会形成了全面深入的课程，旨在促进从业者加深关于儿童营养、体力活动、卫生和全面健康的知识和行为。

参与者提出了许多建议来促进体力活动，例如将塑料小球放在勺子上的接力赛、水瓶子保龄球、外出步行了解自然和环境，或者给每个孩子一个放大镜，让他们探索室外环境等。

在 9 个月内，5 名培训师开展了 87 次培训，有超过 1000 人参加。培训设立在城市的低收入社区以及郊区，均是方便利用公共交通工具到达的地方。课程使标准实施达到了高度一致。评估调查显示，超过一半的受训人员在培训前就达到了除牛奶以外的标准。28% 的

受训人员认为，低脂牛奶的标准是最难被认同和推广的，原因包括成本增加，以及儿童和（或）家长不认同。

其中一个受训者 Maria Salazar 说："在日常工作中，我开始把 2% 的奶改为 1%。最开始的时候我很担心，但是孩子们很容易接受这种变化。我让孩子们站着玩拼图游戏，这样他们每天就能活动得更多了。孩子们累了以后睡得更香了。我也会参加到孩子们的活动中去，我喜欢这样。"

[1] 包括 The Otho S.A. Sprague Memorial Institute，Erikson Institute，Illinois Action for Children，the Chicago Department of Public Health and the Consortium to Lower Obesity in Chicago Children

伦理问题

想象一下你想在班上组织"大家一起来做汤"的活动，要求每个儿童都带食物来加到汤中。对班级里家庭收入低的儿童来讲，带食物可能很困难。你会如何安排这个活动，使每个儿童和家庭的尊严与价值都得到尊重？

帮您理解健康概念

- 作者用叙述的方法，通过故事、病例和真实事件将健康概念具象化来帮助读者理解。每章开头的场景通常会展示一些关于教师、儿童以及家庭应对营养、卫生保健和安全问题的事例。这些场景通常会贯穿整章以体现教学的目标。

- 本书内容力求在营养、卫生保健和安全概念的教学过程中考量到文化背景，如素食、宗教、不同文化的饮食，以及如何为来自不同文化背景的儿童和家庭进行服务。

- 儿童心理健康是很独特的一章，探讨了当今儿童情感健康的需求 *。

- 强化概念和名词以增强教学效果，例如设置学习目标、核心概念和关键词表，并且在每章文末设有问题回顾、讨论以及实践要点等板块。

- 章节中设有特色主题，例如营养笔记、安全环节、政策要点和健康贴士，均为读者展示了当今的卫生保健、安全和营养问题。

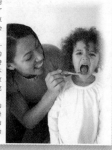

第一章

你在儿童健康中的角色

学习目标

1. 给健康下定义并描述营养、卫生、安全如何影响儿童健康。
2. 确定并讨论儿童健康的影响因素。
3. 制订一个合理的课程计划来教授健康概念。
4. 描述与家庭及社区工作者合作促进儿童健康的方法。

这是 Kaylee 家庭托儿所的午饭时间。Kaylee 在儿童早期发展专业毕业后，在照顾她的两个孩子的同时，开设了家庭托儿所，并将其作为她的事业。孩子们洗过手后，一起来到饭厅准备吃午饭。Kaylee 给 Dominique 准备了"墨西哥卷饼"和一勺炸豆及磨碎的奶酪。对大一点儿的孩子 Nancy，因为她牛奶过敏，Kaylee 给她准备了没有奶酪的玉米饼。随后，Kaylee 坐下来和孩子们一起吃，"豆子！"Dominique 说道，Kaylee 和孩子们一起为 Dominique 学会的新单词喝彩。

在小镇的另一边，Hector 正在幼儿园回收垃圾。当他走过一幢楼时，Hector 想起了 Zach，那个坐着轮椅去上儿童早教课程的孩子。Zach 患有一种不断加重的肌肉萎缩病，但 Zach 那乐观赞叹的精神在 Hector 的脑海中挥之不去。今天，Zach 问鲸鱼是否不能在北极的冰层下生存，但 Hector 不知道答案，所以他决定回家时到图书馆去，找本关于鲸鱼的书，以便他和 Zach 一起来研究一下。

在另外一个社区，Sharina 和 Amelia 拿着夹有安全检查表的书写板走上儿童游乐场地。当他走过一幢楼时，他们在帮助检查儿童游乐区，这是旨在增加儿童户外活动的部落倡议的一部分。他们记录了运动器材下的地面是硬的，发现孩子们会把树皮扔过篱笆。他们开始为改善游乐场环境想主意、提建议。

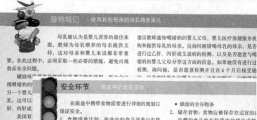

营养笔记　使用其他母亲的母乳喂养亲儿

母乳被认为是婴儿营养的最佳来源，母乳喂养下的母亲提供支持，这对母亲和婴儿来说都非常重要，在此过程中，必须采取一些必要的措施，避免出现食品安全问题。

辅助母亲……建议教师通知喝错奶的婴儿父母，婴儿医疗保健服务机构和提供母乳的母亲，应询问被错喝母乳的母亲，是否进行过乙肝、丙肝或艾滋病的检测，以及是否愿意与喝错奶的婴儿父母分享这方面的信息。如果她没有进行过检测，询问她，是否愿意检测并且在 6 个月后接受复测。

安全环节　旅途中的食品安全

在旅途中携带食物需要详细的规划以保证安全。

1. 食物清单计划：旅途中的食品清单应安排以环境为导向的食物。适合携带的安全食品包括：
- 盒装果汁
- 完整的水果
- 独立包装的水果罐头或果盒
- 干果（注意适宜年龄）
- 全谷物饼干、面包
- 花生酱三明治（注意花生过敏）
- 坚果（注意坚果过敏和适宜年龄）
- 混合干果（注意成分需适宜年龄）
- 麦片

- 烘焙的全谷物条

2. 储存食物：食物应保存在适宜的温度，冷藏的食品放在装满冰的桶中或塑料盒装果汁冷冻，也可以用它们来在冷藏箱里放置温度计，保证箱内温度在（5℃）。需要冷藏的食物包括：
- 肉、禽、鱼或鸡蛋沙拉三明治。
- 牛奶
- 奶酪
- 酸奶
- 被切块或削过皮的水果、蔬菜
- 沙拉

3. 洗手：牢记洗手，监督儿童饭前洗手。洗手不能用湿擦手所代替，除非在没有香皂和流动水的情况下

政策要点　食品安全和供餐服务

幼幼机构与供餐商签订为婴幼儿提供食物的合同，它与供餐商共同负有保证食品安全的责任。教师们也有责任帮助达到食品安全的目标要求，保证儿童获得的食物是健康安全的，教师是儿童进食前食品安全检查序最后一环的责任人。为确保大家对食品安全的理解一致，在签署的合同中设立食品安全相关的条款非常重要。合同还应包括以下要点：

- 厨房和食物容器内温度适宜且符合当地的卫生标准。
- 供应商应符合联邦、州和县的各项卫生标准要求和 HACCP 标准。
- 食物运送的温度符合热餐和冷餐的需求。
- 拒收或替换不合格食物的情况。
- 食物的总量和份量记录准确。
- 能够满足特殊饮食需求并附带特殊食物的标签。
- 合同还应包括下列其他内容：

健康贴士　管理食源性疾病的暴发

最近发生了诺瓦克病毒的暴发，原因是当地一家快餐店一名生病的工作人员在处理生菜时没有戴手套，几天内，幼儿园内的很多家庭都报告自己的儿童被诊断有诺瓦克病毒感染，一名儿童由于脱水住院一晚。

教师给卫生部门打电话进行咨询。卫生部门除了提供诺瓦克病毒感染的症状和传播方式等信息外，还应该给出以下预防措施建议：
- 告诉所有人员，如果生病就要离岗。

- 直接从事食品服务的人员在处理脏餐具时，应该采取额外的预防措施。
- 用含氯漂白剂擦洗和消毒教室里的玩具和桌面。
- 提醒教师、食品服务人员和儿童经常洗手，尤其是在如厕后、换尿布后以及吃饭和做饭前要洗手。
- 告诉患诺瓦克病毒感染的孩童留在家中，告诉家长在儿童最后一次出现症状后 72 小时后才能返园。

虽然仍有少量病例出现，但是在卫生部门专家建议和教师的快速反应下，疾病的传播被控制住了。

帮您为儿童讲授健康概念

- 在重新修订的第一章"你在儿童健康中的角色"[*]中，通过学习活动和日常课程为读者建立营养、卫生保健和安全的整体观念，并为需要在实践中创建学习活动的读者提供了活动计划模板。
- 每一章都为读者提供了健康相关活动教案，为不同发育阶段的儿童（婴儿、幼儿、学龄前儿童和学龄儿童）提供适当的课程。

健康教案　吃水果和蔬菜使我保持健康

学习产出： 儿童将会从感官上对水果和蔬菜进行体验（触觉、嗅觉、味觉）

关键词： 触觉、嗅觉、味觉、结构、气味、香味、调料、食物名称、维生素、矿物质、纤维和彩虹的颜色名称。

安全性观察： 注意儿童的食物过敏和限制，避免其再食用这些食物。准备食物时注意保证食物安全以及避免需在的食物信息。在儿童参与时，注意清洁和安全问题。

婴儿和幼儿

- **目标：** 可以吃手指食物的婴儿和幼儿触摸、嗅闻、品尝水果和蔬菜。
- **材料：** 纸杯或塑料杯、盘子或托盘、水果和蔬菜（例如香蕉、浆果类、柑橘、绿色豆类、西葫芦、南瓜、胡萝卜、土豆）。
- **活动计划：** 将蔬菜煮软至可以用叉子叉起来，将食物切成许多小片，每片不大于1/4英寸（译者注：1英寸约为2.5cm）。对于婴儿和幼儿，根据其喂养计划在某个时间提供软的、煮熟了的食物，然后再给一些新的食物让儿童探索，将切下来的块食物放在碟子或盘子上，放在婴儿食物的杯子的下方，鼓励儿童拿起杯子发现下面的食物，让儿童知道可以去触摸食物。描述食物的触觉、嗅觉和味觉，例如："这个水果叫做香蕉，让我们摸一下吧。"然后假装嗅香蕉，同时说："它很软，让

我们闻一下吧。"假装闻一下食物，然后说："这个香蕉闻起来很香！让我们尝一下这个香蕉吧！"假装尝一下，然后说："这个香蕉尝起来很甜！"下一次尝试不同的食物。

- **如何调整活动：** 为正在学习英语的儿童制作卡片，描画出将要探索的食物，包括食物的英语和儿童母语的名称（如果需要，为所有的孩子用母语给出拼写）。说出食物的英语和母语名字。帮助那些有特殊发育需要的儿童，引导他们去触摸食物，并用干净和戴手套的手将食物拿到儿童面前。根据儿童的需要提供足够的时间触摸、品闻和品尝食物，不要强迫儿童去尝试食物。用语言鼓励儿童尝试："你正在通过触摸、品闻和品尝了解这些水果和蔬菜，这是学习的好办法。"

学龄前和幼儿园儿童

- **目标：** 儿童将会探索不同水果、蔬菜的结构、味道和气味，并学习为什么这些食物对他们有好处。
- **材料：** 由 Lois Ehlert 编写的儿童读物《饮食字母表》（Eating the Alphabet: Fruits & Vegetables from A to Z），书中描绘的 6 种新鲜水果和蔬菜，6 个杯子、锡箔纸、餐巾、小盘子、勺、餐巾和纸巾。
- **活动计划：** 挑选 6 种食物，将他们切成一口大小的片，将各种食物放在杯中，用锡箔纸覆盖住，再用了把锡箔纸戳破几个孔，将每种食物的剩余部分放到碗中并中量了一个托盘上。用纸巾把碗盖住，使食物充满神秘感。请孩子们集合做游戏，告诉他们这里有很多水果和蔬菜，让你认识字母表中的每个字母。读书读书。读书时鼓励儿童说出水果和蔬菜，用语言引导儿童："水果和蔬菜对我们的身体有好处。吃多种水果和蔬菜使我们感觉良好，为我们的身体提供所需要的能量并保持健康，所以我们可以弄

西、游戏并能够描述地成长。"叫出书中水果、蔬菜的名字，请已经尝试过这食物的孩子跳起来。每叫到一种新的食物，就换一种运动，邀请儿童一起坐在桌旁。请鼓励儿童闻起锡箔纸条中的食物，让他们通过闻来揣认。然后，让孩子们拿开锡箔纸，发现孩子的儿童。揭开锡纸并传递发有食物的碗。鼓励儿童通过语言去描述每种食物的质地、气味和味道。通过语言：来肯定儿童的努力："你正在通过触觉、嗅觉和味觉探索这些水果和蔬菜。"强调为什么这些食物很重要。

- **怎样调整活动：** 在班级中使用带有食物名称的图片，图片的食物名称用英语和儿童的母语标记。用母语让儿童所说的用有语言复述每种食物的名称，在用语言引导孩子们触摸、嗅闻和品尝食物时，同时用动作强化信息。注意一些孩子可能厌恶触摸某些食物或某种

感的事物，给孩子们一些时间去探索，确保每个儿童能从各好拿到杯子，并嗅闻、品尝提供的食物，不要强迫儿童触摸、嗅闻和品尝食物。

- **你达到目标了吗？** 儿童能够描述每一种食物的质地、气味和味道吗？儿童是否可以描述为什么吃水果和蔬菜很重要？

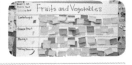

学龄儿童

- **目标：** 儿童将学习到健康饮食包括"半个盘子"的水果和蔬菜。他们能够辨认出非常有利于健康（富含维生素 A）的水果和蔬菜的颜色组合，而且可以描述为什么水果和蔬菜是膳食中的重要部分。
- **材料：**"我的餐盘"迷你海报（获取网址：www.choosemyplate.gov/downloads/mini_poster_English_final.pdf），展示所有许多不同的食物分类，指出海报上展示的一餐健康的食物，其中包含足够的水果和蔬菜，即占餐盘的一半。确认哪种食物包含有维生素，红辣椒和西红柿。邀请儿童用彩色的硬纸制作一个餐盘，将一个小的纸盘粘在这个餐具上垫上。请儿童用水果和蔬菜的图片填满半个小餐盘，颜色包含彩虹中的各种颜色。儿童可以粘贴图片，画出食物的图片，或写下食物的名称或贴上彩虹颜色（红、橙、黄、绿、蓝、紫）的卡纸，描画有色彩明亮的水果和蔬菜的杂志图片（或水果和蔬菜的贴纸）、白色的小纸盘，蜡笔或标记笔、剪刀、胶水。
- **活动计划：** 将孩子聚集在一起，向他们展示"我的餐盘"，简要回顾不同的食物分类，指出海报上展示的一餐健康的食物组色的彩笔来写，提醒他们确保包括了深绿色和橙色或红色的食物。
- **怎样调整活动：** 在每一张彩色卡纸上用英语或班内儿童的母语写出颜色的名称，用班级中所有儿童的母语写出每个颜色的名称，手工活动应符合班级中儿童的发育水平，给儿童留出充足的时间制作。在剪出图片前，提供适合的剪刀、蜡棒或胶带，或者提供水果和蔬菜的贴纸，帮助儿童完成活动。
- **你达到目标了吗？** 儿童能够用彩色的水果和蔬菜装满半个盘子吗？他们合纳入了深绿色、橙色和红色的水果和蔬菜？他们能够说出为什么水果和蔬菜是健康的食物吗？

---

[*] 译者注：即《儿童健康促进方案》分册第一章。

致　谢

感谢参与审阅本书的各位专家：来自 Chattahoochee 技术学院的 Maria Abercrombie，来自 Laredo 社区学院的 Marilyn Cavazos，来自 J. S. Reynolds 社区学院的 Jennifer M. Cave，来自 Olive Harvey 学院的 Ivy Cobbins，来自 Allan Hancock 学院的 Karen Demchak，来自 Lake Sumter 社区学院的 Joanne Greata，来自 Northeast Lakeview 学院的 LeAnna Hale，来自 Lord Fairfax 社区学院的 Lori Killough，来自 Central Oklahoma 学院的 Janette C. Wetsel。他们反馈的宝贵意见使本书从形式到内容都在专业性方面得到加强。

感谢来自俄勒冈州立大学儿童发展实验室的学生、儿童以及儿童的家庭，还要感谢教职员工们所提供的专业建议。

感谢 Benton 和 Linn 社区卫生中心的员工，他们热心地为社区内贫困儿童提供服务，奉献了大量的时间和精力。

最后要感谢本书编辑 Julie Peters 和 Bryce Bell，是他们的鼓励、专业评鉴和支持使得本书能够成功出版。

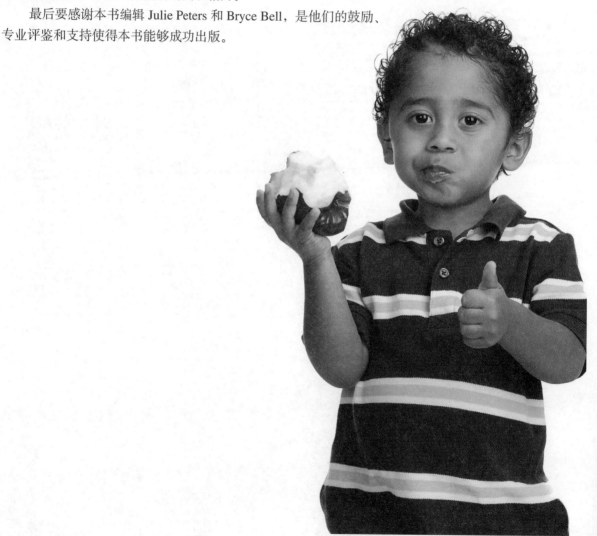

目 录

第一章

儿童营养基础

学习目标

1. 讨论影响儿童营养的因素以及这些因素是怎样与不断变化着的进食环境相协调的。
2. 定义营养不良并讨论能导致儿童营养不足和营养过剩的原因。
3. 讨论可促进健康膳食的标准和指南，以及在早期儿童教育机构中如何应用这些标准和指南。
4. 描述不同文化教育背景对早期儿童教育中健康膳食的影响。

Luisa 和 3 岁的女儿 Gabriella 很早就到了幼儿园。她们刚离开医生诊室，在那里 Luisa 得知 Gabriella 现在已经超重，而且患有缺铁性贫血。医生告诉她，这意味着 Gabriella 的血液里没有足够的铁来满足健康的生长发育。Luisa 感觉很沮丧，她与女儿的幼儿园老师 Cecilia 说，她不能理解为什么 Gabriella 吃了足够多的食物，已经超重了，却还是没有得到足够的铁。

Cecilia 查看有关儿童营养的资料时，想起来 Gabriella 在上幼儿园的时候是吃素食的，并且她很喜欢喝牛奶，也喜爱奶酪和酸奶等。第二天，Cecilia 向 Luisa 推荐了一个网站，内容是讨论食物中铁的含量。Luisa 意识到 Gabriella 没有吃网站上推荐的富含铁的食物，所以她决定在她女儿的食谱中加一些上面列出的含铁量高的食物。她同样也意识到 Gabriella 喜欢乳制品，虽然乳制品富含钙和维生素 D，但不是铁的良好来源。

Cecilia 说她会了解幼儿园的午餐是否可以适当调整，用富含铁的食物代替 Gabriella 常用饮食中的奶酪。Cecilia 把富含铁食物的信息都备份了，并告诉了 Luisa 当地"妇女、婴儿和儿童"（WIC）项目负责人的电话号码，她可以去那里得到更多的营养建议。Luisa 离开了教室，她现在更有信心了，并且很感激 Cecilia 给予的帮助。

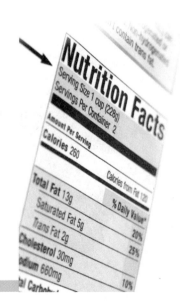

营养素

食物中用以维持正常生理过程、生长发育、机体健康的物质

营养

食物中的营养物质与之作用于人体二者之间的关系

没有营养，生命就不复存在。从婴儿吃第一口奶的那一刻开始，营养素就开始影响他们的生长、发育和身心健康。**营养素**是食物中含有的生命所必需的物质，也是生存和生长所必需的物质。**营养**指的是食物中所发现的营养素与之作用于人体二者之间的关系。儿童在出生前和儿童早期的营养条件会影响其整个生命周期的健康（Bernal & Jirtle，2010；Faulk & Dolinoy，2011；Nutrition and epigenome，2012）。

教师在营造支持儿童营养健康的环境中发挥着重要角色（American Dietetic Association，2011；Kenney，Henderson，Humphries，&Schwartz，2011）。一些教师在早教机构制订菜单、挑选食物、为制作食物做准备以及提供食物。而在年龄稍大一些儿童所在的机构中，教师经常会少提供一些饮食服务，但是他们同样知道良好的营养对儿童的参与能力、上课注意力和学习能力都有重要影响。

在文章开头的案例中，Cecilia 是一位很忙的教师，花了很多时间与 Luisa 讨论孩子的营养情况。当 Cecilia 了解到 Gabriella 营养缺乏时，她帮助 Luisa 妈妈查找相关资料，并告知她孩子在家和在学校的健康需求。Cecilia 告诉 Luisa 关于营养的基本知识，并为她提供了一些可用的资源，以帮助她制订符合孩子需求的菜单。她关于营养对保持健康重要性的知识和不断学习的态度至关重要。

这一章介绍了营养科学，而且概述了儿童及其家庭所面临的营养问题。这些信息可以帮助教师们提前准备相关资料，并具体解决儿童膳食问题。我们讨论了重要的标准和基于证据的建议。这些建议是婴儿、幼儿、学龄前儿童和小学早期学龄儿童营养指南的基础，这些基本的营养知识帮助教师们完成如下工作：

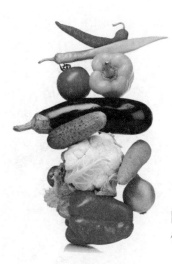

- 了解营养对儿童的影响。
- 熟悉各种营养素的食物来源。
- 识别健康食谱中的成分。
- 制作健康食谱。
- 使用不同的教育方法和膳食指南。
- 养成能够影响教师个人健康的饮食习惯，并使其成为孩子良好的榜样。
- 能够识别营养信息的可靠来源。

这一章也展示了不同人群饮食指导体系的基本知识，使人们了解到不同民族为婴幼儿提供的食物种类是多样的，以及这些食物是如何影响健康饮食的。

▌了解营养对儿童的影响

最佳营养是儿童健康生长发育的基础，在儿童早期教育机构中，提供最佳营养要依靠教师，他们对各种食物成分有恰当的理解，并且能够识别妨碍家庭为儿童提供其生长发育所需食物的因素。

识别最佳营养

最佳营养指的是给儿童最好的营养，它基于从多样化的食物中摄入适宜的营养素，如乳制品、谷物、水果、蔬菜、肉类和蛋白质及其替代品如豆类食物。这些食物可以给儿童提供必要的营养，例如蛋白质和重要的维生素、矿物质。最佳营养也包括吃的食物中要包含**植物化学物质和抗氧化物质**，这两种物质是在植物中发现的天然成分，能够预防疾病。孩子们需要均衡摄入能量（卡路里）和营养素（碳水化合物、脂肪和蛋白质），以满足其生长发育和生理活动的动态平衡。食物中能量过少意味着不能满足儿童正常的生长需要，而能量过剩则意味着面临肥胖等问题。

在儿童早期，最佳营养就是按照政府颁布的或健康机构设定的标准，选择健康食物，用合理的烹调方法，在每天适当的时间安排进餐，来满足儿童的能量需求。这些食物包括在学校期间所提供的食物、精心挑选的零食，以及制定的食谱。最后，教师在养成良好的饮食习惯方面也发挥了重要作用，他们和孩子们一起吃健康食物，并作为良好的榜样参与孩子们的活动。

植物化学物质
植物中存在的天然成分，能够预防疾病、促进健康

抗氧化物质
植物中存在的天然成分，能够使细胞免受破坏，因此能够降低癌症的发生风险

与家庭合作

许多家长真正关心的是他们的孩子吃得怎么样，并且认为家里提供的食物种类通常很丰富。然而，家庭的社会经济状况、在城市或农村居住、家庭生活方式、种族、宗教传统等因素都会对家庭为儿童准备食物产生一定的影响。参加儿童早期项目可能是家长第一次将儿童委托他人，也是第一次尝试使孩子与其他儿童一起进餐。家长想知道他们的孩子会吃什么，也希望确认他们的孩子得到很好的照顾。教师们，例如 Cecilia，理解家长们担心的问题。他们邀请父母分享与孩子有关的重要信息。他们也积极准备，向家长介绍孩子的食谱和制作方法，这些方法可以提高家长对教师的信任，使其相信教师能够为孩子的健康提供恰当的食物。

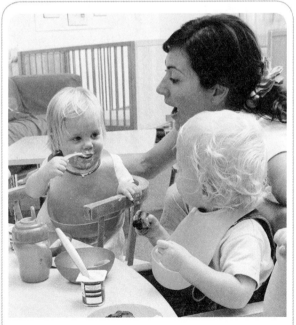

教师们理解和支持最佳营养，可以为幼儿的成长添砖加瓦

儿童在幼儿园时有特殊的营养需求，这种需求受年龄、活动水平、遗传疾病以及健康状况的影响。像 Cecilia 一样，教师尽量考虑到班上每个孩子的营养需求和特殊饮食需要，并与家长建立同一目标，以保证儿童能获得有营养的膳食，且家长能接受，花费也在学校的政策和预算范围内。为了满足儿童的营养需求，应与家庭建立良好的合作关系，这是保证儿童养成积极、健康的饮食行为习惯的基础。

当提到儿童喂养问题时，对于家长而言，教师们是他们了解儿童喂养知识的重要资源。儿童早期是儿童养成饮食行为习惯的窗口期，这将会引导其一生的饮食和健康状态（American Dietitic Association，2011）。在这几年中，孩子们探索了食物的味道和质地，并对日常所提供的食物建立了舒适感和熟悉感。他们开始建立食物偏好，包括食物的制做和提供方法。他们开始习惯多样化的食物，并且将此作为今后饮食的标准。他们逐渐发展出对食物可及性的信心，相信他们的家人和教师们可以解决饥饿问题。

教师可通过制订固定的进餐时间表，创造放松、舒适的饮食环境来养成良好的饮食习惯。教师可通过鼓励家长推动学校以及那些提供膳食的儿童早期关爱项目的机构，来帮助家庭学习儿童喂养知识，并促进体育锻炼来保持儿童良好的健康状态。例如，当学校因精简预算而决定取消体育课程时，教师可以告诉家长要将意见告知学校。教师可以指导感兴趣的家庭参加学校健康咨询委员会和健康委员会。这样，家长就可以参与制订学校及其校区的营养与健康服务标准了。

> 如果……
>
> 　一个低体重的孩子加入了你的班级，而且其父母也都存在发育迟滞，你会怎样满足这个孩子的营养需求，并且确保这个家庭也能够理解并满足孩子在家的营养需求呢？

认识营养方面所面临的挑战

教师与父母都对幼儿的健康起着重要作用，他们教给孩子有关食物和营养的知识，并应具备解决儿童营养问题的能力。为有效解决这些可能发生的营养问题，教师需要提前做好准备工作。教师必须能够认识到不断变化的饮食环境对儿童饮食形成的挑战，而且要学会与家庭建立适宜的合作方式，以保证儿童有机会获得最佳营养。

在过去的 30 年里，美国人在饮食方式上发生了转变，这些变化对良好的营养和儿童健康是一种潜在的挑战。

正在消失的家庭餐

在家中制作食物并一起进餐对儿童营养是很重要的。儿童在家里进餐时，水果、蔬菜、全谷物和高钙食物摄入得更多，软饮和油炸食物摄入得少（Adams，2011；Spear，2006）。另外，家庭餐可以帮助孩子感受家庭氛围和社会支持，帮助他们在学校表现更好（Academy of Nutrition and Dietetics，2012）。然而，能一起在家进餐并不常见。最近的研究数据表明，5 岁以下的儿童中，17% 的家庭每周全家人一起进餐等于或少于 3 次，其中只有 28% 的家庭在家庭聚餐的场合是带着孩子的（Murphy，2012；Sloan，2012）。最新研究发现这样一种趋势，一些家长根据孩子的喜好为儿童单独准备饭菜，然后再给自己做饭（Sloan，2012）。孩子们偶尔也会不吃早餐或晚餐，靠零食来填饱肚子（American Dietetic Association Foundation，2011）。厨房也变得更像基于家庭计划和个人偏好的小卖部，而不是家庭就餐的场所（Sloan，2012）。可喜的是，2010 年在家用餐的家庭比例已经从 52% 增长到 73%，这也或许是经济时代的标志（American Dietetic Association

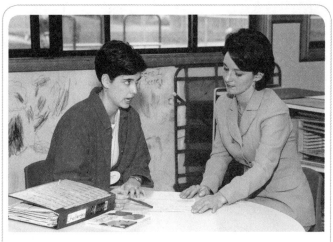

教师描述菜单，消除对儿童营养的担忧，从而与儿童家庭建立信任的纽带

Foundation，2011）。虽然有更多的家庭在家用餐，但是他们并不经常在一起用餐。根据孩子的喜好为其单独准备食物和全家人不在一起用餐，都限制了孩子学习和尝试新食物的机会，也减少了成年人在孩子生活中发挥榜样作用的机会。

食用方便食品

选择在家就餐时，有些家庭也经常食用方便或速食食品，原因之一就是父母工作时间上的限制。有 60% 是双职工家庭，其中有大约 5% 的人有多份工作。另外，被调查女性中有 64% 是 6 岁以下孩子的妈妈（U.S. Department of Labor U.S. Bureau of Labor Statistic，2011）。这些家庭在喂养儿童时通常没有足够的时间准备食物，因此食用速食食品。例如，在一次调查中，58% 的受访者表示在选择食物时，时间是最重要的标准（Sloan，2012）。另一个影响家庭准备食物的因素是很多人缺乏基本的烹调技巧，没有学会"从头开始做饭"（Jarratt & Mahaffie，2007）。那些宣称自己有很好厨艺的父母也经常选择方便食物作为儿童食材（Chenhall，2010）。预包装的、即热即食的以及冷冻食物可以为人们提供便利，但代价是营养素的丢失。这些速食食物很多都是高脂肪、高糖、高钠食品，并且在加工过程中可能损失部分有益物质，如维生素和膳食纤维的营养特性。

对方便食物的依赖性可以从学生带到学校的午餐上表现出来，通常有预包装的午餐，从商店买的饼干、薯条和不含酒精的饮料。这些家庭带来的午餐不能满足最佳营养所需的水果、蔬菜、全谷类食物和奶制品的多样性要求。儿童需要这些多样性食物来保持良好的营养状态（Sweitzer et al.，2010；Sweitzer，Briley，& Robert-Grey，2009）。给家长提供营养教育，以确保家庭准备的便当是营养丰富的。图 1-1 给出了可以供家庭参考的菜单，

图1-1   学龄前儿童和学龄儿童的健康便当建议

周一：
全麦面包夹火鸡肉及烤红薯片 *
橘子瓣
南瓜和西葫芦条

周二：
花生酱和香蕉全谷物三明治 **
低脂香葱白软奶酪（可作为蘸料）
彩椒条

周三：
低脂奶酪，玉米饼卷深绿色生菜
芒果片和草莓
西兰花

周四
全麦圆面卷菠菜叶和金枪鱼
沙拉
猕猴桃切片
胡萝卜条

周五：
低脂奶酪法式扁豆汤 ***
全麦面包片
甜瓜切片
西红柿和黄瓜丁
（所有正餐都提供脱脂牛奶）

* 确保冷藏食品安全：在到达学校前，午餐应该用冰袋冷藏，打包在隔热的盒子或袋子里。
** 如果对花生酱过敏，可以用葵花子酱代替。
*** 确保热的食品安全：汤和剩下的食物可以等凉了以后用冰袋保存再加热食用，或用与保温杯类似的隔热容器保温。放热食物之前，预热容器。

告诉家长如何给幼儿园和学龄儿童准备安全、健康的午餐。

外出用餐

忙碌的家庭有时依赖快餐店提供食物，由于快餐店环境有趣、买食物送玩具，孩子们容易被快餐店吸引，而家长们也容易被低价格的菜单所吸引。然而，家长们可能没有意识到选择快餐所付出的营养代价。孩子们可能比在家里吃得更多，但水果、蔬菜和牛奶的摄入量更少。快餐常含有更多的钠和脂肪（饱和脂肪酸和反式脂肪酸）。另外，孩子在餐馆会喝更多的软饮。每12盎司（译者注：1盎司约为29.3ml）软饮料含10～12茶匙的糖，却只有很少的营养。这是个大问题，因为喝了软饮就吃不下其他有营养的食物和饮品了（Meinke & University of Nebraska-Lincoln Extensionin Lancaster Country, 2009）。研究表明，频繁在快餐店用餐可导致肥胖，住处距离快餐店近也会增加吃快餐的可能性（Boone-Heinonen et al., 2011；U.S. Food and Drug Administration, 2011e；Krukowski, Eddimgs, & West, 2011）。按照《患

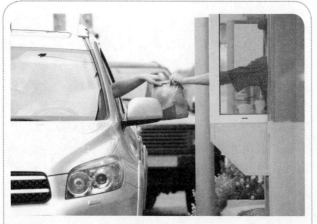

快餐方便又廉价，可以满足忙碌家庭的需要，但这对于现如今的孩子们而言又会有什么后果呢？

者保护和可负担关爱法令 2010》(The Patient Protection and Affordable Care Act of 2010) 的要求，已有 20 家以上的连锁店的餐饮企业和类似的食品零售企业给食品贴上了营养标签。外出用餐时，可以在自动售货机的帮助下做出更健康的食物选择。一旦美国食品药品监督管理局 (Food and Drug Administration，FDA) 采纳这些提案，营养标签就需要清晰地标出热量和其他受关注的成分，如脂肪、钠的含量 (U.S. Food and Drug Administration，2011e)。

尽管对肥胖流行和经济时代所面临的挑战的认知不断提高，家庭依然依赖廉价的快餐。例如，麦当劳公司在 2011 年最后一个季度的销售额增长了 7.5% (McDonald's Corporation，2012)。教师们可能发现，家长把儿童送到机构时常带着方便早餐，或者接儿童下课时常带着快餐或零食。当孩子玩游戏的时候，教师们会观察到游戏主题的变化，例如下面这个：

> Meredith，一位幼儿园的教师，注意到 Tristan 正在喜剧表演区玩耍。他坐在玩具房外的椅子上，斜靠着"窗户"，以正式的语气说："一个汉堡包和炸薯条！"当 Tristan 在表演其他内容时，他会频繁地询问 Meredith 午餐可不可以吃一个汉堡和炸薯条。之后，Tristan 的妈妈告诉 Meredith 她很担心 Tristan 的体重。在和 Meredith 谈完之后，Tristan 的妈妈决定限制他吃快餐的次数，并增加在家中烹饪的次数。

如果……

你问班上的一个孩子他前一天晚上都吃了什么，他回答说："就是和每天晚上吃的一样啊——炸鸡和炸薯条。"你会如何回答？你会如何与他的家人沟通，讨论更多的营养问题呢？

努力保证食物的可及性

过去几年的经济下滑已经使很多家庭开始努力去购买足够的食物来满足需要。一些失去工作的工薪阶层家庭已经不能再领失业补助，而有些家庭也收入下降，另一个复杂的问题就是食物成本的不断增加 (Food Research and Action Center，2012)。所有这些因素都会使这些困难的家庭面临食物不足的问题。对于一些中产家庭和低收入家庭，能否负担得起足够的食物已经成为一个问题了。例如，2011 年在纽约进行的调查中，收入为 50 000 ~ 74 999 美元的家庭占 32%，收入大于 75 000 美元的家庭中有 6% 存在提供食物困难，这一比例较前一年有所增加 (Ouets & Spota，2011)。这些家庭没有资格进入营养补充剂援助计划 [Supplemental Nutrition Assistance Program，SNAP；或以前的食品券计划 (Food Stamp Program)] 和其他的一些营养救助计划，因为这些都是针对低收入家庭的。参与 SNAP 的人数增长到美国人口总数的 15%，即在过去的 5 年里参与数量已经增长了 76.6% (Coleman-Jensen，Nord，Andrews，& Carlson，2011)。各收入等级的家庭在购买食物时，都会缩减预算，如减少健康食物（水果、蔬菜、奶制品、肉类、禽类、鱼类）的购买。2010 年，数据表明有 24% 的美国儿童居住在食品不安全的家庭中 (Child Trends，2012)。意识到这种趋势的教师可以把家庭与儿童营养计划和社区资源联系起来，以获得紧急食物援助。

识别新的健康机会

对健康越来越多的关注使食品生产和健康实践得到了更多的重视。许多家庭对家中的食物更关注，学校则把关注点放在健康政策上。

对食品可持续发展实践的兴趣日益增长

关于怎样给孩子购买食物，一些家庭已经逐渐做出改变。许多家庭开始支持可持续食物实践，例如：

- 选择无农药和激素的、加工程度小的食品。
- 选择本地生长、生产的食物，可以减少污染。
- 购买公平贸易的产品（Sloan，2012）

像 Gabriella 家一样，一些家庭是环境素食主义者，他们选择素食的生活方式，因为他们认为动物性的食物是不可持续的。这些选择有机或可持续食物的家长也会把这样的喜好带到学校中。面对教师的时候，他们可能提出某些食物需求，但这些需求很难满足，因为在一个食品服务机构中，设计食谱时必须考虑到食品的成本和可及性。这也提供了与这些家庭合作的机会。教师和家长可以一起探索如何满足新要求，找到做出改变的时机。关心这些问题的家长提出的新想法，可以成为改善食谱的促进因素，并且为现有的进餐惯例提供一个新视角。

如果……

一位家长告诉你他的家庭只吃有机食品，并且请求给他们的孩子准备一个"天然膳食"，你会怎么回答？

在学校环境中增加对健康的兴趣

孩子会在儿童早期教育中心和学校度过很长一段时间。他们的早餐、午餐和点心都在这里食用。也就是说，他们在教育中心内要吃掉每日食物份额中相当大的一部分（Story，2009）。卫生部门和家长已经开始越来越关注儿童服务中心的健康促进活动了，这将促进饮食质量的改善。

学校餐饮环境的主要转变归功于 2010 年的《健康无饥饿儿童法案》（Healthy，Hunger-Free Kids Act）。这个法案提供更多的资金来帮助学校获得更多健康的食物，并且使 30 多年以来生活费用的报销比例第一次出现了增长（U.S. Department of Agriculture，Food and Nutrition Service，2012c）。此法案赋予了美国农业部（U.S. Department of Agriculture，USDA）监督所有学校所提供食物的权力，这些食物包括自动售货机菜单上和学校超市卖的食物。法案还更新和提高了营养标准，并通过帮助社区实现从农场到学校的连接和建立学校菜园，进一步利用当地的食物。在"项目经验"部分，你可查看"全国学校菜园和农场到学校项目"，从中可以了解学校是怎样获得帮助，改变其环境和实现学校菜园，并且同时处理儿童肥胖和食品不安全问题的。其他因素也开始对学校为儿童提供的膳食质量产生影响，例如不断认识课堂上奖励用的食物所产生的消极影响，改善健康政策，以及支持筹款工作。

了解营养不良

消极的营养趋势影响着家庭和学校的食物环境。实际上，美国儿童消费的食物总体质量没有达到为保持良好的营养状态所需的国家膳食标准和推荐量，因此许多儿童都存在营养不良（Story，2009）。当儿童的膳食没有包含比例合适的营养丰富的食物时，就会发生**营养不良**。营养不良是膳食中保持适当生长和发育的一种或多种重要营养素的失衡，有两种类型：

- **营养不足**，是指儿童没有得到足够的能量、蛋白质或其他的营养素。
- **营养过剩**，是指儿童摄入了过量的营养素，超过了正常生长、发育和新陈代谢所需量（Shine Dyer & Rosenfeld，2011）。

在开篇的案例中，Gabriella 面临着两种营养不良：因铁摄入不足导致的缺铁性贫血和摄入过多能量导致的肥胖。研究者表示，当儿童饮食中的一些营养素含量很低（如铁），但能量很高时，会同时发生营养不足和营养过剩（Cepeda-Lopez et al.，2010）。Gabriella 的情况不是个案。研究者用评估美国膳食的质量的问卷调查工具"健康膳食指数 2005"（Healthy Eating Index 2005）进行调查，发现人们尽管能够按推荐量摄入肉类和谷物，但是水果、蔬菜和奶类未达到推荐量。调查同时发现，人们对钠、饱和脂肪和能量（来源于固体脂肪和添加的糖）的摄入量依旧偏高（Reedy，Krebs-Smith，& Bosire，2010）。尽管教育部门的领导、学校区域和每个学校都采取了适当的措施来促进学校的健康膳食环境，但儿童们仍然没有达到国家膳食指南的要求（Kraak，Story，& Wartella，2012）。例如，第三次学校营养饮食评估研究（the Third School Nutrition Dietary Assessment Study）发现，单独对整体人口中的儿童进行分析后显示，他们的水果、蔬菜、奶制品和全谷类食物的摄入量偏低，而高能量、低营养素的食物和饮品摄入量过多（Story，2009）。这一结果强调，为了达到"健康公民 2020"的目标，应增加幼儿水果、蔬菜、全谷食物、低脂牛奶的摄入量，并减少含过多糖、钠和固体脂肪食物的摄入（U.S. Department of Health and Human Services，2012）。通过理解营养不足与营养过剩的区别，教师们可以学习如何处理这种营养上的矛盾，帮助家庭解决因营养不良导致的常见问题。

营养不良

维持正常生长和发育的膳食中，一种或多种重要营养素失衡导致的营养不足或营养过剩

营养不足

营养不良的一种类型，是指个体没有得到足够的能量、蛋白质、和其他的营养素来满足身体的需要

营养过剩

营养不良的一种类型，是指个体摄入了太多的能量

项目经验

全国学校菜园和农场到学校项目

Debra Eschmeyer，Food Corps，Inc.

FoodCrops 是一个国家级的非营利组织。我们在培训下一代农民和公共健康领袖的同时，与儿童肥胖、食品不安全和饮食相关的疾病做着斗争。我们的工作核心是 2011 年在美国 10 个州发起的美国农作物服务项目。我们的合作成员会进行为期 1 年的公共服务，如开展营养教育、建立和照看学校的菜园、为肥胖率高的学校和资源有限的社区采购当地食物等。

讽刺的是，面临肥胖风险和食物安全问题往往有着千丝万缕的联系。FoodCrops 找到了导致这两种情况的根本原因：得不到健康的食物。与美国预防委员会（National Prevention Council）的官方指示一致，FoodCrops 的干预方法不针对肥胖，而是计划建立一个基于社区的学校环境，使健康的食物选择成为常规，而不是昙花一现。

2009 年《肯尼迪服务美国法案》（Kennedy Serve America Act）正式成为法律，预计到 2017 年，美国服务队候选人名单将扩大到 3 倍。FoodCorps 联合联邦资金和本地的合作组织，为学校提供人力，一起改变饮食。这样对于已负担过重的教师、管理者和学校午餐的预算来说都没有增加太多负担。

我们招募了对食物、耕种和健康感兴趣的人员开展为期 1 年的公共服务。在合作组织的指导下，我们的服务成员为健康的儿童提供了三方面内容的服务：

1. 知识：我们教儿童什么是健康食物，它们是从哪里来的。
2. 参与：我们创造亲身实践的机会，在学校的菜园里种植新鲜蔬菜，邀请家长、志愿者、老师和商业领袖参与到学校的膳食环境建设中。
3. 获取：我们与当地农民合作为学校的餐厅提供高质量的食物。

由于做法贴近基层，FoodCorps 服务成员提供的解决办法具有可持续性，甚至在项目完成后被传递给新的服务成员，最终扩大到社区。

在我们为 300 个学校提供服务的第一年里，50 名服务成员已经教育了超过 50 000 名儿童，建立或重建了 500 所学校和社区菜园，招募了 1700 名志愿者来帮助改善学校的食物，为有食物安全隐患的儿童和家庭提供了 11 000 磅（译者注：1 磅约为 453.6g）新鲜采摘的农产品。除了这些数据以外，我们的服务成员与大家分享的很多故事也令人振奋，如辣番茄酱的口味测试、西兰花等本地食物的生物课和在学校餐厅的耕种课等。同时，我们保护了绿地，重新启用了空置的地段和水泥地，并恢复了农民和食品生产者的经济活力。

"这些东西我们平时不爱吃，但是我们现在吃起来很兴奋，如花椰菜、菠菜和胡萝卜……这些是我们种出来的，所以更喜欢它们。"——10 岁的 Eva

"这是我第一次尝试吃它（花椰菜）。我妈妈经常尝试让我吃它，我今天真的要尝试了。"——爱荷华州 Des Moines 的一名中学生

"看见了吗？我喜欢那里的每一种水果和蔬菜！而且我把它们全部都吃了！"

"大头菜就是一个成功的例子。"FoodCorps 的服务成员 Christopher Chemsak 说，"他们愿意把蔬菜从土壤里拔出来，并且说：'我们能切开它么？'我认为儿童们在种菜的同时也收获了很多东西。儿童们在拔胡萝卜时，对上面长的绿色茎叶感到兴奋。他们对参与到食物成长与收获的过程中感到骄傲。能够帮助他们建立与食物的联系，对我来说是最美的一部分。"

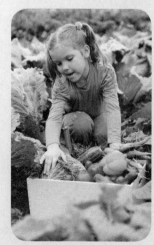

认识营养不足

尽管大多数美国人的膳食包含丰富的食物，但美国儿童们可能会受到营养素不足或营养不足的影响。营养不足可能是由于不良的膳食选择、严重疾病，或经济条件匮乏而不能获得充足的健康食物而引起的。

能量摄入不足

一些婴儿和儿童没有摄入足够的能量以满足正常的生长发育。与同龄人相比，这些婴儿和儿童通常表现为明显的消瘦或矮小。每次随访时，医生测量他们的体重、身长（身高）和头围，并与生长标准曲线对比。如果结果明显偏离正常生长模型，他们就会被诊断为**发育迟滞（failure to thrive）**，即儿童成长速度过慢或已经停止。发育迟滞的婴儿或儿童首先表现为体重增长速度明显下降，之后是身高增长缓慢。

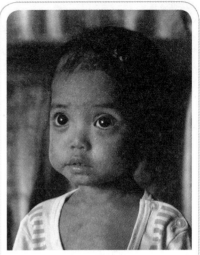

鉴别营养不足除了要测量体重和身长（身高），还要考虑到其生存环境、经济状况和儿童的病史

发育迟滞也可能是由于潜在的疾病问题造成的，如心脏、肺部和消化系统的疾病。有时生长迟滞与心理、社会和家庭的经济问题相关。营养缺乏可能发生在下列家庭中：

- 经历情感问题的家庭。
- 经历经济问题的家庭，如失业或无家可归。
- 存在物质滥用。
- 缺乏适当喂养的知识。
- 喂养方法不当，或家长与孩子的喂养关系不良（Johns Hopkins Children's Center，2012a；Johns Hopkins Children's Center，2012b）。

当识别出营养缺乏的儿童时，教师应与卫生保健提供者以及家庭联合起来，为这些儿童提供营养支持，如婴儿配方乳粉、高能量饮料和点心。如果是**社会心理**方面的问题，教师们可以帮助家庭获得适当的支持服务，如来自于医生、营养师、社工或心理健康顾问的帮助。社会心理方面是指影响儿童健康状况的社会和心理因素。例如，一位妈妈由于产后抑郁，与她的孩子没有互动好，对孩子的饥饿没有给予适当的回应，这就是一个由于社会心理因素导致的喂养问题。

教师可以给家长推荐**补充食品计划**（提供营养援助的联邦食品项目），例如妇女、婴儿和儿童的特殊营养补充项目，即 WIC 项目。为补充饮食需要，WIC 项目为低收入的妇女、婴儿和 5 岁以下的儿童提供富含营养的食物，如牛奶、豆奶、全麦面包、杂粮、糙米、鸡蛋、奶酪、鱼罐头、果汁、咖啡豆、豌豆、花生酱、水果、蔬菜、儿童食物和配方奶（U.S. Department of Agriculture，Food and Nutrition Service，2012b）。此外，也可从营养补充援助计划 [Supplemental Nutrition Assistance Program，SNAP；此前称为食

发育迟滞

是一种生长速度迟缓或者停止的状态，可能由于潜在的疾病造成，例如心脏、肺部或消化系统的疾病，或者因家庭存在心理、社会或经济问题所致

社会心理

是指能够影响健康状况的心理或者社会因素

补充食品计划

为儿童、低收入家庭、老年人等有风险的人群提供营养援助的联邦食品计划

缺铁性贫血
一种常见的铁营养素缺乏，导致机体与正常状态相比产生更少的红细胞，引起幼儿失眠、生长发育受损，并增加感染风险

品券计划（Food Stamp Program）] 中获得食物，这个项目帮助低收入家庭购买健康食物（U.S. Department of Agriculture，Food and Nutrition Service，2012a）。

缺铁性贫血

缺铁性贫血是由于膳食中铁缺乏导致的健康问题，由于缺铁，身体没有产生足够多的红细胞来转运血液中的氧。缺铁性贫血是美国儿童中常见的营养素缺乏疾病（U.S. National Library of Medicine & National Institutes of Health，2010）。研究者估计，1～3岁的儿童中有9%存在铁缺乏，西班牙裔幼儿的发生率甚至高 达13.9%（Baker，Greer，& The Committee on Nutrition，2010）。

铁缺乏的症状包括失眠、易激惹、注意力集中困难、皮肤苍白、头痛、脆甲症、舌痛、记忆力差和学习障碍（Fretham，Carlson，& Georgieff，2011；U.S. National Library of Medicine & National Institutes of Health，2010）。另外，当儿童存在铁缺乏时，其免疫系统抗感染的能力减弱，易发生疾病，降低学校出勤率。最重要的是，缺铁性贫血导致认知、社会情绪行为和运动技能发育迟缓（Georgieff，2011）。当年幼的儿童不能从饮食中摄入足够的铁时，他们的中枢神经系统发育就显著延迟，脑发育也受影响（Baker et al.，2010；Beard，2008）。这些不利影响可以在关键窗口期被纠正，但是窗口期受年龄和时间的限制。如果不予以治疗，与缺铁性贫血相关的健康问题是不可逆的（Baker et al.，2010；Beard，2008）。儿童饮食中铁的重要性还体现为防止铅中毒。当铁的水平很低时，身体更容易从环境中吸收铅。"健康贴士"描述了铁、铅和钙的联系。

如果具备以下条件，1～3岁的儿童发生铁缺乏的风险更高：

- 年龄小。
- 西班牙裔的后代。
- 早产。
- 超重或肥胖。
- 喝牛奶多。牛奶是铁含量少的饮品，并且会影响其他富含铁的食物的摄入（Baker et al.，2010；Brotanek，Gosz，Weitzman，& Flores，2008；Fretham，Carlson，& Georgieff，2011；Queen Samour & King，2012；Ziegler，2011）

在开篇案例中，Gabriella 面临着铁缺乏的三种危险因素。她是一名西班牙裔的超重儿童。另外，由于 Gabriella 是素食主义者，她的饮食铁含量低。她喜欢奶酪和其他奶制品，而不喜欢含铁丰富的黄豆、豌豆、小扁豆

如果……

你怀疑班上的一名儿童由于家庭经济困难而没有摄入足够的食物，你会怎样和家长强调这个问题？你会向他们推荐你所在社区的哪些食物资源？

健康贴士　　铁、铅和钙的联系

工业化社会导致世界范围内铅负荷增加。铅是重金属，如果儿童暴露在铅环境中，会对健康产生显著的影响。都市是铅暴露的高危环境，特别是老年人居住的破旧的多户建筑，旧楼的含铅涂料会剥落。儿童可以通过呼吸和吞咽含铅的灰尘从而导致铅中毒。

儿童铅过量会有什么影响？

- 抑制血红素的生成，增加贫血的风险。血红素是红细胞中血红蛋白的携氧成分。
- 暴露的儿童可发生中枢神经系统的损伤。
- 导致智力减退和发育迟缓，包括语音和语言发育。
- 引起行为问题。

- 引起肾损伤。

儿童的营养状态是怎样影响铅中毒风险的呢？

- 铁缺乏的儿童会吸收更多的铅。
- 长时间没有进食的儿童会吸收更多的铅。
- 高脂肪含量的膳食促进铅的吸收。
- 高钙饮食可以阻碍铅的吸收，起到保护作用。

儿童早期教育者怎样防止铅中毒从而保护儿童？

- 建立一个无铅的教室环境。
- 提供铁和钙含量高、脂肪含量低的饮食。
- 如果儿童存在铁缺乏或者暴露在铅环境中，则为家庭推荐卫生保健专家，做血铅检测。

来源：R. D. Baker and F. R. Greer, The American Academy of Pediatrics Clinical Report Diagnosis and Prevention of Iron Deficiency and Iron-Deficiency Anemia in Infants and Young Children（0-3 Years of Age），2010, Pediatrics, 104（1）：110. California Department of Public Health, Childhood Lead Poisoning Prevention Branch, Frequently Asked Questions about Lead Poisoning, 2010, retrieved from http：//www.cdph.ca.gov/programs/CLPPB/Pages/FAQ-CLPPB.aspx#simplesteps; KidsHealth from Nemours, Protecting Your Family, 2009, retrieved from http：//kidshealth.org/parent/medical/brain/lead_poisoning.html#.

和绿叶蔬菜。对于 Gabriella 而言，这些复杂的危险因素合并导致了她的铁缺乏。

　　教师们能更好地观察儿童是否有铁缺乏的症状。由于开端计划（Head Start Programs）要求必须进行医学和营养状况的筛查，所以参与开端计划的老师更可能观察到儿童的铁缺乏情况。这些筛查通常包括对儿童的铁状态进行评估。

维生素 D 和健康

　　从历史上看，研究者们在世纪之交开始关注维生素 D 在预防**佝偻病**中的角色。佝偻病是由维生素 D 缺乏导致的一种疾病。**维生素 D** 是一种可以从饮食中获得的营养素，也可由皮肤在阳光照射后产生。严重的维生素 D 缺乏会影响肠内钙和磷的吸收，进而导致骨生长异常，甚至会导致严重的骨骼畸形。20 世纪之交，在缺乏阳光的北美，居住在工业化城市的贫困儿童中佝偻病猖獗，特别是冬季时，加上不当的饮食，大约 80% 的儿童会发生这种导致骨骼畸形的疾病（Holick，2010）。随着研究的深入，维生素 D 的作用逐渐明晰，人们对于如何治疗佝偻病这种疾病有了更清晰的理解。公共卫生机构提倡在牛奶中强化维生素 D，这个措施在美国似乎有

佝偻病

缺乏维生素 D 所致的疾病；可以导致骨骼生长异常，甚至严重的骨骼畸形

维生素 D

是一种营养素（脂溶性维生素），可以增加钙吸收；可以从牛奶、酸奶等食物中获得，也可由皮肤在阳光照射后产生

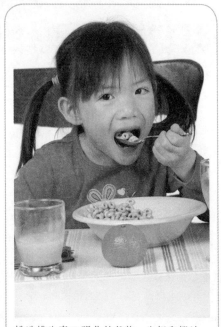

挑选维生素 D 强化的谷物、牛奶和橙汁，提高儿童饮食质量

效地消除了维生素 D 缺乏（National Institute of Health，Office of Dietary Supplements，2011）。然而，最近几年，维生素 D 水平较低在美国仍然被认为是一个问题（Holick，2020；Queen Samour & King，2012）。此外，卫生权威部门现在认识到，维生素 D 在体内有更多功能，而不仅仅是对骨骼健康有重要作用。例如，维生素 D 可能在预防癌症、心脏病、感染性疾病和自身免疫性疾病中发挥作用（National Institute of Health，Office of Dietary Supplements，2011；Queen Samour & King，2012）。在美国，1 ~ 8 岁儿童维生素 D 缺乏的发生率估计可能达到 1%。另外，10% 的儿童有边缘性维生素 D 缺乏（Looker et al.，2011）。以下几类儿童最可能缺乏维生素 D：纯母乳喂养且在过去的 6 个月中没有额外补充维生素 D 的婴儿；亚洲、非洲和中东的移民儿童；没有得到足够的阳光照射，特别是居住在温带气候带、使用防晒霜的儿童；和（或）深色皮肤及肥胖儿童（Holick，2010；National Institute of Health，Office of Dietary Supplements，2011）。维生素 D 的饮食推荐摄入量在 2008 年被美国婴幼儿、儿童和青少年儿科学会（Academy of Pediatrics for Infant，Children，and Adolescents）加倍（Wagner，Greer，& the Section on Breastfeeding and Committee on Nutrition，2008）。

教师们可以通过在用餐或吃点心时提供强化了维生素 D 的牛奶，或者强化了维生素 D 和钙的豆奶，来代替没有强化的果汁或软饮，从而促进儿童健康，降低幼儿发生维生素 D 缺乏的风险。其他食物，如维生素 D 强化的酸奶、谷物和果汁，也是维生素 D 的优质来源。三文鱼、金枪鱼和沙丁鱼是维生素 D 的天然优质来源（National Institute of Health，Office of Dietary Supplements，2011）。

解决营养不足的问题

在美国，很多公立和私人资金资助项目可以帮助解决儿童营养缺乏的问题。例如，美国农业部（U.S. Department of Agriculture，USDA）为满足儿童的营养需求，发起了包含以下 5 项的多个项目：

- 全国学校午餐计划（National School Lunch Program，NSLP）
- 学校早餐计划（School Breakfast Program，SBP）
- 儿童和成人保健食品计划（Child and Adult Care Food Program）
- 夏季食品服务计划（Summer Food Service Program）
- 新鲜水果和蔬菜计划（Fresh Fruit and Vegetable Program）（U.S. Department of Agriculture，Economic Research Service，2011）

《全国学校午餐法案》（National School Lunch Act，1946）和学校早餐

计划（School Breakfast Program，1966）均由美国国会制定，以帮助低收入家庭的儿童预防膳食不足所引起的疾病，并改善儿童营养状况（Story，2009）。2010 年《健康无饥饿儿童法案》（Healthy Hunger-Free Kids Act of 2010）的目标包括增加食物获取渠道，以及提高这些项目的营养标准。正如之前所提，其他由政府发起的把家庭和社区联系起来的营养项目包括面向妇女、婴儿和儿童的特殊营养补充项目（Special Supplemental Nutrition Program for Women，Infants and Child，WIC）和营养补充辅助项目（Supplemental Nutritrion Assistance Program，SNAP），前者为近一半在美出生的婴儿提供营养服务，并为怀孕、产后妇女和儿童提供营养套餐（U.S. Department of Agriculture，Economic Research Service，2011）。私人资金资助的项目建立起来的营养网络可以为低收入家庭提供营养支持，包括食物储藏室、流动厨房和应急食物援助项目。这些项目为儿童组成了一个营养安全网络。教师们需要了解这些资源的重要性，一旦确定儿童有营养不足，可以帮助其家庭获得资源，就像最开始的案例中 Cecelia 做的那样。

识别营养过剩

过多摄入高能量食物对饮食质量和幼儿的健康都会产生影响。营养过剩也是营养不良的一种，是由摄入的能量与机体正常生长和活动所需的能量不平衡引起的。营养过剩导致儿童超重和肥胖。现代营养环境的变化和久坐的生活方式是导致营养过剩的因素，致使儿童肥胖流行。事实上，肥胖是目前美国营养不良最主要的形式。从 1976—1980 年到 2009—2010 年，2 ～ 5 岁学龄前儿童的肥胖率已经从 5.0% 增加到 12.1%，6 ～ 11 岁儿童的肥胖率从 6.5% 增加到 18%。总体上，美国有 1250 万 2 ～ 9 岁的儿童肥胖。

鉴别儿童肥胖

肥胖是通过测量儿童的身高（身长）、体重并绘制生长曲线图进行判别的。在项目基线时测量身高和体重，可以帮助筛查出低体重、超重或肥胖的儿童。美国疾病预防控制中心（Centers for Disease Control and Prevention，CDC）提供的生长曲线图可以帮助筛查和识别 2 ～ 20 岁有超重或肥胖发生风险的儿童或少年。百分位数曲线图表示美国的幼儿身高和体重的分布范围（Center for Disease Control and Prevention，2010）。

对于大于 2 岁的儿童，则通常用**体质指数**（body mass index，BMI）来判定儿童生长速度是否适宜。虽然身高和体重的判断是基于年龄的，但是BMI 是没有年龄特殊性的。BMI 通过评估相对于身高的体重来判断是否有超重或肥胖的危险。通过由美国 CDC 提供的在线 BMI 计算工具，教师们可以更方便地为班上每名儿童和整个班级计算和绘制 BMI 图（参见章节最后的"网络资源"）。

图 1-2 展示了 5 岁男孩的 BMI 评估方法。这个表格说明了怎样利用

体质指数（BMI）

通过综合考率身高和体重，判断个体是否肥胖或低体重的一种计算方法。在儿童中，BMI 也是一种生长评价指标。其计算方法为，个体的体重除以身高的平方

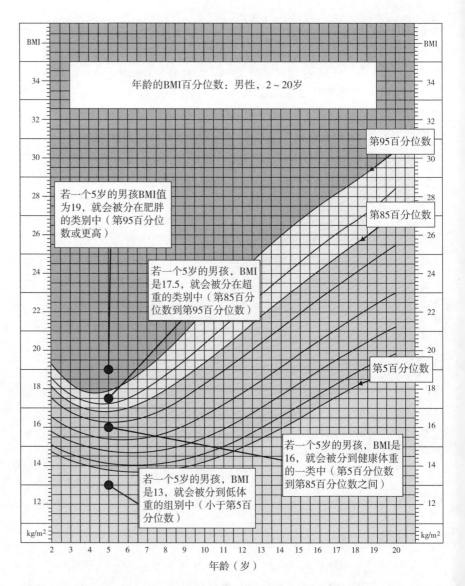

图1-2   什么是BMI? 这个生长曲线图说明了如何应用BMI判断儿童是肥胖、超重、健康，还是低体重

来源：Based on Healthy Weight：Assessing Your Weight：About BMI for Children and Teens, by the Centers for Disease Control and Prevention, 2012, retrieved from http：//www.cdc.gov/healthyweight/assessing/bmi/childrens_bmi/about_childrens_bmi.html.

BMI 判定幼儿是否肥胖、超重、健康和低体重。

对于 2 岁以下的婴幼儿，还应通过世界卫生组织（World Health Organization，WHO）的生长曲线图来监测体重、身长和身长别体重，评估生长情况。描绘生长曲线图能更准确地描绘出生后 4 月龄内纯母乳喂养，且母乳喂养至 12 月龄婴儿的生长状况（Centers for Disease Control and Prevention，2010）。为了保证婴幼儿正常成长，应规律开展身长（身高）和体重的测量和记录工作（更多关于生长曲线图的细节会在《儿童健康促进方案》中的第三章中讨论）。

如果儿童体重增长过快，就要将这个信息告知给家长，并为改善和预防肥胖设立课程。肥胖儿童长大后超重或肥胖的风险更高，所以预防相对于治疗来说事半功倍。胖宝宝已不再被视为健康的宝宝，并且不是所有婴幼儿长大后都能摆脱"婴儿肥"。

肥胖的健康结局

由于在短期或长期内都可能造成健康问题，儿童期超重或肥胖是一个需要极大关注的问题。肥胖儿童易发生**睡眠呼吸暂停**（睡眠时出现呼吸暂停的一种睡眠障碍）、哮喘、骨科疾病等问题，这些疾病会影响学习，导致缺勤率高（Spruyt & Gozal，2012；U.S. National Library of Medicine National Institute of Health，2012；University of Washington，2012）。生命早期以及长时间的肥胖对健康和寿命都有显著的负面影响（Olahansky et al.，2005）。图1-3概括了超重或肥胖儿童的健康风险。

不幸的是，与肥胖有关的健康结局会远不止肥胖这么简单。来看看下面这个故事：

> Colin 在8岁的时候明显肥胖。他三年级时髋关节发育异常，大腿骨末端从髋臼窝中滑出，这是一种常见的与肥胖有关的疾病。Colin 经历了巨大的痛苦，最终需要进行调整关节的手术。Colin 很长时间没去上学，重返校园时还坐了6周的轮椅，期间他不能积极参加体育课。由于不能活动，他的体重继续增加。尽管他的老师帮助他赶上课程任务，但是他很痛苦，学业也很难有进展。

在这个案例中，Colin 的肥胖引起了健康和学习困难两种问题。

肥胖对心理的影响

肥胖的儿童经常会自卑、抑郁、同伴互动不良（Nevin-Folino，2003；2008年更新）。一项研究显示，肥胖会影响与健康相关的生活质量指标，如生理、社会心理、情绪、社会和学校功能等方面。对于儿童，这些影响与被诊断患有癌症并接受治疗所产生的效果差不多（Schwimmer，Burwinkle，& Varni，2003）。另外，肥胖儿童在学校表现不好的概率是健康儿童的4倍。

肥胖对儿童社会心理结局的影响是很明显的。肥胖儿童常常承受来自照看他们的成年人如保健专家、教师、体育教师、父母和他们的伙伴的指责。这些来自他们同伴的

睡眠呼吸暂停

睡眠时出现呼吸暂停的一种睡眠障碍

如果……

你的家庭有一个传统，觉得胖嘟嘟的婴幼儿是健康的标志，你会如何处理这类敏感的肥胖问题？

伦理问题

你偶然听到一名教师批评一个重度肥胖男孩儿的家庭。教师认为儿童的健康处于危险状态，而且被他的父母所忽视。你还注意到在幼儿园时她限制了这名儿童的食物量。在这种情况下，你的责任是什么？这位老师忽视了与这个家庭和儿童的互动，她的伦理责任是什么？

图1-3　儿童与肥胖相关的健康问题

与心脏相关的风险
　高胆固醇水平
　高血压
　成年时增加发生心脏病和卒中的
　　危险
与内分泌系统相关的风险
　胰岛素抵抗
　2 型糖尿病
与癌症相关的风险
　乳腺癌
　结肠癌
　食管癌
　肾癌
与胃肠道有关的风险
　非酒精性脂肪肝

胆囊疾病
与呼吸系统相关的风险
　哮喘
　阻塞性睡眠呼吸暂停综合征（一
　　种在睡眠中经常出现呼吸中断
　　的睡眠障碍）
与骨科相关的风险
　弓形腿
　股骨头骨骺滑脱（股骨头从股骨
　　上滑脱）
　关节炎
与心理相关的风险
　抑郁
　自卑
　面对社会污名化和歧视

来源：U.S. Department of Health and Human Services, The Surgeon General's Vision for a Healthy and Fit Nation. Rockville, MD：U.S. Department of Health and Human Services, Office of the Surgeon General, 2010. http：//www.surgeongeneral.gov/library/obesityvision/obesityvision2010.pdf; Policy Statement：Prevention of Pediatric Overweight and Obesity, American Academy of Pediatric Committee on Nutrition, 2003 reaffirmed 2007, Pediatrics 112（2）424–430; U.S Department of Health and Human Services, National Institutes of Health National Cancer Institute Fact Sheet：Obesity and Cancer Risk Fact Sheet：National Cancer Institute, 2012. Retrieved from http：//www.cancer.gov/cancertopics/factsheet/Risk/Fs3_70.pdf.

负面刻板印象和边缘化的影响对肥胖儿童而言是特别痛苦的，而且早在学龄前 3 岁时就变得很明显。学生们变得对肥胖敏感，喜欢不胖的朋友，认为肥胖儿童有一些负面的人格特征，如懒惰和粗心（O'Dea and Eriksen, 2010；Schwimmer et al., 2003）。教师们应尤其关注超重和肥胖儿童在逐渐长大和成熟的过程中，随着自尊心增加所面临的挑战和纠结。

体育锻炼不足的影响

能量消耗
机体在休息和活动时所用的能量

　　缺乏足够的体育锻炼是导致肥胖的另一原因，即能量消耗（燃烧的卡路里）不足会加重营养过剩的问题。保持健康体重需要使能量摄入和能量消耗保持在适当的平衡状态。在儿童早期以及幼儿园采取的一些措施实际情况可能会导致幼儿的体育锻炼不足，例如：

- 没有为室内外的游戏提供安全的空间。
- 在日常生活安排中，没有提供充足的体育锻炼机会。
- 正如一些学校的规定，把在学校的时间都贡献给学业课程，不惜以牺牲锻炼时间为代价。

- 没有培训教师在课后活动中发挥作用。教师本可以成为促进和示范体育运动的榜样（Coleman，Gellar，Rosenkranz，& Dzewaltowski，2008）。
- 将取消休息作为惩罚的一种方式或手段，从而让孩子完成任务。
- 资金有限，不安排体育教育类的课程，因此减少了运动的机会，也减少了体育锻炼的技巧教育，而这些技巧可以帮助儿童形成积极的生活方式。

教师的角色非常利于鼓励幼儿运动，可以通过增加日常户外活动时间，鼓励幼儿去户外游戏，或者将体育锻炼融入日常生活中。例如：

- 在社区安排步行实地考察和寻物游戏。
- 在可以自由活动时去体育运动中心。
- 安排一些使用便携设备的活动，例如球类和铁环类。
- 策划一个体育运动主题的学校活动，例如体育比赛日、短袜舞会、步行或骑车去学校日、步行俱乐部、亲子活动之夜。
- 组织募捐来鼓励体育运动，例如儿童马拉松、募捐长跑、家庭步行越障课程。
- 开展非竞争性的运动和合作性的游戏，使所有孩子（忽略技术水平和能力）都愿意参加。
- 为结构化和非结构化的游戏留出时间。
- 把体育运动融合到课程计划中（Lee，Srikantharajah，& Mikkelsen，2010）。

国家体育与体育教育协会（National Association for Sport & Physical Education，NASPE）是一个在体育教育、运动和体育锻炼方面的专业组织和国际权威机构。NASPE 制定了两个年龄段（出生到 5 岁和 5～12 岁）的儿童常规体育运动指南（详见"网络资源"）。这些不同年龄的建议可以供教师参考，让他们在幼儿园组织活动时努力创建体育活动环境。每个年龄组都列出了标准。例如，它推荐幼儿（1～2岁）每天进行结构化的体育运动 30 分钟，儿童（3～4 岁）每天进行 60 分钟。学龄前儿童还应该参加至少 60 分钟的非结构化游戏。NASPE 还推荐，除了睡觉以外，幼儿每次坐着的时间不应超过 60 分钟。

指南还提供了通过创造安全的环境来促进婴儿身体活动的建议。所谓安全的环境不是限制婴儿运动，而是刺激婴儿探索所处的环境（National

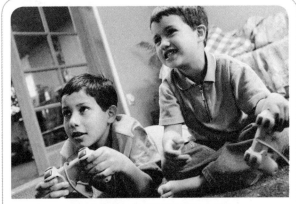

不积极的生活方式导致了肥胖率上升

Association for Sport & Physical Education，2009）。NASPE 网站提供优质资源的链接，来帮助教师将体育运动融入到儿童早期教育环境中。

食物不安全和肥胖

食品不安全

由于经济的问题，导致没有获取足够食物的来源而常常感到饥饿

2010 年，美国每 4 个孩子中，就有 1 个在家庭中的某一时刻有过食品不安全的经历（Child Trends，2012）。**食品不安全**，或由于经济上的一些限制而导致经常几乎没有食物来源，会使低收入家庭的孩子更易于发生超重和肥胖。尽管听起来有些矛盾，但是饥饿和肥胖是可以同时存在的。这一关联背后的逻辑还没有被完全理解；然而，食品不安全容易导致人们选择更便宜、更不健康的食物，食物种类也很少。没有固定食物来源的儿童一旦获得食物，就可能会吃得过多（Child Trends，2012）。低收入家庭经常会选择高脂肪、高能量密度、价格低廉的食物，使花费的每一分钱达到最大限度的能量供应。他们也常常面临导致肥胖的其他危险因素，例如：能买得起的健康食物不多，缺乏体育锻炼的安全设施，如游乐设施、公园和步道（Food Research & Action Center，2011）。

教师们需要理解肥胖儿童或者食量过大的儿童，这些儿童可能处于食物不安全中。他们应该考虑的是怎样去帮助这些儿童与肥胖和贫困斗争。下文展示了一位教师如何应对这种情况：

> Vanessa 是一位幼儿园教师。在用餐期间，尤其是当菜单中有橘子时，她就会更注意观察 Kimberly。Kimberly 是一个超重的儿童。幼儿园给每个孩子计划的都是半个橘子的量，但 Kimberly 经常自己拿更多的橘子瓣，这样其他孩子就不能得到足够的橘子了。Vanessa 很关注 Kimberly 的体重，并就 Kimberly 的这种行为跟她的父亲 Mark 进行沟通。Mark 解释说他的家庭没有足够的钱，不能经常买新鲜的水果，也承认 Kimberly 在上幼儿园之前从没吃过橘子。Vanessa 意识到 Kimberly 的家庭正处在食物不安全的状态中。用餐期间，她向 Kimberly 展示了怎样去数她的份量。然后，在给其他孩子分完橘子后，如果还有剩余，并且 Kimberly 还想要，就分给她更多的橘子。

解决肥胖问题

帮助儿童养成健康的饮食习惯并鼓励其享受体育锻炼，是教师应对肥胖流行这一挑战时可以采取的积极主动的方法。对于教育工作者来说，要采用循证的可靠方法并保持一致，从而实现这一目标，这是很重要的。教师和早期项目与家庭和社区一道，共同促进儿童形成健康的生活方式。教师可以积极地利用教室解决肥胖问题，具体如下：

- 创建健康的支持环境，例如提供营养餐、为体育锻炼和游戏提供空间和设备。

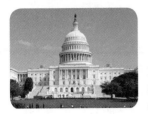

为了对抗肥胖的流行，许多教师都有强烈的愿望，倡导学校或社区发生改变，应对肥胖。一开始，他们需要信息区"改变"。为了影响政策制定者，他们需要一些信息，特别是涉及他们所在州内的情况。

俄勒冈健康科学大学（The Oregon of Health Sciences University）在美国卫生与公共事业部（U.S. Department of Health and Human Service）的支持下，创建了一个名为"儿童青少年健康数据资源中心"的网站，网址是 www.childhealthdata.org。这个网站提供美国各个州肥胖发生情况的数据，讨论每个州针对肥胖流行所采取的做法。另外一个网站是 USDA 的经济研究服务网站，它提供各个州的食物环境数据，网址是 www.ers.usda.gov/，内容包括"食品环境地图"（Food Environment Atlas）和"食物沙漠定位器"（Food Desert Locator）。这个网站提供在每个州或乡村、社区的健康食物可及性和体育锻炼参与度，食物不安全的发生率和其他社会经济信息。这些权威信息可以为教师支持改变和改善幼儿的健康状况提供动力。

来源：Childhood Obesity Action Network, State Obesity Profiles, by the National Initiative for Children's Healthcare Quality, the Child Policy Research Center, and the Child and Adolescent Health Measurement Initiative, 2009, retrieved on April 6, 2012, from http：//www.childhealthdata.org/browse/snapshots/obesity-2007; Your Food Environment Atlas, U.S. Department of Agriculture Economic Research Service, 2010. http：//maps.ers.usda.gov/FoodAtlas/.

- 将营养概念融入项目课程与活动中。例如，儿童可以学习不同的豆类植物，学习全麦面包是怎么做出来的，参加种植菜园活动。
- 介绍可以促进体育锻炼的游戏，例如"丢手绢"或者"四方形"（踢球游戏）。
- 邀请家长帮助制订菜单，分享关于营养活动和游戏的想法，并且在家庭促进这些健康措施的实施。
- 做健康榜样。与儿童一起享受健康食品。做体育锻炼榜样，并积极参加儿童的游戏活动。

在美国，可以洞察营养环境的挑战和改变的教师，都有必要制订一项保护儿童健康和福祉的计划。详见"政策要点"中关于影响肥胖的支持性政策改变。

用推荐标准指导健康饮食

对成人和儿童来说，营养知识对支持良好的健康状况都具有关键作用。教师与家长要在照看儿童时为他们挑选和计划健康的食谱，因此他们必须了解食物所含有的成分，并组成平衡的膳食。营养领域的研究者与专家制定了指南和标准，来确保教师知道怎样去制订食谱并加工食物，以保证儿童健康地生长发育。

了解膳食营养素参考摄入量

膳食营养素参考摄入量（Dietary Reference Intakes，DRIs）

估计的营养素每日需要量的清单，用来评价营养水平是否适当

膳食营养素参考摄入量（**Dietary Reference Intakes，DRIs**）是由美国国家科学院医学研究所（Institute of Medicine of the National Academies，）制定的，用来指导健康饮食的重要标准，经历 5 年研究，于 2011 年完成，并根据最新的研究进展不断完善，建立了各种营养素的循证参考值，列出了保证成人、儿童以及特殊人群健康的膳食营养素参考摄入量（Committee to Review Dietary Reference Intakes for Vitamin D Food and Nutrition Board & Institute of Medicine of the National Academies，2011；Otten，Pitzi-Hellwig，& Meyers，2006）。（DRIs 在 "网络资源" 中列出。）膳食营养素参考摄入量中的营养素包含必需营养素，即不能由机体产生，或者机体不能产生足够的数量来满足身体的需要的营养素，因而必须从饮食中摄取。

DRIs 是政府权威机构进行膳食推荐的基础，其被用作公共政策发展的基础，可以解决美国儿童的健康问题。例如，《美国膳食指南，2010》和 "我的餐盘" 中对膳食的推荐都是以满足 DRIs 为基础的。另外，根据美国 DRIs 和膳食指南，美国学校午餐计划（National School Lunch Program，NSLP）和学校早餐计划已经更新了它们的标准（U.S. Department of Agriculture，Food and Nutrition Service，2012c）。DRIs 是研究者评估儿童饮食质量的参考。如果没有 DRIs，那些研究缺铁性贫血与铁摄入不足关系的研究就不能得出这些结论。为了理解 DRIs，了解这些营养素是怎样被分类的也很有帮助，下面将会讨论。

营养素的分类

宏量营养素

营养素的其中一种，包括蛋白质、脂肪和碳水化合物；需要量大，提供能量

碳水化合物

宏量营养素的一种，以糖和淀粉的形式存在，可以为机体提供能量

脂肪

一种为机体提供高能量的宏量营养素，也有缓冲组织和保暖的作用

蛋白质

是构成机体结构如肌肉、组织的必需宏量营养素，必要的时候也可以作为能量的来源

营养素被分成 6 大类：蛋白质、脂肪、碳水化合物、维生素、矿物质和水（图 1-4）。食物中的蛋白质、脂肪和碳水化合物（宏量营养素）提供能量或热量，并且食物也提供必需营养素，如维生素和矿物质（微量营养素）。

宏量营养素　蛋白质、脂肪和碳水化合物是机体需要从食物中大量获得的营养素，故称作**宏量营养素**。**碳水化合物**和**脂肪**是能量的主要来源。**蛋白质**也可以作为能量的来源，但其更主要的作用是参与调节机体代谢，构筑身体结构，如肌肉、组织和血液。

饮食中宏量营养素的总量和平衡度是很重要的。如果宏量营养素提供过多的能量，会引起体重过度增加，而如果过少就会引起生长不足。儿童从日常食物中就可以获得宏量营养素，例如作为午餐的金枪鱼三明治中含有蛋白质（金枪鱼提供）、碳水化合物（面包片提供）和脂肪（沙拉酱提供）。大多数食物都含多种宏量营养素。面包中大部分是碳水化合物，但是也有蛋白质，且脂肪含量随面包的种类而变化（牛角面包脂肪含量高）。牛奶也是蛋白质、脂肪和碳水化合物的复合体，脱脂牛奶除外。

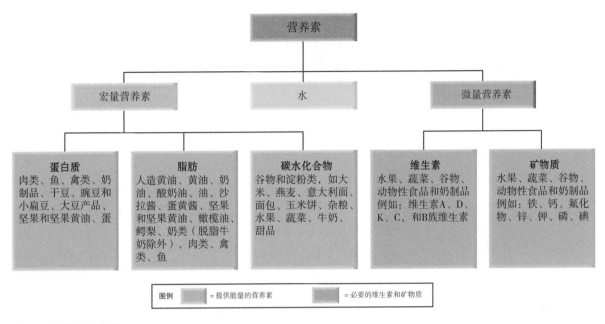

图1-4　营养素的分类

　　微量营养素　微量营养素包括维生素和矿物质。机体需要微量营养素的量比宏量营养素少得多，但是它们对于儿童的生长发育来说是必要的。在微量营养素的协同作用下，从宏量营养素中摄取的能量才能被代谢。微量营养素促进生长发育，每一种微量营养素都有其独特的作用。每种食物中都有微量营养素，但是某些食物中某些微量元素的含量会高一些，例如：牛奶是钙的天然来源，其可以用维生素 D 强化；柑橘类水果和奇异果都富含维生素 C。食物中单位热量含微量营养素多的被称作营养素密集的食物。例如早餐，一份由新鲜草莓、蓝莓和香蕉组成的果盘搭配脱脂酸奶和一片全麦面包，就比甜甜圈或者牛角面包的营养素更密集。

　　水　水是生存必不可缺的，因为机体的所有系统都需要水来维持生命过程。水在血液系统中可以运送营养素，带走机体产生的代谢废物。它可以通过排汗帮助机体维持正常体温。儿童可以从喝的饮料中获得水，也可以从食物如水果和蔬菜中得到水。

膳食参考摄入量的组成

　　DRIs 包括 5 个部分。前四部分是对微量营养素摄入的推荐量，第五部分是宏量营养素指南（Otten et al.，2006）。这 5 部分分别是：

- 推荐膳食供给量（Recommended Dietary Allowance，RDAs）：基于科学证据的营养素理想摄入量，几乎可以满足所有健康个体的营养需求，包括婴儿和儿童。

微量营养素

包括维生素和矿物质。机体需要的微量营养素比宏量营养素少得多，但是由于机体不能合成，并且缺乏微量营养素就不能正常运转，所以微量营养素是必需的。若缺乏微量营养素，即使摄入足量的能量，儿童也不能茁壮成长

维生素

一种有机的或含碳的必需微量营养素，不能在机体内产生，或机体不能产生足够的量来满足需要，因此，必须从饮食中获得

矿物质

一种无机的或不含碳的微量营养素，需要量少，必须从饮食中获得

- 适宜摄入量（Adequate Intakes，AIs）：与 RDAs 基本相同，但是由于循证的研究还不够充足而有些不同。
- 平均需要量（Estimated Average Requirement，EARs）：营养素的推荐量可满足人群中 50% 个体的需要，被用来评价群体的食物摄入水平，也为研究提供了标准。
- 可耐受最高摄入量（Tolerable Upper Levels，ULs）：不损害个体健康的最高摄入水平。对于使用补充剂或食用强化食品的个体，ULs 提供了用来确保食物安全的标准。
- 宏量营养素可接受范围（Acceptable Macronutrient Distribution Ranges，AMDRs）：指蛋白质、脂肪、碳水化合物可接受的量，表示为占总能量需求的百分比。AMDRs 通过指导膳食中所包含的脂肪、碳水化合物和蛋白质的比例，促进健康，降低患慢性病的风险。

与成人相比，3 岁以下幼儿和年长儿童的脂肪的 ADMRs 更高。这是由于他们的胃容量小，生长速度较快，需要含更多能量的食物。这也影响了膳食的推荐量，例如应为大部分 2 岁以下的幼儿提供全脂牛奶，为 2 岁以上儿童提供脱脂牛奶或含脂 1% 的牛奶（详见"营养笔记"）。

一些家长不遗余力地为幼儿提供健康饮食，限制高脂肪的食物。教师们可以告诉家庭成员，婴幼儿饮食中过多限制脂肪摄入对孩子的生长速度有消极的影响。例如，一位教师注意到项目中一个 14 月龄的幼儿体重没有像之前一样增加。与她的妈妈讨论后了解到，婴儿在 1 岁的时候已经不吃母乳，改吃牛奶米糊了。根据营养师的建议，牛奶米糊中的脂肪和蛋白质含量低，并不是最佳选择。选择全脂牛奶后，体重就以正常的生长速度增加了。

其他家庭或许会担心儿童挑食，他们只吃某几种食物，家人会怀疑他们是否得到了足够的营养，也会疑惑吃复合维生素是否合适。"安全环节"描述了使用复合维生素的注意事项。被问起这个问题时，教师应该让关注这些问题的父母向他们的卫生保健人员询问如何使用维生素。

综上所述，膳食参考摄入量反映了由专家确定的多种营养目标。这些目标包括摄入适量有营养的食物，且对健康长期有益。尽管教师或许不需要经常参照 DRIs，但是熟悉 DRIs 并理解背后的营养科学知识，会提醒教师们营养和饮食对健康及生长发育的重要性。

评估每日摄入量，阅读食品标签

每日摄入量（daily values，DVs） 代表平均水平的个体的需要量，常用在营养标签上。膳食参考摄入量是以人群为基础，按年龄或性别来分类的，这与每日摄入量不同

另一套以营养学为基础的指南体系就是教师每天都会参考的**每日摄入量（daily values，DVs）**，大部分食物的营养标签上都会标明。每日摄入量表示，当摄入 1 份食物时，摄入的营养素所占每日推荐量的百分比。例如，摄入一份食物可以满足每日铁推荐量的 20%，这就意味着 80% 的铁必须要从其他食物中获得来满足每日铁的需要量。总的每日需要量是基于每日摄入 2000 卡能

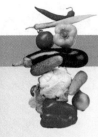

营养笔记　婴儿所需脂肪含量

由于生长发育迅速，脂肪对于婴幼儿来说是重要的营养素。婴幼儿的胃容量很小，只能吃能量密集食物来满足生长发育的营养需要。婴儿期需要摄入的脂肪比其他生命阶段都要多，即能量的45%～55%都应来自脂肪。

脂肪不仅可以提供能量，还可以帮助脂溶性维生素A、D、E和K的吸收。脂肪也是必需脂肪酸的来源，必需脂肪酸对维持婴幼儿大脑的正常生长和发育具有关键的作用。对于关心婴幼儿的成人来讲，意识到脂肪在儿童早期发展中的角色是很重要的。

来源："Low Fat Diets for Babies," Hassink, S. G., American Academy of Pediatrics, 2012, HealthyChildren.org at http：//www.healthychildren.org/English/ages-stages/baby/feeding-nutrition/pages/Low-Fat-Diets-For-Babies.aspx; "Dietary (n-3) Fatty Acids and Brain Development," by S. M. Innis, 2007, Journal of Nutrition, 137（4），pp. 855–859; and "Lipid Requirements of Infants：Implications for Nutrient Composition of Fortified Complementary Foods," by R. Uauy and C. Castillo, 2003, Journal of Nutrition, 133（9），pp. 2962S-2972S.

量的饮食设定的。图 1-5 是食物标签中 DVs 的例子。

DVs 被作为衡量食品或膳食营养素补充品营养贡献的标准。DVs 与 DRIs 不同的是，其虽是非年龄和性别特异的，却决定了美国大多数人的平均摄入量范围。通过评估大于 4 岁的儿童、青少年、成人和老年人的需求量，得出 DVs 的系列数值。也就是说，DVs 是为"平均人"设计的，其是"一个适合所有人"的推荐量。这种方法适合于满足大多数人的需求；但是，一些个体的需要量可能比推荐的 DVs 少，而另外一些人的需要量可能会比它多。例如，婴儿和儿童的需要量比典型的营养标签上的 DV 少。因为与根据 2000 卡能量的饮食列出的日常摄入量相比，婴儿和儿童有着更低的营养需求，所以教师需要意识到 100% 地满足每日摄入量不是他们的目标。但是，每日摄入量可以帮助更好地理解食物的营养构成。例如，一种食物的某种营养素含量为 5% 或更少，意味着该食品的这种营养素含量很低。如果其营养素含量为 20% 或更多，就可以认为它是这种营养素的良好来源（U.S. Food and Drug Administration，2012）。

每日摄入量需要不断更新，保持与新 DRIs 的一致，并充分考虑儿童、孕妇和哺乳期妇女的营养需求（Institute of Medicine，2009；Schneeman，Trumbo，Ellwood，& Satchell，2006）。

食品标签要求

1990 年，《营养标签与教育法》（Nutrition Labeling and Education Act，NLEA）明确规定食品标签要求。因为食物份量不切合实际，营养标签过去

安全环节　　保护儿童远离复合维生素过量

DRIs 为个体健康饮食所需要的必需营养素的量和种类都提供了指导。有时儿童可能没有摄入足够的营养素，家长就考虑让儿童摄入复合维生素制剂来确保达到推荐目标。儿童应该吃复合维生素制剂吗？大多数健康儿童在没有服用膳食营养素补充品时也生长得很好。他们的需要量比成人少，强化食品对他们可能更合适，如强化的早餐谷物或果汁。

教师应该指导家庭，并与他们的医生和营养师共同探讨复合维生素制剂的作用。如果医生建议儿童摄入复合维生素制剂，他们应该选择专为儿童设计的维生素。看护人应该注意维生素摄入的量。许多复合维生素制剂看起来和尝起来都像糖果，但是过多摄入会使儿童有健康风险。

美国儿科学会（American Academy of Pediatrics）和美国饮食营养协会（American Dietetic Association ）认为，对于大部分健康儿童而言，无须额外补充维生素和矿物质 [除了为新生儿补充维生素 K，为母乳喂养和人工喂养但每日奶量少于 32 盎司（译者注：相当于907.2g）的婴儿补充维生素 D]，用食物满足营养素需求永远比用药片更好些。

来源：Vitamin D：On the Double, Healthychildren.org, American Academy of Pediatrics, 2012, at http：//www.healthychildren.org/ English/healthy-living/nutrition/pages/Vitamin-D-On-the-Double.aspx; Pediatric Nutrition Handbook, 6th edition, edited by R. Kleinman, 2009, Elk Grove, IL：American Academy of Pediatrics; Position of the American Dietetic Association：Nutrient Supplementation by the American Dietetic Association, 2005, Journal of the American Dietetic Association, 109（12）, pp. 2073-2085.

曾有一些误导作用，经过一系列修订，变成了现在有条理的营养信息面板。标签的内容必须包括：

反式脂肪

是当油脂部分氢化时产生的一种不健康的膳食脂肪。食物中的反式脂肪会增加患心脏疾病的风险

- 每份的重量和每个包装有多少份：需要以美国测量体系（如：1/2 杯）以及度量标准（如：120ml）列出食物份，或者用常用的数量（如：6 片饼干）列出。
- 每份中营养素含量：包括能量、脂肪供能、总脂肪、反式脂肪、饱和脂肪、胆固醇、钠、钾、总碳水化合物、纤维、糖和蛋白质（反式脂肪是食物中不健康的脂肪的一种，会引发心脏疾病）。
- 营养素摄入量占每日摄入量的百分比（%）：包括总脂肪、**反式脂肪**、饱和脂肪、胆固醇、钠、总碳水化合物、纤维、维生素 A、维生素 C、钙和铁。
- 成分：按含量从高到低列出。
- 警示：列出可能的过敏原（在下一部分会简要讨论）。
- 营养声称：采用标准的方法，例如是什么构成了"低脂"或"高纤维"（见表 1-1）。
- 健康声称：在食品标签中列出的由 FDA 证实的声称，描述了食物与健康的联系（U.S. Food and Drug Administration，2011c）。
- 结构 / 功能声称：描述膳食成分在机体结构或功能上的作用，例如：钙构成了强壮的骨骼（U.S. Food and Drug Administration，2011c）。

如果不知道每一份食物的大小，也不知道一个包装内有多少份食物，就无法评估其营养成分。

用脂肪供能除以总能量再乘以 100%，就得到脂肪供能比。健康饮食的目标是多摄入脂肪供能比小于 30% 的食物。

脂肪与胆固醇含量对于关注心脏健康和体重的人尤其重要。反式脂肪、饱和脂肪和胆固醇应该尽可能低。要记住一种食物宣称无反式脂肪，并不意味着这种食物饱和脂肪含量也低。

美国膳食中的钠含量常较高。如果每份少于 140mg，就是低钠的食物。

总碳水化合物包括膳食纤维和糖。糖包括天然的糖和人工添加的糖。如果谷物加了葡萄干，就会有更多的糖。推荐摄入富含纤维的食物，高纤维是指每份纤维含量大于 5g。

儿童和成人应该摄入如右图这种富含营养素的饮食。右图这种营养素强化食品是铁的良好来源。铁的 DV 是 18mg。右侧的每份谷物可以提供 4.5mg，占 DV 的 25%。每份食物中某种营养素的含量占 DV 的 5% 或更少为低含量，占 DV 的 20% 或更多则为高含量。

下面是标准摄入量，这也是每日摄入量的计算基础。能量摄入为 2000 卡的饮食，其完整的营养素标准摄入量清单见：www.fda.gov/Food/Resources For You/ Consumers/ NFLPM/ucm274593.htm。

成分按含量从高到低的顺序被列出。

给出了致敏信息。

营养成分表

每一份的量：1 杯（59g 或 2.1 盎司）
本包装含有 12 份

每份含量	谷物
能量	190 卡
来自脂肪的能量	15 卡

	占每日摄入量的百分比
总脂肪　1.5g	2%
饱和脂肪　0g	0%
反式脂肪　0g	0%
胆固醇　0mg	0%
钠　350mg	15%
钾　360mg	10%
总碳水化合物　45g	15%
膳食纤维　7g	28%
糖　19g	
其他碳水化合物　19g	
蛋白质　5g	

维生素 A	10%
维生素 C	0%
钙	2%
铁	25%

* 每日摄入量是基于含 2000 卡能量的饮食计算的。你的每日摄入量根据你自己的热量需要，可以更高或更低

	热量	2000	2500
总脂肪	少于	65g	80
饱和脂肪	少于	20g	25g
胆固醇	少于	300mg	300mg
总碳水化合物		300mg	300mg
纤维		25g	30g

成分：全谷物、麸皮、糖、葡萄干

[过敏成分：小麦]

图1-5　高纤维食物的标签示例

来源：U.S. Food and Drug Administration, updated 2012. Retrieved from http：//www.fda.gov/Food/ResourcesForYou/Consumers/ ucm266853.htm. Eating Healthier and Feeling Better Using the Nutrition Facts Label U.S. Food and Drug Administration Appendix A：Definitions of Nutrient Content Claims, updated 2011. Retrieved from http：//www.fda.gov/Food/GuidanceComplianceRegulatoryInformati on/GuidanceDocuments/FoodLabelingNutrition/FoodLabelingGuide/ucm064928.htm.

总之，食品标签提供的信息可以帮助消费者了解所吃食物的营养摄入量占每日摄入量的比例，了解食物的营养构成。为儿童选择食物，如准备午餐、点心，或与用餐相关的学校活动时，教师可以运用食物标签的阅读技巧，选择那些营养素丰富的食物。

表1-1 理解营养声称	
营养素	**每份含量**
钠	
无钠	少于 5mg
极低钠	少于等于 35mg
低钠	少于等于 140mg
减钠	比常规少 25%
热量	
无热量	少于 5 卡
低热量	少于等于 40 卡
减热量	比常规少 25%
脂肪	
脱脂	少于 0.5g
低脂	少于等于 3g
胆固醇	
无胆固醇	少于 2mg
低胆固醇	少于等于 20mg
饱和脂肪	
无饱和脂肪	少于 0.5g
低饱和脂肪	少于等于 1g
减饱和脂肪	少于常规的 25%
反式脂肪	
无反式脂肪	少于 0.5g
纤维	
高纤维	大于等于 5g

来源：Appendix A：Definitions of Nutrient Content Claims：Guidance for Industry：A Food Labeling Guide U.S. Food and Drug Administration, 2011. Retrieved April 9, 2012, from http：//www.fda. gov/Food/GuidanceComplianceRegulatoryInformation/GuidanceDocuments/FoodLabelingNutrition/ FoodLabelingGuide/ucm064911.htm.

阅读标签上的食物过敏原

　　《食物过敏原标签和消费者保护法》于 2004 年通过，并在 2006 年开始实施，规定 8 种主要食物或食物组——奶类、蛋类、鱼、甲壳类动物、坚果、花生、小麦、大豆——都需在食品标签上注明，来帮助人们识别含有食物过敏原的产品，有些是他们需要避免的。

　　无麸质是一个可以自愿列入标签的术语。麸质是蛋白质的一种，存在于小麦、黑麦、大麦以及燕麦等谷物中。谷蛋白可导致成人和儿童发生乳糜泻，即一种遗传性胃肠道失调（U.S. Food and Drug Administration，2011a）。过敏信息在食品标签的最下方标出（在图 1-5 中注意"过敏成分"）。

婴儿/幼儿的特殊标签

FDA 和 USDA 针对一些食品制定了略有不同的食品标签规定，如针对 2 岁以下儿童的婴幼儿谷物食品和 2～4 岁儿童的食品。例如，这些食品的营养标签不含脂肪和胆固醇的信息，这主要是考虑到婴幼儿有特殊的营养需要。为儿童食物规定特殊标签是为了确保照顾儿童的成人免于在不经意之间做出错误的选择，限制了儿童对某些营养素如脂肪和胆固醇的摄入，而脂肪和胆固醇正是儿童生长发育所需要的（U.S. Food and Drug Administration，2011b；U.S. Food and Drug Administration，2011d）。

阅读食物标签对于教师来说是很重要的技巧，因为教师是为学校配餐采购食物的"守门人"。阅读标签可以帮助教师：

- 根据不同食物的营养做出选择。
- 确保儿童吃到富含维生素、矿物质和纤维的食物。
- 挑选低胞和脂肪、低反式脂肪和低胆固醇食物（如果在 2 岁以上）。
- 避免高钠食物。
- 为儿童挑选食物时要考虑食物过敏和食物敏感、基于文化的饮食爱好和特殊膳食。

使用《美国居民膳食指南 2010》

《美国居民膳食指南 2010》是美国卫生与公共事业部（Department of Health and Human Services，HHS）和美国农业部（U.S. Department of Agriculture）协同努力的成果（U.S. Department of Health and Human Services & U.S. Department of Agriculture，2011）。这个指南每 5 年发布一次，为 2 岁以上的普通人群以及特殊人群提供建议和参考，特殊人群包括儿童、老年人和孕妇。最新的膳食指南见图 1-6。

膳食指南提供了全面的生活方式建议，包括膳食指南和体育锻炼。指南还促进了健康膳食的发展，帮助人们实现和保持健康的体重。膳食指南也强调了食品安全的原则（U.S. Department of Health and Human Services & U.S. Department of Agriculture，2011）。

膳食指南强调，要从食物而不是营养补充剂中摄取营养，这是良好健康的基础。它还强调，从所有食物组中均衡选择食物很重要，尽量在摄入单位能量时获得更多的营养。图 1-7 提供了挑选食物的指南，这些食物是指相同能量下营养素密集的食物，包括全谷类食物、水果、蔬菜、无脂或低脂牛奶、低脂奶制品、瘦肉、禽类、海鲜、大豆、豌豆、坚果和种子。

> **如果……**
>
> 一位家长告知你，她不想让她健康的孩子吃含有麸质的食物，你会怎样与家长和孩子协商，促使他们同意进食与班上其他孩子相同的食物

图1-6   《美国居民膳食指南2010》

总体目标

1. 维持能量平衡，实现和保持健康体重。

2. 注意选择营养密集的食物和饮料。

主要建议

1. 平衡能量摄入，管理体重。
   - 改善进食，加强体育锻炼。
   - 控制总能量的摄入，管理体重。
   - 增加体育锻炼，减少久坐行为。
   - 生命的每个阶段都保持适宜的能量平衡。

2. 减少摄入某些食物和食物成分。
   - 减少钠的摄入量至不超过2300mg；对于51岁以上者，非洲裔人群，以及有高血压、糖尿病或慢性肾疾病的人群，钠的摄入量要减少到1500mg。
   - 通过由单不饱和脂肪和多不饱和脂肪替代饱和脂肪，使饱和脂肪供能的占比小于10%。
   - 每天摄入的胆固醇少于300mg。
   - 反式脂肪酸的摄入越少越好。
   - 减少从固体脂肪和额外添加的糖中摄入的能量。
   - 限制摄入细粮，尤其是那些额外添加糖、固体脂肪和钠的细粮。
   - 如果饮酒，应该适量。

3. 增加摄入某些食物和食物成分。
   - 增加水果和蔬菜的摄入量。
   - 增加摄入蔬菜的种类（橙色、红色、深绿色的蔬菜和蚕豆/豌豆）。
   - 吃的谷类至少有一半是全谷类食物。
   - 增加摄入无脂或低脂的牛奶和奶制品。
   - 选择多种蛋白质食物（海鲜、瘦肉、禽类、鸡蛋、豆类、大豆制品、无盐坚果和种子）。
   - 用海鲜类食品来代替一些肉类与禽类。
   - 尽量选用植物油来代替固体脂肪。
   - 选择可以提供更多钾、膳食纤维、钙和维生素D的食物。

4. 构建健康的饮食模式。
   - 选择一种可以满足营养需求，并处于合适的能量水平的膳食模式。
   - 适量饮食，并评估如何使之符合健康的膳食模式。
   - 准备食物时要遵从食品安全的建议。

来源：Dietary Guidelines for Americans, 2010, by the U.S. Department of Health and Human Services and the U.S. Department of Agriculture, 2011 retrieved April 11, 2012 http：//www.health.gov/dietaryguidelines/dga2010/DietaryGuidelines2010.pdf.

营养密集型食物

富含维生素和矿物质但是能量相对较低的食物

营养密集型食物是指与其所含有的能量相比，维生素和矿物质含量较高的食物。选择低钠、低胞和脂肪和低添加糖的未经加工的食物。看一看 Kerrin 在她的家庭看护项目中是怎样根据膳食指南选择营养密集型食物的：

> Kerrin 决定在为她的关爱儿童项目制订菜单之前先复习膳食指南。她感觉自己每天都做得很好，因为她会选择很多营养密集的水果和蔬菜。但是，她意识到指南推荐给儿童提供的谷类食物中至少一半是全谷类食物。她决定循序渐进地增加菜单中全谷类食物的百分比，转向使用全谷类面包产品、糙米和全谷类粥，同时将营养密集的食物互相搭配如鸡肉炒糙米和红薯松饼、酸奶以及浆果冰沙。这些改变提高了菜单的营养质量，儿童也很容易接受。

总体来说，膳食指南和膳食参考摄入量是引导联邦政府支持儿童营养项目的两大主要贡献者。这些指南也可以被教师直接用于：

- 制作菜单。

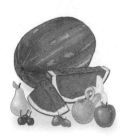

选择新鲜水果（或无糖冷冻水果）例如柑橘类水果、芒果、浆果类、西瓜、木瓜、香蕉、猕猴桃、桃、油桃、李子

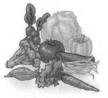

选择新鲜蔬菜（或无调料冷冻蔬菜）例如深绿色和深黄色蔬菜，以及西红柿；红色、绿色和黄色的辣椒；紫甘蓝

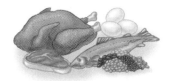

选择完整的、基本的、未经加工的食物

选择瘦肉、去皮的禽类和鱼，并选择更多蛋白质替代品例如干豆、豌豆和小扁豆、豆制品、坚果或坚果黄油

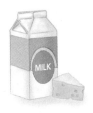

选择低脂奶制品例如脱脂牛奶或含脂1%的牛奶（2岁及以上儿童），低脂奶酪和原味或加新鲜水果的酸奶

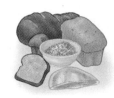

选择全谷物食物例如燕麦、糙米、全麦面包、面包圈、薏米、玉米饼

图1-7　营养密集型食谱的构成

- 实施良好营养和健康的教育活动及课程（见"健康教案"）。
- 开展父母教育项目。
- 作为简报、海报和公告栏的选题。
- 在饮食和为自身设计积极的生活方式上做出健康的选择，从而促进健康。

　　总体来说，膳食指南的主要目标是促进和保护美国当代和后代居民的健康。每个人都在实现这个目标的过程中扮演着重要的角色，包括个体、家庭、教师和卫生保健专家，以及政策制定者（U.S. Department of Health Services & U.S. Department of Agriculture，2011）。

使用"选择我的餐盘"食物指南体系

　　"我的餐盘"（My Plate）的设计是 USDA 出台的替代膳食宝塔的指南体系，膳食宝塔对于一些人来说，难以迅速理解和运用。"我的餐盘"在视觉上更容易理解，因为在空间上可以看到 4 种颜色（紫色代表蛋白质，红色代表水果，橘色代表谷物，绿色代表蔬菜，餐盘旁边的蓝色代表奶制

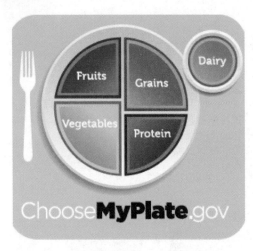

图1-8   "选择我的餐盘"

来源：U.S. Department of Agriculture's Choose My Plate,USDA, 2012, retrieved April 17, 2012, from http：//www.choosemyplate.gov/index.html.

品），餐盘上的颜色不仅提示了要吃的食物，还显示了每种食物的适宜比例。例如，水果和蔬菜要占到半个盘子（图1-8）。

"我的餐盘"与"我的膳食宝塔"一样，目标是将膳食参考摄入量中特定营养素的推荐量与《美国膳食指南2010》的一般要求结合起来，并将它们转变成实用的指南来构建健康膳食。"我的餐盘"体系包含之前的"我的膳食宝塔"网站上的很多信息，例如：个体怎样才能达到个人的健康和营养目标，为2～5岁、6～11岁的儿童和成人提供建议和策略（U.S. Department of Agriculture，2012）。这个体系既重视了饮食，也重视了体育锻炼，从两个方面共同改善健康，同时针对儿童的不同年龄段进行了个体化。例如，图1-9显示了摄入1400卡能量的膳食和零食模式，这一模式可满足每天活动30～60分钟的4岁男孩和女孩的营养需要。

"我的餐盘"指南体系提供了个体化的健康饮食方法，容易理解而且积极。USDA推出"我的餐盘"体系的总体目标是鼓励成人和儿童：

- 通过在享用食物时减少摄入并且避免吃过多食物，从而保持能量平衡。
- 增加饮食中的健康食物，例如全谷类食物、蔬菜、水果和无脂或低脂的奶制品。
- 减少高钠、高糖以及高饱和脂肪的食物，例如腌制食品、蛋糕、饼干、糖果、含糖软饮以及高脂肪肉类，如热狗、培根和香肠（U.S. Department of Agriculture，2012）。

在"我的餐盘"的网站资源中，也可以查到10条营养教育技巧，这些教育资源可用来支持学校开展营养和体育教育活动。

不同民族的膳食指南体系

美国人口正在变得多元化。因此，教师必须要理解文化对儿童饮食和学校生活其他方面的影响。随着教师对其他国家的膳食指南体系越来越熟悉，会有多种多样资源支持他们。例如，图1-10展示了中国居民的膳食指南。不同国家或不同民族的其他膳食指南体系在网站资源中都可以找到。许多推荐意见都与USDA的膳食指南类似，即鼓励食用适当比例的多种食物。图1-11展示了"我的餐盘"如何调整以适应不同民族人群的食物选择。

提供多种语言的教育材料

"我的餐盘"网站可以提供西班牙语的材料，包括10条营养教育系列的建议。尽管膳食宝塔的方法已经被USDA用新的方法所取代，但其

健康教案 吃水果和蔬菜使我保持健康

学习产出：儿童将会从感官上对水果和蔬菜进行体验（触觉、嗅觉、味觉）

关键词：触觉，嗅觉，味觉，结构，气味，香味，调料，食物名称，维生素，矿物质，纤维和彩虹的颜色名称。

安全性观察：注意儿童的食物过敏和限制，避免其再食用这些食物。准备食物时注意保证食物安全以及避免潜在的食物窒息。在儿童参与时，注意清洁和安全问题。

婴儿和幼儿

- **目标：**可以吃手指食物的婴儿和幼儿触摸、嗅闻、品尝水果和蔬菜。

- **材料：**纸杯或塑料杯，盘子或托盘，水果和蔬菜（例如香蕉、浆果类、柑橘、绿色豆类、西葫芦、南瓜、胡萝卜、土豆）。

- **活动计划：**将蔬菜煮软至可以用叉子叉起来，将食物切成许多小片，每片不大于 1/4 英寸（译者注：1 英寸约为 2.5cm）。对于婴儿和幼儿，根据其喂养计划在某个时间提供食物。首先给他们熟悉的食物，然后再给一些新的食物让儿童探索。将切下来的小块食物放在碟子或盘子上，用杯子将食物盖住。让儿童看到食物在杯子的下方，鼓励儿童拿起杯子发现下面的食物，让儿童知道可以去触摸食物。描述食物的触觉、嗅觉和味觉，例如："这个水果叫做香蕉，让我们摸一下吧。"然后假装摸摸香蕉，同时说："它很软。让我

们闻一下吧。"假装闻一下食物，然后说："这个香蕉闻起来很香！让我们尝一下这个香蕉吧！"假装尝一下，然后说："这个香蕉尝起来很甜！"下一次尝试不同的食物。

- **如何调整活动：**为正在学习英语的儿童制作卡片，描画出将要探索的食物，包括食物的英语和儿童母语的名称（如果需要，为所有的孩子用语言给出拼写）。说出食物的英语和母语名字。帮助那些有特殊发育需要的儿童，引导他们去触摸食物，并用干净和戴手套的手将食物送到儿童面前。根据儿童的需要提供足够的时间触摸、嗅闻和品尝食物，不要强迫儿童去尝试食物。用语言鼓励儿童尝试："你正在通过触摸、嗅闻和品尝了解这些水果和蔬菜，这是学习的好办法。"

- **你达到目标了吗？**儿童是否用触摸、嗅闻和品尝的方式探索了提供给他们的食物？

学龄前和幼儿园儿童

- **目标：**儿童将会探索不同水果、蔬菜的结构、味道和气味，并学习为什么这些食物对他们有好处。

- **材料：**由 Lois Ehlert 编写的儿童读物《饮食字母表》（Eating the Alphabet：Fruits & Vegetables from A to Z），书中描绘的 6 种新鲜水果和蔬菜，6 个杯子，锡箔纸，餐碗，小盘子，勺，餐巾，餐盘和纸巾。

- **活动计划：**挑选 6 种食物，将他们切成一口大小的片。将各种食物放在杯中，每种约一勺大小，用锡箔纸盖上，用叉子把箔纸戳破几个洞。将每种食物的剩余部分放到碗中并置于一个托盘上。用纸巾把碗盖住，使食物充满神秘感。请孩子们集合做游戏，告诉他们这里有很多水果和蔬菜，可以对应字母表中的每个字母。为儿童读书。读书时鼓励儿童说出水果和蔬菜。用语言引导儿童："水果和蔬菜对我们的身体有好处。吃多种水果和蔬菜使我们感觉良好，为我们的身体提供所需要的能量并保持健康，所以我们可以奔

跑、游戏并能够强壮地成长。"叫出书中水果、蔬菜的名字，请已经尝试过这种食物的孩子跳起来。每叫到一种新的食物，就换一种运动。邀请儿童一起坐在桌旁。请他们闻藏在锡箔纸盖杯中的食物，让他们通过闻来辨认。然后，让孩子们拿开箔纸盖，发现杯子内的食物。揭开碗盖并传递装有食物的碗。邀请儿童品尝每一种食物。鼓励他们描述每一种食物的质地、气味和味道。确认哪种食物是水果，哪种食物是蔬菜。通过语言：来肯定儿童的努力："你正在通过触觉、嗅觉和味觉探索这些水果和蔬菜。"强调为什么吃这些食物很重要。

- **如何调整活动：**在班级中使用带有食物名称的图片，图片的食物名称用英语和儿童的母语标出。用班级中儿童所说的所有语言复述每种食物的名称。在用语言引导孩子触摸、嗅闻和品尝食物时，同时用动作强化信息。注意一些孩子可能厌恶触摸某些食物或某种质

感的事物。给孩子们一些时间去探索。确保每个儿童能准备好拿到杯子，并嗅闻、品尝提供的食物。不要强迫儿童触摸、嗅闻和品尝食物。

- **你达到目标了吗?** 儿童能够描述每一种食物的质地、气味和味道吗? 儿童是否可以描述为什么吃水果和蔬菜很重要?

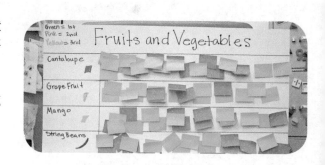

学龄儿童

- **目标:** 儿童将学习到健康饮食包括"半个盘子"的水果和蔬菜。他们能够辨认出非常有利于健康（富含维生素 A）的水果和蔬菜的颜色组合，而且可以描述为什么水果和蔬菜是膳食中的重要部分。
- **材料:** "我的餐盘"迷你海报（获取网址: www.choosemyplate.gov/downloads/mini_poster_English_final.pdf），展示有许多水果和蔬菜的图片或海报，彩虹颜色（红、橙、黄、绿、蓝、紫）的卡纸，描画有色彩明亮的水果和蔬菜的杂志图片（或水果和蔬菜的贴纸），白色的小纸盘，蜡笔或标记笔，剪刀，胶水。
- **活动计划:** 将孩子聚集在一起，向他们展示"我的餐盘"迷你海报，简要回顾不同的食物分类。指出海报上展示的一餐健康的食物，其中包含足够的水果和蔬菜，即占餐盘的一半。用语言来描述这些食物的好处: "水果和蔬菜中富含维生素、矿物质和纤维，这些物质对身体成长而言是非常必要的。"解释非常利于健康的水果和蔬菜是深绿色、橙色或红色的，例如菠菜、西兰花、芒果、木瓜、哈密瓜、胡萝卜、红薯、红辣椒和西红柿。邀请儿童用彩色的硬纸制作一个餐具垫。将一个小的纸盘粘在这个餐具垫上。请儿童用水果和蔬菜的图片填满半个小纸盘，颜色包含彩虹中的各个颜色。儿童可以剪贴图片，画出食物的图案，或写下食物的名称或食物组，并且用这个食物或食物组颜色的彩笔来写。提醒他们确保包括了深绿色和橙色或红色的食物。
- **如何调整活动:** 在每一张七彩卡纸上用英语或班内儿童的母语写出颜色的名称。用班级中所有儿童的母语写出每个颜色的名称。手工活动应符合班级中儿童的发育水平。给儿童留出充足的时间制作。在剪出图片前，提供适合的剪刀、胶棒或胶带，或者提供水果和蔬菜的贴纸，帮助儿童完成活动。
- **你达到目标了吗?** 儿童能够用彩色的水果和蔬菜装满半个盘子吗? 他们是否纳入了深绿色、橙色和红色的水果和蔬菜? 他们能够说出为什么水果和蔬菜是健康的食物吗?

提供的信息仍然是有效的。许多教育材料现在已有翻译版本，可以帮助传达重要的营养概念。例如，佐治亚州立大学的"新美国，新教育"项目将膳食宝塔翻译成36种不同的语言（Georgia State University，2004）。"给儿童良好的食物"系列可以在同一网站上找到，该系列解释了对儿童很重要的关键营养信息。当教师与儿童家庭谈论营养相关的话题时，这些材料提供了丰富的信息。加拿大政府出版的《加拿大膳食指南》包括18种不同的语言，其中有7种美洲土著语言（Health Canada，2011）。东南密歇根饮食协会以膳食宝塔的形式为多种文化背景的人群提供食物选择建议（Southeastern Michigan Dietetic Association，2004）。这个用英语展示的重要信息帮助教师理解不同民族传统的食物选择。USDA 的国家农业图书馆为教师提供了非常好的资源链接，帮助他们理解不同文化和民族特异的食物

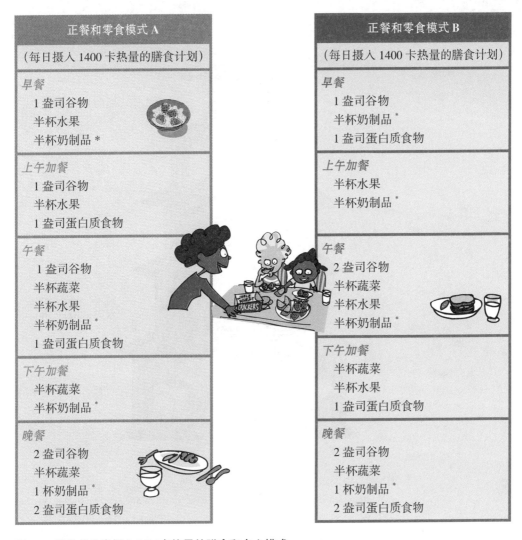

图1-9　学龄前儿童摄入**1400**卡热量的膳食和点心模式

译者注：1 盎司约为 28.4g。

* 可以换成脱脂或低脂的牛奶、酸奶和乳酪。

来源：USDA ChooseMyPlate retrieved April 17, 2012, from http://www.choosemyplate.gov/downloads/1400cals.pdf.

选择以及营养建议。详见网络资源。

教育英语学习者

　　适宜的教学练习能指导怎样为所有儿童展示营养概念，且对英语学习者给予了特殊的考虑。促进营养信息理解的策略包括：

- 让儿童通过动手游戏参与学习，例如烹饪活动和品尝食物。
- 用一系列食材、食谱以及食材的准备和烹饪方法来反映不同文化下饮食方式的不同。

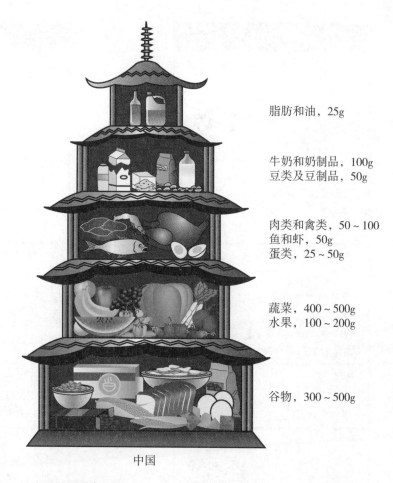

脂肪和油，25g

牛奶和奶制品，100g
豆类及豆制品，50g

肉类和禽类，50～100
鱼和虾，50g
蛋类，25～50g

蔬菜，400～500g
水果，100～200g

谷物，300～500g

中国

图1-10　中国居民膳食宝塔

来源：Based on an illustration from the Chinese Nutrition Society, http://www.cnsoc.org/asp-bin/EN/? page=8&class=42&id=149.

- 基于图册为双语儿童设计活动。
- 讲解时结合真实食物、食物模型或食物图片。
- 清楚描述。采用多种方式来展示和解释概念。
- 邀请家长和其他人来参观班级，展示营养概念，吸引儿童了解文化膳食传统，并成为促进文化多样性价值的行为榜样。
- 计划带领儿童前往当地的商业机构，如民族特色超市、饭馆和面包房，体验传统食物是怎样做出来的。

如果……
　　一位亚洲文化背景的母亲担心菜品不足以吸引她的孩子，例如菜单上很少出现米饭。你会怎样回应？

　　教师要从多种文化的视角来促进健康饮食，这对他们自己而言也是挑战，他们需要探索新思想、新方式，才能为年幼的儿童制订合适的健康菜单。他们也需要自学不同文化的营养传统。这些重要营养信息的资源也为教师和家庭提供了选择和展示食物的框架。然而，实际选择的食物以及教授的

图1-11 参考"我的餐盘"为其他文化背景的人提供食材

民族	蔬菜	水果	谷物	蛋白质	奶制品
地中海模式	茄子，洋蓟，南瓜，西红柿，葡萄叶，洋葱，蘑菇，秋葵，黄瓜，绿叶蔬菜	葡萄，大枣，无花果，柿子，石榴，柠檬，西柚	大米，小麦片，小米，熟小麦，意大利面，皮塔饼，抓饭，烩饭（risotto）	海鲜，禽类，羊肉，牛肉，猪肉，坚果，蚕豆，豆类蔬菜，种子	酸奶，奶酪（羊奶干酪，意大利乳清干酪），牛奶
纳瓦霍模式	胡萝卜，芹菜，玉米，青豆，玉米粥，纳瓦霍菠菜，洋葱，马铃薯，辣椒，菠菜，南瓜，南瓜花，西红柿	苹果，杏，牛油果，香蕉，哈密瓜，甜瓜，葡萄，猕猴桃，纳瓦霍瓜，葡萄干，漆树和刺柏果，西瓜，蜡醋栗，枸杞，丝兰香蕉	蛋糕，蓝色玉米面包，玉米粥和饺子，油炸面包，烤面包，玉米粉圆饼，全麦面包	羊肉，鹿肉，麋鹿肉，鱼，草原犬鼠，禽类，猪肉，兔肉，松子仁，南瓜子，大蒜芥种子，斑豆	牛奶，山羊奶，奶酪
越南模式	洋蓟，芦笋，西兰花，胡萝卜，花椰菜，玉米，黄瓜，dauhu，茄子，大蒜，生菜，青豆，青蒜，芒，绿豆，洋葱，土豆，空心菜，南瓜，红薯，西红柿	山竹，火龙果，柿子，香蕉，杨桃，葡萄，番石榴，枣，柠檬，荔枝，椰子，芒果，橘子，pandeo，番木瓜，菠萝，西瓜	春皮卷（大米卷皮），绿豆，面条，春卷（鸡蛋卷），粉条，绿豆，米饭，米粉，甜米饭	牛肉，鸡肉，蟹肉，鸭肉，猪肉，虾，墨鱼，鱼肉，鸡蛋，豆腐	牛奶（重要，但不是传统食用的食物）

来源：Mediterranean Grains: The History and Healthful Preparation of Four Old and Emerging Varieties, by Nour El-Zibdeh, Today's Dietitian Vol. 12 No. 6 p. 36, 2010 Mediterranean Fruits, FruitsInfo.com, 2012. http://www.fruitsinfo.com/mediterranean_fruits.htm. Navajo Food, 2011. http://navajo-arts.com/food-navajo.html.

Indiana's Food for the Hungry, Modifying the Food Pyramid: Mexican American, Puerto Rican, Navajo, Jewish http://www.cfs.purdue.edu/safefood/nutrition/modifypyramid4.html.

Modifying the Food Pyramid: African American, Asian Indian, Chinese American, Vietnamese American http://www.cfs.purdue.edu/safefood/nutrition/modifypyramid3.html.

Vietnamese family health: What we eat to grow.http://vietfamilyhealth.org/nutrition/Nutrition_WhatWeEat_Online.pdf.（All sources retrieved April 15, 2012）

营养课程都与教师对班级所有儿童的了解密切相关，也包括对孩子们文化传统的了解。这就强调了在儿童早期教育中心和儿童营养教育活动中选择和提供健康食物时教师的重要性。

▌总结

良好的营养是保持身体健康和有效学习的基础。但是，仍然有很多儿童处在营养不良中。日益变化的饮食环境导致人们在家就餐的时间越来越少，更多的是依赖快餐、餐馆和方便食品。另外，一些家庭还挣扎于是否可以得到足够的食物。这些变化对儿童的膳食质量都有消极的影响，尽管有积极的变化趋势，如支持可持续地提供更多食物的项目，和努力改善学校饮食环境的愿望等，但儿童的饮食仍然没有达到《美国居民膳食指南》中推荐的水果、谷物和奶制品的标准，脂肪和钠的消耗则高于推荐的标准（Wood & Child and Nutrition Division，Food and Nutrition Service，2008）。

制订健康菜单并提供合适的食物对儿童的健康和学习能力至关重要。不摄入营养丰富的食物，儿童就会面临营养不足、营养过剩，或者二者同时发生，特别是那些有食品安全问题的家庭的儿童。摄入太少或太多的营养素对学习和发展都有消极的影响，也可能对健康造成终身影响。另外，摄入过多的食物与体育锻炼减少共同导致年幼儿童肥胖流行，这对他们的健康和生活状态有长期的影响。在生命早期识别营养问题为改善儿童健康结局提供了帮助，这需要教师、家庭和卫生保健人员的共同努力。

膳食指南可以帮助教师创造促进良好营养与健康的环境，是重要的资源。膳食营养素参考摄入量是根据营养需要水平确立的量，每日摄入量用于食物标签，二者可提供营养素需要量的信息，可以指导教师选择食物和制订菜单。膳食参考摄入量是《美国居民膳食指南 2010》的基础，提供了有关营养和体育锻炼的整体建议。"我的餐盘"教育工具通过提供简单的例子，帮助构建营养密集的、高质量的饮食。教师可以利用这些信息，组织儿童在教室中开展实践活动，以促进年幼儿童形成良好的健康与生活状态，指导他们确立个人的健康目标。这个膳食指南系统也适用于多种民族 / 种族传统膳食，除英语外，还有多种语言版本，可使更多的教师克服语言障碍，提高儿童保健服务水平。

关键词

抗氧化剂	谷蛋白	植物化学物质
体质指数（BMI）	缺铁性贫血	蛋白质
碳水化合物	宏量营养素	社会心理
乳糜泻	营养不良	佝偻病
每日摄入量	微量营养素	睡眠呼吸暂停
膳食营养素参考摄入量	矿物质	食物补充项目
能量消耗	营养密集型食物	反式脂肪
发育停滞	营养素	营养不足
脂肪	营养	维生素 D
食品不安全	营养过剩	维生素

问题回顾

1. 列出过去 20 年中食物环境改变的 3 种趋式，并概述这些改变对儿童饮食的影响。
2. 从营养不足与营养过剩两方面定义营养不良的概念，并举出实例。
3. 讨论 3 个指导健康饮食的标准，并提供每种标准应用的实例。
4. 从多文化的视角，描述怎样应用各民族 / 种族的膳食指南系统和其他教育资源作为促进健康饮食的指南。

讨论

1. 解释食品不安全是怎样导致肥胖的。教师如果确认儿童的家庭存在食物不安全问题，应如何解决这一问题？
2. 教师在他们的计划中应如何强调肥胖流行的问题？
3. 教师在学校中应怎样执行《美国居民膳食指南 2010》的原则和"我的餐盘"指南系统？你会为幼儿、学龄前儿童和学龄儿童做些什么？

实践要点

1. Gabriella 4 岁了，她的体重是 48 磅（译者注：1 磅约为 453.6g），身高 44 英寸（译者注：1 英寸约为 2.5cm）。利用"网络资源"部分所列出的 CDC BMI 网站，计算她的 BMI。现在是 1 月 1 日，她的出生日期是 4 年前的 1 月 1 日。利用 CDC 生长曲线网站（见"网络资源"部分）中的生长曲线来确定她的身高、体重和 BMI 的百分位数。你会将她的体重分在哪类？这会告诉我们关于 Gabriella 什么信息？

2. 假设你跟 Gabriella 一样是一位素食主义者，并且想评价铁的摄入量是否足够，点击"选择我的餐盘"网站 www.Choosemyplate.gov/supertrackertools/supertracker.html，并选择 SuperTracker 来评价你的饮食习惯。如何做才能增加铁的摄入量？

   早餐：　　1 张薄面饼加 2 盎司（译者注：1 盎司约为 28.4g）的奶酪
   　　　　　半杯橘子汁
   　　　　　1 杯牛奶，脂肪含量 2%

   加餐：　　1 杯牛奶，脂肪含量 2%
   　　　　　1/4 杯小熊饼干

   午餐：　　1 片全麦面包加 1 盎司奶酪
   　　　　　1 碗西红柿汤
   　　　　　1 片猕猴桃
   　　　　　1 杯牛奶，脂肪含量 2%

   加餐：　　1 个苹果

晚餐：　　半碗米饭

2 盎司奶酪

1 杯沙拉（含 1 汤匙意式沙拉调味酱）

1 张薄面饼

1 杯苹果汁

3．查阅图 1-5 中的早餐谷类食品标签，这种食物被称为健康食物的三大营养方面的原因是什么？你会考虑哪些问题？

网络资源

American Academy of Pediatric Nutrition: What Every Parent Needs to Know, American Academy of Pediatrics 2012, Editors Dietz, W. H., Stern, L., and the American Academy of Pediatrics

　　http://wdn.ipublishcentral.net/www_aap_org/viewinside/ 2364091620214

CDC Growth Charts and BMI Calculator

　　www.cdc.gov/GrowthCharts

　　http://apps.nccd.cdc.gov/dnpabmi/

ChooseMyPlate.gov

　　http://www.choosemyplate.gov/

Data Resource Center for Child and Adolescent Health, Childhood Obesity State Report Cards

　　www.childhealthdata.org/content/ObesityReportCards.aspx

Dietary Guidelines for Americans, 2010

　　www.health.gov/dietaryguidelines/2010.asp

Institute of Medicine of the National Academy, Dietary Reference Intakes

　　www.iom.edu/Activities/Nutrition/SummaryDRIs/DRI-Tables.aspx

National Association for Sport and Physical Education

　　www.aahperd.org/naspe

The Food and Nutrition Information Center of the National Agricultural Library of the USDA, 2011

　　www.nal.usda.gov/fnic/pubs/ethnic.pdf

USDA Food and Nutrition Information Center Dietary Guidance; Ethnic/ Cultural Food Pyramids, 2011

　　http://fnic.nal.usda.gov/nal_display/index

　　.php?info_center=4&tax_level=3&tax_subject=256&topic_id=1348&

　　level3_id=5732

Your Food Environment Atlas（USDA）

　　www.ers.usda.gov/FoodAtlas/

第二章

营养科学

学习目标

1. 解释营养学的定义。
2. 了解消化的步骤。
3. 解释营养物质如何被吸收，了解参与吸收过程的器官。
4. 描述碳水化合物、蛋白质和脂肪的功能，及富含它们的食物组。
5. 解释食物中维生素、矿物质和其他重要成分的作用，以及它们在生长、发育和婴幼儿健康中的相互作用。
6. 总结如何运用营养学知识为儿童提供健康饮食，并教给他们营养的概念。

5 岁的 Jamal 看起来比幼儿园同龄的小朋友明显矮很多。健康筛查日那天，他的老师 Tonya 将 Jamal 的测量值在标准生长曲线图上描点后，发现其体重跌到了第 5 百分位。她将 Jamal 的身高和体重情况告诉了他的家长。自从第一天上学，Jamal 就频繁喊累，容易急躁，课堂上注意力经常不集中。Tonya 怀疑这和他生长缓慢有关。

第二天，Jamal 的妈妈 Aiesha 告诉 Tonya，她已经预约了医生。Aiesha 怀疑 Jamal 长得不好很可能是因为他肠胃敏感，经常腹胀和腹泻。她因此很焦急。

几周后，Aiesha 告诉 Tonya，Jamal 被检查出乳糜泻。这是一种遗传性疾病，是由于对麸质的免疫反应造成的。麸质主要存在于小麦、大麦和黑麦中，其造成小肠黏膜的损伤，影响了消化吸收，所以 Jamal 如此瘦小。饮食调整是治疗的基础。

Aiesha 列出了一份 Jamal 能吃和不能吃的食物清单，她问 Tonya 学校能否给 Jamal 吃无麸质的食物。她还担心，Jamal 会因为不能和其他小朋友吃一样的食物而感到被孤立。Tonya 告诉 Aiesha，学

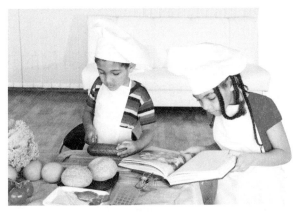

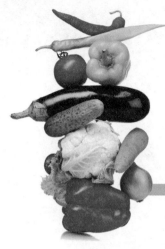

校里还有其他要吃特殊食物的儿童，譬如一年级也有一个小朋友有乳糜泻。为了帮助有特殊膳食需求的儿童，学校提供了一个专门为食物过敏儿童进食的餐桌，儿童可以坐在一起吃饭，如有需要可以寻求餐厅工作人员的帮助。Jamal 可以加入这个小组。

Tonya 联系了食物提供商制作无麸质的食物。她还提到，班上儿童的家长会轮流带饼干和水果作为加餐。Aiesha 同意带一些无麸质的饼干给 Jamal。和 Tonya 交谈后，Aiesha 重建了信心，Jamal 在学校也能吃上合适又好吃的食物，体重也能继续增长了。

▌什么是营养学

营养学
一门研究食物如何为人体生长、维持和修复提供营养的科学

营养学是一门研究食物如何为人体生长、维持和修复提供营养的科学。了解营养学可以帮助教师饮食更健康，同时给儿童提供更好的照顾。因为儿童吃什么全靠成人决定和提供，他们是营养脆弱的群体，所以喂养儿童是一项很重要的任务。譬如，相对于成人而言，婴幼儿需要更多的能量来生长，如果他们没有摄入合适和足够量的食物，则营养问题会很快出现；如果他们还患了疾病或出现紊乱，如乳糜泻，那么营养状况会更加令人担忧。

本章解释了为何食物中的一些物质对于健康很重要，并逐步描述了身体如何有序地消化和吸收食物，产生机体需要的能量。存在某些健康问题时，消化和吸收的过程较为复杂。我们会讨论儿童可能会经历的紊乱情况，这可以帮助婴幼儿早期教育者处理一系列喂养问题。我们还会解释为何不同食物组对于健康饮食来说很重要，同时会讨论必需的宏量营养素（碳水化合物、蛋白质和脂肪）和微量营养素（维生素和矿物质）的作用。最后，本章提供了营养学的基础信息，你需要将这些信息告诉给儿童，并帮助消化功能紊乱的儿童。

▌了解消化的过程

为了理解某些食物的必要性，我们需要从头了解，看看食物被摄入后发生了什么。进食的总体目标是摄入食物中的营养，将它们从体外转运到体内，来维持机体功能。食物中的营养成分对于儿童来说很重要，因为它们：

- 提供能量。
- 是生长发育所必需的。
- 维持和修复身体。

- 调节身体机能。
- 影响基因的表达（激活或关闭），从而影响总体的健康水平。

接下来我们讨论消化过程。懂得此过程会帮助教师理解，为何营养素和均衡饮食对于婴幼儿来说如此重要，还可以帮助其制订保证所有儿童营养良好的策略。

消化过程

消化是食物物理性和化学性分解成小营养成分从而能被机体吸收的过程。从早餐的牛奶麦片变成儿童所需的能量，中间需要经过很多步骤。此过程发生在由**胃肠道**和其他辅助器官构成的消化系统中。这个系统是营养素进入身体的通道。

婴幼儿消化系统的问题可能导致灾难性的后果。例如，Jamal因为乳糜泻而没有得到足够的营养物质来维持生长和发育，他需要教师和食物提供者的帮助来摄入他能吃的食物，避免胃肠道受到更多损伤。这就要求教师懂得正常消化吸收的过程，这样才能在发生喂养问题时解决问题。

胃肠道就像一个管形的食物传送带，肠道平滑肌波浪样地收缩，将食物往前推动。如图 2-1，食物在胃肠道内同时进行物理性和化学性的分解，以便吸收。吸收过程主要发生在小肠。

食物在这条"传送带"上被碾碎、搅拌，和酶、胃酸与黏液混合，逐渐变成能被吸收的小分子物质。一些辅助的器官连接着胃肠道，如唾液腺、肝脏和胆囊，分泌一系列物质帮助消化。

口腔

最初的消化过程发生在口腔。咀嚼可通过物理作用将食物切成小块，同时富含消化酶的唾液（口水）从唾液腺分泌出，经由化学过程将食物分解。

酶是一种可以加速化学反应的蛋白质。唾液保持舌头的湿润，使味蕾可以更好地品味食物。咀嚼后的食物形成团块，被舌头送入口腔后部吞咽。在消化过程的第一步，教师可以基于儿童的咀嚼能力，决定给儿童提供什么样的食物，这样可以降低窒息的风险。

食物的质地

食物的质地对于儿童咀嚼和吞咽的能力来说很重要。咀嚼和吞咽能力取决于儿童的年龄及其是否有吞咽相关疾病。譬如，刚开始给婴儿添加的非液体食物一般是泥糊状的，这可以让婴儿逐渐尝试新的食物质地。10月龄左右时，乳牙开始萌出，咀嚼能力增强，这时可添加更有质感的食物。咀嚼困难的儿童运动发育较为迟缓，添加时要注意更换食物质地。"健康教

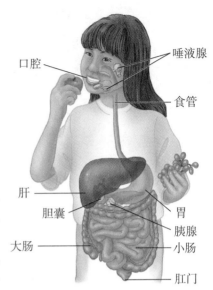

图2-1　消化系统

口腔　唾液腺　食管　肝　胆囊　胃　胰腺　大肠　小肠　肛门

消化
是食物物理性和化学性分解成小营养成分从而能被机体吸收的过程。

胃肠道
由口腔、食管、胃、小肠和大肠组成，是食物消化、变成营养素和吸收的地方。

酶
由身体细胞分泌的可以加速化学反应的蛋白质

表2-1　胃肠道的构成和功能			
	附属器官	化学物分泌	功能
口腔	牙齿	无	物理性地将食物切成小块
	舌头	舌脂肪酶	舌头搅拌食物，舌脂肪酶开始消化脂肪
	唾液腺	唾液，淀粉酶	唾液润湿食物，淀粉酶开始分解碳水化合物
食管	无	无	是食物从口腔到胃的通道
胃	无	胃液包括：	胃容纳食物，在分泌液体的同时将食物磨碎混合
		胃酸	创造酸性环境，使酶能正常工作
		胃蛋白酶	分解蛋白质
		黏液	与食物结合和混合，保护胃
小肠		肠液和黏液	消化液化学性地将蛋白质、脂肪和碳水化合物分解成可以被吸收的物质，并且保护和润滑肠道
	肝脏和胆囊	胆汁	胆汁乳化脂肪，帮助脂肪分解
	胰腺	胰液	胰液化学性地将蛋白质、脂肪和碳水化合物分解成可以被吸收的物质
大肠、直肠和肛门	无	无	吸收水分，储存和排出粪便

来源：Based on Lubey, S. Lubey's Biohelp: The Human Digestive System, retrieved May 1, 2012, at http://home.roadrunner.com/~lubehawk/BioHELP!/biotopcs.html;Williams' Essentials of Nutrition and Diet Therapy（pp. 188–194）by E. D. Schlenker, 2007, St. Louis: Mosby Elsevier.

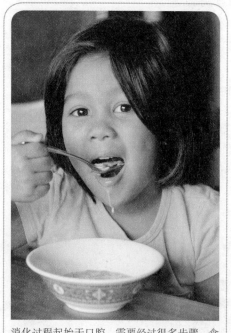

消化过程起始于口腔。需要经过很多步骤，食物才能被利用并提供能量

案"专题中展示的活动可以帮助儿童了解口腔是如何帮助启动消化过程的。

保护牙齿

食物对牙齿有好处也有坏处。牙齿是口腔中最重要的器官，在选择保护牙齿的食物时，好处和坏处都要考虑到。有些食物能提供使牙齿坚硬的营养物质，有些食物也会导致龋齿。龋齿是一种感染过程（infectious process），多种牙菌斑将碳水化合物转化为酸性物质，而酸性物质导致牙齿钙质流失，从而形成龋齿。

保护牙齿应从其萌出后就开始。美国牙科协会建议，婴儿不应该在睡前用奶瓶喝配方奶、果汁等饮料，也不应全天使用奶瓶或鸭嘴杯（American Dental Association，2010）。不断接触饮料中的糖分会增加儿童患奶瓶龋的风险。奶瓶龋是一种早期出现的广泛性龋齿，每颗牙都可能被累及，但主要损伤门牙。

如果不治疗，龋齿会导致疼痛，并影响进食能力、说话能力（语言发展受损）和在校注意力。增加患龋齿风险的因素有：过多摄入果汁和软饮、使用奶瓶喂养时间过长、全天使用幼儿杯、吃黏的食物（如葡萄干和燕麦棒）和富含碳水化合物的食物（如面包、饼干和曲奇饼，容易粘在牙齿上）等。这些因素延长了牙齿表面暴露在酸性环境下的时间，从而导致龋齿。

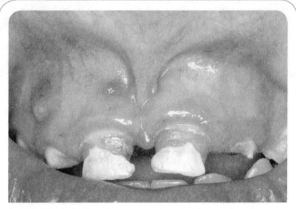

帮助家长了解婴儿口腔卫生和睡前奶瓶喂养的风险，有助于预防奶瓶龋

但是，牛奶和奶酪可以保护牙齿。乳制品可以中和口腔中细菌产生的酸性物质，提供钙、磷和镁，帮助儿童坚固牙齿（Mayo Clinic，2011）。氟化水中的氟化物是另一个营养物质，可以修复牙釉质，减少细菌产酸，从而保护牙齿（Centers for Disease Control and Prevention，2011）。井水和瓶装水含氟较少。一些无糖口香糖、薄荷糖和牙膏中的木糖醇也可以减少口腔中的细菌，有效降低龋齿发生率，保护牙齿。教师应教给儿童基本的口腔卫生知识，以帮助他们保护牙齿。只要按规律每天刷牙，消化的第一步则不会被龋齿所阻碍。对一个家庭来说，教师是信息的重要来源。譬如，教师可以提供指导来帮助儿童得到需要的口腔科服务，正如下面这个故事：

　　3 岁的 Devin 参加了 Head Start 项目。虽然他按时上学，但是经常容易生气和疲劳。他很少笑，胃口也不好。有一天，他的老师 Lea 注意到他脸颊水肿。Lea 很担心，并检查了 Devin 的口腔，发现门牙有明显的龋齿。但是 Devin 说后面的牙痛。

　　Lea 联系了 Devin 的妈妈 Andrea，了解到 Devin 在睡觉前还使用奶瓶。Lea 告诉 Andrea，Devin 可能因为牙痛而受煎熬，并鼓励 Andrea 挂一个口腔科急诊。Lea 帮助预约了一个可以为参加 Head Start 项目的儿童减免费用的牙医。检查后发现 Devin 有两颗龋齿。随后 Devin 接受了治疗。治疗结束后，Lea 发现 Devin 的行为完全变了，他更开心、更爱笑了，对食物也有了热情，牙齿再也不痛了。

吞咽和食管

消化的下一步是吞咽。经过咀嚼的食物被吞咽后进入连接着口腔和胃的食管，并被食管内波浪状的收缩推入胃里。食管下端括约肌控制着食物进入胃的过程。括约肌就像一个可以开关的大门，控制着食物的进入和气体（打嗝）的排出。

健康教案   消化过程起始于口腔

学习目标：儿童将学习消化过程是如何从品尝和咀嚼食物开始的。

注意事项（safety watch）： 注意儿童的食物过敏和摄入限制。按需调整食物，并全程监测食物卫生和安全。

较大婴儿和幼儿

- **目标：** 婴儿开始探索泥糊状和固体食物，学习咀嚼，使食物更容易被咽下。

- **材料：** 每个儿童都可以吃的食物，如碎李子、无盐苏打饼干等。

- **注意事项：** 李子要切成小于 1/4 英寸（译者注：约 6mm）小片。看着儿童吃，如果饼干太干难以咀嚼或咽下，则给儿童抿一小口水。

- **重点词汇：** 李子、饼干、品尝、咀嚼、湿润、吞咽

- **活动计划：** 对于吃固体食物的婴幼儿，可以给一盘新鲜李子和无盐饼干。鼓励儿童拿起食物并品尝。说出食物的名称，增加儿童兴趣，如"这是一片李子，是甜的还是酸的？在你嘴里是不是湿润的、软软的？"或者"饼干在嘴里是不是有些干？"。描述咀嚼的过程，譬如："饼干嚼起来很脆。你在用牙齿咀嚼它，这样更容易咽下去。当你咀嚼的时候，饼干变得湿润和松软后更容易咽下。你正在品尝和咀嚼食物。"在就餐时谈论咀嚼和吞咽过程。

- **如何调整活动：** 先提供熟悉的食物。制作一些卡片，用儿童的母语写上正在品尝的食物名称。必要时标注出拼音以助于发音。确保所有儿童都可以拿起提供的食物。给儿童时间来探索食物。鼓励但不强迫儿童品尝食物。

- **你达到目标了吗？** 儿童是否通过品尝和咀嚼食物来探索食物？他们是否听从了你关于咀嚼食物的建议，从而更顺利地吞咽？

学龄前和幼儿园儿童

- **目标：** 儿童将学到，消化过程是从口腔开始的，在口腔咀嚼食物的同时，食物与唾液混合。

- **材料：** 大的牙齿模型，Eric Carle 的 *The Very Hungry Caterpillar*，以及与食物相关的物品：盘子、纸巾、塑料餐刀、洗干净的香蕉（未剥皮）、椒盐脆饼干、葡萄干、西兰花、花生酱（如果花生过敏，可以选择打发的淡奶油奶酪）、杯子、小罐装牛奶。

- **注意事项：** 在儿童制作毛毛虫形状的小吃时，注意确保食物卫生和安全。

- **重点词汇：** 切牙、磨牙、唾液、吞咽、消化。

- **活动计划：** 集中所有儿童，阅读 *The Very Hungry Caterpillar*。朗读时邀请儿童说出毛毛虫吃的食物的名称。让儿童知道毛毛虫一边吃食物一边长大。读完后，告诉儿童，吃健康食物有助于所有生物的生长发育。就像毛毛虫一样，人类也用牙齿咬和咀嚼食物。我们有用来咬食物的切牙和咀嚼磨碎食物的磨牙。展示牙齿模型，讨论牙齿的不同形状和功能。描述咀嚼时舌头如何移动食物。唾液可以湿润口腔，在咀嚼时帮助食物变软、变滑，以便吞咽。以上就是发生在口腔中的消化过程。

邀请儿童做一个"饥饿的毛毛虫"形状的零食。为儿童提供盘子、餐刀、一截香蕉和装着其他所需食物的小碗。指导儿童剥开香蕉皮，将香蕉摆在盘中，并切成 5 段。描述如何在每段香蕉的一端涂抹花生酱，将香蕉粘在一起。用花生酱将葡萄干粘在香蕉前部，当毛毛虫的眼睛。为儿童展示如何将椒盐脆饼干插到香蕉侧面，当毛毛虫的触须。放一小段西兰花在毛毛虫前，当它的食物。给儿童和其制作的毛毛虫照张相。递上一杯牛奶，邀请儿童吃他们制作的食物，并聊聊关于咬、咀嚼和吞咽不同的食物。帮助儿童了解不同的食物在吞咽前应该咀嚼多久，譬如："我们咀嚼食物是为了更好地吞咽。咀嚼后的食物被吞咽到胃里，让我们觉得饱。食物为我们玩耍、思考和生长

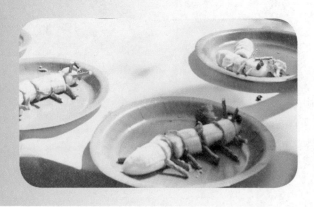

提供所需的能量。"
- **如何调整活动**：对于还在学习语言的儿童，描述时结合牙齿模型演示咬和咀嚼食物。用儿童的母语制作关键词汇的提示卡片。注意要让每个儿童都有机会说出书中毛毛虫食物的名称（用英语或者母语）。在制作

毛毛虫形零食的过程中，按需给予儿童帮助和支持。提供钳子、短柄黄油刀或者其他工具来帮助儿童。留给儿童时间以品尝毛毛虫形零食。
- **你达到目标了吗？** 儿童能解释消化过程刚开始时，在口腔中发生了什么吗？

学龄儿童

- **目标**：儿童将学到，消化是身体分解食物从而获得营养物质的过程，其起始于口腔，继续于胃。
- **材料**：苏打饼干、镜子、一碗即食麦片、杯子、勺子、一壶温水、一碗葡萄干。
- **注意事项**：在儿童使用镜子、混合和搅拌麦片时，注意食物安全和卫生。
- **重点词汇**：唾液、消化、胃、维生素、矿物质、纤维素。
- **活动计划**：让儿童在操作台前集中。描述消化过程是如何从口腔开始，在胃里继续的。给每个儿童一块苏打饼干，让他们咀嚼 30 秒但不咽下，轮流传镜子，观察嘴里的饼干。镜子传一圈后，让儿童继续咀嚼并咽下饼干。然后说说咀嚼的时候在嘴里发生了什么——牙齿碾碎饼干，口腔分泌唾液（口水）润湿饼干，使其变得松软湿润，容易吞咽。向儿童解释，当我们开始咀嚼和吞咽食物时，消化的第一步就开始了。让儿童想象如果没有唾液，吞咽饼干会是什么感

觉！接下来给每个人一个杯子和勺子，指导他们每人盛 2 满勺干的即食麦片，然后品尝。容易吃吗？指导加入 1/4 杯的温水，然后搅拌并混匀，让儿童观察并描述搅拌的过程（杯子就像是胃）。解释胃就像我们用勺子一样搅拌食物，继续消化，直到食物变成松软湿润的糊状，这样有助于食物中的营养素（维生素、矿物质和纤维素）在小肠内吸收。递给儿童一碗葡萄干，加在搅拌好的食物中品尝并食用。

　　总结：食物被牙齿磨碎，被唾液润湿，这有助于更顺利地吞咽；接下来食物在胃里被搅拌，这样我们的身体才能从食物中获得玩耍、工作、思考和生长所需的能量。
- **如何调整活动**：提供活动过程的图卡，以便提示儿童每一步操作。为运动协调性较差的儿童提供带手柄的杯子和碗。
- **你达到目标了吗？** 儿童能解释消化的目的吗？他们能分别描述消化时在嘴里和胃里发生了什么吗？

吞咽困难

　　对于大多数人来说，吞咽食物很简单，不需要什么努力。但是，咀嚼和吞咽食物的过程需要很多肌肉的协作，还要和呼吸相协调。有些儿童有吞咽困难的问题，即不能容易地吞咽食物或者液体。很多问题会导致吞咽困难，譬如早产、发育性残疾、大脑性麻痹和唐氏综合征。

　　教师和儿童看护人需要警惕，吞咽困难会带来喂养困难。每次的喂养时间可能被延长，儿童会出现呛咳、窒息，使儿童感到不愉快和害怕，且需要教师给予更多关注。吞咽困难会导致营养不良、误吸（食物或液体被吸入肺内）和肺炎。教师、儿童看护人、保健专业人员和早期干预工作人员要组成一个团队，共同协作以达到儿童安全饮食和良好营养的目标。图 2-2 为针对有吞咽问题儿童的备忘录。

吞咽困难

以不能容易地吞咽食物或液体为症状的紊乱

误吸

食物或液体进入肺内而不是胃里

图2-2　教师备忘录：如何照料吞咽困难的儿童

□ **体位：** 儿童需要特殊的体位和喂养椅吗？正确的体位是促进安全吞咽的关键。

□ **口腔厌恶（口腔触觉超敏反应）：** 这个儿童参与脱敏计划了吗？脱敏计划可以帮助他克服对食物味道、材质、黏稠度和温度的厌恶感。教师扮演什么角色？

□ **营养计划：** 是否需要持续调整食物？在儿童上学前是否需要制订特殊的菜单计划？需要营养素补充剂吗？

□ **适应性喂养设备：** 儿童是否需要管饲设备、定位座椅，特殊的杯子、盘子、奶瓶和奶嘴？

□ **技能培养：** 有进行针对口腔运动技能和适应性吞咽发育的练习吗？教师的职责是什么？

来源：Based on Pediatrics Nutrition Handbook, 6e, edited by R. Kleinman, 2009, Elk Grove, IL: American Academy of Pediatrics Committee on Nutrition.

反流

胃食管反流（gastroesophageal reflux，GER）
胃内容物逆流到食管内

胃食管反流病（GERD）
是一种胃内容物反流进食管的疾病，造成疼痛、烧心、消化不良。当呕吐过多时，会导致婴幼儿生长缓慢。

有时婴幼儿会难以将食物留在胃中。食管下端括约肌松弛会导致吐出食物或者**胃食管反流（gastroesophageal reflux，GER）**。67%的4月龄GER婴儿每天在喂养后至少吐一次（Campanozzi et al.，2009）。这些婴儿因为生长发育情况良好，且没有经历什么痛苦，而被称为"快乐的呕吐者"。呕吐症状通常在12～14月龄自行缓解，且没有任何不良后果（Reuter-Rice & Bolick，2012）。

如果呕吐是慢性且严重的，则被称为**胃食管反流病（gastroesophageal reflux disease，GERD）**。GERD是一种胃内容物反流进食管的疾病，其会导致疼痛和烧心感。烧心感是由于食管暴露在胃酸中导致的一种烧灼感。GERD还会导致少量胃内容物被误吸入肺内，引发窒息和肺炎（Reuter-Rice & Bolick，2012）。"安全环节"讨论了推荐给GERD婴儿的睡姿。

频繁反流且呕吐的婴儿可能得不到足够的营养物质，导致生长缓慢。用特殊的增稠配方奶、在配方奶中加入米粉或者增稠剂喂养婴儿可以减少呕吐的发生，帮助婴儿增加体重。除医疗服务人员推荐外，不建议用奶瓶喝配方奶时加入米粉，因为米粉可能会相对减少配方奶中的一些重要营养元素（如蛋白质）的摄入，且导致体重增加过快（Queen Samour & King，2012）。

教师可以提供一些帮助来减少婴儿的症状，如在哺乳时和哺乳后帮助婴儿保持直立姿势。医师开具的药物也可以帮助缓解症状，保证婴儿摄入足够营养。管理GER、GERD和其他消化疾病患者的建议参见表2-2。

胃

食物进入胃后，与胃酸、分泌液和酶混合，食物中的蛋白质开始被分解。胃挤压和搅拌食物，将食物继续向下推送。虽然食物是从胃进入小肠的，但是当儿童呕吐的时候食物会反流。反流常通过打嗝把胃内容物带入食管内，而呕吐则猛烈得多。如果儿童在课堂上呕吐，课堂通常会被中断。

当说到呕吐时，教师们首先提出的问题可能是"儿童是不是应该回家？"。呕吐可能是由其他原因导致的，如胃肠道感染、过敏、药物、过度饱食和晕动病。学校和学前班有给儿童看护人的手册或网站，上面有关于疾病的处理方法。美国育儿健康与安全资源中心（American Academy of Pediatrics，American Public Health Association，National Resource Center for Health and Safety in Child Care and Early Education，2011）建议，如果儿童在 24 小时内呕吐了 2 次，则应该被送回家。但在实践中，教师很难知道儿童在 24 小时内呕吐多少次，所以一定要询问父母。

判断儿童是否应该回家，应该考虑到儿童病史、班级内同样疾病的发病率，以及是否有其他的非传染性原因导致儿童生病，如在秋千上荡了太久。

> **如果……**
>
> 一位赶着上班的母亲告诉你，她的孩子在上学前呕吐了，她不太担心，认为这是早餐后与兄弟姐妹打闹造成的，你会怎么处理这个问题？你会让儿童继续待在学校吗？

▌了解吸收过程

营养物质从胃肠道内进入身体的过程叫做吸收。吸收首先发生在小肠。当食物被分解成足够小的单位后，就可以被循环系统转运到身体里面了。

小肠

当胃完成搅拌和分解食物后，食物进入小肠。小肠是一段长约 20 英尺（译者注：约 6m）的管道，大多数化学性消化过程发生在此（U.S. National Library of Medicine，National Institutes of Health，2012），小肠因此可以尽可能地吸收更多的营养物质。为了达到这个目标，小肠内部排列着一系列带**绒毛**的褶皱。指状的绒毛上依次排列着**微绒毛**，增加了吸收的总面积，

吸收
营养素从小肠转运到循环系统的过程

绒毛
分布在小肠内壁的褶皱上；营养物质在这里吸收

微绒毛
分布在绒毛表面，进一步扩大了吸收的表面积，帮助吸收

🚦 安全环节　胃肠道反流疾病

有 GERD 的婴儿可能会频繁呕吐，看护者会担心婴儿窒息，特别是当婴儿处于睡姿时。美国儿科学会（American Academy of Pediatrics，AAP）推荐，就像其他婴儿一样，GERD 的婴儿应该以仰卧位（不趴着和侧卧）入睡，从而预防婴儿猝死综合征（Sudden infant death syndrome，SIDS）（Vandenplas et al.，2009），这和北

美儿科胃肠病学、肝脏病学与营养协会的推荐一致。

只有当婴儿因为 GERD 死亡的风险高于 SIDS 的风险时，才考虑让婴儿以俯卧位入睡（Task Force on Sudden Infant Death Syndrome，2011），但这种情况很罕见。婴儿的医疗服务提供者应该向看护人推荐合适的睡姿。

表2-2   儿童常见的胃肠道疾病

疾病	症状	营养风险	给教师的建议 *
乳糜泻	腹部胀气、腹痛、腹泻或便秘、食欲缺乏、乏力、体重减轻	生长缓慢、吸收障碍、贫血、骨质疏松风险增加	密切注意饮食，避免含麸质的食物，如小麦、大麦、黑麦和燕麦（除不含麸质的燕麦片外）。和儿童看护人、教师、食物提供人员共同制订菜单，讨论如何使用无麸质的产品
便秘	因粪便干硬而感到排便痛苦	食欲缺乏	便秘的婴儿：建议儿童看护人到保健服务提供者处寻求帮助 便秘的儿童：鼓励儿童逐渐多摄入高纤维食物，如水果、蔬菜、粗粮，喝足够的水，多锻炼
腹泻	水样粪便，每天 3 次以上，导致胃痉挛，且不能用饮食改变解释	脱水 脱水症状：口干舌燥、尿量减少且颜色变深。对于婴幼儿来说，还有更换尿布次数减少、皮肤干燥、无泪和过度嗜睡	腹泻的婴幼儿应该被送回家。要保持摄入足够的水分。回到学校后要提供规律的饮食，避免摄入过多果汁和高脂食物
GERD	胃内容物反流入食管内（反流或呕吐）	生长缓慢、拒食、喂养困难	可以推荐加稠的配方奶。在喂养时保持婴儿直立体位（餐后至少 30 分钟）。避免过度喂养、尿布过紧和汽车座椅体位
乳糖不耐受	非感染性腹泻、胀气、腹痛，因缺乏乳糖酶，不能分解奶制品中的乳糖所致	如果儿童不能耐受任何乳制品，则摄入不含乳糖食品的儿童需要补充钙和维生素 D	应根据个人耐受情况限制或约束乳制品的摄入。在学校用无乳糖牛奶或强化豆奶代替牛奶
吞咽障碍	喂养时咳嗽、呛咳、作呕	营养不良、误吸（食物或液体进入肺内）、肺炎、进餐困难	请专业治疗师或用说话来评估口腔运动能力，为教师或儿童看护人提供体位、食物黏稠度等方面的指导。应被写入个体化家庭服务计划（IFSP）和个别教育计划（IEP）中。一把合适的喂养椅可以帮助儿童顺利咽下食物
呕吐	胃强迫排空，胃内容物从口中吐出	脱水（见腹泻的症状）	24 小时内呕吐 2 次及以上的婴幼儿应该被送回家。保证足够的水分摄入很关键。回到学校后，要提供规律的饮食，避免过量摄入果汁和高脂食物

* 对于有特殊健康问题且确实需要调整饮食和使用特殊喂养技巧的儿童来说，应为其家长或看护人和保健服务提供者提供相关指导。教师可以咨询注册营养师。如果儿童生病了，教师应立即联系儿童家长或看护人。幼儿疾病可能发展很快，教师、儿童家长或看护人可能需要联系保健服务提供者，或转诊至专业医生处。

来源：American Academy of Pediatrics, American Public Health Association, National Resource Center for Health and Safety in Child Care and Early Education. 2011.Caring for our children: National health and safety performance standards; Guidelines for early care and education programs, 3rd edition. Elk Grove Village, IL: American Academy of Pediatrics; Washington, DC: American Public Health Association; Also available at http://nrckids.org. Kleinman, R.（Ed.）.（2009）. Pediatric nutrition handbook（6th ed.）, Kleinmann, R.,（Ed.）. Elk Grove Village, IL American Academy of Pediatrics; Digestive Diseases: A–Z List of Topics and Titles, National Digestive Diseases Information Clearinghouse, retrieved April 29, 2012, from http://digestive.niddk.nih.gov/ddiseases/a-z.asp; The Academy of Nutrition and Dietetics, Pediatric Nutrition Care Manual, 2011. Digestive Topics A–Z The North American Society of Pediatric Gastroenterology and Hepatology and Nutrition http://www.naspghan.org/wmspage.cfm?parm1=444.

表2-3	宏量营养素的食物来源和消化后的分解产物		
宏量营养素	食物来源	主要分解产物	作用
蛋白质	肉类、鱼、家禽、奶酪、牛奶、蛋	氨基酸	生长和修复；必要时可用作供能
脂肪	油、人造黄油、黄油、蛋黄酱、沙拉酱调料	脂肪酸和甘油	储存能量。帮助维生素 A、D、E、K 的吸收
碳水化合物	谷类、水果、蔬菜、奶	单糖、果糖、葡萄糖和半乳糖	身体的主要能量来源

这个面积比一个网球场还大（Shills，Shike，Ross，Caballero，& Cousins，2006）。

小肠酶、胃酸、胆汁和胰液继续消化主要的营养物质，分解碳水化合物、蛋白质和脂肪，使它们更容易被吸收。营养物质被分解得足够小且能被吸收后，进入循环系统（National Institute of Diabetes and Digestive and Kidney Disease，National Institutes of Health，2008）。进入循环系统后，营养物质被输送到不同的细胞。表 2-3 展示了碳水化合物、蛋白质和脂肪的食物来源和最终分解产物。没有被小肠吸收的物质最终进入大肠。

大肠

大肠是消化系统的末端，它的第一个功能是吸收水分和一些未被小肠吸收的矿物质及维生素。不能被消化的物质如纤维等在直肠聚集，最终通过肠道蠕动从肛门排出体外。

对吸收相关问题的认识

为儿童提供不同食物组的多样化食物，是保证健康、均衡膳食的最好方法。如果儿童不能很好地吸收营养，尽管他们的饮食均衡，也依旧会面临营养问题，这些问题会显著影响儿童的生长和发育。儿童家长不在时，教师有责任为儿童提供照顾。了解影响营养健康的因素，可以帮助教师更有效地照顾有健康问题的儿童。生理健康的儿童会更加聪慧，学习更好。家长会更放心地把儿童交给了解和能够为特殊需要儿童提供帮助的教师照顾。

了解吸收障碍

小肠内皮被损伤后，营养物质很难被吸收，这被称为**吸收障碍**，在多种复杂的情况下均会发生。与饮食相关的吸收障碍多能通过饮食调节改善。

乳糜泻　这是一种由基因引起的自身免疫性疾病，是因为身体对一组蛋白质，如在小麦、黑麦和大麦中的麸质，产生了反应。乳糜泻的症状多种多样，有时难以诊断。其以损伤小肠为主要特征，症状包括吸收障碍、

吸收障碍

小肠内皮损伤引起的营养物质吸收困难，导致腹泻和体重下降

腹部胀气、胃痛和腹泻。儿童通常会感觉无力、体重下降、关节疼痛，食欲下降。吸收障碍会导致贫血，增加患**骨质疏松**的风险，导致营养不良（Queen Samour & King，2012）。就像本章开篇中的 Jamal 一样，乳糜泻的儿童还容易疲劳，注意力难以集中，情绪低落，这些都会影响儿童的学习能力（University of Maryland School of Medicine，2012）。

骨质疏松

骨骼变得多孔、脆弱，容易折断

　　Jamal 的乳糜泻损伤了他的胃肠道，导致不能吸收营养物质，与生长缓慢形成恶性循环。Jamal 必须放弃含有麸质的食物，如面包、意大利面、比萨、小松饼和他最爱吃的曲奇饼。他的妈妈知道 Jamal 必须要吃特殊的饮食，她还知道，虽然改变 Jamal 的饮食很难，但是他一旦感觉好多了，会自己调整的。

　　最近研究表明，有一种轻型的麸质不耐受，其不是由自身免疫问题引起的疾病，不会导致小肠损伤，但会产生和乳糜泻一样的症状，且当不摄入麸质后，症状便会消失（Sapone, Lammers, Casolaro, Cammarota, Giuliano, De Rose, et al., 2011）。这种情况叫麸质过敏，虽然诊断不一样，但是饮食上仍然要远离含麸质的食物（Sapone, Bai, Ciacci, Dolinsek, Green, Hadjivassiliou, et al., 2012）。班上若有乳糜泻或者麸质过敏的儿童，教师更应懂得如何保护儿童不暴露在含有麸质的环境下，不论是从饮食方面，还是从非饮食方面。譬如，用于玩耍的生面团和颜料中可能含有麸质。访问本章末尾的"网络资源"会得到更多关于乳糜泻和不含麸质食物的信息。

　　乳糖不耐受　小肠中有种酶叫乳糖酶。乳糖酶帮助分解奶中的糖——乳糖。乳糖不耐受的儿童只是不能分泌足够的乳糖酶，不像牛奶蛋白过敏这种免疫应答反应会造成严重甚至威胁生命的症状。当**乳糖不耐受**的儿童摄入过多乳制品时，他们会感到腹部胀气和腹泻（Queen Samour & King, 2012）。

乳糖不耐受

个体因为不能分解乳制品中的乳糖，而产生腹部胀气和腹泻等问题

　　乳糖不耐受的程度不一。有些儿童可能每天能耐受一杯牛奶或酸奶。含有活菌的酸奶和奶酪较牛奶来说更容易被耐受。乳糖不耐受的儿童更适合摄入不含乳糖的配方奶或者豆奶。在特定人种中，乳糖不耐受的发病率较高。例如，5 岁以下的非裔美国人、亚裔和西班牙裔儿童中，约 20% 有乳糖吸收障碍（Queen Samour & King, 2012）。

　　部分儿童可能因为小肠损伤，导致不能分泌足够的乳糖酶帮助消化，从而产生继发性乳糖不耐受。例如，如果儿童患胃肠炎或者"胃肠感冒"，他们可能会因小肠损伤而发展成为暂时性的乳糖不耐受。像 Jamal 这种患有乳糜泻的儿童发生乳糖不耐受也很常见。

　　乳糖不耐受的后果不像食物过敏那样可怕和危险。有些儿童为了吃到他们想吃的食物，可能愿意忍受乳糖不耐受的后果。教师和家长应该为乳糖不耐受的儿童制订膳食计划。教师了解乳糖不耐受的表现和对儿童的影响也很重要，例如：

　　　　三年级的 Jesse 在午餐半小时后要求去洗手间，一去就是 15 分钟。

当他回到教室时，代课老师很不高兴，并将他移交到校长办公室。她认为 Jesse 因为她不是他的班主任，以去洗手间为借口浪费时间。Jesse 脸红着强调："我当时是在上厕所！"他坐下来和校长解释："都是因为我喝了巧克力牛奶。我真的很喜欢喝，但是它不喜欢我，它让我肚子疼。"查看健康档案后，校长发现 Jesse 有乳糖不耐受。对 Jesse 的处罚申请立即被取消，虽然他还需要一些时间恢复自尊心。

避免摄入富含乳糖的食物可以迅速缓解乳糖不耐受的症状。牛奶是高乳糖食物。使用低乳糖牛奶以及强化维生素 D 和钙的豆奶可以解决大部分乳糖不耐受儿童的问题。通过和儿童家庭成员的交谈，教师可以了解到儿童对乳糖的敏感程度，根据此程度决定能或不能吃其他乳制品，如酸奶、奶酪和冰激凌。其他并不明显含有乳糖的食物也要被考虑在内，如烤薄饼、蛋糕、加工肉类和盒装土豆产品。

饮食相关的腹泻 病毒和细菌等会导致腹泻，但有时儿童因为摄入了某些食物也会腹泻。腹泻表现为水样便，且伴有排便次数增加和腹部绞痛。

一些食物会导致儿童腹泻。例如，某些食物含有糖醇（一种代糖），其不能完全被消化吸收。无糖口香糖、糖果和曲奇饼可能含有糖醇。这些食物进入大肠，被细菌发酵，儿童进食过多则容易导致腹泻。下面列出了一些从食物成分表上能找到的糖醇：山梨醇、甘露醇、木糖醇、麦芽糖醇、麦芽糖浆、乳糖醇、赤藓糖醇、益寿糖和糖基海藻糖（International Food Information Council，2009）。

其他可能导致腹泻的情况有（American Academy of Nutrition and Dietetics，2011；Ball，Bindler，& Cowen，2010）：

- 过量摄入果汁，特别是富含山梨醇的苹果汁和梨汁。
- 喝含有咖啡因的饮料，如茶和软饮。
- 摄入过多富含纤维素的食物。
- 过度喂养。
- 添加了儿童不能耐受的新食物。
- 克罗恩病（一种导致消化道炎症的疾病）导致的吸收障碍，或者肠易激综合征（大肠功能紊乱）。

当儿童腹泻时，教师必须要回顾症状，考虑班级中的腹泻发病率和儿童的家庭因素，再决定是否将其送回家。有时无法判断儿童是否生病，稀便不一定是由胃肠道疾病引起的，其也许只是一种粪便性状的轻微改变。若儿童排稀便，图 2-3 提供了决定是否让儿童回家的指导。

病毒或细菌导致的腹泻常伴有呕吐，这种情况可能导致脱水，更加危险。

如果……

在你的课程上有一位患有乳糖不耐受的幼儿，但他的家人对乳糖的限制并不严格，这就导致这名儿童断续腹泻，影响练习使用排便椅。你会怎么和家长说？

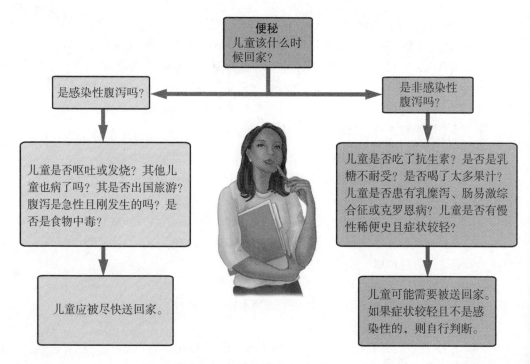

图2-3　儿童稀便时应该考虑什么

了解便秘

有时大肠吸收了太多的水分，导致便秘。便秘时粪便干硬，排出较痛苦。有时便秘是由于儿童因刚上学而不好意思提出上厕所，或者之前体验过排干硬大便的痛苦过程而感到害怕所致。一些有特殊保健需要的儿童会因肠道生理构造或者功能异常、低肌肉张力、用药或不能表达需求等问题产生便秘（Yang，Lucas，& Feucht，2010）。幼儿便秘可能是由于食物中纤维少、液体摄入不足和体育运动较少导致。当食物中纤维不足时，消化吸收后的食物残渣在大肠中移动速度变慢，导致大便中更多的水分被吸收从而变干，导致便秘。增加食物中纤维含量和水分摄入可以帮助轻松排便。体育锻炼也可以刺激粪便在肠道内的蠕动。

教师可以通过以下方式帮助儿童预防便秘：

- 督促儿童在餐间喝水，特别是在炎热的天气中。
- 给予充足的体育锻炼时间。
- 让儿童摄入富含纤维的食物。
- 让儿童更方便地使用卫生设施。

伦理问题

有时训练儿童使用便椅可能给家庭带来挑战。家长的期望可能超过了儿童的实际能力。如果你发现班上的一名幼儿因为害怕家长的斥责而便秘，你会怎么做？如果你看到家长因为儿童弄脏了尿不湿，或者拒绝上厕所而责骂儿童，你会怎么做？在伦理上你对儿童有哪些责任？根据全美幼教协会（NAEYC）的原则，你应该做什么样的决定？

帮助消化和吸收

为了让儿童从食物中获得尽可能多的营养物质，教师必须创造一个能支持和强化儿童规律进食的环境。当儿童知道他们喜欢的食物会在一个合理的时间内为他们准备好时，他们会对进食很有自信。胃一般在 2 ~ 4 小时内排空，所以每 3 ~ 4 小时准备一餐和点心对于大多数儿童来说比较合适。事实上，为儿童提供营养餐的营养项目"儿童和成人保健食品计划"（Child and Adult Care Food Program，CACFP）中就包含了特别的饮食计划，从而保证餐与餐之间不会相隔太近或太远。

食物的外观、香气和味道对于儿童来说非常重要，其可以刺激唾液和肠液的分泌，引起肠道肌肉收缩，甚至饥饿痛。提供有吸引力的饭菜刺激感官和食欲很重要，这可以保证儿童能摄入足够的食物。对于一些低收入家庭来说，在学校吃饭可能是儿童膳食健康均衡的好机会。提供可口的食物可以促进健康饮食。

情绪低落可能干扰消化过程。在压力状态下，身体会减少酶的分泌，同时肠道的波状蠕动也会受限。因此，儿童应该在安静的环境中专注地进食。为了避免进食中的压力和恼怒，应为儿童预留出充足的进食时间，让其放松地进食。在小学，儿童可能会因为着急出去玩耍而匆忙吃完餐食。计划出充足的吃饭和户外玩耍时间，可以很好地平衡健康和营养。

> 如果……
> 在午餐和午休之间有一段间隔，你发现三年级的班上有学生为了吃完后能尽快出去玩而狼吞虎咽，或扔掉食物，你会怎么解决这个问题？

▌宏量营养素的功能

消化过程中，食物转换成可以被身体吸收的成分。正如其名，宏量营养素（碳水化合物、蛋白质和脂肪）是身体需要量最多的营养物质，因为它们提供能量。这些能量用于肢体活动、细胞修复和更新以及儿童的生长和发育。在本节中，我们讨论能量及食物和宏量营养素的构成，这些信息可以帮助你理解为何要关注儿童饮食建议。

了解能量

食物为身体提供能量，能量的单位是卡路里，其代表食物在身体中新陈代谢时释放的热量。不同的宏量营养素提供不同数量的能量，每克蛋白质、脂肪和碳水化合物提供的卡路里如下所示：

卡路里
计量食物在身体新陈代谢过程中释放多少能量的单位

- 蛋白质　　　　　4卡路里
- 碳水化合物　　　4卡路里
- 脂肪　　　　　　9卡路里

儿童需要能量来跑步和玩耍，还要维持身体功能，如呼吸和血液循环。这些营养物质在新陈代谢时释放的能量为身体提供了燃料。

食物中的营养物质

食物是碳水化合物、蛋白质、脂肪、维生素和矿物质的复杂混合体。当儿童喝下一杯牛奶时，他们摄入了蛋白质、脂肪（除非是脱脂奶）和碳水化合物。正如图2-4所示，烤牛肉三明治中的牛肉含蛋白质和脂肪，虽然全麦面包含有一些蛋白质，但是大部分还是碳水化合物。三明治中的蛋黄酱富含脂肪，生菜和西红柿含有少量碳水化合物。当儿童吃下一片水果，他们也摄入了碳水化合物。

食物可以根据营养元素分组。"我的餐盘"系统使用这些食物组向大众解释健康的食物选择（U.S. Department of Agriculture，2012）。了解食物的组成对于帮助需要特殊饮食计划的儿童很有帮助。例如，为糖尿病儿童设计菜谱时，教师需要知道饮食中碳水化合物的来源。每种食物组都适量摄入，可以保证身体得到足够的能量、蛋白质和矿物质来维持生命。摄入和消耗的能量达到平衡是健康饮食的首要目标。

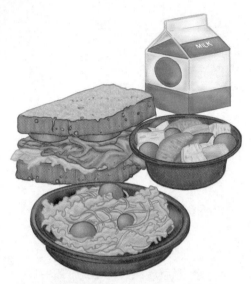

图2-4 宏量营养素
奶、肉和全麦面包是富含宏量营养素的组合，蛋黄酱富含脂肪，水果富含碳水化合物

释放或储存能量

营养物质的新陈代谢是一个平衡的过程，能量一边被释放一边被储存，以便立即和稍后使用。释放和储存能量的过程从食物摄入起至生命终止，一直在同时进行。

例如，儿童在踢足球时，他们用能量来收缩肌肉、移动身体、供应血液、加快呼吸、出汗以控制体温。停下来吃橙子时，他们使用能量来消化和吸收橙子。同时，能量还用来在锻炼后维持和修复身体。在儿童踢足球时，生长也会继续，这些能量都由食物提供。如果儿童摄入的橙子量超过了身体现在需要燃烧的能量，则能量会被储存在肝脏、肌肉和脂肪细胞中，以备以后使用。

没有维生素、矿物质和水分的帮助，释放和储存能量的过程不能进行。精细运转的新陈代谢过程是相互关联且依赖的，维生素和矿物质在其中通常发挥多种作用。

确定能量需求

儿童的能量（热量）需要随着生长需要变化，其在不同年龄、不同性别和体格间有差别，且随儿童活动程度而变化。踢足球的儿童和在场边坐着看比赛的儿童相比，有更多的能量需求。儿童能量需求由很多因素决定，大多数儿童能够自我调节能量需求，维持适宜生长。对于低体重或超重的儿童来说，保健服务提供者需进一步评估其能量需求。维持身体功能如呼吸、血液循环和细胞修复的基础能量需求称为**基础代谢率**（basal metabolic rate，BMR）。消化吸收食物和体育活动需要的能量加上基础代谢率，则为**总能量消耗**，即儿童一天燃烧掉的总能量。得到这些信息后回顾儿童的食谱，可以确保其从饮食中得到足够但又不过量的能量，从而平衡其能量需求。

儿童的能量需求与其体格相关，其需要能量来支持生长。膳食营养素参考摄入量（DRIs）列出了不同年龄儿童对能量的需求（见"网络资源"）（Otten，Pitzi-Hellwig，& Meyers，2006）。其他会影响能量需求的因素还有疾病和发热。例如，因为 Jamal 有吸收障碍且肠道受损伤，所以他的能量需求增加了。他必须将腹泻丢失的营养物质补充回来，并且增加能量摄入来修复肠道。

为儿童准备餐食的教师必须考虑到儿童不同的能量需求，提供适合其年龄的餐食份量。提供健康的饮食和体育运动环境可以帮助平衡能量消耗和储存，避免超重，使儿童健康成长。

碳水化合物

碳水化合物是提供能量的最主要来源。碳水化合物主要存在在谷类、水果、蔬菜、奶制品和糖中。世界各国的习俗都是以碳水化合物为主要营养来源。每个饮食文化中的碳水化合物种类都是基于地理、农业地形和文化传统而决定的。大米、豆类、玉米、小麦、土豆、大麦、木薯和藜麦只是世界范围内多种能够提供能量的经济作物的一部分。作为碳水化合物的来源，这些食物非常重要，因为其能持续提供葡萄糖。葡萄糖，一种单糖，是所有细胞最常用的燃料，也是大脑唯一的能量来源。图 2-5 描述了碳水化合物的不同类型，包括单糖和复合糖。

糖

六种不同的糖在儿童饮食中有着不同的角色。它们可以以一个或两个糖单元的形式存在，并据此被分为两种。

单糖类　糖中结构最简单的就是由一个糖单元构成的**单糖类**。单糖类包括葡萄糖、果糖和半乳糖。一些天然食物，如水果和蜂蜜中，含有葡萄糖和果糖。半乳糖是在动物奶中发现的单糖。所有糖和淀粉必须通过消化分解成单糖，进而吸收，用于细胞新陈代谢（Goodman，2010；Sizer & Whitney，2011）。

双糖类　两个单糖结合在一起时称为**双糖类**，其包括蔗糖、乳糖和麦芽糖。它们是由果糖和葡萄糖单元组成的。乳糖是奶中的糖，是由半乳糖和葡萄糖组成的。麦芽糖是由两个单元的葡萄糖组成的。

基础代谢率
个体维持身体功能，如呼吸、血液循环和细胞修复的基础能量需要

总能量消耗
个体的能量需要，包括基础代谢率和消化吸收食物、体育活动需要的能量

单糖类
由一个糖单元构成的形式最简单的糖，包括葡萄糖、果糖和半乳糖

双糖类
由两个单糖单位结合在一起构成的糖，包括蔗糖、乳糖和麦芽糖

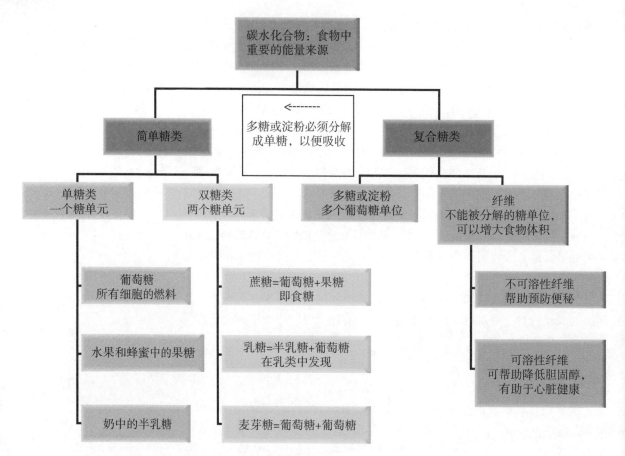

图2-5   碳水化合物的种类

幼儿饮食中的糖冲突   教师和家长通常在是否给儿童饮食中添加糖方面有强烈的偏好。教师必须知晓如何解决家长的担忧，正如以下这个情景：

Hallie 是一名幼儿园和一年级学生混合班的老师。班上一个儿童的家长认为全麦酥饼干含糖太多，不应该作为班上的点心。另一位家长抱怨 Hallie 不让在庆祝的场合（如生日）吃杯子蛋糕。还有一位家长不让她的孩子吃水果罐头，因为里面含有太多高果糖谷物糖浆。每个家长对糖都很关注。Hallie 尝试在遵守学校政策的同时适应家长们的偏好。

其实，可以根据健康权威机构和政府的指南来全面看待糖这个问题。医学膳食营养素参考摄入量研究所（The Institute of Medicine's DRIs）推荐，糖不应该超过所有能量的 25%（Otten et al.，2006）。FDA 认为将蔗糖和果糖作为添加的糖基本上是安全的（即公认无害），但是如"健康贴士"部分所示，人们对在儿童饮食中增加添加糖仍存在健康担忧（American Academy of Nutrition and Dietetics，2012b）。

健康贴士　高果糖谷物糖浆会带来健康风险吗?

高果糖谷物糖浆（high-fructose corn syrup，HFCS）会因其代谢方式而增加肥胖和肥胖相关慢性疾病的风险吗? 它会导致心脏病、糖尿病和脂肪肝吗? 虽然相关研究的结果有矛盾，但有些研究表明上述假设是真的。HFCS 在酸性食物和饮料里非常稳定，常用在软饮、水果罐头和加工甜品等食物里。其比蔗糖便宜，来自于可靠且产量充足的美国玉米。HFCS 这个名字是为了和含 100% 葡萄糖的玉米糖浆区别开。但是 HFCS 与蔗糖（食糖）和蜂蜜的构成很像，因为其含有 42% ~ 55% 的果糖，这个比例在食糖和葡萄糖中分别为 50% 和 49%。

关于为何 HFCS 会导致肥胖有很多种假设。最初认为二者相关是因为在一定时间内，肥胖率升高的同时，在食物和饮料中使用 HFCS 的情况也增多。虽然这个关联看起来可信，但是并不能说明二者有因果关系。例如，摄入任何来源的添加糖，特别是和固体脂肪一起摄入时，都与肥胖及其他健康问题相关。另一个理论认为果糖可能会负向影响食欲调节机制。葡萄糖被吸收后，引起胰岛素和瘦素分泌，抑制食欲刺激

激素的产生，从而从激素水平抑制食欲。但果糖被吸收后不会产生上述反应，所以有推测称这可能是导致肥胖的原因。针对这些研究产生的质疑都集中在纯果糖和 HFCS 上。白糖和 HFCS 的果糖含量类似，饮食中减少白糖摄入，也就减少了果糖的摄入。美国营养学会评价了大量和 HFCS 相关的科学研究，发现几乎没有证据表明 HFCS 在影响新陈代谢、饥饿感、饱腹感和热量摄入这些方面与白糖有差别（American Academy of Nutrition and Dietetics，2012b）。

关于 HFCS，有循证的推荐吗? 还没有，因为研究正在开展。

同时，教师可以通过以下几点，明智地看待 HFCS 和添加的糖:

● 不要给幼儿提供软饮。

● 提供新鲜水果而不是水果罐头，特别是加了很多糖浆的那种。

● 避免过量食用加工甜品、小零食和糖果。

● 鼓励高纤维饮食，其可自然减少食物中 HFCS 和其他含果糖糖类的摄入，从而增加饱腹感。

来源: American Academy of Nutrition and Dietetics. (2012). Position of the Academy of Nutrition and Dietetics: Use of nutritive and nonnutritive sweeteners, Journal of the Academy of Nutrition and Dietetics, 112 (3), 739–757. International Food Information Council Foundation, 2011. Questions and Answers about Fructose, Food Insight. White, J. S. (2008). Straight talk about high-fructose corn syrup: What it is and what it ain't. American Journal of Clinical Nutrition, 88 (6), pp. 1716S–1721S. Lustig, R. H. (2010). Fructose: Metabolic, hedonic, and societal parallels with ethanol. Journal of the American Dietetic Association 110(9), 1307–1321. Elliot, S. Keim, N., Stern, J.,Teff, K., & Havel, P. (2002). Fructose, weight gain, and the insulin resistance syndrome. American Journal of Clinical Nutrition, 76, 911-922.

　　身体不会分辨葡萄糖是来自于软心豆粒糖还是全麦面包，但教师要考虑食物中糖分的摄入问题。譬如，软心豆粒糖只含热量，但是全麦面包富含纤维素、维生素和矿物质。摄入富含糖的食物，如含糖饮料、糖果和人工添加糖的谷物食品，可能会使食物中其他营养物质的摄入量减少，降低饮食质量（American Dietetic Association，2008）。例如，儿童在上午中间时段的厨艺活动时吃了"泥土里的蚯蚓"（巧克力布丁上加碎巧克力曲奇，并用毛毛虫软糖装饰），则可能吃不下午餐的火鸡三明治、牛奶、苹果和胡萝卜条，使帮助其生长发育的重要营养物质的摄入量减少。其他关于高人工添加糖分食物的担忧则是，这些食物通常能量密度较高，但必需营养素和膳食纤维的含量较少（American Academy of Nutrition and Dietetics，

2012b）。强有力的证据表明，儿童喝含糖饮料会导致超重和肥胖（U.S. Department of Agriculture，2010）。而且，频繁地暴露在含糖的黏性食物和含糖饮料中与逐渐多发的龋齿有关（Roberts & Wright，2012）。

一些食物天然含有糖分，如水果和牛奶。食物的含糖量可以通过营养成分标签查询，其会显示产品的总含糖量。然而，部分食物天然含糖，如配料表中含有水果、牛奶等，这种情况下很难去计算其含有多少人工添加的糖分。这就需要查看配料表，查找是否有代表人工添加糖的词语，如：

- 高果糖谷物糖浆（HFCS）或玉米糖浆
- 果糖、葡萄糖、麦芽糖、蔗糖
- 红糖
- 蜂蜜
- 糖浆
- 浓缩甘蔗汁
- 浓缩果汁

要记住，食品配料表上的所有成分是按照添加量从高到低排列的，所以人工添加糖的名字靠前，或者有很多人工添加糖的名字，则该食物就可能含有更多的糖分。

总之，儿童的饮食中含有超过推荐量的糖会增加健康风险，因此，正如"政策要点"中提到的，学校应该采取措施，减少儿童在学校的高热量软饮摄入量。

如果……

你学校里的其他老师用糖果奖励专注的儿童，你会建议用哪些非食物性的奖励方式来激励儿童？

不过关于糖与行为问题存在关联的担忧可以减轻一些。科学研究发现，一般儿童中，多动症和糖摄入量无关（Benton，2008；Queen Samour & King，2012）。然而一些研究表明，如果限制食物中的糖，小部分注意力缺陷/多动障碍（attention deficit/hyperactivity disorder，ADHD）儿童的症状可以得到改善（Millichap & Yee，2012）。

我们的目的是帮助儿童生活在健康的饮食环境里，且保证糖的摄入适量。教师要通过提高家长和儿童的意识来促进健康的饮食，因此，很多儿童机构限制甜味的食物。其实健康的饮食选择也可以包括甜味的食物。教师应选择有营养的食物，如甘薯、胡萝卜松饼、全麦南瓜面包、提子燕麦曲奇，以及添加了熟草莓、覆盆子或蓝莓的原味酸奶等。总之，我们的目标是让儿童及其家长学会有节制地饮食。

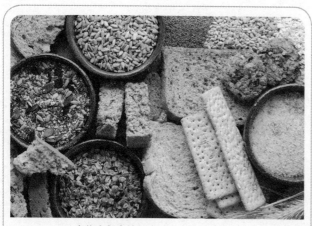
食物中复合糖的来源有淀粉和纤维素

复合糖类

复合糖是碳水化合物的第二大类别，分为

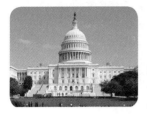

政策要点　减少高热量软饮在学校的摄入

2006 年 5 月，由美国心脏协会、克林顿基金会和美国饮料协会联合建立的下一代健康联盟宣布新的学校饮料指南，建议从 2009—2010 学年起，美国所有学校自愿在校内去掉高热量软饮。

虽然还没有出台给学前机构的指南，但针对小学生的推荐意见允许学校出现以下饮品：

● 瓶装水。
● 最多 8 盎司（译者注：约 227g）牛奶或果汁。
● 脱脂或低脂的原味或风味牛奶，或美国 FDA 批准的豆奶，每份约提供 150 卡能量。
● 100% 纯果汁，每 8 盎司约提供 120 卡能量以及 3 种维生素和（或）矿物质，占每天需要量的 10%。

这些指南已经变成软饮业的行动标准，和与小学、中学及高中签订承包合同的基础。它们也适用于学校的课前和课后项目，及学校早餐、午餐计划之外的饮料贩卖点（例如自动售货机、小吃车、自选菜单等）。

这些指南不涉及体育运动、学校演出等场合，这些场合家长往往在场，或有啦啦队贩卖饮料。这些指南也不能代替更具强制性的州立法律、校区政策或地方自主政策。例如，学校可以选择不允许在学校演出或课后活动时（家长在场）饮用含糖软饮。

这个创新是向正确的方向迈进的一步，学校和企业共同合作，使儿童减少摄入高热量、低营养的饮料。这一创新有效果吗？美国饮料协会称，从 2004 年开始，在中学和高中执行这些指南后，运往学校的高热量饮料减少了 88%。看起来，这些指南和校园健康政策正在起效。

来源：American Beverage Association & the Alliance for a Healthier Generation.（2009）. School Beverage Guidelines. Retrieved May 6, 2012, from http://www.ameribev.org/nutrition-science/school-beverage-guidelines/the-guidelines/; American Beverage Association.（2011）. News Releases: School Beverage Guidelines. Retrieved May 6, 2012, from http://www.ameribev.org/nutrition-science/school-beverage-guidelines/news-releases/; Terry-McElrath, Y. M., O'Malley, P. M., & Johnston, L. D.（2012）. Factors affecting sugar-sweetened beverage availability in competitive venues of US secondary schools. Journal of School Health, 84（1）, 44–55.

两种：淀粉和膳食纤维。淀粉也叫**多糖**，是由很多葡萄糖分子链状连接而成的。消化过程将淀粉分解成单糖（葡萄糖），使其能被小肠吸收。

纤维是一种碳水化合物，因人类缺少将其分解的消化酶而不能供能。然而，膳食纤维对健康很有好处。有两种不同类型的纤维，即不可溶性膳食纤维和可溶性膳食纤维，它们对健康的作用有所不同（American Academy of Nutrition and Dietetics，2012a）。

不可溶性膳食纤维　是一种来自于植物细胞壁组织结构的纤维素，因其不溶于水，所以称为**不可溶性膳食纤维**。麦麸、米糠、全麦面包、饼干、麦片和浆果类食物的种子中都含有不可溶性膳食纤维。摄入含有不可溶性膳食纤维的食物可以帮助消化。在粪便中，它像海绵一样吸收水分，松软、大体积的粪便可以更快速地通过肠道，有助于儿童维持良好的排便习惯，防止便秘。

可溶性膳食纤维　溶于水后形成胶状物质，使食物变黏稠的纤维素称为**可溶性膳食纤维**。燕麦、燕麦麸和豆类是可溶性膳食纤维的来源（American Academy of Nutrition and Dietetics，2012a）。可溶性膳食纤维对健康很有好处。它可以和食物中的胆固醇结合，从而减少胆固醇的吸收，

多糖

由很多葡萄糖分子链状连接而成的复合糖，也称为淀粉

不可溶性膳食纤维

一种不溶于水的膳食纤维。来自于植物细胞壁组织结构，麦麸、米糠、全麦面包、饼干、麦片和浆果类食物的种子中含有。有助于预防便秘。

可溶性膳食纤维

一种溶于水后可形成胶状物质的纤维素，可使食物变得黏稠。燕麦、燕麦麸和豆类是可溶性膳食纤维的来源。它可与食物中的胆固醇结合，从而减少胆固醇的吸收，使儿童远离心脏疾病

A 早餐	纤维素（g）	B 早餐	纤维素（g）
1/2 杯葡萄干麦片	5.5	1/2 杯爆米花	0.2
1 杯脱脂牛奶	0	1 杯脱脂牛奶	0
全麦面包	2.2	白面包	0.6
1 勺花生酱	1	1 勺奶油乳酪	0
1 杯草莓	3.3	1 杯橙汁	1.0
合计	**12g**		**1.8g**

图2-6　高纤维素和低纤维素的早餐案例

使儿童远离心脏疾病。它还可以延迟胃排空时间，延长儿童饱腹感，有助于控制体重。

全麦是一种碳水化合物，它包含谷类的各个部分，包括胚芽、胚乳和麸质，代表食物有燕麦、糙米、全麦和玉米等。全麦富含纤维素、维生素、矿物质和植物营养素，对儿童健康很有好处。植物营养素可以降低癌症、糖尿病和心血管疾病患病风险，帮助管理体重，促进肠道健康（Jonnalagadda et al，2011）。

只需在食物选择上做一点改变，多选择全麦以及新鲜蔬菜和水果，就可以在幼儿菜单中添加更多的纤维素。图 2-6 提供了高纤维素和低纤维素的早餐案例。

蛋白质

蛋白质是人类生命的基本元素。没有蛋白质，身体不能生长、再生和自我修复。蛋白质是有机物，包含碳、氢、氧和氮元素，其在整个生命过程中都非常重要，特别是在儿童的生长期。

蛋白质的功能

蛋白质主要有三大功能：身体的生长和修复、身体调节以及供能。

1. 蛋白质对于生长和修复很重要。身体各部分由蛋白质构成，如皮肤、骨骼、器官和肌肉。生长时期蛋白质不足会妨碍大脑本身及其功能的发育（Otten et al.，2006）。

食物中的蛋白质分解成**氨基酸**。氨基酸被吸收后，在身体内根据需要合成新的蛋白质来代替旧的。例如，一个红细胞凋亡后，氨基酸会组成一个新的红细胞。

2. 蛋白质可调节身体功能。这是由身体的调控系统控制的。维持机体功能的蛋白质有酶、激素、抗体、红细胞等。当儿童和感冒做斗争时，抗体（一种血液中的蛋白质，

如果……

你班上儿童的家长认为其超重的孩子应该吃低碳水化合物的食物，这样的饮食方式对幼儿来说有什么缺点？你会怎么应对这位家长的要求？

能对抗感染）前来营救；当儿童吃午餐时，由蛋白质组成的酶分解食物，帮助消化吸收。蛋白质的众多用处解释了为何摄入充足的蛋白质对儿童来说非常重要。

3．必要时，蛋白质可以供能。然而，蛋白质是能量来源的最后选择，因为蛋白质在其他机体功能方面很重要，如生长和发育等。过多摄入的蛋白质不会以蛋白质的形式保存，而是会转化成脂肪。

了解氨基酸

氨基酸是组成所有蛋白质的生物化合物。20 种不同的氨基酸通过无数种方法结合，形成了人类身体中各种各样的蛋白质。食物中的蛋白质转化成人体中的蛋白质需要以下步骤：

1．摄入植物或动物蛋白质。
2．蛋白质分解成氨基酸，进入小肠。
3．氨基酸被吸收，并根据人体对蛋白质的需要（如皮肤细胞、激素、肌肉）进行不同方式的重组。

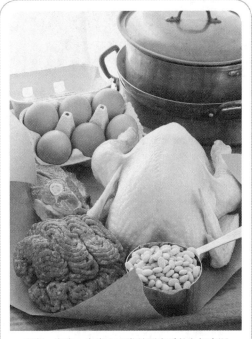
蛋类、肉类、禽类和豆类是蛋白质的良好来源

必需氨基酸、非必需氨基酸和条件必需氨基酸 是否摄入适量和合适种类的氨基酸影响着儿童合成身体所需蛋白质的情况。根据从饮食中获得的必要性，可以把氨基酸分为 3 类：

- 必需氨基酸：9 种身体不能合成的氨基酸，必须从食物中获得。
- 非必需氨基酸：5 种身体可以合成的氨基酸。
- 条件必需氨基酸：有时机体可以合成，但有时必须依靠食物提供，如生病或压力大时（Otten et al.，2006；U.S. National Library of Medicine National Institutes of Health，2011）。

蛋白质的质量 必需氨基酸必须从食物中获得后，身体才能使用。如果食物中缺少某种必需氨基酸，身体会一直用这种氨基酸合成蛋白质，直至其消耗殆尽为止，尽管还有其他种类的氨基酸。如果缺了一环，链条就断了。食物中缺乏的氨基酸称为**限制氨基酸**。限制氨基酸的存在情况决定了机体合成蛋白质的质量。

- 优质蛋白质：动物来源的蛋白质含有人体合成蛋白质所需的所有必需氨基酸，这些被称为优质蛋白质，来源有奶类、蛋类、奶酪、肉类、鱼类和禽类。所有动物来源的蛋白质都是优质的，但明胶除外。大豆蛋白也是优质蛋白质的来源。
- 低质蛋白质：有些食物含蛋白质或氨基酸较少，所以其提供的是低质蛋白质。一般来说，水果和一些蔬菜不是蛋白质的优质来源。其他植

氨基酸
是组成所有蛋白质的生物化合物

限制氨基酸
若通过食物摄入的蛋白质中含某种氨基酸较少，限制了体内蛋白质合成，则此种氨基酸被称为限制氨基酸

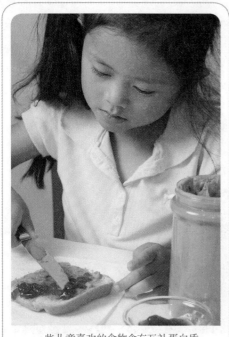

一些儿童喜欢的食物含有互补蛋白质

物来源的食物可以提供很多蛋白质，但仅有很少量的氨基酸，例如谷类的某些氨基酸含量很低，豆类的另一些氨基酸含量也较低。但如果同时摄入这些食物，则能摄入足够的必需氨基酸，通过身体合成为蛋白质（Sizer & Whitney，2011）。这些食物中含有**互补蛋白质**，一起摄入则能提供所有合成蛋白质所需要的氨基酸。

世界各地的人们已经知道如何搭配含有互补蛋白质的食物，例如：

- 红豆米饭。
- 花生酱配全麦面包。
- 豆卷饼。
- 沙拉三明治（鹰嘴豆做的）配全麦皮塔饼。
- 鹰嘴豆泥（鹰嘴豆和碎芝麻）配全麦饼干。
- 豆腐或其他豆制品配大米。

将含有低质蛋白质（含有少量氨基酸的蛋白质）和少量优质蛋白质的食物一起吃，可以提供身体所需的所有必需氨基酸，例如可以在豆类中加入奶酪。

互补蛋白质

含氨基酸量较低，但结合起来则能提供身体合成蛋白质所需的所有必需氨基酸

确定蛋白质的需要量

蛋白质的膳食推荐摄入量根据儿童生长发育情况而变化。例如，1 ～ 3 岁和 4 ～ 8 岁儿童的蛋白质需要量分别为 13g/d 和 19g/d（Otten et al.，2006）。1 杯牛奶可提供 8g 蛋白质，1 盎司（译者注：约 28g）肉类或禽类可提供 7g 蛋白质，1 片谷物面包可提供 3g 蛋白质，这些食物加起来一共可提供 18g 蛋白质，几乎可以满足幼儿一天的全部蛋白质需求。典型的美国菜谱可提供充足的蛋白质。儿童成人保健食品项目（Child Adult Care Food Program，CACFP）要求 3 ～ 5 岁儿童的午餐应含 1.5 盎司（译者注：约 42g）蛋白质（译者注：原文如此，疑应改为"肉类"），相于约 10g 蛋白质。此肉类的量和半张扑克牌的大小类似，虽然看起来量很少，但是却可以为儿童提供足够的蛋白质。

脂肪

脂肪是饮食中最主要的能量来源。虽然太多的脂肪与肥胖有关，但儿童食物中，健康的脂肪也扮演着很重要的角色。脂肪能提供身体不能合成而必须从食物中获得的**必需脂肪酸**（亚油酸和 α 亚油酸）。必需脂肪酸对于正常的生长发育非常重要（Simopoulos，2011），其还可以帮助控制炎症和血液凝集，改善视力，维持免疫系统的健康（Birch et al.，2010；Linus Pauling Institute at Oregon State University，2012；U.S. National Library

必需脂肪酸

身体不能合成、必须从食物中获得的一类脂肪酸，对于生长发育和维持健康的免疫系统非常必要

of Medicine & National Institute of Health，2012）。缺乏必需脂肪酸可能导致婴儿大脑发育受阻和学习能力下降（U.S. National Library of Medicine & National Institute of Health，2012）。脂肪有助于脂溶性维生素的吸收，如维生素 A、D、E 和 K，还可以集中提供能量来支持婴幼儿生长发育（Otten, et al.，2006）。脂肪可以增加食物风味和饱腹感，部分脂肪还可保护心脏健康。

膳食脂肪的种类

膳食脂肪通常分为"好的"脂肪和"坏的"脂肪。好的脂肪指那些可以降低患心脏疾病风险的脂肪，即不饱和脂肪，包括**多不饱和脂肪**和**单不饱和脂肪**。这两者都可以降低血脂水平，减少炎症，从而降低患心脏疾病的风险（Weber & Noels，2011）。多不饱和脂肪包括两种类型：Ω-6 脂肪酸和 **Ω-3 脂肪酸**。玉米油、红花油、葵花子、玉米、坚果和种子类中富含 Ω-6 脂肪酸。多脂肪的鱼，如鲑鱼、金枪鱼、鲭鱼和沙丁鱼，以及一些植物油，如菜子油、大豆油、亚麻油富含 Ω-3 脂肪酸（American Academy of Nutrition and Dietetics，2012a）。

那些会增加患心脏疾病风险的脂肪被称为"坏的"脂肪，包括**饱和脂肪**和**反式脂肪酸**。饱和脂肪主要来自于动物性食物，但椰子油、棕榈油和棕榈仁油中也含有。反式脂肪酸是在液体油氢化成为固体油的加工过程中产生的。虽然这两种脂肪都会增加患心脏疾病的风险，但反式脂肪酸对健康更有害（American Heart Association，2012a）。**膳食胆固醇**是在动物性食品中发现的脂肪样的物质。身体也会合成胆固醇。血液中胆固醇增多和患心脏疾病风险升高相关。虽然摄入高胆固醇的食物和血液胆固醇水平升高有关，但饱和脂肪和反式脂肪酸对血液胆固醇的影响更为明显。表 2-4 列出了几种膳食脂肪、膳食胆固醇和脂肪的来源，以及它们对心脏疾病风险的影响。

膳食脂肪和健康

膳食脂肪对健康的影响与胆固醇及脂肪如何在血液中转运有关。就像油和醋不相溶一样，脂肪、胆固醇与血液也不相溶。为了转运到身体需要的地方，肝脏将脂肪和胆固醇用脂蛋白包裹起来运输。在血液中转运胆固醇的脂蛋白称为**低密度脂蛋白**（low-density lipoprotein，LDL），常被称为 LDL 胆固醇或"坏的"胆固醇。血液中 LDL 的升高标志着心脏疾病。LDL 将胆固醇转运到动脉壁中并沉积，累积后形成斑块。

胆固醇和其他脂类复合物逐渐沉积堵塞在动脉中，形成动脉粥样硬化，升高心脏疾病发作的风险（Harvard School of Public Health，2012）。动脉粥样硬化还可引发炎症，进一步引发心脏疾病（Ridker，2012）。

另一个常见的脂蛋白称为**高密度脂蛋白**（high-density lipoprotein，HDL），也叫"好的"胆固醇，因为 HDL 水平越高，心脏疾病风险越低。

多不饱和脂肪

化学结构里有两个或多个双键的不饱和脂肪，主要来源于植物（如玉米油、红花油），常温下为液态，可以降低患心脏疾病的风险

单不饱和脂肪

化学结构里有一个双键的不饱和脂肪（如橄榄油和菜子油），来源于植物。常温下为液态，可以降低患心脏疾病的风险

Ω-3 脂肪酸

在鱼类和植物油，如菜子油和亚麻油中发现的多不饱和脂肪，有助于减少心脏疾病的发生

饱和脂肪

主要来自于动物性食物，常温下为固态，对心脏健康有害

反式脂肪酸

在液体油氢化成为固体油的加工过程中产生，是严重危害心脏健康的脂肪酸

膳食胆固醇

在动物性食品中发现的脂肪样的蜡色物质，过量摄入会导致患心脏疾病的风险升高

低密度脂蛋白（LDL）

脂蛋白的一种，在血液中转运胆固醇；当其升高时，心脏疾病风险也会升高

高密度脂蛋白（HDL）

脂蛋白的一种，由肝分泌。其可将血液中多余的胆固醇转运至肝，和心脏疾病风险的降低相关

表2-4 膳食脂肪和胆固醇的种类和来源		
脂肪或胆固醇的类型	膳食来源举例	对心脏疾病风险的影响
多不饱和脂肪	玉米油、红花油、葵花子油、大豆油	降低
Ω-6脂肪酸	亚麻油、菜子油、大豆油、多脂肪的鱼	降低
Ω-3脂肪酸	多脂肪的鱼，如鲑鱼、金枪鱼、鲭鱼、鲱鱼、鳟鱼、沙丁鱼，以及菜子油、亚麻油、亚麻子油、核桃和核桃油、玉米、红花、葵花和大豆油	降低
单不饱和脂肪酸	橄榄、牛油果、橄榄油、菜子油、花生油、坚果和种子类	降低
饱和脂肪	奶酪、肉类、禽类、奶类（脱脂奶除外）、奶油、黄油、椰子油、棕榈油、棕榈仁油	升高
反式脂肪	人造奶油棒、脱水蔬菜、市售烘焙食物（如甜点和甜甜圈）、市售油炸食物（如炸薯条）	升高
膳食胆固醇	奶酪、肉类、禽类、奶类、黄油、蛋类、肝脏	升高

来源：Harris, W. S., Mozaffarian, D., Rimm, E., et al. Omega-6 fatty acids and risk for cardiovascular disease: A science advisory from the American Heart Association Nutrition Subcommittee of the Council on Nutrition, Physical Activity, and Metabolism; Council on Cardiovascular Nursing; and Council on Epidemiology and Prevention. Circulation, 2009（updated 2011）, retrieved from http://my.americanheart.org/professional/General/Omega-6-Fatty-Acids-in-the-Hierarchy-of-Cardiovascular-Protection_UCM_433122_Article.jsp. Harvard School of Public Health, 2012. The Nutrition Source Fats and Cholesterol: Out with the Bad, In with the Good, retrieved from http://www.hsph.harvard.edu/nutritionsource/what-should-you-eat/fats-full-story/index.html. Mayo Clinic, 2011. Dietary fats: Know which types to choose, retrieved from http://www.mayoclinic.com/health/fat/NU00262. Dietary Reference Intakes: The Essential Guide to Nutrient Requirements, 2006, by the National Academy of Sciences, courtesy of the National Academies Press, Washington, DC.

HDL由肝脏分泌，它可以将循环系统中多余的胆固醇转运到肝脏中。但这个理论正被重新评估，因为最近的一些研究表明，不是所有子类的HDL都有保护作用。所以高HDL水平可能是一个促进心脏健康的标志，但不一定能真正降低患心脏疾病的风险（Jensen，Rimm，Furtado，& Sacks，2012；Voight et al.，2012）。虽然如此，但HDL仍然是心脏疾病风险的一个重要指标（Davis，2012）。

保障心脏健康的生活方式的关键点有：

- 用健康的膳食脂肪（多不饱和脂肪和单不饱和脂肪）代替不健康的脂肪（反式脂肪和饱和脂肪）。
- 限制胆固醇摄入量。
- 保持健康体重。
- 规律锻炼。

教师应该知道，对血脂水平影响最大的是饮食中混合在一起的不同种类的脂肪——其比食物中的胆固醇多得多。"营养笔记"展示了饱和脂肪和反式脂肪在儿童饮食中的含量。

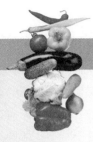

营养笔记　反式脂肪和饱和脂肪在儿童饮食中的含量

2006年1月起，美国食品药品监督管理局要求反式脂肪必须要标注在食物标签上。为何儿童饮食中的反式脂肪会引发问题？随着标签法的实行，食品公司必须要开始寻找反式脂肪的替代品。大家担心反式脂肪可能被饱和脂肪代替，而饱和脂肪和反式脂肪一样，也会升高低密度脂蛋白（坏胆固醇）。一项最近的研究比较了反式脂肪法执行前后，5000种美国曲奇和饼干产品的成分。薯片使用的部分氢化植物油（一种反式脂肪）的确减少，且饱和脂肪也没有增加。但是，在曲奇产品中，有的反式脂肪被饱和脂肪代替，如棕榈油和棕榈仁油。虽然很多食品生产企业做出了我们希望的改变，替换了市售食物中的脂肪种类，但是教师在查看食物标签时，还是要仔细查看反式脂肪和饱和脂肪两项内容。查看下面列出的食物标签，比较不同甜品的脂肪构成。

比较不同的甜品！[*]

注意反式脂肪、饱和脂肪和胆固醇！

格兰诺拉麦片条 [±]

营养成分表

每份含1条（33g）

每袋含10份

每份含量

能量 140 卡　脂肪供能 45 卡

	% 每日需要量 DV
总脂肪含量 5 g	8%
饱和脂肪 1 g ←	5%
反式脂肪 0 g	
胆固醇　　0mg →	0%

饱和脂肪：**1g**

+ 反式脂肪：**0g**

合计：**1g**

胆固醇：**0%DV**

三明治曲奇 [±]

营养成分表

每份含2块（28g）

每袋含19份

每份含量

能量 130 卡　脂肪供能 45 卡

	% 每日需要量 DV
总脂肪含量 5 g	8%
饱和脂肪 1 g ←	5%
反式脂肪 1.5 g ←	
胆固醇　　0mg →	0%

饱和脂肪：**1g**

+ 反式脂肪：**1.5g**

合计：**2.5g**

胆固醇：**0%DV**

注心蛋糕 [±]

营养成分表

每份含2块（66g）

每袋含6份

每份含量

能量 280 卡　脂肪供能 140 卡

	% 每日需要量 DV
总脂肪含量 16 g	25%
饱和脂肪 3.5 g ←	18%
反式脂肪 4.5 g ←	
胆固醇　　10mg →	3%

饱和脂肪：**3.5g**

+ 反式脂肪：**4.5g**

合计：**8g**

胆固醇：**3%DV**

[*] 营养素的值基于 FDA 的营养标签法规要求。

[±] 总脂肪、饱和脂肪和反式脂肪的值基于多种食物样本的计算，即 Subramaniam, S., et al., "Trans, Saturated, and Unsaturated Fat in Food in the United States Prior to Mandatory trans-Fat Labeling," Lipids 39, 11-18, 2004. 其他信息和数值来源于市场上的食物标签。

来源：Van Camp, D., Hooker, N. H., & Lin, C. J.（2012）. Changes in fat contents of US snack foods in response to mandatory trans fat labeling. Public Health Nutrition, 15, 1130–1137. doi: 10.1017/S1368980012000079; Trans Fat Now Listed with Saturated Fat and Cholesterol on the Nutrition Facts Label, by the U.S. Food and Drug Administration, updated 2011, retrieved May 16, 2012, from http://www.fda.gov/Food/ResourcesForYou/Consumers/NFLPM/ucm274590.htm; Mozaffarian, D., & Jacobsen, M. F. Correspondence: Food Reformulations to Reduce Trans Fatty Acids.（2010）. New England Journal of Medicine. 362: 2037–2039.

膳食脂肪在儿童饮食中的应用

　　考虑婴幼儿的心脏疾病问题似乎太早，然而教师在计划为儿童提供什么食物时，一定要考虑那些可以帮助儿童健康生长和发育的食物。同时，教师需要考虑到营养的重要性，因为其与疾病预防相关。据估计，约 50% 的小学生有至少 1 个与心脏疾病相关的危险因素（Reed，Warburton，& McKay，2007）。而且，儿童可能遗传易患病体质的基因，导致血液中胆固醇水平升高。

　　饮食中摄入的脂肪对支持儿童健康来说很重要。因此，教师在准备食材和烹调时，要多使用健康的脂肪。比如，和儿童一起做小饼干时，教师应该用油，而不是起酥油。在用人造黄油的时候，要选用不含反式脂肪的品牌。

　　但要记住，因为婴儿期需要能量来生长，所以不建议保健专业人员严格限制此时脂肪和胆固醇的摄入。美国儿科学会和美国国家科学院医学研究所的立场是，脂肪供能比应从婴儿时期的 50%，逐渐降到 2 ～ 3 岁时的 30% ～ 35%（American Academy of Pediatrics，Hassink S.，2012；Otten et al.，2006）。儿童 4 岁及以后，脂肪供能比逐渐向成人靠近，推荐值为 25% ～ 35%（American Heart Association，2012b）。

宏量营养素功能的小结

　　健康饮食的目标是摄入均衡、有益的宏量营养素。食物是蛋白质、脂肪和碳水化合物的结合体。当儿童按照"我的餐盘"项目的建议摄入食物时，他们基本就能摄入均衡的饮食，并得到由碳水化合物、脂肪和蛋白质以合适比例提供的能量：食物中会有足够的蛋白质来支持生长和机体自我修复；会有适量的脂肪恰好满足能量需求，且不会增加心脏疾病和肥胖的风险；会有足够的碳水化合物来满足能量需求，提供足够的膳食纤维以保证健康。

▎维生素、矿物质和其他重要的膳食成分

　　维生素和矿物质是身体需要量较少，但对维持身体机能来说不可缺少的食物成分，也被称为微量营养素。释放和利用蛋白质、脂肪和碳水化合物提供的能量，需要维生素和矿物质的帮助。它们还帮助运送氧气，对抗感染，构建身体组织，如骨骼和牙齿，保持身体有效率地工作和自我修复。维生素和矿物质在预防高血压、心脏病、卒中等慢性疾病方面还扮演着重要的角色（Drake，2011；U.S. Department of Health and Human Services & U.S. Department of Agriculture，2011）。所有营养素指南的目标是鼓励多样化且均衡的饮食，因此，确保儿童摄入微量营养素对于健康来说很重要。食物是获得微量营养

素最好的途径，维生素片并不能提供所有有益的微量营养素。

维生素

表 2-5 列出了 13 种身体需要的必需维生素。维生素作为有机化合物，主要存在于食物中，但维生素 D 和维生素 K 是例外。维生素 D 可以在皮肤暴露在阳光下时由身体合成，维生素 K 是由肠道内微生物产生的（Sizer & Whitney，2011）。维生素非常重要，没有它们，人们则不能使用蛋白质、脂肪和碳水化合物中的能量。维生素可以被分成两类：水溶性维生素和脂溶性维生素。

水溶性维生素

水溶性维生素包括维生素 B 族和维生素 C。这些维生素可以溶于水，直接被吸收入血。与脂溶性维生素（下节将会讨论）不同，水溶性维生素不能被大量储存在身体内，因此，维生素 B 族和维生素 C 应该每天都摄入。过量的水溶性维生素会通过尿液排出，所以过量摄入导致中毒的风险也较低。

水溶性维生素有**辅酶**的作用，即帮助酶调节机体功能，包括产生能量等（Anderson & Young，2012）。譬如，维生素 B 族是身体代谢蛋白质、脂肪和碳水化合物的辅酶。

水溶性维生素

溶于水的维生素，不储存于体内（维生素 B 族和维生素 C）

辅酶

帮助酶的活动，在释放能量过程中起作用的成分

脂溶性维生素

脂溶性维生素包括维生素 A、维生素 D、维生素 E 和维生素 K。这些维生素溶解在脂肪里，储存在身体里以备使用，这也就意味着这些维生素不必每天都摄入。若有食物中脂肪的帮助，脂溶性维生素的吸收则事半功倍。例如，当和油基沙拉酱一起吃时，新鲜菠菜沙拉中的维生素 A 能被更好地吸收。

像 Jamal 这样有食物脂肪吸收障碍的儿童，脂溶性维生素更不容易被吸收。因其可以被储存在体内，儿童缺乏这些维生素的可能性较小，但过量摄入产生毒性的风险较高。

脂溶性维生素

溶于脂肪的维生素，可以被储存在体内（维生素 A、维生素 D、维生素 E 和维生素 K）

矿物质

矿物质是首先在地壳中发现的，来源于植物、动物性食物和水。土地中的矿物质被植物吸收，并进入食物链。就像维生素一样，矿物质可以启动和调节机体功能。矿物质是身体结构（如骨骼和牙齿）的一部分，所以其对于生长很重要。

基于需要量，矿物质可被分成微量矿物质和常量矿物质：

- **常量矿物质**：钙、磷、镁、钠、氯、硫和钾，需要量为 100mg/d 或

常量矿物质

需要量较多的矿物质（100mg/d 或以上）

表2-5　维生素

	功能	良好的食物来源 *	过量的症状	缺乏的症状
水溶性				
硫胺素（B$_1$）	帮助碳水化合物和部分氨基酸的代谢，产生能量；对于维持心脏和神经系统的正常功能很重要	强化或者全麦食品，如面包、麦片、小麦胚芽、火腿、肝脏、豆荚类、坚果和强化的肉类替代品	没有报道	症状包括食欲缺乏、体重下降、智力改变、肌肉无力、心力衰竭、神经系统问题 导致脚气病
核黄素（B$_2$）	帮助蛋白质、脂肪和碳水化合物的代谢，产生能量；是生长和产生红细胞的必要条件	动物蛋白，如肉类、肝脏、蛋类和奶制品；强化的面包、麦片，和绿叶蔬菜	没有报道	咽喉、口腔和舌头痛，嘴角裂纹
烟酸（B$_3$）	帮助蛋白质、脂肪和碳水化合物的代谢，产生能量；对消化系统和皮肤有好处	动物蛋白质，如肉类、肝脏、禽类、鱼类、奶制品和蛋类；强化的全麦产品，如面包和麦片；豆荚类	在膳食角度没有报道。作为升高血脂水平的药物使用，可能导致脸红和肝脏损伤	癞皮病，症状包括皮疹、呕吐、腹泻、舌鲜红、抑郁、冷漠和记忆力下降
吡哆醇（B$_6$）	帮助蛋白质代谢，从糖原中释放葡萄糖来维持血糖水平，帮助生成血红蛋白	肉类、鱼类、禽类、根茎类蔬菜、香蕉、肝脏、强化的肉类替代品、麦片	神经系统障碍、麻木	惊厥、体重下降、抑郁、意识错乱、皮肤问题、小细胞低色素贫血
泛酸	帮助蛋白质、脂肪和碳水化合物的代谢，产生能量；合成脂肪酸	禽类、肉类、鱼类、蛋类、西兰花、牛奶和酸奶、土豆、全麦、豆荚类	没有报道	很少缺乏
生物素	帮助蛋白质、脂肪和碳水化合物的代谢，产生能量	广泛存在于食物中，特别是肝脏、蛋黄、奶类、牛油果、酵母和肉类	没有报道	缺乏很少见，但可见于摄入大量生蛋白（生蛋蛋白含有抗生物素蛋白，和生物素结合）。皮肤出现问题、食欲下降、抑郁、脱发
叶酸	参与蛋白质代谢、红细胞形成、DNA 和新细胞合成	肝脏、绿叶蔬菜、豆类、豆荚类、种子类、强化的面包和谷物、柑橘类水果和果汁	导致神经系统损害，且常会掩盖维生素 B$_{12}$ 缺乏的症状	巨红细胞性贫血、生长缓慢、肿胀舌。孕妇缺乏可导致胎儿发生神经管畸形的风险增加
维生素 B$_{12}$	参与脂肪酸和氨基酸代谢；帮助形成红细胞，维持中枢神经系统功能	动物性食品，如肉类、鱼类、禽类、奶酪、奶类、蛋类和强化的豆制品	没有报道	导致贫血和神经系统问题、抑郁、意识错乱和痴呆
维生素 C	参与胶原蛋白形成，帮助伤口愈合，抵抗感染，帮助铁的吸收	水果和蔬菜，特别是柑橘类水果、西红柿、土豆、猕猴桃、青红椒、西兰花和草莓	增加肾结石和胃肠痛的风险	导致坏血病，症状包括牙龈出血、伤口愈合缓慢、容易出血、关节肿胀和疼痛

表2-5　维生素（续表）

	功能	良好的食物来源 *	过量的症状	缺乏的症状
脂溶性				
维生素 A	对于视觉、生长、免疫系统功能、皮肤和黏膜形成、基因表达和复制以及骨骼生长很重要	有两种类型。前体：肝脏、奶制品、鱼类、强化人造黄油。类胡萝卜素：橙色的水果和蔬菜（胡萝卜、甘薯、哈密瓜）、深绿色蔬菜	仅维生素 A 前体有毒性：恶心、呕吐、头痛、眩晕、视物模糊、肌肉协调性下降，孕期过量摄入导致胎儿畸形	夜盲症、失明、生长缓慢、抗感染能力下降
维生素 D	帮助血液中钙和磷的吸收，有助于骨骼的形成和维持	阳光下可由皮肤合成。食物来源：多脂肪的鱼，强化的牛奶、橙汁和麦片，婴幼儿配方奶。母乳中含量很少，所以推荐纯母乳喂养婴儿额外补充	血钙过高、软组织（如肾脏和血管）钙化、恶心、呕吐、食欲下降	骨骼发育不良、儿童佝偻病、成人骨量低
维生素 E	抗氧化，保护细胞膜，参与免疫系统功能	植物油、全麦、小麦胚芽、强化麦片、坚果、绿叶蔬菜、肉类、禽类、鱼类、蛋类	自然摄入没有过量的报道，过量补充可能导致血液凝结功能障碍	非常罕见，可导致神经和肌肉损坏、视力问题、免疫系统脆弱、新生儿溶血性贫血
维生素 K	参与血液凝结和骨代谢	由肠道内细菌产生。深绿色叶菜、西兰花、植物油和人造黄油	没有报道	罕见，但一旦发生，可导致血液凝结功能障碍。维生素 K 不能有效穿过胎盘，所以婴儿出生后应补充维生素 K

* 母乳和配方奶是维生素的良好来源，除非另有说明。

来源：Dietary Reference Intakes: The Essential Guide to Nutrient Requirements, edited by J. J. Otten, J. Pitzi-Hellwig, and L. D. Meyers, 2006, Washington, DC: National Academies Press; An Evidence-Based Approach to Vitamins and Minerals-Health Benefits and Intake Recommendations, 2nd edition, by J. Higdon and V. J. Drake, 2012, New York: Thieme Publishing Group; Medline Plus: Vitamins, U.S. National Library of Medicine National Institutes of Health, 2012. Retrieved from http:// www.nlm.nih.gov/medlineplus/ency/article/002399. htm; Vitamin and Mineral Fact Sheets, 2011, Office of Dietary Supplements, National Institute of Health. Retrieved from http://ods. od.nih.gov/factsheets/list-VitaminsMinerals/; Manual of Pediatric Nutrition, 4th edition, edited by K. M. Hendricks and C. Duggan, 2005, Hamilton,Ontario: B. C. Decker, Inc.; and Pediatric Nutrition Handbook, 6th edition, edited by R. Kleinman, 2009, Elk Grove, IL: American Academy of Pediatrics.

以上。

- **微量矿物质**：铁、锌、碘、氟、硒、锰、铜、铬、钼和钴，需要量为 15mg/d 或以下（Mahan，Escott-Stump，& Raymond，2012）。

表 2-6 列出了部分常量矿物质和微量矿物质的作用，并描述了儿童缺乏和过量时的症状。

电解质是常量矿物质的一个亚类。氯化物、钾和钠在维持细胞内外体

微量矿物质

需要量较少的矿物质（15mg/d 或以下）

电解质

矿物质的一个亚类，在维持细胞内外体液平衡和神经冲动传导中扮演着重要角色

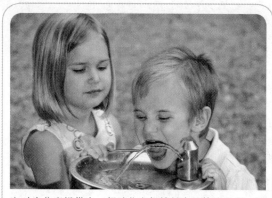
定时为儿童提供水，帮助儿童保持健康的体液平衡，特别是在炎热天气里

液平衡中扮演着重要角色。这些矿物质还帮助神经冲动的传导，将信息传给大脑，帮助肌肉收缩和舒张。胃肠不适、腹泻和呕吐可导致电解质和水分丢失，引起脱水。**脱水**即为身体缺水，可发生在液体摄入不足，或呕吐和腹泻导致过量失水等情况下，非常危险。

不建议儿童摄入高钠食物。在盐敏感人群中，摄入过多钠和高血压有关。《美国居民膳食指南 2010》强调了不过多摄入盐的重要性（U.S. Department of Health and Human Services & U.S. Department of Agriculture，2011）。

水

在讨论饮食健康时，宏量营养素和微量营养素引起了很多重视，但大家很少关注饮食中的水。成人体内含水量约为 60%，婴儿体内含水量约为 78%（U.S. Geological Survey，2012）。如果没有水，成人最多存活 3 ～ 5 天，幼儿存活期更短。水有众多功能：

- 身体通过排汗（水）来维持身体温度。
- 作为血液的组成部分，水运送营养物质和氧气。
- 体内所有的化学反应在水中进行。
- 水帮助排泄体内废物（Sizer & Whitney，2011）。

体内水分减少可立刻引发问题。人会觉得疲劳、头痛、注意力难以集中。水分不足还会导致脱水和死亡。

因为体内水分含量高，婴幼儿对体内水分的波动更为敏感。腹泻、呕吐和发烧可很快导致脱水。提供电解质溶液等补液制剂可以帮助补充水分和电解质。教师必须保证婴幼儿摄入了足够的水分，特别是在炎热天气活动的时候。为了响应 2010 年《健康无饥饿儿童法案》中的新条款，2011 年修订的 CACFP 要求，所有参与此项目的机构，如儿童看护中心、家庭日托班、高风险课后项目和庇护所，必须全天候为儿童提供易获得的水（Oregon Department of Education，2012）。为儿童提供水分还有一个好处就是水中有氟化物（在含氟的社区内），其可以帮助儿童降低患蛀牙的风险。

植物化学物质

虽然**植物化学物质**是营养科学领域的新晋词汇，但初步研究表明，这些化学物质提供了很多健康益处。植物化学物质存在于水果和蔬菜中，在饮食中多摄入可以使人们远离慢

如果……

你发现你班上的菜单经常提供高钠食物，如腌黄瓜火腿三明治和罐头汤，你会提出什么建议？你能想到其他更健康的食物吗？

脱水
因饮水不足或丢失过多 [如流汗、呕吐和（或）腹泻] 导致的身体过量失水，非常危险

植物化学物质
从富含水果和蔬菜的饮食中得到的促进健康的物质

如果……

你在带领你的班级进行实地考察，天气变得异常炎热，你如何确保班上的每个儿童都得到足够的水？

表2-6　部分矿物质				
	功能	良好的食物来源	过量的症状	缺乏的症状
常量矿物质				
钙	是骨骼和牙齿的成分，对生长很重要，参与血液凝结、神经冲动传导和肌肉收缩	奶和奶制品、沙丁鱼、蛤蜊、牡蛎、豆腐、羽衣甘蓝、西兰花、绿叶蔬菜、强化钙的橙汁和豆奶	其他矿物质的吸收率降低，肾功能不全	增加骨折和骨质疏松的风险
磷	参与骨骼和牙齿的形成和能量代谢，对于生长和维持机体组织很重要，维持酸碱平衡，是细胞膜和细胞遗传物质的一部分	奶制品、肉类、鱼类和几乎所有其他食物中	钙调节功能失调，肾脏功能异常，血磷升高	罕见
镁	参与骨骼健康和酶促反应，包括参与能量代谢、蛋白质合成和维持血糖水平。参与肌肉收缩和舒张	绿叶蔬菜、全麦、坚果、豆荚类、豆腐	在膳食角度没有报道。过度补充可导致腹泻、严重低血压、意识错乱、肌无力、呼吸困难、心律不齐	罕见：低钙血症、肌肉痉挛和癫痫、食欲下降、恶心、呕吐、疲乏和无力
钠和氯	维持渗透压平衡，保持血压，参与神经和肌肉功能	盐，熏制和加工的食物，佐料如酱油、番茄酱、牛排酱	在盐敏感人群中引起高血压，高血压是心脏疾病、卒中和肾脏疾病的危险因素	罕见：高温下过度锻炼可导致钠丢失，并伴随意识错乱、头痛、呕吐和癫痫发作
钾	维持渗透压平衡，保持血压，参与神经和肌肉功能，维持心脏搏动	水果和蔬菜	当肾脏功能不全时，血钾升高（高钾血症），导致肌肉无力、暂时瘫痪和心律失常	服用利尿剂和严重呕吐或腹泻时可出现低钾血症（血钾低），导致疲乏、肌肉无力、胃痛，如果严重，可导致心律失常
微量矿物质				
铁	作为红细胞的组成部分，参与运输氧气，帮助能量代谢，对生长、繁殖和免疫功能非常重要	肉类、禽类、鱼类、强化面包和麦片、豆类、豌豆、小扁豆	急性毒性，胃肠痛。在6岁以下儿童中，意外过量补充含铁制剂是产生致命毒性的最主要因素	缺铁性贫血、无力、面色苍白、认知功能发育迟缓、增加感染风险、疲乏、易激惹
锌	对生长发育很重要，参与伤口愈合和免疫反应，影响味觉和嗅觉	红肉、肝、蛋类、奶制品、部分海产品、蔬菜、全麦、强化早餐麦片	过量补充可导致腹泻、胃痉挛和呕吐，可抑制免疫系统	生长缓慢、食欲下降、伤口愈合缓慢、脱发、感染、味觉和嗅觉障碍
碘	甲状腺激素中的重要组成部分，帮助调节酶和新陈代谢	海产品、碘盐、含碘盐的加工食物	甲状腺炎、甲状腺抑制	甲状腺肿、智力低下、甲状腺功能低下、生长发育迟缓

表2-6	部份矿物质（续表）			
	功能	良好的食物来源	过量的症状	缺乏的症状
氟	对牙齿和骨骼健康很重要，抵抗蛀牙	加氟饮用水	氟斑牙和氟骨病	龋齿
硒	具有辅酶功能，抗氧化剂	肉类、内脏、海产品、麦片、奶制品、水果和蔬菜，含量取决于土壤	头发和指甲脆弱、胃肠道功能紊乱、皮疹、疲乏、神经系统异常、蒜味口臭	心脏肥大、免疫系统损害

性疾病，如癌症、心脏疾病、卒中、高血压、尿道感染等。这个领域的研究刚起步，但是我们已知如下关于植物化学物质的知识：

- 多摄入水果和蔬菜可以提供维生素、矿物质和植物化学物质。
- 一种食物通常含有多种植物化学物质。例如，羽衣甘蓝含有 3 种植物化学物质，异硫氰酸酯与降低癌症风险相关，叶黄素和玉米黄质可预防白内障的发展（Higdon & Drake，2009）。
- 色彩丰富的食物含有更多的植物化学物质。这些食物包括胡萝卜、南瓜、甘薯、笋瓜、菠菜、羽衣甘蓝、哈密瓜、红椒、木瓜、西红柿制品、西瓜、蓝莓和紫葡萄。
- 摄入多样化的食物可以使植物化学物质的好处最大化。

儿童可以学习食物成分的重要性，如植物化学物质。

看看 Sayaka 是怎样和大家分享吃富含植物化学物质的各式蔬菜和水果的重要性的：

> Sayaka 用科学课桌上各种颜色鲜艳的蔬菜为她的二年级学生们介绍植物化学物质的概念。她把儿童用的南瓜刀和食物放在桌子上，邀请儿童一起切这些蔬菜。儿童在指引下，学习每种食物的结构和颜色。Sayaka 告诉儿童们什么是植物化学物质，并介绍了其如何保护我们远离疾病。接下来她引导儿童写出含有一种颜色鲜艳的蔬菜的菜谱。儿童在小组内展示他们的菜谱，并告诉大家为何选择这种食物。

维生素和矿物质对儿童的重要性

所有维生素对于儿童来说都很重要，但参与生长的维生素更要引起重视。维生素和矿物质经常共同工作，为身体提供所需的营养物质。

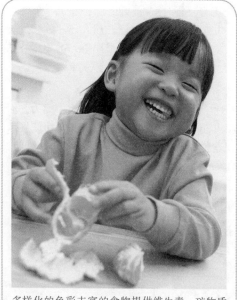

多样化的色彩丰富的食物提供维生素、矿物质和植物化学物质

维生素 B 族的团队协作

维生素 B 族共同参与机体功能。如之前讨论的，蛋白质可用于形成酶，后者启动和加速体内的化学反应，有时可使化学反应的速度加快 100 万倍或更多（Berg，Tymoczko，& Stryer，2008）。酶需和参与反应的分子结合，辅酶在此过程中支持这个反应的发生。维生素 B 族的作用之一就是辅酶，参与新陈代谢，帮助释放宏量营养素中的能量。一些 B 族维生素还可以预防贫血。叶酸可以预防胎儿神经管畸形。

维生素 A

人们认识维生素 A 主要是因为其对视力的作用。"老妇人的故事"中说的胡萝卜对眼睛好是真的。维生素 A 是在胡萝卜、甘薯和深绿色叶菜中发现的，其不能纠正近视或远视，但是对视力非常重要。维生素 A 是眼睛形成色素的必需物质，这种色素用来感光和维持视力。除此之外，维生素 A 还支持全身骨骼生长，并维持健康的免疫系统。

世界上，发展中国家的儿童还在经历维生素 A 缺乏的问题，导致失明、严重感染的风险增加，如果没有治疗，甚至导致死亡。世界卫生组织估计，每年全世界有 25 万～ 50 万名儿童因缺乏维生素 A 而失明，其中半数儿童在失明后 12 个月内死亡（World Health Organization，2012）。在美国，维生素 A 缺乏不常见，但在患有吸收障碍的儿童中可能发生，如 Jamal 有乳糜泻，则发生维生素 A 缺乏的风险更高。图 2-7 列出了吸引儿童的维生素 A 来源。

在美国，更关注的是维生素 A 的毒性。家长好意为儿童补充维生素 A，容易过度，超过了其可耐受最高摄入量（UL）。因为美国很多食品和饮料是维生素强化过的，所以我们要特别关注这个问题。而且，儿童误食多种维生素软糖也会增加中毒风险。过量的维生素 A 会导致皮疹、食欲下降、骨骼问题、肝脏损伤，甚至死亡（Higdon & Drake，2012）。因为是脂溶性的，过量的维生素 A 会储存在肝脏内，中毒风险增加。

图2-7　受儿童欢迎的维生素A来源

- **婴儿：** 桃泥、杏泥、芒果泥，或者预包装的胡萝卜泥、甘薯泥和南瓜泥。
- **幼儿：** 奶类、蛋类、奶酪碎、熟胡萝卜块、甘薯和菠萝碎、桃子块、含芒果或杏的酸奶、哈密瓜块、蒸西兰花加奶酪酱、蔬菜汤 [豌豆、胡萝卜、甘薯和（或）菠菜]、南瓜奶油冻。
- **学前及学龄儿童：** 奶类、蛋类、奶酪、胡萝卜棒、胡萝卜和葡萄干沙拉、菠菜和葡萄柚沙拉、甘薯、南瓜或胡萝卜小蛋糕或面包、自制甘薯薯条、芒果或桃子奶昔、生西兰花或红椒条蘸低脂蘸料、自制菠菜或甘蓝奶油汤、哈密瓜条、豆类和胡萝卜、白干酪伴桃子块、芒果或木瓜、深绿色叶生菜沙拉、烤甘薯、杏、自制桃子或桃子花蜜汽水。

维生素 D、钙、磷和镁

维生素 D、钙、磷和镁对于骨骼健康发育很重要。钙、磷和镁在构建牙齿上也扮演着重要的角色，这三种矿物质占了身体矿物质成分的 98%（Kleinman，2009）。因这三种矿物质对于骨骼的生长和维持很重要，所以对儿童来说，这三种是首要的营养物质。维生素 D 刺激肠道吸收钙和磷。通过阳光照射，皮肤可以合成维生素 D，但一些因素会阻碍合成，如儿童肤色较深，或使用防晒霜。

维生素 D 缺乏现象比我们之前认知的更严重。虽然健康权威们就维生素 D 缺乏的问题及其对健康的影响看法不一，但是达成一致的是，人们需要摄入足够的维生素 D 来促进适当的骨矿化（Abrams，2011；Holick et al.，2012；Rosen et al.，2012）。维生素 D 缺乏使儿童骨骼钙化不全，导致佝偻病。教师可以通过提供奶和奶制品及其他富含维生素 D、钙、磷和镁的食物，来帮助儿童多摄入对骨骼健康有益的营养物质。为此，可以在为儿童提供饮食时做如下事情：

- 提供凉牛奶麦片。
- 准备热麦片和奶油汤时用牛奶取代水。
- 提供维生素 D 强化的普通或希腊酸奶。
- 当儿童牛奶过敏或乳糖不耐受时，用强化钙和维生素 D 的豆奶或橙汁代替。
- 用牛奶、酸奶和水果做奶昔。
- 提供多脂鱼，如金枪鱼、沙丁鱼和鲑鱼。

铁和维生素 C

铁和维生素 C 是另外一对重要的矿物质和维生素组合。对于儿童，特别是开始添加辅食的婴幼儿来说，膳食中缺铁会导致缺铁性贫血。缺铁性贫血对儿童的运动和认知功能发育等有诸多不利影响，因此教师必须知道相应的饮食对策，使儿童从饮食中获得尽可能多的铁（Kleinman，2009）。

食物的铁含量并不一定反映了可吸收铁的含量。研究表明，植物来源的铁（**非血红素铁**），如豆类、豌豆、豆荚类和绿叶蔬菜中的铁，吸收率不如动物来源的铁（**血红素铁**），如肉类、禽类、蛋类和鱼类中的铁（Higdon & Drake，2012）。

非血红素铁

一种不能直接被身体吸收的铁，多存在于植物中

血红素铁

可以直接被身体吸收的铁，多存在于肉类中

一些饮食策略可以帮助平衡膳食和铁的吸收。例如，维生素 C 可以促进非血红素铁的吸收。图 2-8 提供了一些富含维生素 C 和铁的食物组合。此外，在摄入含非血红素铁的食物的同时，吃一小口肉类都能在整体上帮助铁的吸收（Hurrell & Egli，2010）。譬如，墨西哥豆子牛肉卷就是一个可以帮助非血红素铁吸收的食物组合。食物也会妨碍铁的吸收，如过多摄入的纤维和茶中的单宁酸可以抑制铁的吸收。

图2-8　支持铁吸收的食物组合

维生素 C 和非血红素铁的组合	肉和非血红素铁的组合
橙子和强化麦片	火腿和豌豆汤
沙拉和墨西哥卷	猪肉和焗豆
番茄酱和辣豆	墨西哥豆子牛肉馅卷
花生酱草莓全麦三明治	
奇异果、橙子、菠菜沙拉	

　　教师通过遵循美国儿科学会营养委员会的推荐，可确保所有儿童在铁营养方面从一开始就迈出正确的一步（Dee et al.，2008；Kleinman，2009）。建议如下：

- 6 月龄时开始添加强化铁的婴儿谷粉或肉类。
- 为不能摄入足够铁的婴儿补充铁剂，如母乳喂养的婴儿。
- 不要为 1 岁以下婴幼儿添加普通牛奶、羊奶或豆奶。
- 避免过量地给儿童提供牛奶，这会降低他们对富含铁食品的食欲。

如果……
　　在你的班上，有一位母亲，正在母乳喂养 6 月龄的婴儿。每当她不能吸出足够的母乳时，就希望你给孩子提供牛奶。你会怎么建议？

营养科学的实践

　　在第一章，我们通过讨论不同食物指南系统，譬如膳食参考摄入量和美国农业部的"选择我的食物"（Choose *MyPlate*）行动，帮助教师了解了基本的膳食建议。在本章，我们提供了基础的营养学知识，包含消化、吸收和营养物质的分类。基于各种重要的原因，教师应该了解这些知识，并知道满足儿童营养需求是首要目的。对教师来说，了解饮食推荐如何影响个人健康也很重要。懂得营养学的教师还可以结合饮食习惯促进儿童营养。最后，有影响力的教师应该了解他们所教授的营养学原理。

满足儿童的营养需要

　　了解营养学原理的教师已经具备了喂养儿童和解决儿童营养问题的基础。教师通过评估每个儿童的营养状况和健康史，并注意以下问题，可以更好地了解如何满足儿童需要：

- 营养过剩或营养不足的证据。
- 影响营养的健康问题，如乳糜泻或糖尿病。

项目经验

帮助饥饿儿童度过周末

Jennifer Moore and Todd Morrone, Food4Kids Backpack Program of North Florida, Inc.

佛罗里达州阿拉楚阿县尽管有免费和减价午餐/早餐、课后小食、食品券计划和其他针对饥饿的项目，但仍有1/4的儿童生活在贫穷和食物供应不稳定（食物不安全）的家庭。这个县有很多基于教堂、个体和社区支持的食物救助项目，虽然这些项目针对的是社会经济地位较低的学校人群，但没有一个项目扩展到县级层面，满足整个县的需求。

北佛罗里达州的Food4Kids背包项目由Jennifer Moore和Todd Morrone赞助，旨在帮助有"慢性饥饿"和周末可能得不到食物的儿童。教师、工作人员和项目学校的管理者看到儿童有慢性饥饿的常见行为和症状，如偷取和囤积食物、周一一早就冲向食物发放点并快速吃掉所有得到的食物、生长过缓和（或）经常缺席、极度瘦弱和注意力无法集中时，可以介绍儿童加入此项目。签订家长知情同意书后，所有在家的学龄儿童将在周末得到等量的7顿饭。每周五，装有对儿童有益且不易变质食物的拉杆背包会被小心地分发给项目中的儿童。食物过敏、无家可归和停电等因素都已被考虑在内。周一，儿童把空的背包还给学校，下周五背包又会被填满。

Food4Kids项目全部由志愿者和学校的合伙人运行，他们负责辨识参与项目的儿童，为其发放拉杆背包。每所学校指定一位协调员在校管理项目，和学校职工及志愿者一起工作，掌握项目情况。学校和当地的食物银行提供储存空间。志愿者每月将食物领取到储存点，每周打包发放。当地电视台免费提供宣传服务，帮助提高社区对项目的了解和支持程度。社区机构发起食物募捐活动，企业作为官方的捐赠食物收集地点，向用户展示宣传材料和信息。一些企业和教堂投入人力、物力支持学校。女童子军发起了食物募捐活动，收集并捐赠食物。营销理念也被加入项目中，如资助儿童的能力、募捐活动的组织者、志愿者的时间和才能等，这些考虑到了所有参与者的能力和兴趣。项目商业模式的要素是：通过分散集权减少管理成本，发动募捐，以及与社区内想要做出贡献的团体协作。

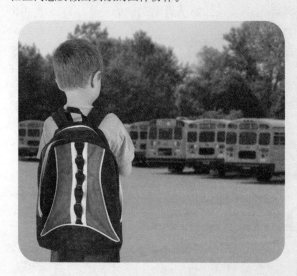

2年间，项目的服务范围由1所学校发展成14所学校，并且为300余名周末可能要挨饿的儿童提供食物。仅2011—2012学年，社区就为项目捐赠了超过23 000磅（译者注：约10 432kg）的食物。与个人、组织和商业机构的合作有助于项目的可持续发展和扩大。Food4Kids项目现在也面向邻县的儿童，努力建立各县间的工作网，帮助阿拉楚阿县之外的地区减少儿童饥饿。

- 对特殊饮食的需要。
- 食物偏好。
- 饮食文化。

综合考虑以上信息，可以帮助教师为儿童制订健康的饮食计划，确定儿童的营养需要。查看"进一步的计划和实践"栏目中"帮助饥饿儿童度过周末"部分，了解教师和志愿者如何协作来确定社区中儿童的营养问题。

倡导教师个人健康

教师工作很辛苦，经常要忍受时间上的限制和工作压力。而且在看护机构，教师还有保证儿童安全的职责。当教师吃不好、锻炼不好、睡眠不足时，他们可能会自顾不暇。教师需要照顾好自己，这样才能为儿童提供理想的照料和教育。健康的饮食和适当的锻炼可以帮助教师更健康，为照顾和教育儿童做好准备，为儿童树立积极形象。

了解食物选择的风俗文化

了解文化和信仰对食物选择的影响是为儿童提供科学照料的前提，缩小个人文化偏见和先入为主的观念在有效沟通中起重要作用。例如，在美国，首先给婴儿添加的固体食物是婴幼儿米粉、肉类、水果和蔬菜，随后食物会逐渐过渡到更有质感的状态，而西班牙家庭更喜欢在婴儿 6 ~ 12 月龄期间添加米饭、汤、墨西哥玉米粉圆饼和豆子（Mennella, Ziegler, Briefel, & Novak, 2006）。这不是"错误的方法"，而是文化上的差异。

在尊重文化的同时，提供科学的照顾和营养丰富的食物为教师和家长的合作提供了机会，最终让儿童受益。了解基本的营养学原理可以帮助教师在尊重饮食文化的同时进行探索，从而促进饮食健康。下面的例子说明了教师如何将上述理论付诸实践：

> 24 月龄的 Miguel 是一个挑食的孩子，在家庭儿童照料项目中，很多 Brittany 提供的食物他都不喜欢吃。Brittany 问 Miguel 的妈妈 Diana 他喜欢吃什么，Diana 告诉她，Miguel 在家最喜欢的食物是 caldo de pollo。Brittany 不知道这种饭里面有什么食物和成分，所以 Diana 详细描述了这道由鸡肉和蔬菜汤做成的食物。之后，Brittany 为全班的儿童提供了这道 caldo de pollo。所有儿童，包括 Miguel，都很喜欢这道营养丰富的美味。

传授营养观念

了解营养科学可以帮助教师有效地传授营养观念。谈起

如果……

你是一名幼儿园和一年级混合班级的教师，计划教儿童一些关于乳制品的知识，你认为什么样的营养观适合于这个年龄段？考虑到班上儿童的年龄差距，你会如何调整课程？

健康问题时，传授营养观念也不仅仅是选修内容了。例如，加利福尼亚教育部门认为营养学非常重要，所以为托儿所到 12 年级的儿童草拟了应有的营养能力（参见"网络资源"）（California Department of Education，2011）。这些能力与国家和州的健康教育标准看齐。有 8 个总体营养能力与基本营养学知识、分析营养影响、评价有效营养信息、实践和促进营养均衡行为的策略等相关，这些能力告诉大家在各年龄段如何去达到目标。例如，首要的能力是"基本的营养概念"，包含幼儿园的内容标准。其中的一些内容如下：

1．知道 6 个营养素组及其功能
- 辨别植物来源的食物。
- 将食物分类，如水果类、蔬菜类和谷物类。
- 辨别动物来源的食物。
2．知道营养和健康指南
- 能说出多种健康食品，并解释为何这些食物对健康和能量而言很重要。
- 能辨别多种健康零食。
- 能描述计算食物份量的工具。
3．识别消化、吸收和代谢营养物质的生理过程
- 用感觉描述食物：味觉、触觉、视觉、嗅觉和听觉（California Department of Education，2011）。

上述例子彰显了日益增加的对教师的期望，即希望教师可以通过活动和课程，在班级上不断强调适合的营养学知识。同时，对营养科学的理解可以促进教师有效地教学。

▌总结

营养学是研究食物如何为身体提供营养物质，从而支持机体生长、维持、修复和繁殖的科学。营养不良对健康的短期和长期影响已被证实。帮助儿童健康成长的责任重大，正因如此，教师必须完全理解和接受健康饮食的基本原则。教师有责任传达准确无误的信息，从而提倡健康和营养学观点。

教师也许会发现，能够理解食物是如何被消化、吸收和代谢的，更有助于加强对营养科学的理解。但是消化过程会遇到障碍，即一系列健康问题可能会造成吸收障碍和生长缓慢。教师若能理解这些过程和潜在的紊乱，则可与家长合作，提供安静的喂养环境，满足儿童的饮食要求。

食物的营养物质可分为六大类：蛋白质、脂肪、碳水化合物、维生素、矿物质和水。提供能量的宏量营养素包括蛋白质、脂肪和碳水化合物。维

生素和矿物质是维持身体机能、释放和利用宏量营养素供能所必需的微量营养素。水是很重要的营养素，作为血液的一部分，其运送营养物质和氧气，机体中所有的化学反应也是在水中发生的。食物中的植物化学物质可降低患慢性病如癌症、心脏疾病和卒中的风险，促进健康。学习营养学原理的教师应把所学的知识转化成为为儿童制订健康食谱的能力，并为自己选择健康的食物。同时，教师还应将饮食风俗习惯和营养结合起来。能理解营养学基本原理的教师应该可以更有效地传授营养观念。

关键词

吸收	脂溶性维生素	单不饱和脂肪酸
氨基酸	胃食管反流（GER）	非血红素铁
呼吸	胃食管反流病（GERD）	营养学
基础代谢率（BMR）	胃肠道	Ω-3 脂肪酸
热量	血红素铁	骨质疏松
辅酶	高密度脂蛋白（HDL）	植物化学物质
互补蛋白质	不可溶性膳食纤维	多糖类
脱水	乳糖不耐受	多不饱和脂肪酸
膳食胆固醇	限制氨基酸	饱和脂肪
消化	低密度脂蛋白（LDL）	可溶性膳食纤维
双糖类	常量矿物质	总能量消耗
吞咽困难	吸收障碍	反式脂肪酸
电解质	微量矿物质	绒毛
酶	微绒毛	水溶性维生素
必需脂肪酸	单糖类	

问题回顾

1. 解释消化的过程，包括胃肠道每个部分在消化中扮演的角色，以及食物分解后的产物。
2. 描述小肠可以加强营养物质吸收的物理特性和两种吸收障碍。
3. 列出六大类营养物质，解释每种宏量营养素的功能。
4. 解释食物中维生素和矿物质的功能，详细描述水溶性维生素和脂溶性维生素的区别，及常量矿物质和微量矿物质的区别。
5. 说出教师理解营养学知识很重要的 3 个原因。

讨论

1. 设想一下，你班级上一位二年级学生的家长抱怨学校的菜单上有太多固体脂肪、添加糖和加工的高盐食物，且纤维不够，你会怎么解决这个问题？你希望谁能加入到和家长的对话中？

2. 消化的过程涉及食物物理性和化学性的分解。你能分别举出食物物理性和化学性分解的一些例子吗？宏量营养素分解的产物分别是什么？

3. UC Davis 学校营养中心和加利福尼亚教育局合作，总结了 8 种总体营养能力，见网站：http：//cns.ucdavis.edu/content/Competencies/NutrEdComp.pdf。从这 8 个能力里选择一个，解释你将如何传授这个概念，以及你对幼儿园和三年级的儿童分别有什么程度的期待。

实践要点

1. 你班上如果有儿童腹泻会怎么样？你将做什么决定？是让她回家，还是待在学校？在症状缓解并且不再腹泻之前，她应该避免摄入什么食物和饮料？

2. 一个 3 岁患有乳糜泻的儿童将要上学了，为他在学校第一天的午餐和点心食谱做个计划。

3. 为三年级学生计划一节健康教学课程，从"讨论策略"部分的第 3 个问题中选择一个营养能力，并传授其理念。

网络资源

California Department of Education Nutrition Competencies for California's Children

　　cns.ucdavis.edu/resources/curriculum/index.cfm

Celiac Disease Foundation

　　www.celiac.org/

Celiac Sprue Association

　　www.csaceliacs.org/index.php

Dietary Reference Intakes

　　http://fnic.nal.usda.gov/dietary-guidance/dietary-reference-intakes

National Digestive Diseases Information Clearinghouse

　　http://digestive.niddk.nih.gov

第三章

婴儿喂养

学习目标

1. 描述建立培养性与支持性喂养关系的重要性
2. 描述如何支持家庭进行 6 月龄内婴儿的喂养
3. 讨论如何用发育里程碑指导 6 ~ 12 月龄婴儿的辅食
   添加进程
4. 描述有特殊需求婴儿的喂养要点和方法
5. 讨论文化对喂养实践的影响

Amelia 是一位家庭儿童保育员，刚开始照顾婴儿 Manuel。

Manuel 的妈妈 Lucia 第一次把他带到 Amelia 那里。Manuel 3 个月大，因为他妈妈要返回兼职的工作岗位，所以正在从母乳转为人工喂养。Lucia 感觉她的工作地点可能没有挤奶的地方，并决定开始人工喂养。Manuel 刚刚能接受奶瓶。Lucia 承认她希望不用奶粉，因为 Manuel 的胃很敏感，特别是由于她两周前开始给 Manuel 加谷物。她给 Manuel 加固体食物有一点早，是为了确定 Manuel 上幼儿园后能吃好。Lucia 介绍了 Manuel 的作息规律后，她照顾他并在他睡着后，把他放在婴儿床上，然后去工作。

Amelia 看了看 Manuel，Manuel 大概睡了 3 小时。她开始为其他儿童准备午饭。当一个儿童杯掉在地上时，Manuel 醒了并开始哭闹。Amelia 正在忙着喂另一个婴儿。当她到 Manuel 旁边时，Manuel 非常烦躁。她尝试着给他奶瓶，但他特别烦躁，以至于把配方奶都呛咳了出来。中途奶瓶掉了，他又开始哭。她试着给他谷类食物，但他把米粉用舌头顶了出来。Amelia 感到当 Manuel 抬腿时可能有疼痛，并持续尖叫。当 Lucia 一个小时后回来接他时，她惊讶地发现 Amelia 正抱着烦躁的儿子在踱步。Lucia 接过 Manuel 并马上坐下来照顾他。Manuel 逐渐平静下来，Amelia 和 Lucia 都认为对 Manuel 来说，这是充满挑战的第一天。

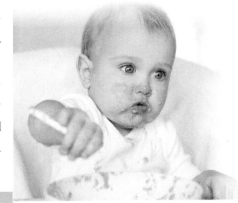

每个幼儿教师都经常被要求会处理儿童从家到集体生活的转变，使其平稳过渡。充分了解饮食方式对这种平稳过渡非常重要，特别是对那些不能表达需求的婴儿来说。当出现开篇描述的情景时，教师和家庭要一起制订一个成功过渡的计划，并在儿童营养需求方面经常交流。

在这一章，我们来探索婴儿喂养的实践，包括创造积极喂养的方法。我们也会讨论并提供一些资源，帮助托幼机构的教师通过提供足够的营养来保证儿童健康成长。我们会重点讨论特定发育阶段的喂养问题并提供策略，帮助婴儿在这些生长发育关键期得到最佳饮食。理解婴儿营养的基本原则对于解决婴幼儿日益严重的超重和肥胖问题特别重要。喂养方面的决定影响着婴儿增重率，并影响其远期生命结局。

并不是每个婴儿都能适应标准的喂养方式。对于有特殊需求的婴儿，可能需要灵活处理和做出一定的改变。此外，不同的文化背景下有不同的饮食习惯，这时教师要重新思考如何喂养婴幼儿。例如，婴儿从母乳或奶粉过渡到固体食物的进程可能会受不同文化的影响。理解这些差异可以保证教师在照料过程中满足婴幼儿的营养需求。

▌喂养与营养的平衡

喂养关系

这种关系建立在教师和家长对婴儿的喂养需求给予应答的基础上，能提供有效的喂养和良好的营养

婴儿需要良好的喂养关系和恰当的营养以满足成长的需要。这种在婴儿与其家人和照养人之间建立的**喂养关系**对于生长和发育有重要的作用。当教师和家长能够对儿童的喂养需求做出积极的应答时，例如对婴儿的饥饿或满足做出相应的应答，他们之间就建立了良好的喂养关系。温暖、关注的关系有利于有效的喂养。良好的喂养能提供良好的营养，这在婴儿期非常关键，因为婴儿生长最快的时期发生在出生后第一个月。

婴儿通过感官认知世界。当教师与婴儿说话或抱他们时，这些词和触觉刺激有助于"大脑的构建"（wiring of their brains）或者神经发育。把接触、说话和微笑与婴儿喂养相结合，可以为婴儿学习提供机会。在之后添加食物时，婴儿通过食物的气味、颜色、味道和质地来认知环境。如开篇例子所展示的，因为没有好的喂养关系，即便儿童饿了，喂食仍然是个挑战。在喂养孩子时，喂养关系是教师们需要平衡的关系的一部分。教师们了解该给孩子喂些什么也很重要。

婴儿喂养是随着婴儿发展的一个变化的过程。婴儿的需求非常重要，因为不恰当喂养的后果很严重。婴儿的营养需求受到母亲孕前及孕期营养状况的影响。例如，孕期增重过多或过少的孕妇会生出宫内营养过剩或营养不良的孩子（Kleinman，2009；Retnakaran et al.，2012）。这两种情况都会导致婴儿代谢功能的改变，从而增加这些婴儿以后肥胖的风险（Phelan et al.，2011）。孕期贫血的母亲生出的婴儿更容易出现铁储备低。铁不足可能

影响中枢神经系统发育并与婴幼儿发育迟缓相关，包括认知和大运动能力发育延迟。这些不利的延迟可能持续存在，有些甚至是不可逆的（Baker，Greer，& The Committee on Nutrition，2010；Lozoff，2011）。此外，有些婴儿，如早产儿，有营养相关的健康问题。住院期间，与早产有关的并发症可能会影响婴儿生长，所以在早产儿出院后，家人需要确定健康的生长速率。这些婴儿特殊的喂养和营养需求可能要求教师准备特殊的过渡配方奶或提供有更高热量的强化母乳。

最后，教师也帮助营养状况良好的婴儿家长，以继续保持他们的喂养行为，从而帮助婴儿不断成长。必须能识别出每个有特殊营养需求的婴儿，从而为他们提供恰当的喂养计划。在本章，我们将婴儿喂养策略分为两部分进行讨论：出生至 6 月龄和 6 ～ 12 月龄。

▌婴儿喂养：出生至 6 月龄

生后的前 6 个月是生长和发育最快的时期。婴儿出生后胃肠道、免疫系统、神经系统和脑的发育并不完全（Kleinman，2009）。良好的营养是继续支持这些重要系统持续发育的必要条件。事实上，第一年的生长发育是儿童生命中任何其他时间都无法比拟的。到了 5 个月左右，大多数婴儿会长到出生体重的两倍。到 1 岁左右，出生体重增加了约 200%，身长增加了50%（Mahan，Escott-Stump，& Raymond，2012）。大脑的大小在 1 岁时达到 2 倍，6 岁时达到 3 倍，是成人脑大小的 93%（Perneczky et al.，2010；Sinclair & Dangerfield，1998）。为了完成这种快速的生长并为大脑发育提供必要的支持，充足的能量和营养是必需的。

在出生后的前 4 ～ 6 个月，婴儿只需要纯母乳或配方奶，而且因为婴儿的胃很小，所以需要频繁喂养。母乳是最理想的食物，因为它易于吸收，并提供了必需营养素的最理想比例。

母乳喂养婴儿

母乳是婴儿食物的金标准，因为它提供了完美的营养组合来支持最佳的生长和发育。但是，也有很少的情况下是不能母乳喂养的，如母亲是艾滋病病毒（HIV）阳性、吸毒或使用某些处方药（Kleinman，2009）。与配方奶不同的是，母乳中的营养成分随婴儿成熟的需要而改变，纯母乳喂养可满足婴儿生后 6 个月的生长需求（Kleinman，2009；Queen Samour & King，2012）。

母乳喂养的好处

许多卫生组织都推荐母乳作为婴儿食物的首选，包括美国儿科学会

（American Academy of Pediatrics，AAP）、世界卫生组织（World Health Organization，WHO）和营养与膳食协会（原美国膳食协会）（Eidelman，Schandler，& American Academy of Pediatrics，2012；World Health Organization，2011；American Dietetic Association，2009）。一致推荐的是坚持纯母乳喂养约6个月，并在添加辅食的基础上持续母乳喂养到至少1岁（WHO鼓励母乳喂养到2岁及以上）。这是因为母乳提供独有的营养以及营养以外的好处，可以保护健康、促进婴儿理想的生长和发育（Eidelman et al.，2012）。

母乳在营养方面的好处是显著的。母乳中的脂肪构成便于婴儿吸收，并且它的成分特别适合促进脑和视觉的发育（Kleinman，2009）。母乳中的蛋白质成分也比配方奶中的容易消化，并且提供了促进生长的最恰当的量。母乳也含有帮助脂肪、碳水化合物和蛋白质吸收的酶。

初乳

母亲最初产生的乳汁，含有丰富的抗体和保护因子，有助于保障婴儿的健康

母乳的好处并不限于营养方面。初乳，即母亲最早产生的乳汁，含有丰富的保护因子。母乳中的各种成分，包括抗体，有助于预防疾病和感染、过敏性疾病如哮喘，并能预防多种慢性病的发生，如肥胖、1型和2型糖尿病。图3-1展示了与配方奶喂养的婴儿相比，母乳喂养婴儿疾病发生风险降低的情况（与持续母乳喂养有关）。母乳喂养能使常见儿童期疾病的患病风险降低50%～72%，包括耳部感染、呼吸系统感染、胃肠炎（常见的"胃肠流感"时发生的呕吐和腹泻）（American Academy of Pediatrics，2012f）。这对婴儿健康具有显著而重要的作用，对于上班的母亲和他们的单位而言也很重要。

母乳中发现的能够保护婴儿的并不只是抗体。母乳中还包含了其他有生命活性的物质，能刺激免疫系统中最大的器官胃肠道的发育。例如，母乳中发现的低聚糖能帮助婴儿肠道建立有益的微生物菌群（Li et al.，2012）。因为有益的微生物菌群能预防婴儿受到有害病菌的感染，并能增强免疫系统功能，从而抵抗像食物过敏和哮喘这样的慢性健康问题（University of Illinois College of Agricultural，Consumer and Environmental Sciences，2012），这对儿童一生健康都极其重要。母乳的这些好处还包括为坏死性小肠炎（necrotizing enterocolitis，NEC）的高发人群——早产儿提供保护。NEC是一种严重的肠道感染，会导致部分肠管的严重损伤。病情严重的病例需要外科手术切除肠道坏死部分。尽管采用了积极治疗，据估计NEC的病死率仍约为25%（Eisner，2011）。NEC发生的原因目前还不清晰，但研究者估计，给新生儿重病监护病房（neonatal intensive care unit，NICU）的早产儿喂母乳能使NEC的发生减少77%（American Academy of Pediatrics，2012f）。

研究提示，与那些婴儿期没有进行过母乳喂养的儿童相比，母乳喂养的婴儿，特别是早产儿，儿童期智商（intelligence quotient，IQ）测验成绩更好，在认知领域总体上有更好的表现（Guxens et al.，2011；Isaacs et al.，

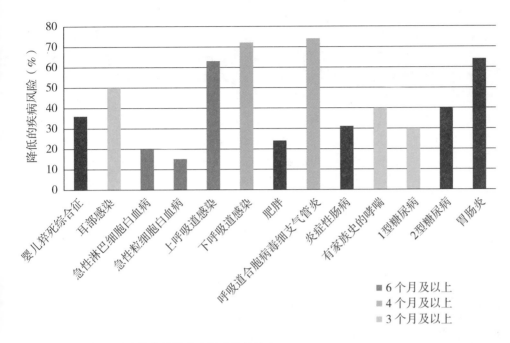

图3-1 与持续纯母乳喂养有关的疾病风险降低情况

来源：Based on American Academy of Pediatrics（2012）. "Policy Statement Breastfeeding and the Use of Human Milk," Pediatrics, 129（3）pp. e827–e841（doi:10.1542/peds.2011-3552）. Ip, S., Chung, M., Raman, G., Chew, P., Magula, N., DeVine, D., Trikalinos, T., & Lau, J. Breastfeeding and maternal and infant health outcomes in developed countries. （2007）. Rockville（MD）: Agency for Healthcare Research and Quality（US）；（Evidence Reports/Technology Assessments, No. 153.）from http://www.ahrq .gov/downloads/pub/evidence/pdf/brfout/brfout.pdf; American Academy of Pediatrics. （2012）. "Executive Summary: Breastfeeding and the Use of Human Milk," Pediatrics, 129（3）pp. 600–603 from www2.aap.org/breastfeeding/files/ . . . /Breastfeeding- 2012ExecSum.pdf.

2010；Kramer et al.，2008）。此外，还有迹象表明母乳喂养能预防发育延迟，促进大运动和言语的发育（Dee，Li，Lee，& Grummer-Strawn，2007）。

　　母乳在维持幼儿健康体重上同样扮演了重要角色。很多研究表明，母乳喂养能使婴儿超重或肥胖的概率降低15% ~ 25%，并且母亲的时间越长，保护作用越大（Koletzko et al.，2009）。教师在照顾母乳喂养儿时也会直接受益。母乳喂养的婴儿更不容易患感冒、耳部感染、上呼吸道感染和哮喘。另外，儿童和成人食品项目（Child and Adult Care Food Program，ACFP）也支持母乳喂养。CACFP是一个儿童营养项目，对营养丰富食物的花费予以报销。CACEP为将母乳装在瓶子里喂给婴儿的项目提供补助，从而减少了项目用于购买配方奶的花费。然而，如果母乳喂养的母亲在儿童保健机构照料婴儿的话，是不能获得CACEP补助的（U.S. Department of Agriculture，Food and Nutrition Service，2000）。图 3-2 总结了母乳与婴儿配方奶相比较的一些健康成分。

母乳与配方奶的比较：

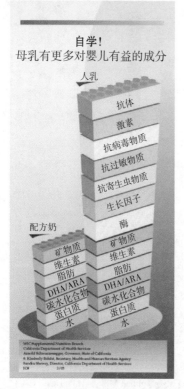

图3-2　母乳的有益成分

来源:Used courtesy of the WIC Supplemental Nutrition Branch of the California Department of Health Services.

母乳喂养率

　　过去20年中，美国的母乳喂养率呈上升趋势。1972年，22%的美国母亲在婴儿出生时进行母乳喂养（Wright & Schanler，2001）。2008年，美国疾病预防控制中心（Centers for Disease Control and Prevention，CDC）全国免疫调查的汇总数据显示，这一比例增加到约75%。这并没有达到《健康美国2020》（*Healthy People 2020*）的要求，其目标是让81.9%的母亲进行母乳喂养（Centers for Disease Control and Prevention，2011b）。尽管母乳喂养率有所改善，但是到婴儿3月龄时能够坚持纯母乳喂养的母亲仅有35%。在美国，非医院分娩的黑人母亲、较低的社会经济水平、20岁以下和（或）未婚母亲启动母乳喂养的比例更低（Centers for Disease Control and Prevention，2011b）。

母乳喂养实践的文化挑战

　　文化观念是影响母乳喂养和喂养时间长度的因素。西班牙裔妇女中，移民到美国者比一直生活在美国者更易进行母乳喂养并且母乳喂养的时间更长（Gill，2009；Sparks，2011）。尽管美国非西班牙裔黑人妇女启动母乳喂养的比例较低，但近些年，这一人群有了很大的改变，从1993—1994年的36%提高到2005—2006年的65%（McDowell，Wang，& Kennedy-Stephensn，2008）。此外，在美国居住的国外出生的母亲比美国出生的母亲更多地进行母乳喂养（Pak-Gorstein，Haq，& Graham，2009）。这反映出在美国的文化中，虽然已经促进母乳喂养，但母乳喂养可能仍被认为是一种选择，而不是喂养婴儿的常规做法。

　　不同文化背景对护理人员的母乳喂养实践产生了积极和消极的影响。例如，信仰伊斯兰教的妇女打算给婴儿母乳喂养到2岁，她们信仰的宗教支持她们这样做（Shaikh & Ahmed，2006）。然而，传统的穿着减少了她们在太阳下暴露的机会，可能导致这些母亲缺乏维生素D。这可能导致婴儿从母乳中得到的维生素D较少，引起维生素D缺乏（Allali et al.，2006；Haggerty，2011）。在斋月，穆斯林们从太阳升起到太阳落下前都会禁食。尽管这一信条不包括母乳喂养的母亲，仍有一些人会因为精神方面的因素而禁食，即使她们意识到这样会影响奶量并可能增加配方奶喂养（Al-Oballi Kridli，2011）。一些西班牙裔母亲认为愤怒或震惊会对母乳产生不良影响，由于害怕母乳对婴儿有害，她们会选择不喂或断奶。亚裔母亲也相信泌乳需要"重要的能量"，当身体"不平衡"时，母乳对婴儿有害（Pak-Gorstein et al.，2009）。美国本土居民的母乳喂养率较低（2005年约为65%）。但是近几年母乳喂养随着传统价值观的回归而复苏，伴随着这种趋势，人们

如果……

　　你用奶瓶给2个月的婴儿喂母乳时，母亲在场并想自己照顾婴儿，你将怎样回应？这次喂养能算作CACFP的补偿喂养吗？你该怎样得到一个确切的答案？

对母乳喂养重要性的认识不断增加，母乳喂养率也有所增加（2007 年为74%）（Centers for Disease Control and Prevention，2011a）。图 3-3 来自美国卫生与人类服务部妇女健康办公室，图中显示了结合美国本土文化的母乳喂养实践好处，以及能使正在考虑是否进行母乳喂养的母亲产生共鸣的信息。利用美国传统文化促进母乳喂养时，应考虑家庭成员的影响，如祖母、姑姑和爸爸。家庭支持能促进婴儿喂养方式的改变，包括母乳喂养的启动（Dellwo，Houghton，& Graybeal，2001；Horodynskia，Calcaterab，& Carpenter，2012）。

教师学习了母乳喂养的文化视角后，能更好地帮助家庭理解和建立健康的喂养行为。这可以通过照养婴儿时密切的交流和敏感而尊重的可变的

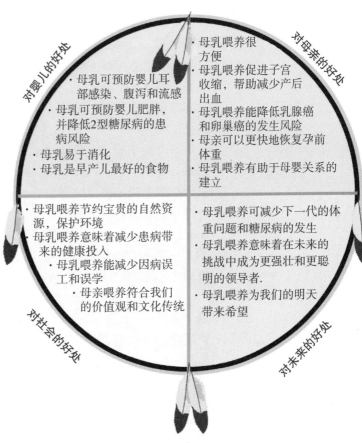

母乳是婴儿的天然食品

母乳喂养使我们的人民和传统强大。

对婴儿的好处
- 母乳可预防婴儿耳部感染、腹泻和流感
- 母乳可预防婴儿肥胖，并降低 2 型糖尿病的患病风险
- 母乳易于消化
- 母乳是早产儿最好的食物

对母亲的好处
- 母乳喂养很方便
- 母乳喂养促进子宫收缩，帮助减少产后出血
- 母乳喂养能降低乳腺癌和卵巢癌的发生风险
- 母亲可以更快地恢复孕前体重
- 母乳喂养有助于母婴关系的建立

对社会的好处
- 母乳喂养节约宝贵的自然资源，保护环境
- 母乳喂养意味着减少患病带来的健康投入
- 母乳喂养能减少因病误工和误学
- 母亲喂养符合我们的价值观和文化传统

对未来的好处
- 母乳喂养可减少下一代的体重问题和糖尿病的发生
- 母乳喂养意味着在未来的挑战中成为更强壮和更聪明的领导者.
- 母乳喂养为我们的明天带来希望

我们都是在母亲天空下旋转起舞的孩子。
——肖尼族谚语

图3-3 美国印第安和阿拉斯加原住家庭的母乳喂养指导

来源：U.S. Department of Health and Human Services, Office on Women's Health, An Easy Guide to Breastfeeding for American Indians and Alaska Native Families, retrieved June 1, 2012 from http://www.womenshealth.gov/publications/our-publications/breastfeeding-guide/Breastfeeding-Guide-NativeAmerican-English.pdf.

理论和方法来实现。教师与家庭成员进行互动以及关于母乳喂养的支持性讨论，可增加母亲进行母乳喂养的可能性，并且延长母乳喂养的时间。

支持母乳喂养母亲

教师是母亲喂养支持系统中的重要部分。他们能对母亲持续母乳喂养起到积极的作用。WHO强调这种影响能促进婴儿的喂养，并对支持母乳喂养母亲返回工作岗位有重要作用（World Health Organization，2010；World Health Organization & UNICEF，2003）。此外，在美国疾病预防控制中心促进母婴健康的目标中开发了一个母乳喂养报告卡，可以评估地区和全国的母乳喂养趋势。指标之一是基于美国育儿健康安全资源中心的最佳养育标准，评价全国支持母乳喂养的儿童保健制度（Center for Disease Control and Prevention，2011a；National Resource Center for Health and Safety in Child Care and Early Education，University of Colorado Denver，2011）。《患者保护和可支付保健法案》实施后，更多的母亲向儿童保健工作者请求帮助，以维持母乳喂养。这一健康保险改革法案于2010年由国会通过，并由奥巴马总统签署生效。法案第4207条要求单位为那些给1岁以内婴儿哺乳的母亲提供休息时间和卫生间以外的私密空间用于挤奶（United States Breastfeeding Committee，2011）。此外，这一法案还明确提出母乳喂养的母亲应得到泌乳师等经过培训的卫生保健人员的支持和咨询指导，并得到吸奶器等母乳喂养设备。为妇女提供这类服务的原因是，母乳喂养是保护母婴健康的有效预防策略（U.S. Department of Health and Human Services，2012）。

研究表明有"自信做出承诺"的女性更容易母乳喂养成功（Avery，Zimmermann，Underwood，& Magnus，2009）。能分享婴儿保健知识的教师可以为母亲提供这种信念的正向支持。美国幼儿教育委员会以及其他健康专业人士为婴幼儿机构支持母乳喂养提供了具体的指南（National Association for the Education of Young Children，2012）。"政策要点"部分展示了一项支持母乳喂养的试点项目。通过建立这样一个政策来加强项目对家庭的责任并概述教师和其他项目成员的职责。

支持母亲的第一步可能发生在婴儿登记报到之前。对于很多决定参加这个项目的家庭来说，教师要为他们提供使婴儿从容地从母乳喂养过渡到奶瓶喂养的建议。图3-4提供了帮助婴儿习惯用奶瓶吃母乳的建议。

母乳喂养支持对于即将返回工作岗位的母亲非常重要，她们需要面对新的日程表、睡眠不足以及工作环境中的障碍。尽管返回工作岗位的决定并不影响母乳喂养的启动，但母亲停止母乳喂养的时间通常与她们返回工作岗位相关联（Ogbuanu，Glover，Probst，Liu，& Hussey，2011）。教师是这一关键时期支持的重要来源。当母乳喂养的母亲接送婴儿时，教师可以给母亲安排一个舒适、私密的空间，来帮助她们母乳喂养。欢迎母亲在午

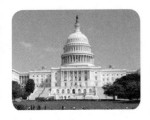

政策要点　婴幼儿机构支持母乳喂养

阳光儿童保健中心（Sunshine Child Care）认为母乳喂养的全国性健康教育是支持渴望母乳喂养和正在母乳喂养的母亲的重要保证。为促进和支持这一理论，爱婴项目提供了舒适而符合文化特点的环境，并且符合如下政策：

1. 为母亲提供母乳喂养或挤奶的私密空间，这个地方有舒适的椅子、洗手用的水和电源插座。

2. 允许母亲把母乳储存在中心的冰箱。所有母乳将单独储存在干净的容器内并标注有婴儿姓名和挤奶日期。

3. 所有员工都将接受母乳喂养政策的培训，包括与母乳有关的正确操作。具体的信息来源如下：

美国儿科学会（The American Academy of Pediatrics，AAP）

www.healthychildren.org/English/ages-stages/baby/breastfeeding/Pages/Storing-and-Preparing-Expressed-Breast-Milk.aspx

美国疾病预防控制中心（Centers for Disease Control and Prevention，CDC）

www.cdc.gov/breastfeeding/recommendations/handling_breastmilk.htm

Caring for Our Children: National Health and Safety Performance Standards（CFOC）

http://nrckids.org/CFOC3/HTMLVersion/Chapter04.html#4.3.1.3

NAEYC 建议（as outlined in Health Standard 5.B.09）：

www.naeyc.org/files/academy/file/All Criteria Document.pdf

4. 母乳储存依照 AAP、CDC、CFOC 和 NAEYU 最新的推荐标准。如果这些推荐不一致，应使用最新且最严格的指南。

储奶和挤奶的推荐意见：

- 如果可能，将挤出的奶在 24 小时内用完。
- 如果在 48 小时内没有用完，母乳要丢弃。
- 24 小时内不用的母乳要冷冻。
- 母乳可放在冰箱冷藏室或温水中解冻。不能使用微波炉解冻，因为那样会使局部过热而烫伤婴儿的嘴，并破坏母乳中的一些有益成分。
- 解冻的母乳存放不超过 24 小时。
- −18℃下冷冻的母乳储存不超过 3 个月。
- 解冻后的母乳不能再冷冻。
- 任何在外面放置了 1 个小时或喂后超过 1 小时的母乳均不能再使用。
- 不要使用破损的瓶子储存母乳。

5. 所有工作人员要接受"协调婴儿喂养与母乳喂养母亲工作安排"的培训。

- 工作人员要通过制订喂养计划，帮助母亲和婴儿轻松过渡到母亲的工作状态。
- 工作人员在母亲到来前的短时间内不要喂婴儿。
- 工作人员不要浪费母乳。

6. 通过与母亲分享信息来支持和促进母乳喂养，通过邮寄宣传单来增强阳光儿童中心母乳喂养的理念，并把相关政策纳入家长手册。

7. 项目负责人有责任维持和更新相关政策，以保证符合标准。

来源：Storing and Preparing Expressed Breast Milk, by American Academy of Pediatrics, 2011 retrieved June 2, 2012, from http://www.healthychildren.org/English/ages-stages/baby/breastfeeding/Pages/Storing-and-Preparing-Expressed-Breast-Milk.aspx; Centers for Disease Control and Prevention, http://www.cdc.gov/breastfeeding/recommendations/handling_breastmilk.htm; Caring for our Children: National Health and Safety Performance Standards 2012 retrieved June 2,2012, from http://nrckids.org; Academy for Early Childhood Program Accreditation: Standard 5: NAEYC Accreditation Criteria for Health Standard, by the National Association for the Education of Young Children, 2012, retrieved June 2, 2012, from http://www.naeyc.org/files/academy/file/AllCriteriaDocument.pdf; Model Health Breastfeeding Promotion and Support Policy for Child Care Programs, by Public Health: Seattle and King County, 2012, retrieved June 2, 2012, from http://www.kingcounty.gov/healthservices/health/child/childcare/modelhealth.aspx; and Ten Steps to Breastfeeding Friendly Child Care Centers, by the Wisconsin Department of Health Services, 2009, retrieved June 2, 2012, from http://www.dhs.wisconsin.gov/health/physicalactivity/pdf_files/BreastfeedingFriendlyChildCareCenters.pdf.

图3-4   可与家长分享的关于如何从母乳喂养过渡到奶瓶喂养的小技巧

1. 早开始但不要太早：婴儿逐渐习惯他们所知道的工具并对通过乳头吃母乳发展出强烈的偏好。在 4 周左右，婴儿已掌握母乳喂养，母亲的母乳支持通常也很好地建立了。这是尝试给婴儿使用奶瓶喂母乳的好时候，因为婴儿还能逐渐开启这一选择。

2. 持续：给婴儿每天或隔天使用奶瓶喂母乳，以保持婴儿习惯使用奶瓶的奶嘴。

3. 寻求帮助：婴儿更容易接受其他家庭成员或朋友用奶瓶喂养，而不是母亲。

4. 选择合适的时间：不要在婴儿太饿或情绪不好时喂。

5. 耐心，不要让刺激升级：用温柔鼓励的方式持续给婴儿奶瓶。婴儿会逐渐开始使用奶嘴。如果有太多压力或者过渡时太紧张，婴儿可能一看到奶瓶就开始紧张。

来源：Making the Transition from Breast to Baby Bottles, by W. C. Fries, 2011, retrieved June 3, 2012, from http://www.webmd.com/parenting/baby/bottle-feeding-9/weaning-from-breast; and Starting Solid Foods, by the American Academy of Pediatrics, 2011, retrieved June 3, from http://www.healthychildren.org/English/agesstages/baby/breastfeeding/pages/Introducing-the-Bottle.aspx.

休时回来，也能帮助母亲持续提供母乳和维持母乳喂养。

教师的另一个重要贡献是把孕妇和婴儿母亲与社区组织和资源连接起来，以促进和支持母乳喂养。例如，在开始的案例中，Manuel 的第一天很困难，因为没有做好过渡计划。Amelia 和 Lucia 认识到由于 Lucia 要去工作，她们应该寻找给 Manuel 提供母乳的方法。Amelia 提供了各种资源的电话号码：泌乳咨询师、营养学家、县妇幼办公室和国际母乳会。她告诉 Lucia 这些资源能帮助她找到为 Manuel 挤奶的信息和指导。她们坐下来讨论如何协调 Manuel 的喂养与 Lucia 的工作安排。Lucia 决定用她工作间隙的半小时休息时间挤奶以替代配方奶，然后由 Amelia 来给 Manuel 喂奶。Lucia 还打算在上班前和接 Manuel 后照顾他。她们尝试并成功地实施了这些新策略。另外一个好处就是 Manuel 的胃部不适也好了。新喂养关系中的三个人都很高兴。

如果……

你在照顾的母乳喂养婴儿很饿并正在哭，但你知道母亲会在半小时内到达，之后就会给孩子喂母乳。这种情况下你怎么办？

母乳的安全处理

从母亲提供母乳到喂给婴儿，教师应有具体的预防措施来保证挤奶、储存和喂奶的安全。教师在处理母乳前必须洗净双手。CDC 认为母乳不是体液而是食物，所以处理母乳时不必戴手套，而且可以像其他食物一样放在冰箱里安全储存（Centers for Disease Control and Prevention，2010）。母乳应装在干净的容器内，如可直接倒入瓶子的专门用于储存母乳的耐用塑料袋。不要把母乳储存在污染的容器中，容器上要清楚地标记婴儿的名字和挤奶的日期。

在婴儿到达托儿所后，母乳应立即储存在冰箱，直到喂奶时间。参考

"政策要点"，其中包括了母乳储存和挤奶指南。通过使用安全的挤奶技术，母乳喂养婴儿的母亲和看护人能够保证挤奶的质量和婴儿的健康。

与配方奶不同，母乳不是一个标准的产品。当婴儿刚出生时，初乳可以是白色或者亮黄色。成熟乳的颜色随母亲摄入食物或补充品的不同及脂肪含量不同而变化。在储存容器中，母乳中的脂肪会在上方。脂肪量取决于挤出的**前奶**和**后奶**的量。前奶富含水和营养物质，当婴儿吸吮时最先分泌。后奶来自乳房后部，富含脂肪和热量，并在婴儿吸吮和挤奶的后期分泌。轻摇奶瓶可以使奶中脂肪重新混匀，并有助于婴儿获得。应鼓励母亲将奶挤出和储存在 2 盎司（译者注：约为 58.6ml）的小容器以及较大的容器中，小容器储存的奶可供教师在婴儿需要少量时使用，这样做可以避免浪费这些宝贵的食物。

母乳喂养婴儿重要的营养素

尽管母乳为满足婴儿的健康需求提供了完美的营养物质，但随着婴儿的成熟，在母乳喂养的同时还需要特别注意一些膳食建议。

维生素 D　母乳不是维生素 D 的丰富来源。维生素 D 是促进钙吸收并帮助骨骼和牙齿强壮的重要维生素。当皮肤暴露在阳光下时，维生素 D 在体内产生。但婴幼儿，特别是那些在阳光下暴露较少和黑色皮肤的儿童，有发生佝偻病的风险，这是一种与骨骼异常钙化和发育有关的缺乏性疾病。因此，美国儿科学会建议所有母乳喂养的婴儿每天补充 400IU 的维生素 D（American Academy of Pediatrics，2011）。

维生素 B_{12}　缺乏维生素 B_{12} 主要影响那些母亲是素食者的母乳喂养婴儿（素食者指不吃任何动物来源食物的人，包括奶类或蛋类），会导致其发生一种损害神经系统发育的贫血。因此，应鼓励素食母亲补充维生素 B_{12}（Roed，Skovby，& Lund，2009）。

铁　婴儿出生前将铁储存在肝内。此外，母乳中的铁易于吸收并能满足婴儿 6 个月左右的需求。但到了 6 月龄（早产儿更早些），婴儿的铁储备耗尽。铁不足会影响生长和认知的发育。有铁缺乏或贫血的婴儿容易疲倦和烦躁，并由于免疫力低下而增加患病风险。因此，引入含铁丰富的食物很重要，如添加强化铁的米粉和肉类来补充婴儿从母乳中摄入铁的量（Przyrembel，2012）。这一年龄段不推荐摄入全牛奶，因为它会导致肠出血，增加贫血的风险（Kleinman，2009）。

锌　锌是生长和保持免疫系统功能的重要物质。母乳中的锌容易吸收，并能满足婴儿 6 个月内的需求。但较大的母乳喂养婴儿所需要的锌要从肉和强化锌的米粉中获得（American Academy of Pediatrics，2012e；Kleinman，2009）。

注意，婴儿对铁和锌的需要与固体食物添加是同步的。固体食物引入

如果……

你注意到冰箱里有一瓶母乳但是没有标记挤奶时间，你该怎么办？

前奶

富含水和营养成分，在婴儿开始吸吮时分泌

后奶

来自乳房后部，富含脂肪和热量，并在婴儿吸吮和挤奶的后期分泌

较晚会导致这些营养素的摄入不理想。

人工喂养婴儿

一些婴儿通过配方奶获得营养物质。配方奶是一种用来替代母乳的大量生产的产品。尽管母乳是最好的食物，但婴儿也能通过摄入配方奶茁壮成长。母亲可能因为一些原因而选择婴儿配方奶。例如，感染 HIV 或肺结核活动期的妇女不能母乳喂养（Mahan et al.，2012）。尽管母亲使用的大多数药物治疗是可接受的，但也有些是不安全的，并能通过乳汁对婴儿产生副作用。在这些情况下，母亲应向医务人员咨询并与他们讨论自己的情况。

一些母亲担心母乳可能含有某些污染物如化学制剂和杀虫剂，因此可能不选择母乳喂养。最近一项研究表明，在想知道母乳是否被污染的母乳喂养母亲中，超过 3/4 的人说如果知道自己的母乳中含有有害物质，她们会考虑尽早断奶（Geraghty，Khoury，Morrow，& Lanphea，2008）。"安全环节"提供了母乳污染物相关危险的确切背景信息。无论母亲选择何种方式喂养——母乳、婴儿配方奶或混合喂养——都应对她们的决定给予支持。

婴儿配方奶的种类

与母乳一样，婴儿配方奶能满足婴儿 6 个月内的营养需求。市面上有各种婴儿配方奶。婴儿配方奶可能在碳水化合物、蛋白质和脂肪的类型上不同。下面将介绍几种不同类型的婴儿配方奶。

改良牛奶基的配方奶　改良的牛乳是最常见的商业配方奶。它将牛乳的蛋白质、脂肪和碳水化合物改变为容易吸收的形式。一些牛奶基的配方奶是不含乳糖的，可供少量乳糖不耐受的婴儿使用。这种产品不适用于对奶过敏的婴儿，因为它含有牛乳蛋白。增稠的牛乳配方奶可供有胃食管反流的婴儿使用。这些产品添加了大米淀粉，可使其在胃里更黏稠，以减少吐出并有助于保留配方奶（Adler & Dickinson，2009）。

豆基配方奶　豆基产品是 20 世纪 60 年代发展起来的，用于对牛乳过敏或有乳糖不耐受的婴儿。关于"豆基配方奶可用于牛乳过敏的婴儿"这一观点，如今也很少被接受了，因为研究表明有 30% ～ 64% 的牛乳不耐受婴儿也不耐受豆基配方奶（这类不耐受可导致小肠结肠炎，或小肠和结肠的炎症）。此外，10% ～ 14% 牛乳蛋白过敏的婴儿会继发豆蛋白质过敏（Bhatia & Greer，2008；Queen Samour & King，2012）。豆基配方奶常用于素食家庭。

低敏配方奶　低敏配方奶中含有的蛋白质已经被降解成肽和氨基酸等更小的成分，从而使其较少导致过敏反应并更容易吸收。这些产品被发展为用于牛乳或豆类过敏的儿童，以及因胃肠道疾病或肝病导致吸收有问题的婴儿。

低敏配方奶有两类。完全水解奶是把蛋白质降解成氨基酸或小肽，而

安全环节 母乳和环境污染物

母乳是为婴儿提供营养的最理想的方式，得到了权威卫生机构的推荐。但母亲和照料者可能想知道环境污染产生的污染物是否给母乳的安全带来潜在的危险。在空气、水和食物中都能找到污染物。母亲吃的食物或饮料中也可能包含这些污染物，这些污染物会储存在体内并通过乳汁传递给婴儿。

这些污染物对健康的威胁目前并不是很清楚，因为很难确定污染是与婴儿出生前的胎儿期暴露有关，还是与出生后母乳喂养有关。幸运的是，随着 30 ~ 40 年来对其生产和使用的常规监管，这些污染物的水平已经降低。2001 年，斯德哥尔摩会议，一个聚焦于降低全球环境污染物的组织，制定了一个国际公约，使全球协作解决这些问题。这些行动已经起到了积极的作用。最近研究显示，瑞士妇女母乳中污染物的量显著降低，美国孕期妇女暴露于这些污染物的水平也有所降低。值得注意的是，目前发现，只有在母亲本身因有毒暴露而患病时，被污染的母乳对婴儿的作用才会显现出来。

尽管有环境污染的可能，世界卫生组织和 CDC 仍强烈推荐母乳喂养，因为母乳喂养的巨大好处远高于潜在的风险。

来源："Persistent Organochlorine and Organobromine Compounds in Mother's Milk from Sweden 1996–2006: Compound-specific Temporal Trends," by S. Lignell, M. Aune, P. O. Darnerud, S. Cnattingius, and A. Glynn, 2009, Environmental Research, 109(6), pp. 760–767; "Environmental Contaminants in Breast Milk," by K. Nickerson, 2006, Journal of Midwifery & Women's Health, 51(1), pp. 26–34; Fact Sheet: What Is the Stockholm Convention? by the Stockholm Convention, 2011, retrieved June 3, 2012, from http://chm.pops.int/Portals/0/LiveContent/1847/Images/f4b.JPG; "Serum Concentrations of Selected Persistent Organic Pollutants in a Sample of Pregnant Females and Changes in Their Concentrations During Gestation," by R. Y. Wang, R. B. Jain, A. F. Wolkin, C. H. Rubin, and L. L. Needham, 2009, Environmental Health Perspectives, 117, p. 1244. Chemicals in breast milk: Not a risk, by the American Academy of Pediatrics, 2011, retrieved June 3, 2011, from http://www.aap.org/en-us/about-the-aap/aap-press-room/aap-press-room-media-center/Pages/Breastfeeding-and-Chemicals.aspx; and Exposure to environmental toxins: Do chemicals in the environment pass to infants through breast milk? by the Centers for Disease Control and Prevention, 2010, retrieved June 4, 2012, from http://www.cdc.gov/breastfeeding/disease/environmental_toxins.htm.

为非常敏感婴儿设计的以氨基酸为基础的配方奶或元素配方奶只包括氨基酸。另一类配方奶包括部分水解蛋白，这种配方奶中的蛋白质并没有被完全破坏，因此不能用于对牛奶蛋白质过敏的婴儿（Academy of Nutrition and Dietetics，2012；Kleinman，2009）。

早产儿奶粉 这种配方奶是为支持早产儿更高的营养需求而设计的。与标准配方奶相比，它提供了更高的热量、更多蛋白质，增加了一些维生素和矿物质的含量（Queen Samour & King，2012）。例如，标准配方奶和母乳中每盎司（译者注：约 29.3ml）含 20 卡路里热量，早产儿配方奶中为 22 ~ 24 卡 / 盎司。一些极低体重儿可能需要消耗更高浓度的配方奶或添加了碳水化合物和脂肪的配方奶，添加碳水化合物和脂肪是为了增加能量密度。在准备配方奶时如果不按标签上的调配说明配制，则需要按医务人员开的处方来配。

后继婴儿配方奶 这种配方奶用于较大婴幼儿（9 ~ 24 月龄），他们已经开始吃辅食但尚未完全满足营养需求。尽管不同品牌的营养成分会有

配方奶不耐受

婴儿出现与食用配方奶有关的困难和症状

所变化，但这种配方奶一般比全奶有较高的铁、钙和维生素。AAP 声明尽管这些产品有丰富的营养，但与母乳或配方奶配合健康饮食相比，没有显著优势（Kleinman，2009）

　　所有婴儿配方奶都受美国食品药品监督管理局的监管。配方奶的维生素和矿物质都遵守 FDA 的规定，这些规定中的营养水平能确保所有配方奶对婴儿是安全的并且营养全面（Food and Drug Administration，2011）。婴儿家长在咨询他们的儿童保健医生后可进行配方奶的选择。指导配方奶的选择时主要是确定哪种配方奶最适合孩子。婴儿在托幼机构应使用和家中所用相同类型的配方奶。

配方奶不耐受

　　当婴儿出现与食用配方奶有关的困难和症状时为**配方奶不耐受**。当婴儿出现过度排气、胀气、腹泻、腹部疼痛、呕吐、过度哭闹、皮疹或过敏症状时，教师要及时通知家长。

　　对于教师和家长来说，识别婴儿的配方奶不耐受通常是个挑战。正常婴儿也有哭闹、呕吐、排气和腹泻的行为。通常好心的母亲会换不同的配方奶来尝试解决这些发现的问题。一项最近的研究表明，母亲在察觉到配方奶不耐受时更可能换奶粉而不是看医生，这表明有时母亲会选择不必要或者更昂贵的奶粉，但这些都是没有根据的（Berseth，Mitmesser，Ziegler，Marunycz，& Vanderhoof，2009）。随着时间的推移，教师可以从许多婴儿中获得经验。他们能告诉家长哪些是婴儿正常的行为，如果他们怀疑有配方奶不耐受，可直接建议家长去咨询医务人员。

婴儿配方奶的形式

　　婴儿配方奶目前有三种不同的形式：

- 液态成品奶（Ready-to-feed）：这通常是最贵的，不需要调配。
- 罐装浓缩奶 / 液态浓缩奶（Canned concentrate）：这种配方奶要将水加入浓缩奶中。
- 奶粉（Powdered）：这是配方奶中最便宜的形式，要求将奶粉与水混合。

　　家长可根据方便程度的需求和价格考虑，选择配方奶的类型。如果是被国家认证要求或者没有足够的空间来准备配方奶，某些托儿所可能只提供液态成品奶。

婴儿配方奶的安全调配

在准备婴儿配方奶时要保证各步骤的安全卫生。要准确测量配方奶和水，测量不准确会导致危险。如果配方奶中加入了太多的水，将导致热量和营养成分的浓度降低而不能满足婴儿的需要，从而导致生长不足；如果配方奶太浓，可引起腹泻和脱水，并可能导致过高的能量负荷。配方奶的准备方法指南随配方奶的形式（液态成品奶、液态浓缩奶或奶粉）而变化。图 3-5 提供了用标准液态浓缩奶准备配方奶的一般规则。如果使用奶粉，最重要的是用桶内提供的勺子，因为不同品牌和类型的配方奶包装内的勺子大小会有细微的变化。由于粉状婴儿配方奶不能消毒，所以要小心操作。在准备配方奶时，阅读产品说明书很重要。

美国育儿健康与安全资源中心是儿童早期教育项目的一个有价值的资源。它提供了关于健康和安全标准的在线读物，名为 *Caring for Our Children：National Health and Safety Performance Standards：Guidelines for Out-of-Home Child Care Programs*（第 3 版）（American Academy of Pediatrics，American Public Health Association，and National Resource Center for Health and Safety in Child Care and Early Education，2011）。这一资源提供了在托幼机构建立制度和程序的指南，包括婴儿配方奶准备的方法和给婴儿提供营养餐等其他许多方面。世界卫生组织也提供了儿童保健机构安全调配婴儿奶粉的指南。相关资源见本章末。

理解喂养关系

在照料儿童的许多快乐中，喂养小婴儿是其中之一。他们吸吮母乳或配方奶时表现出的满足是一种回报。这是教师和婴儿在放松而享受的情形下建立一对一关系的重要时刻。给婴儿喂奶要选择固定的地点，如摇动或舒适的椅子，来享受与婴儿交流的愉快时刻。看着婴儿的眼睛，也让他（她）凝视你，你们之间就会建立信任和欣赏的积极关系。在这种交互作用下，教师能学会识别婴儿吃饱或饥饿的喂养提示。

喂奶提示

教师要能识别需要喂奶的提示从而满足婴儿的需求。尽管在发育过程中婴儿表现出共同的特征，但也展现出各异的个体特征和成熟程度，这些特征和成熟度会影响喂养的暗示，因此每一个喂养关系都是唯一的经历。婴儿与生俱来的本能

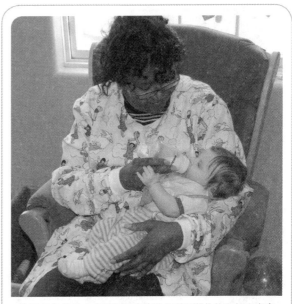

教师和儿童形成亲近的喂养关系有利于婴儿的生长和发育

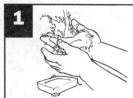 用肥皂和温水清洗手、胳膊和指甲缝。冲洗干净。清洁并消毒工作台。

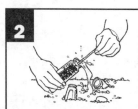 用奶瓶和奶嘴刷清洗奶瓶和奶嘴，用前在热的肥皂水中清洗奶瓶帽、连接环和备用器具，冲洗干净。

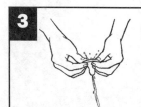 从奶嘴孔挤出清水，确保奶嘴畅通。

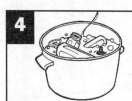 把奶瓶、奶嘴、奶瓶帽、连接环放在锅中，用水没过。将锅加热并煮沸5分钟。用干净的夹子取出，晾凉并干燥。

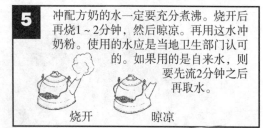 冲配方奶的水一定要充分煮沸。烧开后再烧1~2分钟，然后晾凉。再用这水冲奶粉。使用的水应是当地卫生部门认可的。如果用的是自来水，则要先流2分钟之后再取水。
烧开   晾凉

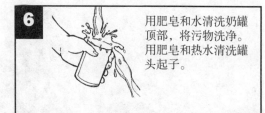 用肥皂和水清洗奶罐顶部，将污物洗净。用肥皂和热水清洗罐头起子。

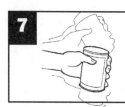 将液态奶罐摇匀后打开。

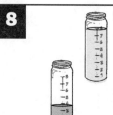 将需要的配方奶量倒入干净的有刻度的奶瓶中，以测量奶和要加入的凉开水的量。如倒入4盎司（译者注：约120ml）的配方奶，也需加入4盎司的水。

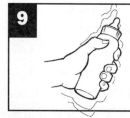 将奶嘴和连接环接在奶瓶上，摇匀，准备马上喂奶。如果罐中留有配方奶，盖好并放在冰箱中准备下次用。开盖后48小时内用完。

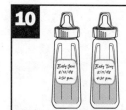 如果一次准备多瓶奶，要在每个奶瓶上拧好奶嘴并加盖。标记出每个奶瓶的婴儿名字、配置日期和时间。

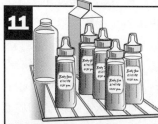 放在冰箱内保存，并在48小时内用完；不要把配方奶放在室温下保存。用温水温奶，不要用微波热奶。

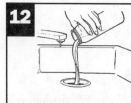 扔掉喂奶后奶瓶中剩下的配方奶，或者1小时以上没在冰箱中保存的配方奶。将未开封的液态浓缩奶放在阴凉、干燥的室内食品储存架上。在保质期内使用。

图3-5   标准液态浓缩强化铁婴儿配方奶的配备流程（用玻璃或硬塑料奶瓶）*

来源：USDA Infant Nutrition and Feeding: A Guide for the use of WIC and CSF programs, WIC Works Resource System, 2009, retrieved June 10, 2012, from http://wicworks.nal.usda.gov/infants/infant-feeding-guide.

* 液态成品奶和婴儿配方奶粉的配备说明也能在这个网页上找到。

是饿的时候哭。然而，婴儿哭也可以有许多的原因。照料者必须学会发现婴儿想传递的信息的细微差别。这种理解很重要，因为婴儿要完全依赖成人来满足其生活中所有生理和情感的需要。

饥饿和满足的信号

有效识别婴儿饥饿和满足（饱）的信号能减轻婴儿的压力并建立喂养关系。婴儿不能用语言表达，这就意味着教师必须完全依赖身体语言和行为来识别所有需求。尽管每个婴儿有自己表达需求的特有方式，但当婴儿饥饿或吃饱时也会有一些常用的信号。表 3-1 提供了与婴儿吃饱和饥饿有关的常见行为列表。

饥饿时，一些婴儿会表现得非常焦虑。他们会大声哭闹，因此，吃到母乳或奶瓶时可能会吸进空气，这反过来会导致胃胀气、反流以及更多的哭闹。回顾开篇时的案例，Manuel 第一天非常难过，因为他到了一个新的环境，并且喂养也延迟了。从上面来看，他想要母乳来安慰却被给予一个装着配方奶的奶瓶。他自己处于极度烦躁的状态而吸入了空气，导致他吐

表3-1　理解婴儿饥饿和吃饱的信号

饥饿的信号	吃饱的信号
早期信号	
警觉并看着照料者	停止吸吮
四肢的活动增加	把嘴巴闭起来
用嘴咂嘴唇、手指或拳头	脸转向一边
寻找	吐出或者玩乳头
咕哝声	入睡
张大嘴巴	四肢放松
激动	
嘴做吸吮的动作	
伸向母亲或乳房	
晚期信号	
表现出紧张	身体弓起来，脸转向一边
剧烈地哭闹	当重复试着给奶瓶时婴儿变得急躁
发抖	哭

来源：Infant feeding, 2012, California Department of Public Health, retrieved June 10, 2012, from http://www.cdph.ca.gov/programs/NutiritionandPhysicalActivity/Documents/MO-NUPA-InfantFeedingGuidelines.pdf; Infant Nutrition and Feeding: A Guide for Uses in the WIC and CSF Programs, by the National Agricultural Library, 2009, retrieved June 10, 2012, from http://www.nal.usda.gov/wicworks/Topics/FG/Contents.pdf; and Child of Mine: Feeding with Love and Good Sense, by Ellyn Satter, 2000, Boulder, CO: Bull Publishing Company.

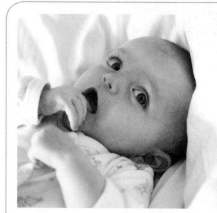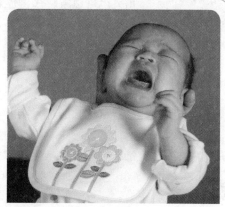

识别婴儿饥饿的早期信号，防止饥饿引发晚期信号和哭闹

了。避免这种情况最好的方法是熟悉儿童早期的喂养信号并快速回应。如果
Amelia 能立即对 Manuel 做出回应，他可能会更好地接受奶瓶。

同样，也不要忽视婴儿吃饱的信号，而一心想让孩子吃完一瓶奶或吃
干净盘子，这会导致婴儿烦乱和挣扎。如果这种冲突持续存在，可能导致
不良的饮食习惯（过多或过少进食）和喂养关系（Hurley & Black，2011）。
教师或家长对婴儿吃饱的信号缺乏敏感性还会造成过度喂养，导致体重增
长过度和肥胖（Black & Aboud，2011；Hurley，Cross，& Hughes，2011；
Worobey，Lopez，& Hoffman，2009）。随着时间延长和经历增加，家长、
教师与婴儿间形成了规律而有效的唯一关系。"健康教案"中提供了一些例
子，教师可用于帮助较大婴儿和幼儿表达饥饿和吃饱的信号。

奶瓶喂养婴儿

婴儿要按需喂养，在托儿所给婴儿强加一个喂养日程表是不恰当的，
除非是由于某些医学原因由医务人员开具的。教师不应把婴儿放在小床上
给个奶瓶来喂。奶瓶架会增加婴儿窒息、耳痛和龋齿的风险，还减少了建
立亲密关系和交往互动的时间。取而代之，教师应每次喂一个婴儿，这样
他们就容易快速回应和识别喂养信号。

配方奶和母乳通常要温热一下，这不是必需的。美国农业部食品营养
服务局在婴儿营养与喂养指南中给照料人提供了用奶瓶喂母乳或配方奶的
建议（U.S. Department of Agriculture，2009）（见"网络资源"）。他们建议
教师在喂婴儿前洗手，并应将婴儿抱成舒服体位，使婴儿的头高于身体、
脸朝向教师，这有助于预防窒息并提供交往互动的机会。奶瓶应倾斜并使
奶嘴充满奶，预防婴儿吸入过多空气。用奶嘴触碰婴儿嘴以刺激吸吮反射。
家长可以根据个人喜好或需要来选择不同类型的奶嘴（图 3-6）。

偶尔，婴儿需要休息一下打个嗝。这时教师把婴儿放到自己肩膀上，

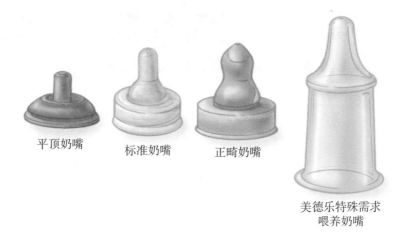

平顶奶嘴　　　标准奶嘴　　　正畸奶嘴

美德乐特殊需求
喂养奶嘴

图3-6　不同类型奶嘴举例

用手轻拍婴儿背部，直到空气排出。然后继续喂哺，直到看到婴儿有吃饱的提示，婴儿处于安静而舒服的状态。吃奶后的反流是正常的，但如果是喷射状的呕吐或吐出大量奶，应建议家长去咨询医务人员。

与父母交流

与父母交流是教师的重要职责。如果不结合儿童最近的生活经历，则婴儿的行为不能完全被理解。父母进行信息分享很重要，如宝宝晚上睡得怎么样，宝宝最后一次喂食是什么时候、有何改变，宝宝是否在长牙等。如果教师不知道"最近发生了什么"，他们就不能有效地读懂婴儿的信号。比如开篇的例子中，如果母亲Lucia 提到过 Manuel 以前都睡得很好但昨晚睡得不好，对于Manuel、Amelia 和照料者来说第一天都会容易一些。

同样，教师也要跟家长分享信息，如婴儿吃了什么、吃了多少，换尿布的频率，这样家长会觉得了解了情况。每天结束时给家长写个便条是一个详细沟通的方法，图 3-7 提供了一个例子。另一个有效的沟通方法是使用记录本，其中一部分供教师和家长双方交流意见。

> **如果……**
>
> 你遇到这样一位母亲，她接婴儿时总比日程表晚，总是忘记分享重要的细节，如婴儿最后一次喂食是什么时候，你如何与她更好地沟通？

婴儿喂养的频率和量

如果教师知道通常情况下婴儿喂养的频率和量，他们就能更有信心来满足婴儿的需求。婴儿通常会有自己的饮食规律，这与体重、年龄、是否吃母乳或配方奶以及是否吃固体食物都有关。通常，母乳喂养的新生儿每隔 1.5 ~ 3 小时吃一次，或者在出生后 6 周内每天吃 8 ~ 12 次。当他们4 ~ 6 个月时，吃母乳的量会增加，但次数减为每天 5 次以上（Kleinman，

健康教案   我饿了，我饱了

学习产出：学习结果   儿童能够告诉别人他（她）什么时候饿了，什么时候饱了。

关键词：饿、吃、饱、完、肚子叫

安全要点：确保准备和提供的食物符合儿童的年龄和能

力。如给小婴儿提供果蔬汁，给大婴儿提供果蔬泥。选择的食物不引起儿童食物过敏，避免被限制的食物。

婴儿

- **目标：**婴儿通过使用动作信号，将学习"饿"和"饱"的概念。
- **材料：**不同颜色的蔬菜和水果，例如给最近刚开始加辅食的小婴儿果蔬汁，给大一些的婴儿香蕉泥和胡萝卜泥；手势词汇包括饱的条目（弯肘、举手、胳膊伸直放在身旁，保持手和胳膊平行并放在颌下）和饿的条目（手形像拿个杯子，手掌朝下放在前胸并往下滑），见"网络资源"：Babies and Sign Language, Free Baby Sign Language Dictionary and Glossary, www.babies-and-sign-language.com/glossary-photos.html。
- **活动计划：**一边准备食物，一边与婴儿交流。问婴

儿"你饿吗？你想吃吗"。用手的动作信号来表示"饿"，给婴儿食物。如果可以，允许婴儿自己吃。当婴儿停止吃时（闭上嘴，头转向一旁，或表现出对吃不感兴趣），问婴儿："你饱了吗？"同时用表示"饱"的信号。每次吃饭前后都常规这么做。增加新的动作信号来表示吃、完、渴。

- **如何调整活动：**学习儿童家庭语言中的核心词汇，在给出动作信号后将家庭词汇结合英语一起用。频繁强化每个词的意思。
- **你达到目的了吗？**当你说出"饱"和"饿"并做出相应的动作时，你是否观察到婴儿参与了你的语言和动作？

幼儿、学龄前儿童和幼儿园儿童

- **目标：**儿童能够描绘饿和饱的信号
- **材料：**Denise Fleming 的童书 *Lunch*、书中提到的3～4种水果和蔬菜（西瓜、蓝莓、豌豆、胡萝卜）、放颜料的托盘（提供所选择食物的颜色）、放有白纸的大白板、盛有温水的盆、纸巾。
- **活动计划：**将纸放在地上，颜料盘放在一边，盛有水的盆和纸巾放在另一边。把儿童叫到一起，告诉他们

饿和饱的感觉是什么样的，并展示手的动作信号。让儿童描述当他们饿时是什么感觉（胃里响或有声音，嘴巴里流口水），饱的时候是什么感觉（感觉胃变实也变大了，不再响了）。告诉他们学习认识我们身体里饱和饿的信号很重要。读 *Lunch* 这本书，讨论书开始和结束时嘴的感觉是怎样的。使用饱和饿的信号列表。讨论食物的颜色以及食物如何帮助身体。请儿童

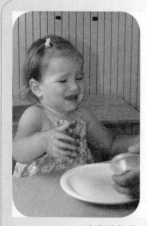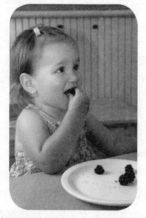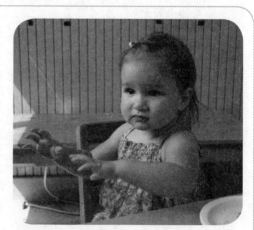

这个幼儿通过抓取和哭表示她饿了。得到食物后她很高兴，并用手势语表示她吃饱了

脱掉鞋和袜子。每次请一名儿童确认盘子里最喜欢的食物。引导儿童在装颜料的盘子里踩上与最喜欢的食物匹配的颜色，然后像书中的嘴那样从纸上走过去。扶着儿童的手避免滑倒。通过让其他儿童数这名儿童的脚印来鼓励其他儿童参与。帮助儿童洗净并擦干脚，然后穿上袜子和鞋（这里需要助理帮忙）。用干净的水给每名儿童洗脚。当一起吃午饭时，提醒儿童与饱和饿有关的感觉。总结当身体"告诉"我们什么时候饿或什么时候该停止吃时，我们最好"听"身体的。

- **如何调整活动**：经常重复这些信息，例如在吃饭时、饭前洗手时，这样所有儿童就能学会这些信息。使用饿和饱的信号，并使用图画卡片强化这些概念。
- **你达到目的了吗？** 儿童能描述饿和饱的提示吗？

学龄儿童

- **目标**：儿童能够识别饿和饱的信号并描述消化的基本步骤。
- **材料**：Steve Alton 的童书 Chewy, Gooey, Rumble, Plop、听诊器。
- **活动计划**：在早晨开展这一活动。把儿童聚在一起，读这本书。讨论我们为什么要吃食物，食物被吃掉后会发生什么变化。回顾书中呈现的消化的基本步骤。讨论当该吃东西或该停止吃东西时，身体如何发出信号。让儿童想想这些信号并说出饿和饱时是什么感觉。将房间的三个区域分别确定为："饿""不饱不饿"和"饱"。让孩子想想他们现在的感觉并进入相应的区域。询问"饿"区的儿童，是什么使他们觉得自己饿了（他们感觉如何）。问问他们为什么会有那种感觉。是没吃早饭吗？告诉孩子饥饿会使他们在学校难以集中精力。询问其他区域的孩子，请他们来描述他们的感觉如何，并说出为什么他们没有感到饿。指导儿童用听诊器去听胃和消化的声音。总结为什么注意身体饱和饿的信号很重要。

- **如何调整活动**：一些儿童从频繁重复这一课程中受益。鼓励儿童通过动作或舞蹈表现消化的过程以及饱和饿的感觉。通过经常重复这些词支持英语学习者，并使每个人都知道消化的步骤。
- **你达到目的了吗？** 儿童能识别和描述饿和饱的信号了吗？他们能描述消化的基本步骤吗？

2009）。由于配方奶比母乳的消化时间更长，所以有些婴儿较少饥饿。用配方奶喂养的新生儿一般每天吃 8 ~ 12 次；到了 4 ~ 6 个月，随着婴儿成熟和胃容量的增加，配方奶的喂哺次数减为每天 5 ~ 8 瓶（尽管有时会多一些）（Queen Samour & King，2012）。随着固体食物的引入，婴儿对母乳或配方奶的需求逐渐减少。

以上信息是喂养的一般原则，但婴儿的按需喂养是非常重要的。这就是说一旦婴儿饿了，就要为其提供母乳或配方奶，固定的喂养日程表只会给婴儿和照顾者带来压力。此外，婴儿要经历生长高峰，这时需要增加母乳或配方奶的量。表 3-2 提供了婴儿喂养的典型信息，展示了每天喂哺次数和消耗母乳或配方奶的量，范围比较宽。

CACFP 在网上提供的婴儿进餐量预期值给出了每次母乳和配方奶的范围，在附表中有所展示。CACFP 提供这一信息作为满足补充需要的原则。CACFP 支持按需喂养，支持按需喂（婴儿饥饿时）和喂多少（到婴儿感到饱时）的灵活性。

图3-7 给家长的信息更新表举例

婴儿在阳光学校的一天

婴儿姓名_____

婴儿睡眠_____到_____   婴儿的情绪_____
        _____到_____   _____

今天：

婴儿喝了_____瓶或盎司的配方奶

婴儿喝了_____瓶或盎司的母乳

婴儿喝了_____瓶或盎司的_____

婴儿最后一次喂了_____（婴儿吃了什么）在上午／下午_____点

婴儿在上午／下午_____点换了尿布   婴儿在上午／下午_____点换了尿布
- 尿   - 尿
- 大便   - 大便
- 都有   - 都有

婴儿在上午／下午_____点换了尿布   婴儿在上午／下午_____点换了尿布
- 尿   - 尿
- 大便   - 大便
- 都有   - 都有

婴儿需要的下列物品：

婴儿湿巾　尿布　配方奶　母乳　备用衣服　其他_____

其他建议：_____

来源：Based on Infant Toddler Daily Communication Form, by North Dakota Child Care Resource and Referral, retrieved from http://www.ndchildcare.org/ providers/supporting-children-families/docs/Written%20Daily%20Communication.pdf.

表3-2 婴儿喂养指南

年龄（月龄）	每天大约喂奶（母乳或配方奶）的次数和量[a]	
	喂奶次数／天	量（盎司）／次[b]
0～4	8～12	2～6
4～6	4～8	6～8
6～8	3～5	6～8
8～12	3～4	6～8

[a] 每盎司配方奶和母乳包含相同的热量；因此，摄入母乳的范围与配方奶可比。

[b] 推荐意见不包括为儿童提供固体食物的量。见 CACFP 婴儿膳食计划的附录，内容包括添加固体食物的建议。

来源：American Academy of Nutrition and Dietetics, The Pediatric Nutrition Care Manual, 2012; and Queen Samour, P., & King, K., Pediatric Nutrition, 4th edition, 2012. Boston: Jones and Bartlett Learning.

不恰当的婴儿喂养

教师要与家长密切交流。有时，教师可能了解到家长没有适当地喂养婴儿。这时，教师应该把握机会收集信息，并向家长讲授安全和健康的喂养方法。教师提供并回顾关于婴儿喂养的教育材料是表达关心的积极方式，家庭保健人员也是有价值的资源。以下部分说明了一些常见的不良喂养方式。

在奶瓶里的配方奶中加入米粉

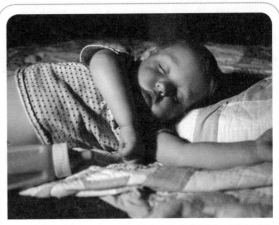

让婴儿躺在床上吃奶会增加龋齿和窒息的风险，还会减少与人交流的机会

有些家长觉得在配方奶中加入婴儿米粉有助于婴儿晚上的睡眠。研究表明事实并非如此，还可能带来问题。例如，奶瓶中的米粉会导致窒息（Nemours，2012）。较早地添加辅食，包括米粉，也会增加过敏的风险（American Academy of Pediatrics，2012d）。当婴儿准备好添加固体食物时，他们就准备学习用勺子吃东西了，把米粉放在奶瓶里会延迟这一自然发育的机会。把米粉放在奶瓶里还会破坏营养的平衡，这是因为将母乳或配方奶替换成了婴儿米粉，会导致热量摄入过多，增加婴儿超重和肥胖的风险（American Academy of Pediatrics，2012g）。如果让婴儿躺在床上用奶瓶吃配方奶（包括加米粉的奶），配方奶会流进嘴里，从而为引发龋齿的细菌提供了理想的环境。细菌将这种液体当作食物并分泌酸性物质来破坏牙齿（National Institute of Dental and Craniofacial Research & National Institute of Health，2011）。

研究者深入了解母亲在奶瓶中添加米粉的原因，有报告说母亲不认为米粉是固体；另有研究表明，祖父母也会影响喂养的决定（Heinig et al.，2006）。这些原因给讨论和解决问题提供了机会，并确定了喂养婴儿的最佳实践。在"营养笔记"中讨论了祖父母对婴儿喂养的影响，并提供了教师与祖父母沟通来支持健康婴儿喂养实践的建议。

喝光奶

一些家长和教师鼓励婴儿喝光奶瓶里的奶以避免浪费。这会影响对饥饿和吃饱信号的积极应答，干扰婴儿自我调节摄入量的能力，并增加婴儿发生肥胖的风险（U.S. Department of Agriculture，2009）。我们应尊重婴儿的喂养信号，婴儿饱了就停止喂哺，丢弃剩余的配方奶或母乳。

在奶瓶或奶嘴上加蜂蜜

把蜂蜜放入婴儿奶瓶也是一种不恰当的喂养行为，会导致很严重的后果。被称为**婴儿肉毒中毒**一个严重的食源性疾病，就是由婴儿食用蜂蜜造成

婴儿肉毒中毒

一种严重的疾病，由于摄入的肉毒杆菌在胃肠道内生长并释放致命毒素所致

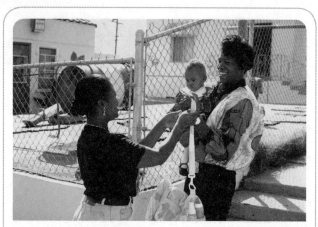

祖父母通常是照养婴儿的成人中至关重要的成员，当他们接送孩子时能给教师提供很有价值的信息

的（Division of Communicable Disease Control，Center for Infectious Disease，California Department of Public Health，2011），这种疾病的发生是婴儿消化系统不成熟造成的，这使得肉毒杆菌生长，最终释放一种强毒素而致病。这种罕见的食源性疾病可导致进展性的症状，如果没能尽早确诊和治疗，会导致瘫痪和死亡。

1岁以内的婴儿不要食用蜂蜜（American Academy of Pediatrics，2002c），其中包括添加蜂蜜的食物，如加蜂蜜的酸奶。加利福尼亚州健康婴儿肉毒中毒治疗和预防项目办公室声明，由于每个产品的生产过程不同，所以无法评估含蜂蜜食物含有肉毒杆菌的可能性（California Department of Public Health，2011）。较大儿童和成人的胃肠道更为成熟而不会受到蜂蜜的危害。

尽管蜂蜜被认为是婴儿肉毒中毒的罪魁祸首，但值得注意的是，大多数病例中都没有找到肉毒中毒的来源。这些病例中，人们认为婴儿是由于吞食了空气中含有肉毒杆菌的尘埃而得病的（Division of Communicable Disease Control，Center for Infectious Diseases，California Department of Public Health，2011）。因此，要强调保持奶嘴等婴儿入口物品的清洁，特别是当它们掉在地上后要清洗。

在许多饮食文化传统中，蜂蜜是出生后开奶前给婴儿清理各系统的营养品，或者是给较大婴儿的一种食物成分（Pak-Gorstein et al.，2009），教师可以通过介绍信息资源来提醒这种风险。加利福尼亚州公共健康部门的婴儿肉毒中毒治疗与预防项目开发了网页和手册，来解释与这种罕见但有致死性的食物中毒有关的危险因素（Division of Communicable Disease Control，California Department of Public Health，2010）。

提供代乳品

家长可能会选择给婴儿喂食其他食物而不是母乳或婴儿配方奶，这是不推荐的，因为只有母乳和婴儿配方奶能满足婴儿的营养需求。研究者发现即使告诉家长不要给小婴儿喂哺牛奶，仍有约17%的家长给10个半月的婴儿喂牛奶（Grummer-Strawn，Scanlon，& Fein，2008）。不建议给12月龄以内的婴儿使用牛奶制品，会导致缺铁性贫血，这是因为牛奶中的铁含量很低，而且牛奶还会导致一些婴儿出现肠道出血。对于婴儿来说，牛奶中蛋白质、钠和钾的含量太高，会加重肾的负担。另外，牛奶不能给婴儿提供所需的维生素和矿物质（Kleinman，2009；Queen Samour & King，2012）。

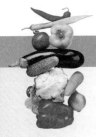

家长对于婴儿照料和喂养有不可推卸的责任。祖父母在婴儿生活中扮演了精彩而重要的角色，但有时对婴儿的喂养决定会产生显著影响，特别是对于年轻或没有经验的父母来说。许多祖父母承担了一些婴儿养育的责任，其中包括接送孩子。

祖父母自然希望儿童健康，但可能不知道与他们做父母时相比，现在的喂养建议已经改变了。例如，当年告诉祖父母们给孩子添加辅食的时间比现在医务人员推荐的更早。将米粉加在奶瓶中是过去常用的做法。祖父母认为胖孩子就是健康的孩子。如果祖母自己没有喂过母乳，她也不会支持母乳喂养。父母做出的正确的喂养决定可能不被祖父母支持，这也会给托幼机构造成紧张。例如，祖母可能允许给素食父母的婴儿喂肉泥。

除非祖父母有法律上的监护权，父母有如何喂养他们孩子的最终话语权，教师能够尊重和认识这种权限很重要。然而，教师能提供相关信息来帮助家庭中的婴儿照料者们进行良好的沟通。教师能给祖父母提供关于喂养和食物安全的信息，见如下网址。

在 WIC 的共享中心 http：//wicworks.nal.usda.gov/children 可获得以下讲义：

- *Grandparents Play an Important Role*
- *A Special Massage for Grandparents*

北达科他州立大学教育和扩展部也有一个名为 *Seniors and Food Safety*：*When Grandparents Take Cart of Grandchildren* 的讲义，网址为：祖父母照顾孙子女 www.ag.ndsu.edu/pubs/yf/foods/fn703.pdf

以下信息能帮助祖父母成为婴儿支持小组的一员：

√ 学习和使用新的儿童保健技术和推荐意见，特别是与婴儿喂养有关的。
√ 帮助婴儿家长尽量给孙辈提供最好的营养选择。
√ 遵从婴儿饱和饿的信号。让婴儿决定吃的时间和量。
√ 给婴儿健康饮食作为礼物。当他们从母乳或配方奶向辅食过渡时，只给他们有营养的食物和饮品。
√ 用对孩子充满爱意的关注替代以食物作为奖赏。
√ 与其他家庭成员分享好的营养信息。

出于同样的原因，羊奶也不能使用。此外，羊奶中的叶酸含量很低，这将导致另一类贫血（Queen Samour & King，2012）。一些为成人设计的素食饮品如豆浆、米汤以及其他奶类替代品也不能用来喂哺婴儿。这些饮品可能脂肪含量太低，并且不能满足婴儿维生素和矿物质的需要。除豆奶外，米奶或其他素食者的代乳品蛋白质含量也非常低，目前有文献报道用这类饮品喂养的婴儿发生营养不良（U.S. Department of Agriculture，2009）。如果家长建议在婴儿 1 岁前使用这些替代品，教师为他们提供指南是很重要的。

▌婴儿喂养：6 月龄至 1 岁

6～12 月龄，婴儿的身体和饮食有显著的改变。胃肠道的成熟使婴儿饮食从纯液态过渡到与成人饮食相似的固体食物。婴儿逐渐接触有各种味道、香料和质地的辅食。辅食是指在母乳或配方奶的基础上，给婴儿饮食

辅食

除母乳或配方奶以外，在婴儿的饮食中加入的食物或饮品

中添加的任何食物或饮品。

辅食添加

随着婴儿生长，他们需要通过引入奶类以外的食物和饮品来补充维生素和矿物质。然而，在不同健康组织之间，关于婴儿开始添加辅食最理想的时间仍然是一个持续讨论的话题（Kleinman，2009）。添加辅食太早会导致窒息、湿疹和食物过敏的发生风险增加；也可能造成营养丰富的母乳和配方奶被营养较少的辅食所替代，从而影响适当的生长（Grummer-Strawn et al.，2008；U.S. Department of Agriculture，2009）。过早添加辅食与肥胖的风险增加有关（Dattilo et al.，2012）。例如，一项最近的研究表明，配方奶喂养的婴儿在 4 月龄之前添加辅食会导致 3 岁时发生肥胖的风险增加 6 倍（Huh, Rifas-Shiman, Taveras, Oken, & Gillman, 2011）。

辅食添加的"窗口期"以及添加不同味道/质地的食物一般发生在 4 ～ 6 个月到 10 个月。在这一时期逐步引入不同质地的食物将降低挑食的风险（Butte et al.，2004；Coulthard, Harris, & Emmett, 2009），接触不同品种和质地的食物使婴儿更容易接受新的品种和新的质地的食物（Blossfied, Collins, & Delahunty, 2007）。例如，先给婴儿提供买来的婴儿香蕉泥，然后是捣碎的成熟香蕉，最后把成熟香蕉切成 1/4 英寸（译者注：约 0.6cm）的片。如果没有这种质地的逐渐过渡，随着婴儿长大，他们可能会拒绝块状食物。例如，一项研究发现，与 6 ～ 9 月龄添加块状食物的婴儿相比，9 月龄未添加块状食物的婴儿很多食物都吃得少（包括水果和蔬菜），并在 7 岁时出现更多的长期喂养问题（Coulthard et al.，2009）。

添加辅食时，给婴儿提供许多不同口味的食物，如各种肉、蔬菜和果泥，可能增加他们长大后尝试新食物的兴趣。有关兴趣的研究表明，母亲在孕期吃各种食物，婴儿会更倾向于尝试新食物。婴儿出生前周围羊水味道的改变，促进婴儿添加辅食后有更好的食物接受性。

母乳喂养的婴儿也更容易尝试不同的食物，这是因为母乳的味道随母亲摄入食物的不同而改变（Mennella, Jagnow, & Beauchamp, 2001；Mennella, Lukasewycz, Castor, & Beauchamp, 2011）。母亲在孕期和母乳喂养时，能够摄入各种食物并保持健康饮食，能使她们的婴儿更好喂养，并有利于成功添加辅食。

再一次回到开篇的案例。Manuel 经历的胃痛和胀气与母乳转换为配方奶有关。Manuel 在 3 月龄时开始吃米粉，这对于他未成熟的消化道来说太早了。饮食的改变使他胀气和烦恼。他的情

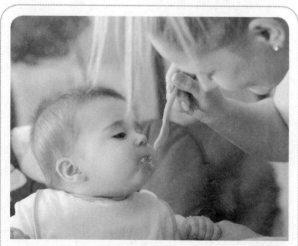

当婴儿表现出对食物准备就绪的发育信号时，就可以开始添加辅食了，通常发生在 4 ～ 6 个月

况表明了太早添加固体食物产生的不良影响。

世界卫生组织、美国儿科学会以及营养和膳食学会推荐纯母乳喂养到 6 个月，并在 6 个月开始添加辅食（Academy of Nutrition and Dietetics，2012；American Academy of Pediatrics，2012；Would Health Organization，2011）。最终添加辅食的时间与婴儿的生理、营养需求和与其有关的发育信号相关。教师和家长可根据婴儿发育信号决定何时添加辅食和添加进程。

与喂养相关的发育技能

从液体向泥糊状食物转换，从糊状食物向块状食物转换，再到自我进食餐桌食品，这些都是与发育里程碑有关的饮食行为。婴儿与生俱来的本能技巧可帮助他们生存，用乳头轻触他们的嘴或脸颊，他们会对母乳或奶瓶产生条件反射（觅食反射）；当有东西碰到口腔上部时，他们就开始吸吮（吸吮反射）。碰到嘴唇，舌头就从嘴里伸出来（伸舌反射）。这些反射都帮助婴儿叼住奶瓶或乳房。此外，把食物放到嘴的后部，婴儿会产生咽反射，将食物喷出来。

婴儿的生长发育水平帮助确定什么时候开始添加半固体食物。例如，当婴儿的口腔运动功能能够安全地处理半固体食物时，就该添加辅食了（Queen Samour & King，2012）。伸舌反射和咽反射逐渐减少后，婴儿就能够把食物留在嘴里并用舌头移动食物，开始咀嚼食物。其他的发育信号还包括能够在支持下坐好，用张嘴或靠近表示饿，用闭嘴或躲开表示饱（Academy of Nutrition and Dietetics，2012；Queen Samour & King，2012）。与其他发育里程碑一样，可以开始添加固体食物的行为有一定的年龄范围，尽管有的婴儿可能较早地准备好吃固体食物（4～5 月龄），大多数婴儿开始添加辅食的时间在 6 月龄左右（Cattaneo et al.，2011）。最近一篇基于多项研究的综述表明，根据长期的健康结局研究，现有证据不足以确定添加辅食的准确年龄；然而，有充足的数据反对在 12 周内添加辅食，这样做会增加胃肠道和呼吸系统感染、过敏、湿疹和肥胖的风险。此外，26 周后添加辅食会增加营养不良的风险，特别是低收入家庭的儿童（Przyrembel，2012）。WIC 项目支持这些推荐，并且在其食品包中不给 6 月龄以内的婴儿提供辅食（U.S. Department of Agriculture，Food and Nutrition Service，2012a）。许多教师比初为父母的家长有更多婴儿喂养的经验，教师的作用在于帮助家长学习如何识别婴儿是否发育到可进食的阶段。

表 3-3 提供了基于发育里程碑的辅食添加种

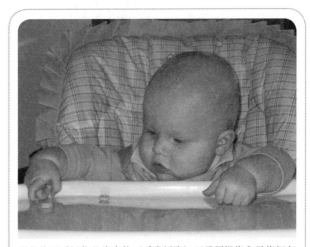

婴儿能用手抓住谷类食物（手掌抓取）以及用拇指和示指捏起燕麦圈（捏取），表明他们已经准备尝试新的质地，并可以给他们自我喂食的机会了

类的有用信息。它展示了与发育阶段相关的给婴儿和幼儿提供恰当食物的引入程序。具体的发育机能可作为选择辅食的指导。图 3-8 形象地展示了辅食添加和食物质地转换与喂养类型的关系。这张图提供了何时转换食物质地以及何时添加手指食物和使用杯子的指导。

理解给婴儿喂什么

在婴儿向固体食物转换的过程中，家长、老师和卫生工作者间的交流非常重要。家长有责任将新食物逐渐添加到婴儿的饮食中。现有研究并不支持为辅食添加规定任何具体顺序。然而，美国儿科学会推荐婴儿米粉和肉泥作为最重要的首选食物，因为这些食物提供了关键营养素铁和锌，对补充母乳喂养婴儿膳食中的矿物质非常重要（Kleinman，2009）。

目前喂养婴儿的实践中，婴儿添加肉泥较晚。给婴儿提供的肉泥，多来源于商业加工的婴儿食物。这种混合食物远比纯肉泥中锌和铁的含量少得多。教师可以与家长，特别是母乳喂养的婴儿家长，分享添加强化铁米粉和肉泥的优点。因为铁和锌已经添加在配方奶中，配方奶喂养的婴儿可以获

如果……

你照顾婴儿的经历有限，但要在婴儿课上照顾婴儿，你在婴儿喂养方面可能有什么问题或担心什么？你可以从哪些来源获得建议？

表3-3 婴儿喂养指南：出生到12月龄			
年龄范围	发育喂养特点	关键推荐	婴儿喂养
出生到约 6 月龄	在出生到约 5 月龄的本能反射： • 觅食反射帮助找到食物来源 • 吸吮 - 吞咽 - 呼吸反射协调喂养中的呼吸 • 咽反射在食物到达口腔后部时发生 • 伸舌反射发生在嘴唇被触碰而进行吸吮时，但不是从勺子或杯子中吞咽	1. 对婴儿最理想的目标是纯母乳喂养到 6 个月 2. 当婴儿的发育进程到可以吃食物，开始向固体食物转换	母乳和（或）配方奶
	婴儿为添加辅食而准备的发育技能（4 ~ 6 月龄）包括： • 抬头和支撑坐的能力 • 把手指放在嘴里 • 用舌头在嘴里移动食物来帮助吞咽 • 用嘴唇从勺子里吃食物 • 向食物移动表示饿，转开头表示饱 • 伸舌反射和咽反射开始减少	1. 传统的首选食物是强化铁和锌的婴儿米粉，这是 6 月龄左右的母乳喂养婴儿需要的营养成分 2. 对于大多数婴儿来说，无所谓先提供哪种固体食物 3. 每次引入一种新的食物，过 3 ~ 5 天后再引入另一种新食物，以观察过敏反应 4. 不要把果汁和水作为全部液体，婴儿需要母乳或配方奶 5. 不要给 1 岁以内的婴儿吃蜂蜜，因为有食源性肉毒中毒的风险	婴儿强化米粉、蔬菜泥、肉泥和水果泥

表3-3　续表			
年龄范围	发育喂养特点	关键推荐	婴儿喂养
6 ～ 12 月龄	婴儿继续发展相关技能，可以引入更多质地的固体食物（6 ～ 9 月龄），如： • 独坐 • 能够确定食物在嘴里的位置，并在嘴里移动食物进行咀嚼 • 使用上下咀嚼的动作 • 开始自己够取食物和自己吃 • 吃掉勺子上的食物	1. 推荐母乳喂养至少到 1 岁 2. 婴儿逐步接受以下 4 种食物质地： 　• 泥 　• 糊（包含很少块状食物的泥） 　• 碎（有较多的块状食物） 　• 小块食物 [不超过 1/4 英寸厚（译者注：约 0.6cm）] 3. 在确定婴儿已经掌握一种质地后再向下一阶段发展 4. 婴儿开始用杯子喝液体 5. 不给婴儿食物加糖、盐、香料、肉汁或坚果	引入适合转换质地的各种健康食物，如肉、谷类、蔬菜、水果、蛋类、鱼、豆类、豆腐、奶类、原味酸奶、大米和面条
	婴儿开始能够咀嚼，并能在自我进食中发挥更大作用（9 ～ 12 月龄）： • 开始用旋转的方法咀嚼食物 • 能把食物从嘴的一边移到另一边 • 用舌头和下颌磨碎食物 • 用拇指和食指像钳子样捏起食物 • 自己吃手指食物 • 开始用勺子自己吃饭 • 用嘴来环绕杯子	1. 引入手指物 2. 在这个窗口期提供各种新食物 3. 如果新食物被拒绝了，再次提供给他（她）。婴儿在接受一种新食物前可能要尝试 10 次以上。	引入合适质地的各种健康食物，如肉、谷类、蔬菜、水果、蛋类、鱼、豆类、豆腐、奶类、原味酸奶、大米和面条

来源：American Academy of Pediatrics, 2012, Ages and Stages: Switching to Solid Foods from healthychildren.org. American Academy of Pediatrics, American Public Health Association, National Resource Center for Health and Safety in Child Care and Early Education. 2011; Caring for our children: National health and safety performance standards; Guidelines for early care and education programs. 3rd edition. Elk Grove Village, IL: American Academy of Pediatrics; Washington, DC: American Public Health Association. Also available at http://nrckids.org. California Nutrition and Physical Activity Guideline for Adolescents: Infant Nutrition, 2012, by California Department of Health from http://www.cdph.ca.gov/HealthInfo/healthyliving/childfamily/Documents/MO-NutritionAndPhysicalActivityGuidelines.pdf; Pediatric Nutrition Handbook, 6th edition, edited by R. E. Kleinman, 2009, Elk Grove Village, IL: American Academy of Pediatrics; "The Start Healthy Feeding Guidelines for Infants and Toddlers," by N. Butte, K. Cobb, J. Dwyer, W. Graney, and K. Rickard, 2004, The Journal of the American Dietetic Association, 104(3), pp. 442–454; Infant Nutrition and Feeding: A Guide for Use in the WIC and CSF Programs, 2009; U.S. Department of Agriculture, Food and Nutrition Service, Special Supplemental Nutrition Program for Women, Infants and Children, 2009, Washington, DC: U.S. Department of Agriculture from http://wicworks.nal.usda.gov/infants/infant-feeding-guide; and Key Changes in WIC Recommendations, 2009, California WIC program from http://www.cdph.ca.gov/programs/wicworks/Documents/NE/WIC-NE-InfantFeedingGuidelines-ComparisonOfInfantFeedingRecommendations.doc.

得他们所需要的铁和锌。

　　每次给婴儿引入一种单一成分的食物，等 3 ～ 5 天后再引入另一种新食物。如果发生过敏，这种方法很容易确定是由哪种食物导致的（Kleinman，2009）。例如，第一次引入米粉，并成功提供 4 天后，可以引

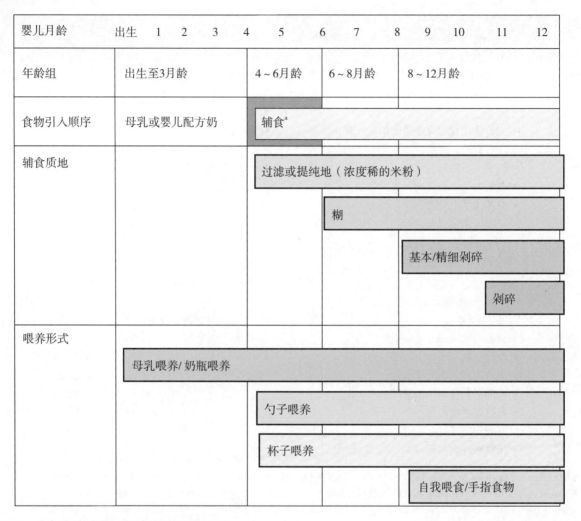

婴儿月龄	出生	1	2	3	4	5	6	7	8	9	10	11	12
年龄组	出生至3月龄				4～6月龄		6～8月龄		8～12月龄				
食物引入顺序	母乳或婴儿配方奶				辅食ª								
辅食质地					过滤或提纯地（浓度稀的米粉）								
							糊						
									基本/精细剁碎				
										剁碎			
喂养形式				母乳喂养/奶瓶喂养									
					勺子喂养								
					杯子喂养								
									自我喂食/手指食物				

图3-8　辅食添加和质地转换与喂养类型的关系

注：▇▇▇▇ 代表大多数婴儿已经准备开始添加辅食的年龄范围。美国儿科学会（AAP）在母乳喂养章节推荐纯母乳喂养到6个月。AAP营养委员会推荐，在发达国家，辅食可以在4～6月龄引入。这是以人群为基础的推荐，给婴儿个体添加辅食的时间可能与推荐有所不同。

ª 辅食包括婴儿米粉、水果、蔬菜、肉和其他蛋白质丰富的食物，随婴儿发育进程而调整合适的质地。

来源：From Infant Nutrition and Feeding: A Reference Handbook for Nutrition and Health Counselors in the WIC and CSF Programs, National Agricultural Library, 2008, retrieved September 20, 2009, from http://www.nal.usda.gov/wicworks/Topics/Infant_Feeding_Guide.html#guide.

入另一种米粉。一旦所有米粉都添加了，下一步就可以给母乳喂养的婴儿添加肉。婴儿水果、酸奶甜点或果汁类商品与单一果泥不同，因为商家经常在浓果汁和其他原料如米粉中加糖，而且含各种混合成分的婴儿食物，很难确定引起过敏反应的食物来源；此外，与单一成分的市售婴儿食品相比，每盎司的营养价值较低。CACFP项目不为混合的婴儿食物或甜品、含有水果成分的米粉提供补助。WIC项目在其餐包中只提供单一成分的婴儿食物，如苹果 - 香蕉这类单一成分的混合物是被允许的（Oregon Department of Education，2009；U.S. Department of Agriculture，Food and Nutrition Service，2012b）。家长与照料者通过笔记本输入或表格备忘录来交流婴儿对新食物的接受程度，这是一种可用来分享哪种食物已经引入的有效方法。图 3-9 提供了一个例子。

不给 6 个月以前的婴儿提供果汁，因为它会延迟对母乳或配方奶等其他食物的食欲。如果在 6 个月后给婴儿果汁，应该是 100% 的纯果汁，每天不超过 4 盎司（译者注：约 117.2ml），并使用杯子而不是奶瓶。给婴儿添加果汁还可能引起体重增加过多，以及增加患龋齿的风险。此外，果汁中的山梨醇也会导致腹泻、胀气、腹胀和尿布疹。婴儿 6 个月内一般不需要喝水，因为母乳或配方奶可满足其液体需求。一旦开始添加固体或天气很热时，应在医生建议下给婴儿提供少量的水（American Academy of Pediatrics，2012b）。

一些照料者为了给婴儿提供全部食物的营养成分，选择在家里准备婴儿

图3-9 婴儿食物表

婴儿姓名_____

需要记住的一般原则：

- 引入新食物
- 提供 3 ~ 5 天后才能引入另一种新食物
- 观察发生过敏反应的信号
- 记住：婴儿食物不需要添加脂肪、糖、香料或盐

如果你希望婴儿的教师在学校开始添加一种新食物，请选出婴儿已经在家里吃过并且耐受的选项。

婴儿米粉
☐米粉　　　　☐大麦粉　　　　☐燕麦粉

肉泥
☐鸡肉泥　　　☐鸭肉泥　　　　☐牛肉泥

蔬菜泥
☐青豆　　　　☐甘薯　　　　　☐豌豆
☐南瓜　　　　☐胡萝卜　　　　☐菠菜

水果泥
☐桃　　　　　☐李子　　　　　☐番石榴
☐苹果酱　　　☐杏　　　　　　☐木瓜
☐梨　　　　　☐芒果　　　　　☐香蕉
☐手指食物_____
_____
_____

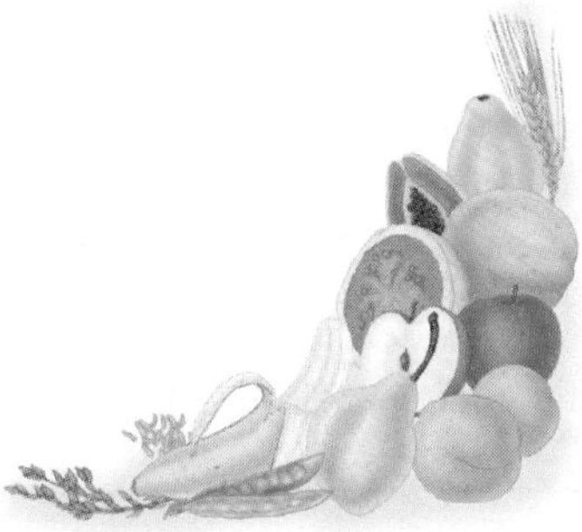

食物。这是一种很好的选择，可以降低消费并根据原料类型和质地更加灵活地准备食物；然而，食品安全需要重点考虑。家庭自备食物应先用新鲜的原料，烹饪到软烂，制成泥并迅速储存。保证食物能够安全地准备和储存是特别重要的。图 3-10 提供了可与家庭分享的准备和储存婴儿食物的指南。"健康贴士"描述了准备婴儿食物时要考虑的一些措施。

总之，健康专家已经对辅食添加的如下关键点达成共识：

- 没有证据支持辅食添加要有一定的顺序。
- 没有营养相关的理论依据支持在 4 月龄以前添加辅食。
- 给 4 ~ 6 月龄母乳喂养的婴儿添加肉泥或强化铁和锌的米粉（American Academy of Pediatrics，2012a；Kleinman，2009）。

理解如何给婴儿喂固体食物

教师和家长的重要目标是培养良好的喂养关系，并坚持形成习惯。应在一个使婴儿感觉舒适的地方喂食。给婴儿喂固体食物时，参考以下推荐意见：

- 在准备和保存食物前要洗净双手，饭前也要给婴儿洗手。

自己做婴儿食物很容易

家庭自制婴儿食物对婴儿很好，能帮助你的孩子获得你家人吃的食物，你也可以知道其中的成分。

你知道吗，通过使用家里的食物和餐具，可以帮助婴儿有一个很好的添加辅食的开始。

尝试这些简单的步骤：

1. 你需要一个干净的叉子、土豆捣碎器、食物加工器或搅拌器。
2. 为了保证新鲜的水果和蔬菜是干净、安全的，刷洗、去皮并除掉茎、凹坑和种子。
3. 准备肉时要剔出骨头、皮和可见的脂肪
4. 将食物煮烂。
5. 冷却至室温。
6. 加入少量开水、母乳或配方奶将食物磨碎、研泥或搅拌，直到混合均匀。

即使你喜欢甜或咸的食物，你的孩子也可能更喜欢食物的原味——不要在婴儿食物中加糖、盐或糖浆。

> 不要在婴儿食物中用蜂蜜。蜂蜜可能会使婴儿患严重的疾病。

保证婴儿食物的安全

喂婴儿最安全的方法是将一定量的食物（婴儿要吃的量）放到小碗中。丢弃小碗外的所有食物。
从容器中直接喂给婴儿将导致食物很快变质。

储存

- 如果你有剩余的婴儿食物，可以把它放在带密封盖的容器中于冰箱内保存，保存时间不超过两天。
- 如果你想把婴儿食物保存更长时间，就要把容器放在冷冻室。
- 将食物分份单独储存的一个好方法就是把食物放在立方体冰盒中冷冻。一旦冻好，把它从冰盒中转到塑料袋内，再放入冷冻室。

DHS
Oregon Department
of Human Services

图3-10　婴儿食物制作

来源：Used with permission from the Oregon WIC program www.healthoregon.org/WIC.

- 教师要在固定的地点喂婴儿，并有高椅和便于清洁的可移动托盘。
- 婴儿要有指定的贴有标签的高椅。
- 除非有特殊需要或残疾，婴儿在进餐时应坐在高椅上。坐直并有脚部支撑可以促进恰当的吞咽并帮助降低窒息的风险。
- 将食物盛在小碗中喂，而不要从罐子里直接喂，以避免污染罐内的婴儿食物。
- 注意监护坐在高椅上的婴儿，不要把婴儿单独留在椅子上。
- 记住婴儿的胃很小，因此需要少量多次进餐和加餐。

CACFP 提供了其他给婴儿规律进餐和加餐的有用指导（见附录，CACFP 婴幼儿用餐模式要求）。

提供手指食物

手指食物给婴儿提供了发展精细动作的机会。当婴儿能坐、能捏起东西（用拇指和示指对捏起东西的能力）并放到嘴里时，就可以在用餐时给

捏起

用拇指和示指对捏起东西的能力

健康贴士　　家庭制作的婴儿食物总是最好的吗？

许多家长和婴幼儿教师喜欢用新鲜的食材准备婴儿食物。他们希望准确地知道婴儿吃了些什么。他们这样做可能是因为他们更喜欢有机材料、家中院子里有充足的新鲜食材，或者想要节省开支。做婴儿食物是一个健康的选择，然而，照顾幼儿的成人必须了解名为硝酸盐的化学物质，我们能在某些食物和水里找到它。硝酸盐会使婴儿中毒。婴儿使用了超过安全剂量的硝酸盐，会发展为一种名为"高铁血红蛋白血症"或"蓝婴综合征"的贫血。硝酸盐影响红细胞中的血红蛋白，使氧不易于被转运。血液中缺氧导致皮肤呈现蓝色。3～6个月以内的婴儿易患此病。

硝酸盐从哪里来？用被高剂量硝酸盐污染的井水冲调配方奶是造成这种情况的主要原因。有井的家庭和家庭式儿童照料机构应检查井水中硝酸盐的含量。某些蔬菜容易有高浓度的硝酸盐物质，如甜菜、胡萝卜、青豆、菠菜、萝卜、甘蓝和西葫芦。应避免使用这些蔬菜为1岁以内的婴儿准备食物。对于商品化的婴儿食物，要监测硝酸盐含量并保证不造成危险。此外，不管母亲的膳食如何，婴儿不会从母乳中获得高水平的硝酸盐。

来源：Basic Information About Nitrate in Drinking Water by U.S Environmental Protection Agency, 2012, from http://water.epa.gov/drink/contaminants/basicinformation/nitrate.cfm; "Vegetable-borne Nitrate and Nitrite and the Risk of Methaemoglobinaemia," by Thomas Chan, 2011, Toxicology Letters, 200(1), 107–108; Infant Nutrition and Feeding: A Guide for Use in the WIC and CSF Programs by U.S. Department of Agriculture, Food and Nutrition Service, Special Supplemental Nutrition Program for Women Infants and Children, 2009, from http://wicworks.nal.usda.gov/infants/infant-feeding-guide; Starting Solid Foods, by the American Academy of Pediatrics, 2008, from http://www.aap.org/bookstore/brochures/br_solidfoods_2008_sample.pdf; "Drinking Water from Private Wells and Risks to Children by Walter J. Rogan, Michael T. Brady, the Committee on Environmental Health, and the Committee on Infectious Diseases, Pediatrics 2009, 123(6), pp. e1123–e1137 (doi: 10.1542/peds.2009-0752); "Infant Methemoglobinemia: The Role of Dietary Nitrate in Food and Water," by F. R. Greer, M. Shannon, Committee on Nutrition, and Committee on Environmental Health, 2005, Pediatrics, 116(3), pp. 784–786; and "Methemoglobinemia Caused by the Ingestion of Courgette Soup Given in Order to Resolve Constipation in Two Formula-Fed Infants," by F. Savino et al., 2006, Annals of Nutrition & Metabolism, 50(4), 368–371.

他（她）提供手指食物了。此外，口腔运动功能如用下颌磨碎食物和在嘴里将食物从一边移动到另一边，表明婴儿已具备吃手指食物的能力。这一般出现在 8 月龄。手指食物应该软得用牙龈能咀嚼。

教师和家长的协调对于给婴儿添加新质地、形状和大小的食物是很重要的。应该有记录能查到婴儿已经添加了什么手指食物。加工过的水果和蔬菜是首选的手指食物。NAEYC 指南推荐将婴儿食物切成 1/4 平方英寸（译者注：约 1.6cm^2）以内的片以预防窒息。当准备或提供手指食物时，要鼓励教师评价每个婴儿的咀嚼和吞咽功能（NAEYC-Academy for Early Childhood Program Accreditation，2012）。当婴儿长大并吃过小麦和牛奶，就可以添加面包、谷类和小片奶酪了。手抓食品的举例见图 4-11。在提供手指食物时，教师还可以通过数食物的片数、认识食物颜色或味道等促进儿童社会交往、认知和言语能力的发展。

较大婴儿喂养

较大婴儿在很短时间内完成以奶为主的饮食向软食的过渡。在这一转换过程中，婴儿有时面临的挑战来自于成年照料人对食物或饮料的类型做了不正确的假设。教师可以和家长分享婴儿喂养技能以保证婴儿的健康和安全。

降低窒息的风险

为婴儿备餐时，要考虑准备的食物是否有引起窒息的风险。尽管本书第六章讨论了幼儿窒息的风险，并提供了应避免的高风险食物列表，但本章阐述了导致婴儿窒息的具体内容。婴儿是吃食物的新手，并且在口腔运动能力发育速度上各有不同。

图3-11　首选手指食物举例

水果：去皮、去籽或核
- 将成熟的香蕉切成小块或捣碎
- 将成熟的桃、李子或梨切成小块
- 将芒果、木瓜或甜瓜切成小块
- 将用自己果汁浸泡的罐装水果切成小块，如桃、梨或杏

蔬菜
- 将甜薯或白薯煮熟并切成小块，去皮
- 将青豆、豌豆或利马豆煮熟并切成丁
- 将西兰花或菜花煮熟并切成小块
- 将小南瓜或西葫芦煮软并切成小块

谷类和淀粉
- 烤面包片或原味苏打饼干
- 煮软的意大利面
- 麦圈

蛋白质食品
- 碎的或小块奶酪 [根据年龄选择 1/4 ~ 1/2 英寸（译者注：0.6 ~ 1.3cm）]
- 嫩的鸡肉或火鸡肉切为豌豆大小，并配有肉汁

学习如何吞咽固体食物，在嘴里控制一系列有挑战的食物是婴儿生长发育和成熟的重要方面。添加大颗粒食物时，教师需要提高警惕。通过确保婴儿在安静环境下喂养，可以降低窒息发生的风险。例如，在婴儿吞咽最后一口食物时给婴儿擦脸，婴儿正在哭或笑时将食物放到他们嘴里，都使婴儿有窒息的危险。同样，在用餐前不要对儿童进行牙疼的药物治疗，因为可能麻痹牙龈、口腔和喉咙，会使吞咽更加困难。

食物的某些部分也有导致窒息的风险。例如，鸡骨头、生胡萝卜、冻香蕉、硬面包圈和整个的苹果都是不推荐的。有下列特征的食物可能与婴儿窒息有关：

- 圆的、光滑的食物，如葡萄和煮熟的胡萝卜。
- 容易吸入的食物，如瓜子、花生、葡萄干、爆米花和玉米粒。
- 黏的耐嚼食物，如花生酱、水果皮和软糖。
- 能卡嗓子的坚硬食物，如热狗、整香蕉和硬面包圈。
- 硬、干的食物，如椒盐卷饼和薯条（Mayo Clinic，2011）。

随着婴儿长大，进食技能不断发展，可以将质地粗的食物与较软的食物混合在一起来帮助吞咽。例如，在胡萝卜泥中加入米粒，在甜薯泥中加入小的火鸡肉丁，或者在桃泥中加入字母意面，提供健康、容易吞咽的混合物。

教师要给不支持或不理解食物危险的家长提供经验。例如，一个家长可能说"哦，我的宝宝吃葡萄吃得很好。她知道怎么嚼"或者"我总是给他玉米粒，他从来都没卡住过"。如果家长的喂养行为给小婴儿带来了危险，教师要及时告知家长，这是教师的一个重要责任。

> Brittany，11 个月的婴儿，上周没有送到 Patty 的幼儿园。她妈妈通过电话告诉 Patty，尽管 Brittany 在家并且完全恢复，但她上周由于肺炎一直在 ICU 治疗。两周前，Brittany 在一次家庭野餐时将从碗里捏的瓜子吸了进去。妈妈认为 Brittany 已经把它咳出来了，但这个瓜子还留在她的肺里并引起了感染。一个儿外科医生将瓜子取了出来。
>
> Brittany 没有死亡已经是幸运的了。因为窒息的危险，儿童早期项目应制定一些政策禁止给儿童提供有窒息风险的食物。政策应包括禁止给儿童提供的有窒息风险的食物列表。

> **如果……**
>
> 当取出一个 11 月龄婴儿的家庭自备食物时，发现里面包含有引起窒息危险的食物（一个凉热狗放在一个小塑料袋里），你该怎么办？对于给婴儿提供一个热狗，你还有其他顾虑吗？

添加营养价值低的食物

饮食习惯在很早就建立了，婴儿期是养成良好饮食习惯的关键时期。然而，照料者有时给婴儿提供的是营养价值低或高热量的食物。更好的选

营养密度

描述了每单位食物中还有高比例的营养成分，而不是过高的热量

如果……

你看到一个 7 个月大的婴儿一边吃着法式油炸食品，一边被妈妈带进教室，你会想到哪些问题？你会怎么做？

择应是给婴儿提供高**营养密度**的食物。营养密度描述了每单位食物中含有高比例的营养成分，而不是过高的热量。例如，捣碎的香蕉是富含营养的，因为它有丰富的维生素 C、钾和纤维素，而脂肪和盐较少。单一成分的婴儿食物泥都是富含营养的。CACFP 补充包中的婴儿食物要求只含一种成分，如 100% 的水果和 100% 的蔬菜，（肉泥除外，可含有肉汁），不能以混合的商业婴儿餐的形式提供（Oregon Department of Education，2009）。

关于美国婴儿饮食习惯的研究显示了一些令人震惊的趋势。约 50% 的婴儿到 1 岁时吃过法式炸薯条、饼干或蛋糕。此外，15% 的婴儿喝过甜饮料如汽水或果汁（Grummer-Strawn et al.，2008）。这么小的年龄就引入这些食物可能使幼儿建立起对高脂肪或高热量膳食的偏好。这些数据表明要加强对家长的正确指导，以帮助婴儿建立健康的饮食习惯。教师扮演了提供信息的角色，帮助家长不要将不好的食物添加到婴儿膳食中，鼓励给婴儿吃与年龄相适应的煮软烂、制泥或捣碎的食物，如水果、蔬菜、未加工的肉和禽类。项目政策和程序以及 CACFP 指南为托幼机构制定了基本原则，并创造了帮助家长了解食物营养的氛围。

婴儿了解食物和学习进食

进食是一个学习的过程。当婴儿可以尝试食物后，他们就开始学习食物了。这意味着用看、摸、戳、压、闻和尝的方式来了解食物。通过这些探索，婴儿学习如何在嘴里移动、咀嚼和吞咽食物。当婴儿准备好后，允许婴儿自我喂食也是一个学习的过程。防止吸入任何食物也很重要。婴儿谨慎地对待新事物，所以他们在接受一种新食物前，需要经过 10 次以上的尝试（U.S. Department of Agriculture，2009）。这个学习过程要求成人在添加新食物时能理解并有耐心，还要尊重婴儿饿和饱的喂养信号。

学习中一个重要的过程是让婴儿广泛接触各种各样的食物。这就增加了他们接纳新食物和长大后喜欢平衡膳食的可能性。教师树立好的饮食行为榜样是很重要的，因为婴儿和儿童从观察教师做什么和听到教师说什么中学习。考虑如下案例：

Mary 负责婴儿班。她坐在桌前喝了一口软饮料。11 个月大的 Jeremy 指着她的软饮料瓶，但 Mary 说"不，这个不是给你的，Jeremy"。Jeremy 开始哭，这时他的妈

应该使婴儿全面体会喂给他们的食物，让他们与食物玩耍。食物闻起来与品尝起来的感觉有助于婴儿学习

妈 Rosalie 进来接他。Mary 解释 Jeremy 为什么哭。Rosalie 回答："好吧，我总是把我的软饮料给他喝。他很喜欢。"Mary 该说些什么？

做一个好榜样或扮演好的角色通常并不容易。当在儿童和家长面前起到不好的示范作用时，需要通过大量的自我思考和反省才能识别出来。最好的方法是从像 Mary 这样的经历中学习，并为今后确定一个更好的方法。

▊特殊需求婴儿的喂养

一些有健康问题的婴儿有时会面临巨大的喂养挑战，这可能影响他们的生长和发育。这些问题可能包括发育迟缓和残障。教师、家长以及医务人员要组成一个小组来帮助有健康问题的婴儿维持满足生长需求的营养膳食。还要努力帮助婴儿学习进食技能和行为，以支持良好的营养。

有喂养问题的婴儿

婴儿生来就有通过叼住、吸吮、吞咽和同步呼吸从母乳或奶瓶中获得营养的技能。然而，有发育迟缓的婴儿并不总是能够有效进食。喂养问题随着他们努力吃奶或适应奶瓶喂养而出现，并且他们可能最终不能获得合适的体重。由美国儿科学会定义的**喂养问题**是一种与口腔有关的发育失调（Kleinman，2009）。吞咽问题是指吞咽过程中的异常。婴儿抗拒液体并且吃饭时咳嗽或呛咳，这些都是吞咽失调的症状。如果婴儿被需要咀嚼的食物噎到，强烈偏好平滑或易碎的食物，但对接受液体没有问题，这也是有喂养问题的症状（Kleinman，2009）。

喂养问题可能源于感觉或运动问题（Kleinman，2009）。例如，有些婴儿有口腔敏感的问题。**口腔低敏感性**的婴儿，其口腔内感觉减少，当把食物放到他们嘴里时，他们很少意识到食物在哪儿。另一方面，**口腔高敏感性**是指婴儿过度了解食物在口腔或嘴边位置的情况，对于这些婴儿，将食物放到靠近嘴边或者放进嘴里会导致作呕或咬下反射。这些情况会使婴儿和照料者在进餐时面临挑战（The Children's Hospital at Westmead，2003；Yang，Lucas，& Feucht，2010）。**口腔运动失调**的婴儿可能由于咀嚼肌功能弱而造成咀嚼困难。由于舌头运动不协调，他们可能会有在嘴里移动食物困难的问题，会引起窒息或呕吐，以及缓慢而吃力地进食（Kleinman，2009；Yang，Lucas，& Feucht，2010）。教师如果怀疑有喂养问题或担心婴儿吃固体食物的能力，应与家长商量，并考虑转诊给早期干预小组和儿童健康保健人员，协调言语、物理和职业治疗师，帮助识别和评估婴儿的喂养问题（Yang，Lucas，& Feucht，2010）。

喂养问题

一种与口腔有关的发育失调。

口腔低敏感性

一种口腔运动情况，婴儿口腔内感觉较差，食物放在嘴里时，几乎不知道到食物在哪儿

口腔高敏感性

一种口腔运动情况，婴儿过度了解食物在口腔或嘴边的位置

口腔运动失调

一种发育延迟，可能由于口腔肌肉或舌头运动能力较差，造成咀嚼困难

早产儿喂养

早产儿有特殊的喂养需求。早产儿是指孕 37 周前出生的婴儿。与足月儿相比，这些脆弱的婴儿可能有不同的营养需求。早产儿应尽可能早地获得母乳，与配方奶相比，母乳能提供免疫保护并改善发育结局。对于早产儿 [接近足月的新生儿（near-term infants）不需要]，可在挤出的母乳中添加一些特殊的母乳强化剂来满足生长所需的更多蛋白质、维生素和矿物质（Academy of Nutrition and Dietetics，2012；Kleinman，2009）。非母乳喂养的早产儿要使用特殊的配方奶来满足其更高的营养需求以适应其生长。

如果家长想要教师采用任何不同于标准制备说明的方法来配制配方奶，或者在母乳中添加强化剂，都要有医务人员明确写出用量的处方。在某些情况下，需要请家长展示如何准备配方奶。在何时给早产儿引入固体食物方面，教师应依据医务人员和家长的指导。作为常规，给这些婴儿添加辅食应基于其发育情况，这可能需要考虑婴儿的预产期和**矫正月龄**。婴儿的矫正月龄是婴儿当前周龄减去早出生的周数。例如，一个 3 月龄进入儿童保健中心的婴儿，其早产了 3 周，则他的矫正月龄应该是 2 个月零 1 周或 9 周。一般情况下，当早产儿在矫正月龄为 4 ～ 6 月龄时表现出发育准备就绪的信号后，就可以开始添加辅食了（Academy of Nutrition and Dietetics，2012）。早产儿比足月儿更容易发生缺铁性贫血，因为他们体内储存的铁较少。当他们准备好后，应给他们各种含铁丰富的食物。

矫正月龄
婴儿当前周数减去婴儿早出生的周数

唇裂
唇没有长在一起的一种出生缺陷。

腭裂
在口腔内侧上部出现空缺的一种出生缺陷

唇腭裂婴儿的喂养

唇裂和**腭裂**是发生在唇和口腔的出生缺陷，会导致特别复杂的吞咽问题。在怀孕的前几周，口腔和唇就开始发育并最终闭合在一起。在某些情况下，口腔或唇的边缘没有恰当地融合，而造成唇裂、腭裂或两者都有。唇裂一般不是问题，因为婴儿一般可以吸吮和吞咽。但腭裂时，口腔上部会出现空缺。出生时有腭裂的婴儿可能很难成功吸吮并增加了摄入不足的风险（Acedemy of Nutrition and Dietetics，2012）。这个问题可以通过使用特殊奶瓶来解决，这种奶瓶可以将配方奶或母乳挤进婴儿的嘴里。也可以使用加长的奶嘴来帮助吸吮和吞咽（见图 3-6，美德乐特殊需求喂养奶嘴）。图 3-12 展示了给唇腭裂婴儿喂奶的姿势。采用垂直的姿势喂奶可预防母乳或配方奶流入鼻腔。

唇裂可以在出生后 6 周到 3 个月进行手术缝合，腭裂修补在 9 ～ 12 个月；因此，照料者要保证婴儿手术前有良好的营养（Academy of Nutrition and Dietetics，2012）。通过使用少量简单的策略（如图 3-13 提供的在线信息），有唇腭裂

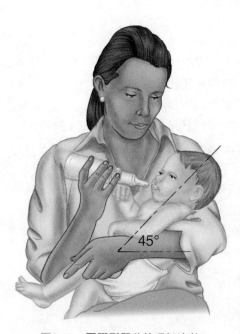

图3-12　唇腭裂婴儿的喂奶姿势

45°

的婴儿能被充分地喂养。有时，有唇腭裂的婴儿要选择喂养策略。"项目经验"部分展示了早期的"开端项目"（Head Start）是如何支持有喂养挑战的婴儿家庭的。

不同文化背景下的婴儿喂养

在很多文化传统里，给婴儿添加辅食是重要而值得庆祝的事情。例如，Hindu 族儿童的第一个仪式称为 *annaprashana*。这个纪念日是庆祝婴儿第一次品尝固体食物——与奶混合在一起的甜米。

婴儿坐在家人的腿上，并给他喂甜米，以此和家人、朋友们一起庆祝（Rajendran，2011）。犹太家庭也会参加断奶庆祝，庆祝会在家庭举行，还会包括宗教祝福和赞歌。除母亲外的其他人，如父亲、兄弟姐妹或祖母，在第一次给婴儿其他食物中起到了重要的作用（Diamant，2005）。在美国，家人更多地以非正式的形式庆祝开始添加辅食，如给婴儿第一次咬固体食物时拍照片，把这件事写在婴儿成长册或博客中。

这些有意义的纪念活动创造了与特殊食物的情感连接。许多家庭更偏爱于他们准备的传统食物，随之也影响到他们为儿童提供食物。例如，美国通常给婴儿提供干的婴儿米粉作为首选的辅食，随后依次是蔬菜泥、水果泥，最后是肉泥。这一直被认为是最好的方法，直到最近循证研究表明添加辅食的顺序是没有依据的，而肉泥因含有丰富的锌和铁，对母乳喂养的婴儿特别有好处（American Academy of Pediatrics，2012a；Kleinman，2009）。这个例子表明所有的风俗都可能包括健康或不够健康的传统。

通常，大多数文化中有传统的首选食物，包括用某些谷物与水、肉汤或奶混合成稀粥或汤来喂婴儿（Katz，2003）。例如，亚洲家庭可能会准备粥，一种浓稠的、以米为原料的汤，其中可以添加肉末或鱼末等各种原料（Kittler，Sucher，& Nelms，2012；Ramachandran，2004）。西班牙家

图3-13 给教师小忠告：唇腭裂婴儿的喂养

- 让家长示范特殊喂养工具的使用。如果使用了延长奶嘴和易弯曲的奶瓶，练习下垂着挤奶瓶以达到理想的恰当流速。
- 第一次喂婴儿时让家长在场。
- 用竖直的姿势喂婴儿可预防奶液流入鼻腔和耳道（见图 3-12）。
- 选择舒适的座位并试着减少注意力分散。喂婴儿可能需要较长的时间。
- 注意打嗝，因为喂养时婴儿会吞咽进更多的空气。
- 给母乳喂养的婴儿母亲更多的支持，支持其挤奶和喂奶。
- 记住：给唇腭裂婴儿添加辅食的进程与其他婴儿相同。

庭会选择一种豆汤，其中加上泡过的小块玉米饼、捣碎的豆子、米和肉汤（Mennella，Ziegler，Briefel，& Novak，2006）。在美国，米、大麦和燕麦被商品化为市售的婴儿米粉，是传统的首选食物。

传统食物的选择会对儿童健康产生影响。例如，在黎巴嫩，芝麻是饮食中的传统成分，对芝麻过敏反应比对花生的反应更严重，以至于有研究者问，"芝麻是'中东'花生吗？"（Irani，Germanos，Kazma，& Merhej，2006）。居住在澳大利亚的中国婴儿中发生的汞中毒，是由于家人把传统的鱼片粥（将鱼混合在米粥中）作为婴儿的辅食，而使婴儿持续食用了污染的汞（Corbet & Poon，2008）。在有些文化传统中，成人把食物咀嚼成粥状喂给婴儿，使婴儿容易吞咽。这种做法对乙肝和 HIV 传播的影响罕有报道（Centers for Disease Control and Prevention，2009；Gaur et al.，2009）。

这些文化习俗表明，教师要理解和尊重不同文化种族的食物选择原则。同时，教师有重要的责任来保证养育中给婴儿提供的食物安全和有营养。家长和教师要将促进婴儿获得最佳的健康状态和发展作为他们共同的目标。

▌总结

婴儿期的良好营养具有深远意义。过多或过少的营养都会导致婴儿承受短期或长期的不良后果。生长和发育会受到不利影响，并增加了成年期患慢性病的风险。

母乳喂养是最佳的喂养方式，应得到儿童早教机构的支持。母乳喂养的婴儿应在 6 个月左右添加强化的婴儿米粉和肉泥，以满足他们对食物中锌和铁的需求。配方奶喂养的婴儿可从标准配方到高度特异配方的各类配方奶中选择一种，选择使用哪种奶粉以及何时添加辅食应由家长与儿童保健医生讨论决定。

当给婴儿喂母乳、配方奶或辅食时，教师需要建立支持性的喂养关系。教师要对喂养信号敏感，并能识别饿和饱的信号。教师与婴儿的喂养关系能帮助建立理解和信任的氛围，这种氛围反过来也能有效地支持喂养。

这样做能帮助婴儿发展健康的饮食态度，支持婴儿自我调节食物摄入。这就意味着教师允许婴儿决定什么时候吃和吃多少。教师还要促进健康饮食习惯的形成，即让婴儿常规接触各种有营养的食物。教师要鼓励婴儿体验健康的进食，允许他们在吃饭和加餐时动用所有感官，包括看、触、闻、尝，甚至是玩食物。与成人照料过程中的互动可以促进儿童社会情感的发展，照料人有责任满足婴儿情感和生理的需求。

教师有责任与家长和健康工作者一起帮助有特殊需求的婴儿。他们也必须认真地努力理解与喂养婴儿有关的不同文化习俗。教师和家长的密切交流是合作照料和促进婴儿最佳营养的基础。

项目经验

对Caden的照料

Pam Woitt，Home Based Educator（HBE）和 Madeleine Sprague，RD，Kidco Early Head Start，Albany，Oregon

Jessica 和 Robyn 分别是 17 岁和 18 岁，在他们的孩子 Caden 出生时，他们还是高中生。对于 Jessica 和 Robyn 而言，挑战远不止是在十几岁的年纪照顾婴儿，还包括 Caden 出生时有腭裂和皮埃尔-罗班综合征（Pierre Robin Syndrome）。由于皮埃尔-罗班综合征，他的下颌比正常的下颌要小，他的舌头会掉到咽部。他不能吞咽并很难呼吸。

Caden 在医院住了 3 周。通过鼻饲管来帮助他获得营养和呼吸。在出院回家前，医生教给 Robyn 和 Jessica 如何替换鼻饲管，以及如何使用特殊奶瓶来喂养 Caden。

很多人会被 Caden 所需要的特殊照料吓到，但 Robyn 和 Jessica 做了他们该做的，没有任何抱怨，也没有希望其他人来为他们做什么。他们全身心地投入到喂养 Caden、换鼻饲管中，并开始为返回学校做准备。Robyn 开始全日制上学，Jessica 请来了一个助教每周给她上几天课。他们都打算按时毕业。

Jessica 在孕 7 个月的时候已登记参加"早期开端计划"，并由家庭教育者（Home Based Educator，HBE）每周进行家访。这些家访的内容主要包括准备独立成为家长、胎儿期健康要点、夫妻关系、出生进程等。Caden 出生后，家庭教育者与 Robyn 和 Jessica 保持频繁接触。由于他们不准备离开家很长时间地待在医院里，所以家庭教育者来访，提供支持，并帮助他们联系波特兰地区的衣食来源。

家长为 Caden 做了每一件该做的事情。他们注册并能收到给 Caden 的 SSD。HBE 通知他们有 Ride Line 运送服务可以帮助他们在波特兰地区看医生。他们可以使用所有家长可用的资源。

Robyn 和 Jessica 非常努力以保障学业，并经常与他们的学校辅导员联系。他们与 HBS 进行了所有约定的家访并从不犹豫询问任何问题。在 HBE 的帮助下，他们提交了 5 个奖学金申请。他们获得了全部 5 个奖学金，甚至还增加了一个他们没有申请的奖学金。Robyn 没有简单地毕业了事，他还参加了额外课程以弥补从他之前学校没有转过来的课程，他甚至在学习期间提高了他的平均分数（GPA）。Jessica 能够与助教一起完成她的所有课程。毕业是一个令他们的朋友和家人非常骄傲的时刻。

Robyn 说，早期开端项目对于帮助他们实现目标起了非常重要的作用。因为他们知道 HBE 相信他们，并通过教给他们如何成为父母，以及儿童发育、儿童营养的相关知识，提供鼓励和联系残疾儿童照顾等给他们提供帮助。

Caden 现在 18 个月了，最近进行了下颌牵张手术和腭裂缝合手术，并已经拔掉了鼻饲管。他现在能够规律进食，并且每天都比前一天有所进步。所有这些都发生在 Robyn 和 Jessica 的大学一年级。他们能够保证好学习，并承担对 Caden 的所有责任。Robyn 最近还拿到了驾照，他们不再需要 Ride Line 的帮助了。

当你有家庭和社区支持并选择使用这些支持时，你可以完成任何事情，Robyn 和 Jessica 就是很好的例子。

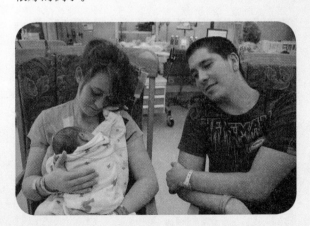

关键词

唇裂	喂养关系	口腔高敏感性
腭裂	前奶	口腔低敏感性
初乳	配方奶不耐受	口腔运动失调
辅食	高营养密度	对捏
矫正年龄	后奶	
喂养问题	婴儿肉毒中毒	

问题回顾

1. 举例说明，婴儿喂养信号并描述其如何与可信赖的喂养关系相关联。
2. 描述母乳喂养的好处，以及教师该如何支持母乳喂养母亲。将其与给婴儿安全配备、储存和喂养配方奶的职责进行比较。
3. 解释婴儿饮食发育进程，以及这一进程与婴儿发育技能有何关联。
4. 列举婴儿有特殊需求而导致喂养问题的例子。描述如何满足婴儿的营养需求。
5. 描述影响婴儿喂养决定的文化因素。

讨论

1. 你如何支持即将返回工作岗位的母亲，她有作息固定的职位并且她的老板不支持她母乳喂养的目标。
2. 一位母亲从亲戚朋友那里得到了与保健专业人员相违背的婴儿辅食添加建议。你将如何帮助她而不增加使她混淆的建议？
3. 一位母亲用含有蜂蜜的传统食物喂养婴儿。考虑到婴儿的安全，你该如何用文化敏感的方法来处理这种情况。

实践要点

1. Matt，6个月，最近在接受纯母乳喂养。母亲Jenna想知道什么时候开始添加辅食。这是她的第一个孩子，她不想出任何差错。她将回到大学并将Matt托付给Fran的家庭照料机构，每周照顾4个上午。Jenna向Fran征求建议。用你所知道的婴儿营养知识，与母亲讨论如何根据Matt的需要来决定其婴儿喂养进程。列出你要问Jenna的问题，从而收集信息来制订喂养计划。
2. 使用CACFP婴儿餐举例（见附录），设计10月龄婴儿的菜谱。

3．你负责开发一个婴儿小班课的活动。你想把重点放在探索食物的味道、颜色和质地上。你的班里有 6 月龄、8 月龄和两个 10 月龄的婴儿。制订一个活动计划并解释你在准备课程时所做的决定。

网络资源

American Academy of Pediatrics

www.aap.org

Centers for Disease Control and Prevention: Breastfeeding

www.cdc.gov/breastfeeding/index.htm

Infant Nutrition and Feeding: A Guide for Use in the WIC and CSF Program

http://wicworks.nal.usda.gov/infants/infant-feeding-guide

La Leche League

www.llli.org

National Resource Center for Health and Safety in Child Care and Early Education

http://nrc.uchsc.edu

Womenshealth.gov Breastfeeding

www.womenshealth.gov/breastfeeding/

World Health Organization (WHO) Guidelines for the safe preparation, storage, and handling of powdered infant formula

www.who.int/foodsafety/publications/micro/pif2007/en/index.html

第四章

幼儿、学龄前儿童及学龄儿童喂养

学习目标

1. 明确幼儿的营养需求，讨论如何处理幼儿阶段常见的典型进食行为问题。

2. 了解学龄前儿童的饮食特点，并掌握那些可以帮助学龄前儿童了解食物和营养知识的因素。

3. 掌握如何创造一个有利于学龄儿童的有效营养环境，这样的环境可以更好地支持膳食指南的实施，促进学校午餐项目的目标实现。

Laura 是一名幼儿班级的老师，她很关心 Michaela 的情况。Michaela 是儿童看护中心的一名 18 个月的小女孩。小女孩看起来长得有点小，她早产 4 周，并且生长不良。她的母亲 Hanna 总是很关心她吃了什么、如何吃的。她坚持让 Laura 帮助 Michaela 吃掉看护中心提供的所有午餐。她告诉 Laura："医生说她需要增加体重，除非我看到她像一只鹰一样，她才不用继续吃那么多食物。"Laura 尝试了很多方法让 Michaela 尽量多吃饭。她用便签在坐标图上标记 Michaela 的进食量。如果 Michaela 吃完所有的食物，有时还会给她一些额外的点心。Michaela 在吃饭的时候经常表现得很抵触，吃饭时间也变得充满压力。Laura 感觉这种情况非常不好，虽然她也理解尽量多吃一些食物以增加体重对 Michaela 很重要。他注意到，有时 Michaela 仅仅喝一些奶。

这种冲突最终达到了顶点，这次 Michaela 感觉到很沮丧，她把午餐用的盘子扔向了门口。Laura 在征得 Hanna 的同意后，与看护中心负责儿童膳食的营养师 Christina 预约进行讨论。

Christina 意识到，尽管每个人的初衷都是好的，但 Michaela 吃得并不好。她也知道采用一些强迫的手段让儿童多吃东西一般不会取得太好的效果。她建议 Hanna 和 Laura 努力给 Michaela 提供一些有益的健康食物，同时她也指出了一直缺失的一个环节，就是让 Michaela 自己决定她吃什么、

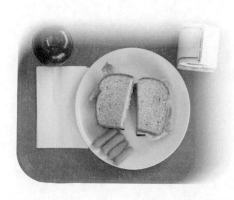

吃多少。Hanna 非常担心这种方法不会有效果，但是同意试用一段时间。最初 Michaela 确实吃得较少，但是她发现没有人再强迫她吃东西时，她开始尝试不同的食物，并且很放松。现在 Michaela 仍不是一个能吃的孩子，但是情况正在改善。Laura 觉得这种方法很好，午餐时间也不再感觉很有压力了。Hanna 很高兴自己和 Michaela 的关系得到了改善，因为她们不再总因为吃饭而冲突了。

儿童出生后 1 年内是生长、发育变化最快的时期。当进入幼儿期的时候，他们完成了从成分单一、液体食物为主的膳食类型到多种固体食物膳食类型的转变，从被动喂养到主动进食的转变，从最本能的需要到逐渐增加的有决定性和有指导性的食物需求的转变。他们的营养需求同时也发生转变，幼儿、学龄前儿童和学龄儿童的生长速度已经不再像婴儿那样迅速，因此他们的进食方式在早期只是在热量摄取上有所区别，逐步转换到有选择性的进食方式，食物喜好开始逐渐发挥了越来越重要的作用。学龄前儿童的咀嚼功能发育更好，他们在食物多样性和结构类型上继续发展，已经可以吃几乎和成人差不多的食物了。学龄儿童开始独立地选择食物，并且按照小时候养成的进食习惯进食。

如果儿童接触到一些不良的营养信息，这些信息破坏了儿童之前所了解的那些营养和健康的指导信息，那么就会无形中破坏看护人积极影响儿童营养健康的多种努力。例如，教师和学校其他人员通常教给儿童如何做出健康的膳食选择，但是当儿童参加学校体育活动时，通常这种活动都会提供很多软饮料、单独包装的糖果以及炸薯条。面对这种情况，学生就会很困惑，不知道该怎样进行选择。

为了解决这些问题，本章主要关注儿童 3 个年龄段的营养需求：幼儿、学龄前期和学龄期直到 8 岁。我们综述了在学校实施的儿童营养项目，讨论如何创造条件为儿童准备健康食物；我们也讨论一些处理儿童复杂进食问题的方法，以及如何影响儿童的营养状况；最后，我们也提供了一些措施和步骤，帮助班级和学校自助餐厅创建有利于儿童健康营养的环境。总之，希望通过这些方法一起保障儿童养成良好的有益于健康的习惯和行为方式，为儿童的健康打下坚实的营养基础。

▌幼儿喂养（12 ~ 36 月龄）

幼儿期的营养和进食行为与婴儿期不同。婴儿对食物的接受性很强，也很容易满足，但是到了幼儿期，这种情况就会发生变化。婴儿的食欲一般比较稳定，不会出现特别大的波动，但是到了幼儿期就变得不一样了，这时他们开始有选择性了。此外，幼儿已经有他们的自主性，在吃饭时间

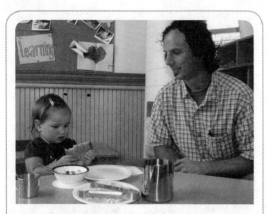

当我们用一种支持、帮助的方式给幼儿提供一些健康食物时，他们通常都能做得很好。让孩子自己进餐，在他们需要帮助时给予帮助

也开始坚持他们自己的选择。像 Michaela 这样的幼儿，通常已经准备好并且愿意与看护人对抗，希望能够自己决定吃和不吃的食物。聪明的看护人一般保持中立的态度，也不发生过度的反应，用一种支持、鼓励的方式给儿童提供营养丰富的食物。

根据营养和膳食学会（Academy of Nutrition and Dietetics）2012 年的建议，看护人应该：

- 允许幼儿自由探索食物，因为他们在食物选择方面的独立性已经大大增强。
- 创造愉快的进餐氛围，使幼儿能够愉快地完成进餐。
- 不向幼儿不合理的要求妥协。

看护人同时有责任提供健康平衡的膳食，以满足幼儿的营养需求。为了完成这项目标，教师需要了解幼儿的营养需求，认识幼儿饮食的特点，并知道如何按照符合当地文化的方式让儿童进餐。

幼儿的营养需要

幼儿食物的多样性已经和成人一样。他们已经可以从精细加工的食物过渡到软一点的餐桌食物。为了适应这些变化，我们需要做一些调整，种类和大小都要有所调整，以保证儿童可以容易地吃进去食物，并且安全。随着固体食物量的增加，需要开始给幼儿提供更多的营养物质满足他们的需求，奶的作用已经逐渐降低了。然而，母乳喂养仍然发挥着重要的作用，所以教师需要给那些继续母乳喂养的母亲提供更多的支持和帮助。

支持继续母乳喂养

继续母乳喂养

幼儿1岁后，母亲继续进行母乳喂养

那些1岁后继续进行母乳喂养的母亲给她们的孩子献上了一份宝贵的时间礼物。对于那些要上班或者上学的母亲来说，这是非常困难的。**继续母乳喂养**使母亲和孩子在分离后可以重新密切接触。这种很特别的舒适和安全的放松时间更有助于儿童社会和情感的良好发展。

在第三章中提到的那些母乳喂养的好处对幼儿一样有益。母乳继续提供免疫保护，而且随着儿童的逐渐长大，免疫成分的浓度会更高（American Academy of Family Physician，2012；Stein，Boies，& Snyder，2004）。这可能表明母乳会随着幼儿暴露于感染环境的增多，采取一种自然的适应性调整。"安全环节"列举了在流感大流行中母乳喂养对儿童的益处。这些母乳喂养的益处就是教师要给继续母乳喂养的母亲提供更多帮助和支持的原因。

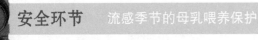

安全环节　　流感季节的母乳喂养保护

　　教师可能没有意识到当他们给母乳喂养的母亲更多支持时，他们给那些他们照顾的婴幼儿送上了多么宝贵的礼物。即使是母亲，可能也没有真正理解在发生感染性疾病时她们能给儿童喂母乳是多么幸运的事情，因为母乳给婴儿提供了免疫保护。因为母乳的保护作用，美国健康和人类服务部（FLu.gov）以及美国 CDC 鼓励母亲进行母乳喂养，即使是她们感染流感时。她们推荐那些生病的母亲用吸奶器把奶吸出，然后让没有生病的照料人喂养儿童。

对于那些感染流感的母亲，CDC 给出了下面这些建议：

- 让健康的照料人看护儿童，并将吸出的母乳喂给儿童。

- 母亲生病后也不要停止喂母乳，因为母乳可以帮助儿童抵抗疾病。

- 如果儿童已经添加配方奶，可以经常吃母乳，少添加一些配方奶。

- 注意日常行为习惯，减少疾病扩散，如常洗手、注意咳嗽时的姿势（在肘部下咳嗽）。

- 如果你因为暴露于流感病毒的环境中而吃药预防的话，请继续自己进行母乳喂养，除非你出现流感症状，如发热、咳嗽或者嗓子疼。

幼儿平衡膳食

　　通常来说，幼儿的每日膳食是随着提供给他们的食物和他们的选择而变化的。看护人可以计划每日的膳食，提供各种有益于健康的食物，使幼儿尽可能吃得更好。果蔬类食物颜色丰富，可以提供丰富的维生素 A 和维生素 C、钾以及膳食纤维。肉类、禽类和鱼类食物富含铁和锌，是维生素 D 和钙的良好食物来源。幼儿的平衡膳食应包括高铁食物和那些富含维生素 C 的水果和蔬菜，以帮助铁更好地吸收。

了解幼儿食物份

　　根据幼儿食欲的特点，最好规定每份食物的大小。一个经验法则就是当考虑每餐给幼儿提供多少食物时，每组食物的需要量为每单位年龄（即 1 岁）1 汤匙（Academy of Nutrition and Dietetics，2012）。美国农业部儿童和成人保健食品计划（CACFP）为幼儿推荐了与年龄相适宜的膳食指南，充分考虑了幼儿适用的食物份数。图 4-1 是一份食谱举例，适用于 1 ～ 2 岁幼儿，是参考 CACFP 的指南制定的。该食谱中有富含维生素和矿物质的食物，包括正餐和点心。在第五章中我们会具体讨论食谱的制订。

　　教师可能经常会奇怪，为什么 CACFP 推荐的食物份很小。通常来说，推荐的量已经足够大部分儿童吃，但是 CACFP 在推荐时也解释说，这个量对于一些儿童还是不够的，有些儿童可能还想要更多一些的食物。如果儿童需要，就再多给他们一些，因为保证食物的充足对于儿童来说是非常重要的。在前面 Michaela 的例子中也发现，她的母亲非常关注她吃了多少食物。一个有帮助的策略是 Laura 可以给 Hanna 举例，让她了解 Michaela 这个年龄段的孩子应该吃多少食物，这样 Hanna 就会有一个合理的预期。

图4-1　CACFP指南中幼儿的早餐、午餐和点心食谱范例

餐次	份数
早餐	
燕麦片	1/4 杯
混合莓类	1/4 杯
全脂牛奶	1/2 杯
午餐	
全脂牛奶	1/2 杯
炖火鸡丁	1 盎司 *（1 个小火柴盒大小的尺寸）
甜土豆泥	2 杯
小块猕猴桃	2 杯
全麦面包	1/2 片
无反式脂肪的人造黄油	1/2 茶匙
午点	
比萨松饼	
全麦英式松饼	1/4 个松饼
番茄酱	1 汤匙
切碎的奶酪	1/2 盎司 *
水	

* 译者注：1 盎司约为 28.4g。

　　CACFP 给出了每餐食物份和食物种类的指南。为了保证使 CACFP 的指南和《美国居民膳食指南 2010》（*Dietary Guidelines for Americans,2010*）一致，USDA 已经让药物研究所开展了相关的评估项目。《全人群健康膳食指南儿童和成人食物健康项目》（*Child and Adult Care food Program Aligning Dietary Guidance for All*）发布了最初的食物推荐，在实际使用时可能会包含比较多的蔬菜和水果类食物（Committee to Review Child and Adult Care Food Program Meal Requirements & Institute of Medicine，2011）。

幼儿的膳食特点

　　儿童教育工作者需要知道哪些食物对于幼儿来说是有营养并且安全的。即使教师不负责具体的食谱安排，他们也需要知道那些会影响幼儿膳食的因素，包括食物的质地和黏稠度、每餐适宜的时间，以及儿童的发育情况对进食的影响。

调整食物种类

　　当儿童开始尝试在餐桌上吃饭时，我们就要开始调整食

如果……

　　你坐下来准备吃饭，其他人给了你一碗含有各类食物的炒饭，你会是什么感觉？如果同样给儿童一大份食物，他们是什么感觉？

物种类和黏稠度，直到最适合他们的状态。肉类、禽肉和其他食物需要切成一小口大小的薄片，不要大于 1/2 英寸（译者注：约 1.3cm），一般来说在幼儿 2 岁前都不要超过这个大小（National Association for the Education of Young Children，2012）。并且水果都要去皮，食物要软，易于咀嚼。不要添加糖、盐和其他调料。

给幼儿的食物不要太稀，能够挂住勺子，比如煮熟的麦片、加工过的豆类、奶酪和酸奶，这类食物可以让儿童比较容易吃，会感觉更自信。那些不容易挂住勺子的食物，如豌豆或者凝胶样的食物，应避免给儿童食用。

每餐时间

虽然幼儿的胃容量依然很小，但他们仍需要从婴儿时期的按需哺乳转换到定时吃饭。每天可以给他们安排 3 顿正餐，再包含几顿点心，每 2 ～ 3 小时就要给儿童提供一些食物以使其获取充足的能量。这种进食节律相对于幼儿很容易变化的食欲也是很有帮助的。事实上，NAEYC 推荐至少每 2 个小时要给儿童提供一次正餐或者点心，且不宜超过 3 个小时（National Association for the Education of Young Children，2012）。对于那些对食物很挑剔的儿童家长来说，跟他们分享这样的信息是很有帮助的。在前面的案例中，Laura 所采取的措施之一就是告诉 Hanna，像她女儿这个年龄段的儿童需要频繁进餐。通过这种方式，Hanna 就会知道，Michaela 即使这顿正餐吃得不多，她也很快就有机会进食。而且，饥饿可能会使 Michaela 在下一次的点心时间多吃一些。

了解生长发育对进食的影响

儿童的发育水平影响他们进食的能力，如咬、咀嚼和吞咽食物。例如，14 月龄的幼儿和 19 月龄的幼儿具有不同的进食能力。19 月龄的幼儿可以毫不费力地吃那些切成小条的西葫芦，然而 14 月龄的儿童可能吃蒸熟的、切成小片的西葫芦更合适些。反过来，幼儿的进食意愿也影响他们的生长和发育。这种进食意愿受很多因素的影响，包括生长速率、对某类食物的偏好和对味道的感知。

逐渐下降的生长速度　相对于婴儿期而言，幼儿的生长速度已经开始下降。因此，幼儿的食物摄入其实也是减少的，这种正常的减少有时看起来好像儿童食欲不好或者挑食。

对某一类食物的偏好　幼儿期的儿童逐渐生长、发育，发生各种变化并且学习了很多新的技能。有时比较固定的食物可以让儿童在这种快速变化和发育过程中感觉舒服、安全（Zero to Three，n.d）。当幼儿吃豌豆土豆

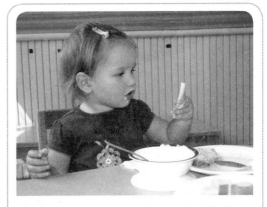

教师需要评估每个儿童的进食技能，并且为提供适当的食物做出选择。这个 19 月龄的婴儿吃西葫芦条没问题

泥的时候，可以感觉到很舒服、安全，并且不愿意马上尝试其他新的食物。

　　对味道感知的改变　味觉感受器分布在口腔上部、腭和舌头上。研究者发现每个人对苦味的感受是不同的。一些儿童可能对苦味的感受更强，因此他们对食物的偏好有时也是不受他们自己控制的（Hayes et al.，2011；Nova，2009；Schwartz，Issanchou，& Nicklaus，2009）。菠菜、花椰菜、抱子甘蓝、卷心菜、葡萄等可能对于一些儿童来说味道就很浓。教师需要有耐心，并且了解儿童的饮食模式会受到发育阶段的影响。下面的 Nova 网站详细解释了味觉感知的遗传学：www.pbs.org/wgbh/Nova/body/science-picky-eaters.html。

幼儿期喂养

　　随着幼儿不断发育，他们的独立性逐渐增强，并在此阶段经历了非常显著的变化。他们的活动能力越来越强，有时可能会通过一些挑衅性的行为表达他们的独立意识。"不"可能会成为他们常说的一个词。教师们要认识到这些反应都是一种很自然的表达，因为他们正在学习如何表达他们的选择，有时这种做决定的能力也表现在吃饭上。如果教师们认识到这一点，并且接受这些潜意识的挑战，就会更好地帮助儿童养成良好的进食习惯，更好地帮助他们。

挑食

挑食
只吃很少的几种食物

新食物恐惧症
用来描述恐惧新事物的名词

　　挑食者指那些只吃几种类型食物的儿童，并且吃的量也很少，对吃饭的兴趣也不大。这种进食模式有时也被称为对食物挑剔或者对食物要求很高。然而挑食在幼儿阶段很常见，也被看作是正常现象。

　　在确定儿童是否挑食前，教师要先回想一下幼儿正常的进食行为，并且要知道随着幼儿不断发育，他们之前的进食模式正在发生巨大变化。一些挑食的儿童只吃几样有限的食物，教师可能就会比较关注他们吃得是否足够。检查一个挑食的儿童是否获取了足够的能量以满足生长发育，最好的办法就是使用生长发育曲线图监测他们的生长模式。如果儿童生长速度正常，虽然他们也很挑食，但其实已经获得足够的能量以满足生长发育的需要。对于大部分儿童，挑食都是暂时的行为。但是对于一部分儿童，挑食可能会是一个长期存在的问题，需要进一步的强化干预。这种干预是一种小组干预的方法，小组成员包括保健人员、家长和教师（Davis，Cocjin，Mousa，& Hyman，2010；Harding，Faiman，& Wright，2010；Zero to Three，n.d.）。

新食物恐惧症

　　新食物恐惧症是指儿童恐惧新食物。幼儿经常对一种新的食物持怀疑的态度，这种对新食物的恐惧可能是人类进化过程中遗留下来的为避免中毒而产生的适应性行为（Monneuse，Hladik，Simmen，& Pasquet，2011）。有 3 个不同的研究聚焦于双生子和他们对食物的恐惧，最后观察到了很明显的遗传趋势。遗传率为66% ～ 78%，并且一个研究发现男性和女性的遗传率是不同的，分别是 45% 和 61%（Cooke，Haworth，& Wardle，2007；Knaapila et al.，2007；Knaapila et al.，2011）。换句话说，儿童是从他们的父母那里遗传了对新食物的恐惧。例如，一位母亲的话就很好地展示了这种遗传，她说"他吃东西和我一样，我们都是很挑剔的"。

尽管对新食物的恐惧是有遗传倾向的，但如果儿童在早期接触不同类型的食物，并且有足够的时间了解新食物，还是会帮助他们克服这种在接受新食物上的遗传影响。教师们都知道反复地从不同角度接触新的概念会帮助儿童学习，在接受新食物这件事情上也是同样的。儿童对一种新的食物能够很有自信度接纳时，至少需要 15 ～ 20 次的反复接触（Satter，2012a）。当然，榜样的作用（父母、教师，特别是同伴）也可以帮助儿童更好地接受新食物，当周围这些人表现出对不同食物更大的兴趣时，对该儿童也有帮助作用（Johnson，van Jaarsveld，& Wardle，2011；O'Connell，Henderson，Luedicke，& Schwartz，2012）。

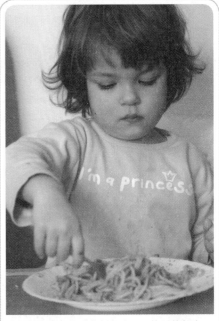

进餐时的责任分工使得儿童可以按照他们自己的方式和发育进程逐渐接受一种新的食物

我们也可以采取一些其他的措施，比如可以把一些新的食物和儿童已经很喜欢的食物放在一起。例如，Shawn 已经 2 岁了，他参加了家庭儿童保健项目，他不喜欢吃蔬菜。当他的老师 Ruby 给他蔬菜时，总是一起给他一些切成小块的软些的水果，因为她知道 Shawn 很喜欢水果，这样 Shawn 就不再感觉有任何压力了，因为还有他喜欢的食物。他可以在没有饥饿感的时候尝试新的食物。图 4-2 给出了一些具体的措施，帮助教师给儿童提供食物时减轻儿童的压力，这样儿童就有时间学习和适应新的食物。

偏食

偏食就是儿童只吃有限的自己喜欢的食物，不吃其他食物，包括那些他们曾经喜欢的食物。有时候儿童对一些非常喜欢的味道突然就没有食欲了，而对其他食物产生兴趣。当教师和家长发现儿童偏食时，尽量观察儿童还喜欢吃哪些食物，而不是他们不喜欢吃哪些食物。很显然，虽然儿童喜欢的食物很有限，但是对于每一类食物，仍然可以有 3 ～ 4 种是儿童能接受的。教师也不要对这种行为过分强调，因为这样只能使这种行为持续更长时间。与对待挑食的儿童一样，重要的是每类食物都给儿童选择几种。

教师可能担心当儿童偏食和拒绝吃一些食物时，其膳

偏食

一段时间内，幼儿只吃有限的自己喜欢的食物

如果……

在你的班上有一名幼儿不坐在桌前吃早饭，而项目监督人员要求你班上的所有孩子都要坐在桌前吃早饭，否则 CACFP 将不会补助餐费，你该如何处理这种情况？

图4-2　鼓励挑食儿童的措施

针对"不喜欢蔬菜"的鼓励措施

- 让不喜欢蔬菜的孩子和其他喜欢吃蔬菜的孩子或者老师坐在一起。
- 第一道菜就给蔬菜：沙拉、蔬菜条或者蔬菜汤。
- 把蔬菜加在其他食物中：意大利面、汤中加磨碎的胡萝卜，或者在面包中加入西葫芦或者南瓜。
- 给孩子一些机会，让他们愉快地探索各种食物：班级菜园、味道实验、各种烹调活动。
- 在蔬菜中加一些调味品：低脂沙拉酱或者酸奶。
- 用一些更友好的方式给孩子提供蔬菜：可以用水果和蔬菜做些沙冰或者水果露。
- 尽量减少过度烹调，这样做会降低孩子对蔬菜的喜爱程度，如煮得过久的西兰花。

针对"不喜欢肉类"的鼓励措施

- 把肉类和其他食物一起做：炒鸡肉、牛肉和大豆玉米煎饼。
- 提供一些高蛋白质的食物：花生酱、豆类、豌豆、小扁豆、豆腐、豆豉或者蛋类。
- 提供一些松软的肉类，如炖牛肉、炖猪肉或者炖鸡肉。
- 可以加些调料：番茄酱、沙茶酱、辣调味汁、低脂奶酪。

针对"不喜欢奶类"的鼓励措施

- 可以给一些冰牛奶或者使用吸管。
- 给一些酸奶或者低脂奶酪，这类食物富含钙。
- 提供一些强化钙和维生素 D 的豆奶。
- 可以在做其他食物时加牛奶：可以在麦片中加冷的或者热的牛奶、奶油汤或者沙冰。

针对"我拒绝吃饭"的鼓励措施

- 让孩子和其他人一起坐在桌前可以只是观看，孩子想吃多少就吃多少（即使他们可能什么都没有吃）。
- 除正常餐食外，不给他们提供其他任何食物（除非孩子有特殊需求）。
- 除吃饭时间外，其他时间不给他们任何吃的。

针对"我只吃一些喜欢的食物"（偏食）的鼓励措施

- 继续按照食谱计划给他们提供食物。
- 当他们吃一些特定的食物时，不要给予奖励。
- 有耐心，偏食经常慢慢就消失了。

食会与 CACFP 推荐的指南以及食品补助指南相左。"政策要点"讨论了当儿童偏食时如何处理这些问题。

家长和教师也担心偏食儿童的膳食质量。关心偏食问题的家长可以从儿童保健工作人员那里得到建议和帮助。

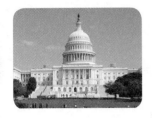

政策要点　　儿童和成人保健食品计划与儿童挑食

如果儿童项目所提供的每一餐都满足对每个食物种类的需求，包括每餐都要有脱脂牛奶或者低脂牛奶（1%），则项目可以从 CACFP 中得到补助。为了从 CACFP 得到补助，教师们可能很关注儿童对每种食物都应吃一些。事实上，并不需要这样。只要给儿童提供适宜的食物，项目就可以计算出每餐的补助金额。但是，如果儿童不喝牛奶怎么办？

- 如果一个儿童是因为身体或者疾病原因不能喝奶，比如乳糖不耐受、牛奶过敏，医疗机构可以提供相关材料，这样项目就会做出适当的调整，可以提供一些不是每天都喝的饮料作为替代。这些饮料也和牛奶一样有营养，也可以得到 CACFP 补助。具体信息可以参

考下列网址：www.fns.usda.gov/cnd/Care/Regs-Policy/policymemo/2011/CACFP-21-2011.pdf.

- 如果儿童只是不喜欢喝牛奶，并且如果老师每天都给儿童提供牛奶但是儿童不喝 CACFP 还是会提供补助的。
- 但是，如果是家长要求不要给儿童牛奶而换成果汁，这种情况下 CACFP 是不能给予补助的。
- 如果儿童喜欢并且家长要求给儿童全脂奶或者 2% 脂肪的奶，CACFP 也不能给予补助。

如果儿童拒绝进餐怎么办？

- 如果儿童只是坐在那里，给她的各种食物她都不吃，这种情况下 CACFP 也是会给补助的。
- 如果儿童不肯坐在餐桌前吃饭，CACFP 就不会给予补助。

进餐时的角色分工

健康的进食过程需要教师和儿童承担起各自的责任。教师的责任是给儿童提供食物，确定什么时候吃饭、在哪里吃饭。儿童的角色是决定是否吃，以及吃多少（Satter，2008）。教师要负责进餐的组织和领导工作，确保儿童能专注地吃一顿营养丰富的饭。儿童的责任更多的是依靠他们的本能去选择吃哪些食物，并且决定要吃的适量，以保证他们的生长和适宜的体重范围（Satter，2008）。

如果教师把他们的意愿强加给儿童，就会导致一些负面的不良结果。一种情况是儿童可能会很顺从老师的意愿，然后就会多吃；另一种情况是儿童表现出抗拒，吃得很少。儿童在尝试新的食物时应该是没有任何压力的。教师会感觉到很奇怪，这意味着不要求儿童吃光盘子里的东西，也不要求儿童必须尝试每种食物。允许儿童自己掌控他们应该吃多少可以保护喂养关系，并且帮助儿童成为一个主动进食者。主动进食就是儿童对食物和进食始终保持着较高的兴趣，可以接受不同食物的变化，可以了解他们自己内在的食物需求。主动进食者知道自己什么时候饿了，什么时候吃饱了（Satter，2008）。

在前面的例子中大家可以看到，Hanna 和 Michaela 就没有建立良好的角色分工。这是因为 Hanna 不相信她女儿自己可以吃饭，并且医生也使她更坚信了自己的想法。在她自身良好愿望的支配下，她试图让女儿吃更多的食物，她给女儿压力，并且受到女儿强烈的抵制。教师 Laura 进一步加重了问题，她在 Hanna 不在的情况下，扮演了 Hanna 的角色，继续给儿童压力。随

图4-3 进食过程中的角色分工

教师的角色：吃什么、什么时间吃以及在哪里吃

- 用餐具为儿童供餐
- 保持进餐规律，两餐之间有点心
- 每次进餐和点心都要在固定的地点
- 不要随意更换食谱或者食用快餐，除非有医学需要
- 提供家庭式的餐食，教师是健康进食的榜样
- 在两餐或者餐点之间不要给儿童提供饮料或食物，只能给白水
- 教师和儿童一起进餐时，不要干扰他们的注意力

儿童的角色：吃多少、是否吃

- 允许儿童自己进餐，必要时及时帮助他们按照自己的意愿进餐。不要限制他们的进食量，除非影响了其他儿童的食物选择。尽量提供足够的食物，当儿童想多吃某种食物时，也要让他们吃
- 避免强制儿童吃食物的控制措施，这种措施会干扰儿童适应新的食物，会给儿童压力
- 让儿童自己决定他们吃什么
- 让儿童自己决定吃多少

Source: Adapted with permission from Child of Mine: Feeding with Love and Good Sense. Copyright © 2005 by Ellyn Satter, MS RD LCSC BCW, owner Ellen Satter Associates. www.EllynSatter.com.

伦理问题

你发现在半天托管的幼儿园，有位家长总是会提前到，她通常徘徊在教室门口，观察她的孩子午餐吃了多少。儿童一看到家长，吃饭的节奏立刻就慢了下来，然后就会慢慢停下。一般情况下，这名孩子可以和其他儿童一样，有时吃得多些，有时吃得少些，但总体保持了健康的生长发育，生长速率正常。这位家长很关注儿童应该吃那些"正确"的食物。你可以感受到，这种进食压力模式在家里也同样存在。老师和家长都想让儿童健康生长。美国婴幼儿教育协会道德行为准则讨论了家长的伦理学责任。你将如何给家长支持和帮助，与家长建立交流、合作的关系，形成家庭和学校一致的行为？准则强调让家长走进儿童的教室，但是在这种情况下，你认为家长可能干扰了儿童的正常进餐。对于这种很敏感的问题，你将如何处理？

着营养学家的干预，她们逐渐从这种进食冲突中解放了出来，让 Michaela 自由选择食物。图 4-3 总结了一些经验，这些经验可以帮助教师在托幼机构和学校进行良好的进食角色分工。

逐渐脱离奶瓶

一些儿童在开始吃固体食物时，反应比较强烈。他们发现奶瓶可以让他们感觉很舒服，就喜欢从牛奶或者果汁中获取足够的能量。过多地摄入牛奶或者果汁，会使他们对固体食物的食欲减退。在前面的案例中，Michaela 不好好吃饭的一个促进原因就是她过分依赖奶类。她对奶类的偏爱和她母亲对她吃什么食物的过分关注都阻止了她对食物产生兴趣。虽然牛奶是一种营养素（包括钙）的良好来源，但是它并不能提供幼儿所需的维生素和矿物质。例如，牛奶不是铁的良好来源。如果儿童喝了太多的奶，就不能吃其他富含铁的食物了，可能导致贫血。

对于幼儿来说逐渐脱离奶瓶是很重要的，可以减少龋齿的发生，避免进食能力发育落后。美国儿科学会推荐幼儿在 12 ～ 15 月龄逐渐不再使用奶瓶（Kleinman，2009）。教师也要和家长合作，建立一个家庭和保育机构一致的环境，帮助儿童逐渐脱离奶瓶。图 4-4 提供了一些措施，可以帮助家长和老师逐渐完成这个过程。

向普通牛奶的转换

对于婴儿来说，进行母乳喂养或者配方奶喂养在他们

出生后 1 年内是十分重要的。但是，一旦他们年满 1 岁，就应该逐渐从配方奶转向普通牛奶了。母乳喂养的幼儿也可以吃普通全脂牛奶，除非母亲愿意继续进行母乳喂养。CACFP 以及妇女、婴儿和儿童（Women, Infants and Children, WIC）项目推荐幼儿开始接受全脂牛奶，直到 2 岁（U.S. Department of Agriculture Food and Nutrition Service, 2011a；U.S. Food and Drug Administration Food and Nutrition Service, 2009）。脱脂牛奶或者 1%、2% 脂肪含量的牛奶脂肪含量太少，不足支持这个年龄的儿童保持足够的生长速率和体重增加，其中的脂肪和胆固醇有助于神经系统的发育，其中的脂肪也有助于维生素 A 和 D 的吸收。然而，对于给幼儿提供脂肪含量为多少的牛奶有不同的观点。关于到底应该给幼儿提供哪种脂肪含量的牛奶，"健康贴士"列出了一些权威专家提出的应考虑的问题。

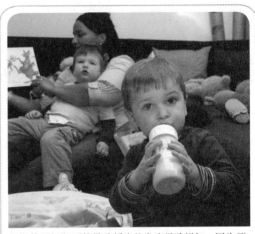

长期使用奶瓶可能导致龋齿的发病风险增加，因为牙齿长时间暴露于含糖饮料中

探索幼儿喂养中的文化差异

参加早期儿童保健项目的教师、家庭和儿童可能具有差异很大的文化背景。那些熟悉自己本文化背景的教师如果能了解更多其他文化背景的知识或者情况，就能更好地理解和帮助不同文化背景下的儿童转换食物。他们也更能尊重这些文化差异和饮食差异。例如，在巴基斯坦、印度、尼泊尔等国家，人们是用手吃饭的，而在亚洲的一些其他地区则使用

如果……

在你的班级有一个 2 岁的印度儿童，她不使用你提供的餐具，你该怎么做？

图4-4 逐渐脱离奶瓶的策略

时间

从 6 月龄开始逐渐给孩子用杯子喂奶，到 12 月龄前后基本脱离奶瓶。

方法

1. 先在某一餐点时间用杯子。接下来的一周，在这一餐都使用杯子喝奶。可以和家长讨论，最好在哪一餐使用杯子喂奶。

2. 每一周都逐渐在不同的餐次使用杯子替代奶瓶。和家长讨论哪一餐用杯子，使用哪种杯子更好些。

3. 帮助孩子握住杯子并喝到奶。

4. 幼儿可能还是需要一些自我安慰的措施帮助。可以提供一些替代物，如安慰奶嘴、毛绒玩具以及随时拥抱等。

5. 家里和儿童保育机构采用一致的方法。

来源：Based on UCSF Benioff Children's Hospital FAQ Baby Bottle Weaning. Copyright 2002–2012 by the Regents of the University of California at http://www.ucsfbenioffchildrens.org/education/baby_bottle_.

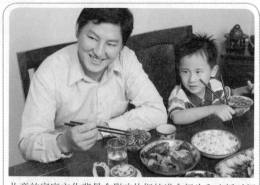

儿童的家庭文化背景会影响他们的进食行为和吃饭时间

筷子和勺子（Luitel，2006）。在某些文化背景中，人们是坐在地上吃饭的，或者大家在一个盘子里吃菜等。了解家庭的进餐习惯可以帮助教师理解影响儿童进食技能和行为的因素。

不同文化下的食物选择也有差异。在中国、韩国、日本和东南亚的国家以及西非文化中，都很少把牛奶当做一种饮料，食物制作过程中也很少使用牛奶（Ishige，2012；Maritz，2011）。长期摄入这种饮食，儿童很容易缺乏维生素 D。在西班牙饮食中，奶被看做是一种非常理想的食物，而且人们也认为儿童可以无限制地喝奶。因此，儿童脱离奶瓶一般都很晚，所以容易发生缺铁性贫

健康贴士　　牛奶的脂肪含量：哪个含量对儿童最好？

权威营养专家达成的一般共识是，儿童满 2 岁后，牛奶的脂肪含量就要逐渐降低，从全脂奶（脂肪含量为 4%）逐渐降脂到脱脂奶。这个目标是通过引入心脏健康饮食以及预防儿童肥胖而开始推进的。但是这些推荐意见都没有明确 1～2 岁的孩子该吃什么样的奶。应该考虑的问题如下：

- 一些权威健康专家认为给 1～2 岁的孩子吃低脂（2% 或 1%）或者脱脂的牛奶仍需进一步讨论，因为他们认为全脂奶中的脂肪和胆固醇对于中枢神经系统发育很有益处，也可以为生长提供足够的热量。

- 美国儿科学会和美国心血管研究所建议是否给孩子提供低脂奶（脂肪含量为 2% 或 1%）或者脱脂奶需要

看孩子的情况，包括他们的生长速度、食欲，膳食中其他脂肪来源的食物和营养素密度，以及儿童患肥胖和心脏病的风险。

- 美国心脏协会主要关注冠心病问题，他们也建议给 1 岁以后的儿童吃脂肪含量为 2% 的低脂奶。

- CACFP（与 2010 年《健康无饥饿儿童法案》的要求一致）只允许给 2 岁以上的孩子提供脱脂或者低脂（1%）奶，1～2 岁的儿童仍采用全脂奶。

- WIC 项目也建议给 1～2 岁的孩子提供全脂奶。

教师也要遵照政府机构的指南以及美国农业新食品和营养服务部门的建议，而且要听从儿童保健人员的建议，并与家长讨论协商。

来源：Dietary Guidelines for Americans, 2010, by the U.S. Department of Health and Human Services and U.S. Department of Agriculture, 2011, retrieved July 9, 2012, from http://www.cnpp.usda.gov/Publications/DietaryGuidelines/2010/PolicyDoc/Chapter5.pdf; "Dietary Recommendations for Children and Adolescents: A Guide for Practitioners: Consensus Statement from the American Heart Association," by the American Heart Association, 2005, Circulation, 112(13), pp. 2061–2075 updated online June 20, 2012, at http://www.heart.org/HEARTORG/GettingHealthy/Dietary-Recommendations-for-Healthy-Children_UCM_303886_Article.jsp; "Expert Panel on Integrated Pediatric Guideline for Cardiovascular Health and Risk Reduction" 2012, Pediatrics, 129(4), pp. s1–s44 by the American Academy of Pediatrics from http://pediatrics.aappublications.org/content/129/4/e1111.full.pdf+html; "The Start Healthy Feeding Guidelines for Infants and Toddlers," by N. Butte et al., 2004, Journal of the American Dietetic Association, 104, pp. 442–454; "Lipid Screening and Cardiovascular Health in Childhood," by S. R. Daniels, F. R. Greer, and the Committee on Nutrition, 2008, Pediatrics, 122(1), pp. 198–208; USDA Memo CACFP 21-2011—Revised Child Nutrition Reauthorization 2010: Nutrition Requirements for Fluid Milk and Milk Substitutions in the Child Adult Care Food Program Questions and Answers from http://www.fns.usda.gov/cnd/care/regs-policy/policymemo/2011/CACFP-21-2011.pdf; and Women, Infant Children Laws and Regulations, 2012. Retrieved July 15, 2012, from www.fns.usda.gov/wic/PDFfiles/WICRegulations.pdf.

血（Brotanek，Schroer，Valentyn，Tomany-Korman，& Flores，2009）。

当教师们讨论家庭饮食习惯时，要考虑到文化敏感性的问题，这些方法也可以用在学校膳食安排上。教师也需要支持那些健康的传统进食行为，并探索通过多种方式将不同的食物整合到学校的食谱中。可以在计划的食谱中安排那些反映文化差异和特殊文化的食物，也可以安排一些社会活动，比如自带餐的家庭聚会，这样一起分享不同文化的饮食，促进文化认知。

教师在培养儿童健康进食行为中的作用

对于喂养幼儿来说，最主要的目标是建立一个进食习惯的基础，满足儿童短期的生长需要，保证其长期的身体健康。教师可以通过将发育水平与进食技能相结合，帮助实现这些目标，同时起到良好的榜样作用。

将发育水平与进食技能结合起来

教师对儿童的发育很熟悉。他们可以评估、识别幼儿生活各个方面的发育进展到哪个阶段，包括进食行为。他们知道儿童的进食能力发育是有差别的。对儿童发育水平的了解，可以帮助教师决定给儿童什么食物以及如何喂养儿童。同时，教师也准备好用不同的方法鼓励儿童养成良好的进食习惯。表4-1描述了生理、社会情感、智力发育水平与喂养方法的关系。在"健康教案"中也提供了一些特殊的例子，使教师能够帮助儿童探索新的食物。

教师是好的榜样

幼儿在他们的日常生活中模仿成人的行为，这就意味着教师扮演着重要的榜样角色。儿童会观察教师是怎么吃饭的，教师的行为会影响幼儿的行为。此外，在吃饭时，教师也可以以一种愉快的方式与儿童互动，向幼儿介绍良好的进食行为。尽量给幼儿机会，让他们自己进食、自我服务，以促进他们自身能力的发展。

幼儿营养知识讲解

如果将一些抽象的概念变为幼儿日常生活中可以接触到的活动，幼儿就会充满好奇并愿意学习。当儿童有机会去接触健康、颜色丰富、有各种香甜气味、多种口味和形状的食物时，幼儿就愿意了解食物并学着进食。积极参与到家庭进餐的各个过程有助于儿童建立良好的进餐行为，并可以使其发展出良好的社交能力，如分享、传递食物和说"请""谢谢"。集体机构的进餐时间也给幼儿提供了练习各项动作技能的机会，例如分割、倒或者用夹子夹住食

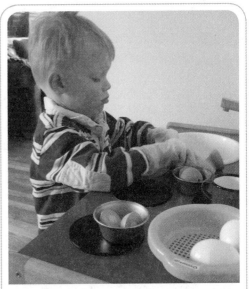

儿童通过表演剧来了解食物。这个小男孩已经学习了食品安全知识，正在用正确方法戴手套，然后去拿新鲜食材

表4-1　发育进程对幼儿进食和相关教育策略的影响

身体发育	12～24月龄的喂养策略
生长速度下降 幼儿每日进餐频次较多	相比较于婴儿，幼儿对食物更加有选择、吃得更少。需要提供多种适合这个年龄的食物选择 少量多次的进餐是一个很普遍的现象。点心对于幼儿来说很必要。注意不要让幼儿全天都能接触到装有含糖饮料的奶瓶或者杯子。这会导致幼儿龋齿的发生，并且使其对其他食物的食欲下降
12～15月龄开始行走	当幼儿的动作发育更成熟，开始尝试各种活动时，他们集中注意力进餐的时间就会很短。在进餐时，要把一切可能影响进餐的其他物品都拿开，因为为了满足不断运动和生长的需要，足够的能量摄入对他们很重要
大多数幼儿可以拿住杯子，自己用勺子吃饭，虽然也偶尔会弄洒	允许幼儿自己进食，在需要帮助时提供帮助。可以给儿童一些手指食物，或者其他比较黏稠的食物，这样就不会轻易从勺子上弄洒（如酸奶、松软的奶酪、燕麦片等）
社会情感发育	
幼儿的独立意识开始增强	允许他们选择自己想吃的食物；给他们提供一些可选的食物，但是不要太多。他们可能会拒绝一些食物，不要强迫他们进食或者吃他们不想吃的食物。在幼儿开始真正吃一种新的食物前，至少要接触几次。允许他们开始锻炼各种进食技能，从看护人提供的各种健康食物中选择与年龄相适宜的食物进食
当他们开始尝试一些新的活动时，可能由于无法很好地完成而沮丧或者发脾气	可以对他们进餐时的行为给予适当的指导。儿童哭的时候不要进食。给儿童提供那些他们更容易进食的食物，这样他们就会有成就感，对进食会更自信，而不是感觉很沮丧或者有挫败感（例如，可以把豌豆捣成糊状，这样他们更容易吃）
物权意识增强，分享变得很困难	每一个儿童都有他们自己的餐椅，当他们更大一些以后，就可以坐在桌前固定的位置进餐。家庭式进餐可以帮助儿童学习到大家需要从一个公共餐盘中轮流分享食物
他们还不能记住规则	用一种积极的方式不断强化进餐规则，如洗手、一起就餐、不能使用公用勺子等
自我感知逐渐发育，开始感受到愉悦、嫉妒、喜爱、自尊和羞耻感等	帮助儿童顺利进食，让他们对自己进餐感觉到很自豪，让他们对食物没有压力。想让儿童进食一种新的食物前，先要让儿童接触一段时间，可以把新食物和他们喜欢的食物一起给儿童提供。
他们从有节律的日程安排中获益	要有一个日程安排，包括什么时候进餐、如何进餐等。进餐的程序也要逐渐固定，包括开始、吃饭和结束
认知发育	
儿童充满了好奇和渴望	可以给儿童提供不同味道、不同气味、不同质地的各种食物，让儿童去触摸、品尝、抓握等，去感受食物。食物可能吃进去又吐出来了。允许儿童通过接触、品尝、闻味道，有足够的时间去发现各类食物的不同。让儿童在探索中不断学习
当他们想要某些东西时，会指给你看	对儿童的交流尝试要及时应答。当他们指向某一种食物时，我们可以说："你指的是酸奶。你想要酸奶吗？"认识到这些基本的手势含义，可以帮助我们更好地理解他们是否饥饿，是否吃饱了
他们可以通过说名字识别相近的物品或图像，并且开始说两个词的句子	让儿童逐渐说出各种食物、餐具和坐在桌前其他小朋友的名字，促进他们语言能力的发育。可以给儿童看一些图画书，上面有各种食物。可以在进餐时使用合适的语言，如"请""谢谢"等
他们开始学着有目的地使用一些物品	给儿童演示如何使用勺子和叉子。当他们使用杯子喝饮料时给予适当的帮助。 给他们一条毛巾或者餐巾擦脸
幼儿很活跃	幼儿不能持续坐很长时间。每餐时间为20～30分钟，不要超过幼儿可承受的限度。儿童吃饭时不能离开餐桌（包括嘴里还有饭或者手里拿着食物），以防窒息事件的发生。

来源：The National Network for Child Care–NNCC, by C. Malley, 1991. University of Connecticut Cooperative Extension System, *Toddler Development (Family Day Care Facts series). Amherst, MA: University of Massachusetts, retrieved July 16, 2012, from N.C. Division of Child Development and Early Education, 2008; Infant-Toddler Foundations, retrieved July 16, 2012, from http://ncchildcare.dhhs.state.nc.us/pdf_forms/dcd_infant_toddler_early_foundations.pdf; American Academy of Pediatrics, 2011. Ages and Stages Developmental Milestones 12 months, retrieved July 16, 2012, from HealthyChildren.org; Medline Plus, 2010. Toddler Development, retrieved July 16, 2012, from http://www.nlm.nih.gov/medlineplus/ency/article/002010.htm.

健康教案 我会喜欢那些对我有益处的食物吗?

学习目的:儿童开始接受多种食物

关键词:尝试、样品、口味、风味、品尝实验、多种类、有营养的、食物组

安全事项:确保给儿童提供与其年龄、发育水平相适应的食物,例如给小一些的婴儿准备水果泥或者蔬菜泥,给较大的婴儿准备小块的食物。避免那些可能导致孩子发生食物过敏或者窒息的食物。

要给儿童准备与其发育水平相适应的食物,可以把食物煮熟、过滤、捣成泥或者切成薄片,使食物的质地适合儿童吃,避免引起窒息。例如,给小一些的婴儿准备水果泥或者蔬菜泥,给较大的婴儿准备小块的食物。在儿童尝试各种食物时,要进行密切观察,也要监督食物的清洗。同时,避免已知的食物过敏和食物限制。

较大的婴儿和幼儿

- **目标:**较大的婴儿开始尝试选择、品尝不同的水果和蔬菜。
- **材料:**准备 3 ~ 4 种不同颜色的蔬菜或者水果,比如香蕉片或者奶油玉米(黄色)、切成块的桃子或者芒果(橙色)、碾碎的豌豆或者煮熟的青豆条(绿色)、草莓或者西瓜块或者切成小块的甜菜(红色)、蓝莓(蓝色);分成小隔的餐盘。
- **活动计划:**活动开始前教师和儿童要洗手。当孩子情绪很稳定,已经准备好参与新活动时就可以开始了。给每个儿童分隔的餐盘上放一小份上面准备的食物,给教师准备一个盘子。鼓励儿童开始探索并尝试新食物。和儿童一起讨论食物,说出食物的名称、讲讲口味和颜色。说一些传递喜悦和兴趣的话,如“我喜欢

这些橙色的芒果”或者“这些红色的西瓜口味真好,让我很高兴”。鼓励儿童尝试,而不是强迫。描述儿童尝试的情况:“你尝试了不同的水果和蔬菜,那是了解每种食物不同口味很好的方式。”

- **如何调整活动:**如果儿童没有自己探索、尝试,可以喂给儿童或者握着儿童的手教他们探索、尝试不同的食物。当你选择给儿童哪种食物时,要充分考虑儿童给出的身体提示。给儿童足够的时间用嘴感受食物,允许他们把食物撕成他们想要的样子。尽所有努力让儿童探索、尝试不同的食物。
- **你达到目标了吗?**儿童是否开始选择、尝试不同的食物了?

学龄前儿童

- **目标:**儿童开始探索不同形式的西红柿和西红柿做的不同食物,并选择一些食物开始品尝,挑出他们最喜欢吃的一种。
- **材料:**Lauren Child 的绘本 *I Will Never Not Ever Eat a Tomato*;不同种类的西红柿(葡萄西红柿、桃子西红柿、樱桃西红柿、罗马西红柿以及常见的西红柿),把西红柿切成片(避免出现窒息);西红柿做的食物(番茄酱、沙拉、西红柿汤、意大利酱);分餐盘;勺子;品尝用勺;餐巾纸;大白纸;马克笔
- **活动计划:**设置一个西红柿品尝中心,把每种西红柿及西红柿制作的食物放在盘中,把大白纸放在墙上或者桌上,在大白纸上画出一列列的竖线,每一列代表一种西红柿及其制作的食物。把各种食物都分一小份

给儿童,请儿童品尝每种食物。然后大家一起谈论食物,并请儿童描述食物的口味。请儿童在他们喜欢的那列食物中画“×”。集体活动时,让儿童一起读书,讨论书中的主题,强化儿童尝试新的食物和不同口味的理念。一起讨论西红柿品尝实验,了解每个儿童喜欢的西红柿食物,找出大多数儿童喜欢的那种食物。问儿童他们喜欢哪种西红柿食物,让他们说出 4 种自己喜欢的食物名称。

- **如何调整活动:**鼓励儿童学习短句,例如用他们的母语说“我喜欢它”,将探索和接触新的食与品尝这种食物联系起来,如由苹果或不同颜色蔬菜做的食物。
- **你达到目标了吗?**儿童开始探索并品尝不同的西红柿食物了吗?

学龄前儿童

- **目标:**儿童可以说出每类食物的名字,能把他们吃的各种食物按照食物种类进行归类,并可以描述什么使

食物有营养或者没有营养。

- **材料:**Gillia Olsen 写的 *My Plate and You*,红色、绿

色、橙色、紫色和蓝色的卡纸，马克笔，剪刀，胶水，白色纸盘，"我的餐盘"海报，带食物图案的杂志。

- **活动计划**：把儿童集合到一起，给儿童介绍食物种类和"我的餐盘"概念。读书，观察"我的餐盘"海报。能区分不同的食物种类，并描述什么使食物有营养，什么使食物没有营养。有营养的食物是富含维生素、矿物质和膳食纤维，并且低脂肪的。不太有营养的食物是指那些额外添加了脂肪、盐和糖，低维生素、低矿物质和高胆固醇的食物。谈论吃多种食物对健康膳食的重要性。可以请儿童把卡纸剪成像"我的餐盘"中各类食物份大小的形状，然后把卡纸粘贴到纸盘上。指导儿童在他们粘贴的"我的餐盘"上，写下每类食物的名称。请儿童把杂志上他们喜欢的食物剪下来，或者请他们画出他们喜欢的食物，然后把这些图片粘贴到"我的餐盘"中相应的食物分类上。一起讨论并展示儿童摄入每类食物的目标。请儿童展示他们的"餐盘"，并讲解他们都吃了哪些食物。如果某类食物中，儿童只吃了一种或者很少的食物，鼓励儿童想一想他们怎样才能增加这类食物的摄入品种。

- **如何调整活动**：确保有足够的剪刀，包括左利手儿童使用的剪刀，并且确保这些剪刀是适合儿童使用的。如果需要提供胶棒，就帮助儿童一起粘贴。如果有些儿童动作发育相对落后，可以预先准备分隔好的纸盘，并按照各类食物份大小粘贴好卡纸，准备好剪好的图片或者其他食物图片，帮助这些儿童一起完成——这节课的重点是教儿童将各种食物按照食物种类分类，并粘贴在纸盘上。帮助那些正在学习英语的儿童，提醒他们食物种类的概念，如果需要，可示范给他们看如何进行食物分类。

- **你达到目标了吗?** 儿童可以说出每类食物的名称吗？可以将多种食物按照食物种类分类吗？可以描述什么是有营养的食物，什么是没有营养的食物吗？

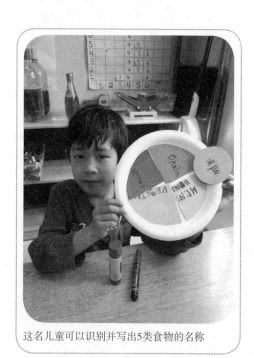
这名儿童可以识别并写出5类食物的名称

物等。进餐时间是向幼儿介绍食物，让他们熟悉食物的重要时间。饭后可以请幼儿将盘子放进水池，把他们的桌子擦干净，这些清洁工作也有助于培养幼儿自我服务的意识。

各种课堂活动给儿童提供了与食物相关的动手实践的机会。向幼儿介绍营养概念的活动包括那些简单的食物准备过程，可以让幼儿搅拌、切一些软的食物、把食物倒入盘中、洗水果或者蔬菜、揉面团等。这些活动使幼儿有机会接触、品尝、闻到各种食物。那些与食物主题有关的图书、可以用食物小道具进行的角色扮演以及其他与食物有关的创造性活动，都是教师向儿童传授营养和食物概念的有效方式。这些方法帮助幼儿建立良好的进食行为，有助于他们顺利进入幼儿园。

学龄前儿童喂养

Franklin 是一名 4 岁的儿童，在幼儿园体检时发现超重。他的老师 Madeline 将他的身高、体重结果通过便条通知了家长。第二天 Franklin 的母亲 Lenora 就不再和老师说话了。她很关注这个事情，她发现有几个人已经在谈论 Franklin 的体重了，这让她感到很尴尬。体检结果的那张便条是压倒她的最后一根稻草。Lenora 开始关注 Franklin 的饮食，并坚持认为 Franklin 不应该再吃点心了。Madeline 理解 Lenora 的尴尬，她从幼儿园的体检档案中找到了 Franklin 的生长发育曲线图，并与 Lenora 约定一起讨论。曲线图显示 Franklin 的体重处于第 90 百分位数，但在过去 2 年一直都在这样的水平。接下来他们一起寻找原因，Madeline 建议，如果 Lenora 想对 Franklin 的饮食进行调整，还是要征得儿童保健医生的同意。Lenora 很认可老师的这种处理方式，她决定在 Franklin 下次体检时问他的儿童保健医生。同时，她尽量确保家里的食物与幼儿园提供的食物种类保持一致。

在进入幼儿园最初的阶段，儿童的生长速度会出现一个下降，并可能导致他们的进食行为发生一些不可预期的改变。儿童在从幼儿向学龄前儿童转换的时期，体脂含量也开始下降，这意味着学龄前儿童的食欲也会像一些幼儿一样会经常发生变化。他们可以一天吃得很好，也可能接下来的一天就需要教师鼓励才能坐好吃饭。随着学龄前儿童进食能力的拓展，他们也开始有明显的食物喜好。为了帮助学龄前儿童建立良好的进食习惯，教师需要理解这个年龄段儿童的营养需要和膳食特点，知道如何营造一个愉快的进餐过程，并准备一些向儿童传递营养概念的策略。

学龄前儿童的营养需要

为了保证学龄前儿童的正常生长发育，需要为他们提供高质量的膳食。主要目标是要满足膳食摄入的热量要求，并使儿童消耗的热量与之达到平衡。通过提供不同味道、不同颜色和多种质地的食物，可以帮助儿童养成良好的进食习惯，促进他们形成健康的生活方式，并实现营养目标。教师可以从一些网络资源或者建议中找到这些营养信息，包括联邦政府的"我的餐盘"膳食指南系统（图 4-5），该系统包括了给学龄前儿童的健康营养信息、CACFP 以及《美国居民膳食指南 2010》（U.S. Department of Agriculture，2012a；U.S. Department of Agriculture，Food and Nutrition Service 2011b；U.S. Department of Health and Human Service & U.S. Department of Agriculture，2011）。这些信息资源都鼓励给儿童提供 5 大类食物中的多

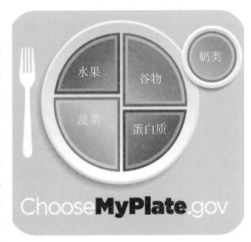

图4-5 我的餐盘
Source: http://www.choosemyplate
.gov/print-materials-ordering/
graphic-resources.html.

种食物。"我的餐盘"膳食指南系统进一步简化了美国居民膳食指南，将其制作成更形象的图例，帮助 2 岁以上的儿童及成人做出健康的选择（U.S. Department of Agriculture，2012b；U.S. Department of Health and Human Service & U.S. Department of Agriculture，2011）。"我的餐盘"给出了可选择的信息：

- 平衡热量，以保持体重稳定增长。对于学龄前儿童，就是通过保持健康的进食行为和生活方式，减少一些不利于健康的行为，如在电视或者电脑前久座，以预防肥胖发生。
- 减少高盐、添加固体脂肪和糖的食物。学龄前儿童要学习健康的进食行为。像蛋糕、派、曲奇饼干、甜品、冰淇淋、软饮料，以及高脂肪的食物如常见的碎肉、热狗、咸肉、香肠和炸鸡等要偶尔食用。在制订食谱或者选择点心时，要考虑到各类食物中盐的含量，如汤、薄饼、面包和各类冷冻食品中的盐含量，选择那些低盐的食品。
- 增加健康食品的摄入，确保餐盘中一半以上的食物是各种颜色丰富的蔬菜或者水果，选择全麦食品，食用低脂或者脱脂的牛奶。请参考图 4-5 中对这些信息的图例解释。

教师在帮助儿童学习食物相关的知识时发挥了重要的作用。使儿童接触各种有营养的食物，可以帮助他们养成一生良好的进食行为和方式。学龄前儿童需要消耗各种富含营养物质（包括维生素和矿物质）的食物。有一些大样本的抽样研究通过调查家庭和照料人，对儿童食物消耗和膳食的质量进行评估，结果发现虽然儿童需要的大部分营养物质都可以满足，但是钾、维生素 E 和膳食纤维有时还是低于每日膳食推荐量（Butte et al.，2010）。美国农业部也指出钾、膳食纤维、钙和维生素 D 是美国膳食需要特别关注的营养物质（U.S. Department of Health and Human Services & U.S. Department of Agriculture，2011）。最近的研究也发现，儿童养护中心或者家庭养育项目所提供给儿童的膳食中仍然存在饱和脂肪偏高、额外加糖和高盐的问题（Ball，Benjamin，& Ward，2008；Benjamin Neelon，Vaughn，Ball，McWilliams，& Ward，2012；Dwyer，Butte，Deming，Siega-Riz，& Reidy，2010）。认识到教师和项目的政策在促进健康饮食营养方面发挥的作用具有重要意义。最近的一项研究中，对 429 名儿童保健人员进行调查，这些人员主要在儿童养育中心、托幼机构或者其他家庭日托中心工作。调查显示，一般来说，参加 CACFP，特别是参加 Head Start 项目的机构与那些没有参加的机构相比，给儿童提供健康食物（更多的水果、蔬菜、全麦食品和较少的甜品、甜饮料及快餐食品）的机会更多（Ritchie et al.，2012）。CACFP 和 Head Start 项目都有一些适当的标准和要求，指导教师给儿童提供健康膳食和营养餐。此外，教师和项目都在制订食谱时有所调整，这也是一种积极的影响。例如，当儿童食谱中加入更多的高膳食纤维主食时，儿童的每日膳食消耗量就增加了，而且这些儿童也很容易接受新的食谱（Zuercher & Kranz，2012）。

除了提供健康的膳食指南外，"我的餐盘"网站也是一个很好的教育资源，教师可以将网站上的信息和家长一起分享，共同为儿童提供健康的膳食（参考本章后提供的网络资源）。美国农业部也为学龄前儿童提供了一些示范食谱，包括每餐和每次点心包含的食物和食物量（图4-6）；也有一些进食小贴士和一些简单易懂的海报，包括"我的餐盘"图例和重要的营养信息。

例如，在前面的举例中，Madeline 和 Lenora 分享了图4-6中的学龄前儿童食谱，以及 CACFP 推荐的关于食物份大小的一些信息。同时 Madeline 指出，一般儿童保健人员不会让小年龄儿童节食，而是重点强调遵循健康膳食指南和积极运动的重要性。通过查询这些信息，Lenora 感觉到在喂养 Franklin 以及指导他进食时更自信。1 个月后，当 Lenora 带 Franklin 去接受儿童保健服务时，她得知虽然 Franklin 的体型指标仍然在平均值以上，但因为他正在匀速而不是加速生长，他的生长速率保持得很好。

学龄前儿童的膳食特点

学龄前儿童的各种进食技能已经充分发展，能吃大部分成人的食物。他们也很喜欢进餐环节中的社会交往活动，希望能参与一些劳动。当他们掌握了一些技能，如可以把果酱抹在面包上，把牛奶倒入杯子内，他们会变得更加自信。教师在不断促进儿童进食能力的发展时，需要考虑学龄前儿童膳食的各个方面，确保儿童安全地摄入有营养的食物。食物的质地和均一性对于学龄前儿童饮食仍然有一定作用。儿童各餐的节律性、食物份大小，以及适宜地鼓励儿童接受新食物的方法，都是促进学龄前儿童进食中一些很重要的因素。

食物质地和均一性

学龄前儿童的牙齿已经完成发育，可以吃大部分固体食物，但是咀嚼和吞咽能力仍在不断发展，所以还是要注意那些可能引起窒息的食物。那些不太容易咀嚼的食物，如肉类，仍然需要切成小块，避免窒息；那种小的圆樱桃番茄或者葡萄也很容易引起窒息，可以切一下，或者四等分，从而避免窒息的风险；一些蔬菜，如胡萝卜，可以去皮，切一下，使儿童可以更好地咀嚼。对进餐过程进行观察及巡视很关键，教师要注意提醒儿童在进餐过程中坐好，以免窒息。

合理安排正餐和加餐

学龄前儿童逐渐习惯在固定的时间进餐。与幼儿一样，学龄前儿童也下面的图展示的是学龄前儿童每人膳食食谱，以每日摄入 **1200kcal** 的热量为标准，包括正餐和点心。图中包括每餐及每次点心的食物举例。

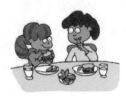

餐点食谱

早餐	食谱示例		
1 盎司谷类 1/2 杯水果 1/2 杯牛奶 *	麦片和水果 　1 杯麦片 　1/2 杯香蕉片 　1/2 杯牛奶 *	酸奶和草莓 　1/2 杯原味酸奶 * 　4 片草莓 　1 片全麦切片面包	苹果酱蛋糕 　1 个小份的蛋糕 　1/4 杯苹果酱 　1/4 杯蓝莓 　1/2 杯牛奶 *

早点	食谱示例		
1 盎司谷类 1/2 杯水果	1 片肉桂面包 半个大橙子	1 杯烤燕麦片 1/2 杯菠萝块	凉的全麦薄饼三明治 　2 片全麦饼干 　1/2 杯切好的香蕉

午餐	食谱示例		
1 盎司谷类 1/2 杯蔬菜 1/2 杯牛奶 * 1 盎司肉和豆类	鸡肉三明治和沙拉 　1 片全麦面包 　1 片美式奶酪 * 　1 盎司鸡肉片 　1/2 杯儿童吃菠菜 　1/4 杯去皮的胡萝卜	软的墨西哥玉米薄饼（肉的或者蔬菜） 　1 个小的墨西哥玉米饼 　1/2 杯绿色蔬菜沙拉 　1/4 杯剁碎的西红柿 　1/4 杯切碎的奶酪 * 　1 盎司熟牛肉或者 1/2 杯豆泥	蛇形百吉饼 　1 个小份的全麦百吉饼 　1/4 杯樱桃番茄片 　1/4 杯芹菜粒 　1 盎司金枪鱼 　1/2 杯牛奶 *

午点	食谱示例		
1/2 杯蔬菜 1/2 杯牛奶 *	1/2 杯甜豌豆 1/2 杯酸奶 *	1/2 杯蔬菜做成的火柴人（胡萝卜、芹菜、西葫芦） 1/2 杯牛奶 *	1/2 杯番茄汁 1 条奶酪 *

晚餐	食谱示例		
1 盎司谷类 1/2 杯蔬菜 1/2 杯牛奶 * 2 盎司肉类或豆类	鸡肉和土豆 　2 盎司鸡胸肉 　1/4 杯土豆泥 　1/4 杯绿色豌豆 　1 个小份的全麦面包卷 　1/2 杯牛奶 *	意大利面和肉丸 　1/2 杯煮熟的意大利面 　1/4 杯番茄酱 　2 个肉丸（2 盎司） 　1/2 杯 　1/2 杯牛奶 *	米饭、豆类和香肠 　1/2 杯糙米 　1/4 杯黑豆 　1/4 杯 　1 盎司火鸡香肠 　1/4 杯西兰花 　1/2 杯牛奶

* 为儿童提供低脂或者脱脂的牛奶、酸奶或者奶酪。
译者注：1 盎司约为 28.4g。

图4-6 "我的餐盘"中学龄前儿童食谱举例

是每2～3小时进餐一次，每天共三餐三点，以保证学龄前儿童有充足、持续的能量来源。点心也要按时提供，并有充足的营养，最好也是低脂、低糖的食物。例如，用玉米、豆子和番茄酱做成的蘸料加全谷物玉米饼，相比于饼干、压榨果汁，可以提供更好的各类营养素。

面包圈
热量相差210卡路里

直径3英寸*
140卡路里

直径6英寸*
350卡路里

汉堡
热量相差257卡路里

333卡路里

590卡路里

关注食物份的大小

教师可能没意识到，在他们为保证儿童营养而尽可能提供食物时，他们实际给儿童提供的食物已经超过了儿童实际的需要量了。这也是有问题的，并有潜在的健康风险。研究已经发现，给儿童提供大份的食物，儿童就会摄入更多的热量，特别是他们在幼儿园时。研究也提示，让幼儿园的儿童自己选择食物时，他们一般都选择小份的食物，实际的热量摄入会减少25%。按照家庭就餐的模式，给儿童提供自己选择的机会，重点关注儿童自身饥饿和饱的感觉，可以防止其摄入过多的能量，降低肥胖风险。用适合儿童使用的盘子和碗，也可以预防给儿童提供大份食物。

苏打水
热量相差165卡路里

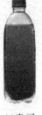

6.5盎司
85卡路里

20盎司
250卡路里

薯条
热量相差400卡路里

2.4盎司
210卡路里

6.9盎司
610卡路里

图4-7 不同食物份的热量差异
* 译者注：1英寸约为2.5cm。
来源：From www.nhlbi.nih.gov/
health/public/heart/obesity/wecan/
learn-it/distortion.htm.

为儿童提供充满爱心的健康饮食

为儿童提供充满爱心的健康饮食，其重点在于选择并为儿童准备各种不同的食物，鼓励进食。美国农业部"我的餐盘"、CACFP和《美国居民膳食指南2010》均针对不同年龄的儿童给予膳食指导，并对如何进行平衡膳食给出建议。在为儿童选择并准备食物时，也需要有一点创造力，让儿童在进餐的同时了解营养相关的知识。

在准备食物时，教师可以有重点地在某一餐提供一些新的食物，可从不同食物种类中选择食物，并且关注一些特殊营养素。例如，教师可能会注意到食物中膳食纤维的作用。此时，教师可通过浏览餐点的食谱，以及在烹调食物时选择那些高膳食纤维的食物，影响儿童对高膳食纤维食物的摄入。教师也可以通过让学龄前儿童频繁接触高膳食纤维食物，从而促进他们接受这些食物。另外，如果能把各种营养学概念转化为各种课堂活动，就可以增加儿童尝试新食物的可能性。例如：

- 观察把干豆子放入水中后发生的变化（干豆子富含纤维素）。概念：纤维素对我们的健康很有好处，因为它能吸收水分，使我们

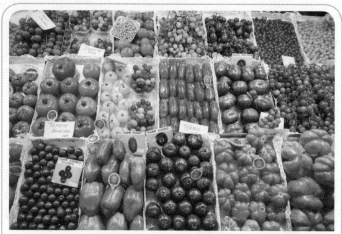

当孩子有机会去菜市场看到不同水果和蔬菜时，他们就有机会了解膳食纤维，他们也可以了解到同一种蔬菜也有很多种类，并且它们的口味也不同

保持健康。

- 用放大镜观察芹菜或洋葱的表皮，了解纤维。概念：植物为我们提供纤维素。
- 品尝不同的高纤维素面包和麦片。概念：谷类食物含有膳食纤维，口味也很好。
- 准备一些水果沙拉，可以包含苹果、梨、甜瓜或者莓类水果。概念：水果果皮和种子中含有膳食纤维。
- 示范不同种类的番茄。概念：蔬菜中含有纤维素，并且有时同一种蔬菜也有很多种类。

教师在创建积极进餐环境中的作用

愉快的进食体验可以让儿童感觉很舒服，也为其进餐和尝试新食物提供了轻松的环境。教师们通过布置一个舒适的进餐空间和建立进餐规则（儿童也可能是规则的一部分），创建积极的进餐环境。进餐也是一种文化传统的体现，鼓励参观和交流。同时，教师也是进餐时的重要榜样。

进餐环境的布置

好的进餐环境可以提供各项服务，同时促进进食技能。儿童的进餐空间要避免拥挤，桌椅尺寸符合儿童特点，儿童可以很舒服地进餐，并专注进食。杯子、盘子等餐具的大小要适合儿童动作发育的水平（American Dietetic Association，2010）。

进餐环境要避免存在其他危险，例如加热食物用的电器、电线和装热食物的容器。餐桌在用餐前后要正确清洗。为儿童提供餐食的过程也应该看起来很吸引人，并且应采用更容易让儿童成功用餐的方式来准备。在布置空间时，可以增加颜色和趣味性，例如可以采用一些有变化的装饰海报或者食物相关的展示品，这些物品可以传递营养的相关知识。

建立进餐规则

教师通过建立进餐规则为进餐确定基调，这些规则可以传达出合理的预期，并有利于进餐顺利、愉快地进行。儿童开始对他们在进餐时的各种责任和工作有期待，这种期待让他们感觉很安全、舒适。例如，儿童可以自己洗手、帮助准备桌子、像家里那样进餐，以及帮助清洗和打扫。

充分考虑文化习惯

进餐时间不但对儿童的营养很重要，同时也传递了社会和文化价值。进餐活动在不同社会文化背景下差异很大，儿童参与的程度不同，进餐时间、食物和进食顺序也不同。儿童在进餐过程中，通过观察并参与到规则和社会活动中，逐渐获得了关于食物和进食的文化知识（Ochs & Shohet，2006）。教师要意识到不同的文化背景和习惯对于班级就餐环境的布置是有影响的。在美国，就餐时每个人先就座，然后开始进餐。如果其他人没有坐好儿童就开始吃饭，一般会被禁止，这被认为是很不礼貌的行为。这一条也在 CACFP 项目指南上被再次强调，指南强调每个人都要在桌前坐好，包括大人，每样食物都已经准备好了，然后才能开始进餐（Oregon Department of Education，2009）。在中国，一般是年纪大的老人先就餐，然后是年轻人；在正式的场合，儿童只能在老人吃完后才能开始上桌吃饭（Ochs & Shohet，2006）。其他一些家庭的传统习惯也对健康膳食有好的影响，这些健康食谱反映了家庭和儿童的偏好。保留本民族的食物传统对每一个文化群体都有益处，文化适应并不是一种改变（Johnson-Askew，Gordon，& Sockalingam，2011）。例如，一项研究发现，墨西哥美国人的儿童吃的干豆子的量是非西班牙裔儿童的 12 倍（Van Horn，2012），更可能达到膳食指南的推荐量。这就是一种种族传统食物，如果放在食谱中，对所有儿童的健康都有益处。

> **如果……**
> 你想在你的项目中增加鼓励进食早餐的内容，你将如何设计一个充满爱心的儿童早餐食谱，并教给学龄前儿童关于早餐的知识？

鼓励交流

进餐的另一个重要意义是促进语言的发育。谈论、观察可以帮助儿童学习更多新单词，并教会他们如何倾听并且讲故事（Fishel，2010）。同时，这也是儿童了解文化相关知识的重要方式。进餐时的交流有助于儿童语言、认知技能的发育，这些促进了儿童读写能力的发展（Snow & Beals，2006）。教师通过积极地倾听、复述以及详解儿童已经说过的话，并问一些探索性的问题，鼓励儿童交流。在吃饭时的交谈中，你作为教师如何鼓励一个初学英语的儿童？

尊重儿童自身饥饿和饱腹的信号

婴儿和幼儿一般按照他们内在的饥饿和饱腹信号进食，饿的时候吃，吃饱了就停下来（Fox，Devaney，Reidy，Razafindrakoto，& Ziegler，2006）。儿童生下来就具有这种内在调控能力，就好像一个内在的控制器，控制他们进食，饿的时候打开，饱的时候关上。如果大人充分认识并尊重儿童的这种能力，儿童的实际摄入量就合适。儿童上幼儿园后，很容易受到各种环境因素的影响，如他们喜欢的食物、吃饭的时间和食物份大小等（Burger，et al.，2011；McConahy，Smiciklas-Wright，Mitchell，& Picciano，2004；Rolls，Engell，& Birch，2000）。因为他们想讨大人欢心，也会受到大人口头影响，大人可能通过语言上的鼓励让他们吃更多，或者让他们自己掌控。如果教师熟悉儿童饥饿和饱腹的表达信号，就会帮助儿童吃得恰到好处，并强化他们这种自我调控的技能（Ramsay et al.，2010）。如果教师忽略了这些信息，就会出现问题。例如，如果家长总是鼓励儿童多吃，儿童可能会摄入过多热量（Birch，Fisher，& Davison，2003；Satter，2012c）；或者家长或教师在吃饭时不考虑儿童的感受，有时甚至强迫儿童进食，这可能会引起儿童强烈的抵抗、抗争，有时会导致体重增长不理想（American Dietetic Association，2011；Satter，2012b）。当然，如果以健康或者体重为由，限制儿童的食物种类，可能导致相反的效果，他们可能会摄入更多的热量（Satter，2012c；Tan & Holub，2011）。一些研究人员意识到，家长如何培养儿童自我调控情绪的能力（如化解挫折、遏制攻击性冲动、合理地表达情绪）与进食的自我调控能力是平行的。一名儿童在哭，他想要另一名儿童的东西，教师可能会说："Kyle，你很伤心，生气也是正常的，但是你对 David 大喊是不对的。现在让我们平静一下，然后告诉我，是什么让你不高兴了。"这种方式首先认同了他的感受，并让他知道了如何正确、有效地表达想法，解决问题。如果老师说"你无缘无故地哭，没有哪个儿童像你这样"，想想 Kyle 是什么感受，这种方式对 Kyle 的感受缺乏认同，无法帮助他学习交流和处理强烈情绪的有效方法。同样，当一位教师对儿童说"Dylan，你还没有吃饱，你几乎没怎么吃，快回到桌前继续吃饭，否则不能离开"，这位教师不了解儿童的饱腹信号，久而久之，这种方式就弱化了儿童自我进食的调控能力（Frankel et al.，2012）。如果教师说"Dylan，你吃饱了吗？如果吃饱了就可以离开了"，这样有助于儿童自我评估。当教师和看护人意识到这些影响后，他们可以通过多种有效的交流、角色扮演、有见地的互动，帮助儿童认识自身饥饿和饱腹的信号，自我调控进食（Frankel et al.，2012）。表 4-2 举例说明了进餐各个环节中忽视或者支持儿童自我调控能力的做法。充分认识到儿童的饥饿和饱腹信号进一步强化了进餐时的责任分工，即家长和教师负责提供食物，规定进餐什么时间和地点，儿童决定吃多少以及是否吃（Satter，2012c）。

做一个好榜样

　　学龄前儿童会学习和模仿教师，记住做一个好榜样很重要。当教师坐下来和儿童一起吃饭时，他们就是榜样。鼓励儿童尝试新的食物，学习健康的进食习惯（American Dietetic Association，2011，Erinosho，Hales，McWilliams，Emunah，& Ward，2012）。榜样的重要作用是通过给儿童机会，让他们自己进餐，选择吃什么、吃多少，从而帮助他们学会如何做决定。这样，当儿童进入学校时，在无人监管的情况下，也可以自己决定怎

表4-2　鼓励儿童自我调控进食		
进餐过程	**忽视儿童自我调控能力的表达**	**尊重儿童自我调控能力的表达**
开始阶段	每个都要吃的。 你需要喝些牛奶。 这些不够，你还需要再吃些。	你饿了吗？你想吃多少？ 你渴了吗？你想喝点牛奶吗？ 如果你很饿，还有很多食物。
进展阶段	至少吃3片，然后才能出去。 我让你吃，你就吃！ 就这些？再喝点牛奶。 你想再吃一些？ 你吃完鸡肉、西兰花后就可以出去玩了。	现在感觉饱了吗？ 是你的小肚子告诉你，现在是吃饭时间吗？ 如果你还渴，还有牛奶。 如果你还饿，还有食物。 如果你吃饱了，就可以离开了。
结束阶段	午餐时间结束了。 吃光了盘子里的食物真好。 你还想吃？我想你应该饱了。	你的肚子饱了吗？ 你已经饱了，吃不下剩下的食物了？ 如果你还饿，碗里还有食物。

来源：S. A. Ramsay, L. J. Branen, J. Fletcher, E. Price, S. L. Johnson, M. Sigman-Grant, 2010, "Are you done?" child care providers' verbal communication at mealtimes that reinforce or hinder children's internal cues of hunger and satiation, Journal of Nutrition Education and Behavior, 42(4), 265–270; L. A. Frankel, S. O. Hughes, T. M. O'Connor, T. G. Power, J. O. Fisher, and N. L. Hazen, 2012. Parental influences on children's self-regulation of energy intake: Insights from developmental literature on emotion regulation, Journal of Obesity, vol. 2012 Article ID 327259. doi:10.1155/2012/327259.

么吃、如何吃。教师一定要记住，强迫进食可能导致厌食。教师即便是一个好的榜样，也可能由于过敏、儿童期的不良体验或者偏好的原因，而不能吃光所有食物。看看下面的情况：

　　Mac，68岁，已经退休，每周3天在Head Start课堂做志愿者。他跟老师Mindy说，他发现和儿童进餐很有挑战。Mindy很惊讶，因为Mac和儿童在进餐时互动得非常好。Mac立即跟她澄清，不是与儿童一起进餐有挑战，而是吃青菜很有挑战！他说："我不喜欢吃卷心菜、西兰花等蔬菜，我知道应该做一个好榜样，但是在我小的时候，妈妈总是强迫我吃这些青菜，而我不喜欢。"Mindy宽慰他说，每个人，包括志愿者，都不应该被强迫吃他们不喜欢的食物。

　　儿童可能会注意到教师不吃某些食物，并会问教师为什么。食物过敏是关乎健康、安全的问题，尽可以跟儿童说："我的医生告诉我，我的身体不能接触花生，只是有一些人这样，不是每个人都这样。"在某些宗教、文化中人们也不吃某些食物，可以告诉儿童"我的传统习俗是不吃奶酪的"。当教师不喜欢吃某些食物时，可以用一种很平和的语气说："我更喜欢生的西兰花，煮熟后不是太喜欢。"这些例子提醒我们，教师也是普通人。

　　做一个好榜样并不是很容易的，尤其是当教师自己对食物的偏好与成为一个好的榜样发生冲突时，教师要学会处理这些情况。可以简单、明了地分享相关信息，做一个尝试更好接受食物的榜样，这样可能传递给儿童一种态度，即乐于尝试新食物的态度。

学龄前儿童营养知识讲解

学龄前儿童总是有各种问题要问，并且想尝试各种活动。对于这个年龄段的儿童，最有效的方法就是将知识融入活动中。可以将营养的相关知识融入他们的日常生活中，也可以设立一些主题活动，教给儿童一些营养知识。

了解食物的来源

学龄前儿童还不清楚食物是从哪里来的。当我们问他们时，他们会说，食物是从厨房、饭店或者杂货店来的。食物的来源、种子是如何变成植物的、牛奶从哪里来、食物是如何从田间到餐桌的、面粉是如何变成面包的，这些对于学龄前儿童来说都可能是全新的概念。教师可以通过组织社会实践、校园内种植园、班级烹调活动等多种方式向儿童讲授这些概念。

社会实践   带儿童走出教室，把他们带入真实的生活情境和活动中。

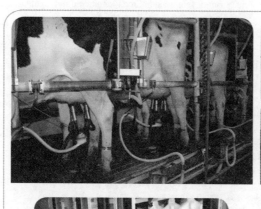
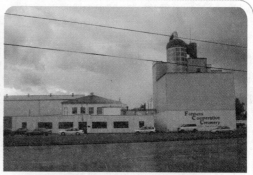
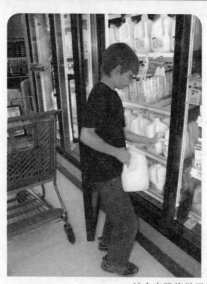
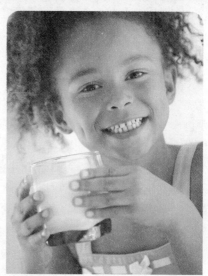

社会实践将学习带入真实的生活情境中

社会实践对儿童来说是很新奇的，可以成为很难忘的时刻，有助于帮助儿童了解这些营养知识。可以把儿童带到奶牛喂养棚、牛奶加工厂和杂货店，给儿童展示牛奶从田间到餐桌的各个环节。给儿童品尝不同口味的奶（全脂奶、低脂奶、脱脂奶或者羊奶），然后讨论这些奶中含有的营养素和它们对健康的益处就变得更有意义了，因为儿童通过多种感受有了实际的体会。

校园内种植园　可以在幼儿园内或者班级内进行种植，给儿童提供一些实际参与的机会。他们可以自己从地里拔出胡萝卜、第一时间从地里捡拾豌豆或者给新鲜豌豆剥皮，这些活动让他们惊喜，并且能体验到乐趣。当儿童自己播种、看着植物逐渐成长时，他们就会对食物来源有清晰的印象，更喜欢这些植物，也会愿意吃他们自己种出来的菜。"项目经验"板块向我们展示了 Head Start 项目是如何与儿童分享在学校或者幼儿园内种植食物所带来的愉快的。

当儿童开始学习植物、昆虫和雨，以及学习到合作、坚持和等待食物生长后，食物和营养的概念就进入他们的生活中了。小菜园使儿童认识到生命周期，通过堆肥、种植和用水认识到可持续性。无论是一个菜园、一个种植床还是一个用来栽种的大容器，都可以让城市和乡村的儿童通过参与校园的菜园活动了解到自然、环境和健康的营养相关知识。

班级烹饪活动　班级烹饪活动可以教给儿童很多概念，而且因为他们开始从制作的食物中进行取样，这使儿童觉得非常有趣。当儿童开始看那些简单的指示步骤和制作流程时，他们的读写能力也增强了；通过测量和称重食物，他们的数学能力得到提高；把各种食材混合在一起后，儿童看到了各种食物混合后的变化，有了初步的科学概念。儿童参与食物准备的各个环节后，他们对食物来源的认识加强了。例如，制作墨西哥玉米饼时，通过碾磨干玉米、混合和煎烤，儿童有机会了解到玉米是在哪里种的，以及如何烘干。

促进营养教育的活动

教儿童认识食物和了解食物营养的活动在幼儿园里很流行。这些知识可以渗入到很多活动中。各种主题可以通过不同学习小组组织的活动而得到强化。制作比萨就是一个从不同食物类别中选材的活动。下面的活动清单都与比萨有关，这个比萨由 5 类食物做成。

- 用于出演意大利餐馆戏剧表演的活动道具：厨师的帽子、围裙、装比萨的盒子、比萨盘、切比萨的工具、方格桌布、塑料比萨模型、意大利面、沙拉和牛奶。
- 数学道具：现金出纳机和游戏用钱。
- 读写道具：菜谱、比萨菜单、接外卖的电话。
- 一些可能用于制作比萨的材料：让儿童剪裁彩纸，并将彩纸贴成一

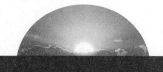

项目经验

菜园项目

Vanessa Thompson，Head Start of Lane County Oregon

俄勒冈州莱恩镇 Head Start 项目是一个旨在促进 0～5 岁儿童早期发展的项目。我们在农村和城市都有项目点，覆盖高山、沿海和肥沃的峡谷。我们的目标是"确保为我们的孩子打下一个坚实的生命基础"。我们做这个项目是通过促进学校的意愿，更好地关注健康、教育、营养和儿童的社会需要。菜园或者花园是我们学习环境的一个延伸。通过一些巧妙的设计和工具，孩子在户外的菜园活动中练习学前数学、科学和读写能力等（如数数、测量、排序、分类、贴标签、记录和命名等）。

我们在全部 17 个地点实现了菜园的持续发展，尽管有一些挑战，如地面硬化、杂草或者人为破坏。当学校疏于管理时，热心的成员就作为健康项目的代理，承担了照看的责任，如浇水、收割。

按照老师 Jan 的话说："户外参与菜园活动对孩子的健康是非常重要的，对饮食健康也一样重要。当孩子们参与到蔬菜种植时，他们会吃得更多。"

孩子可以一整年都在种植。秋天，他们种下蚕豆、三叶草和燕麦；春天，他们拔出这些作物，然后种上胡萝卜、水萝卜、豌豆和其他青菜。也可以在室内种植，让孩子见证根的生长，收割他们种的草，以及把长大的金盏花带回家种植。此外，孩子可以用水果和蔬菜围成圈做游戏，如营养宾果游戏或者"猜猜什么不见了"的游戏，后者是把当天食谱中的食物做成卡片给儿童看，然后藏起一个，让孩子们猜猜是什么不见了。

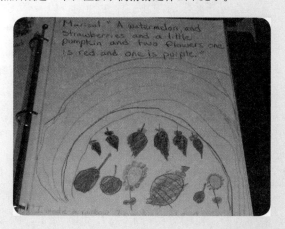

个有棕黄色外壳的比萨，上面还有红色和绿色辣椒、棕色的蘑菇、黄色的菠萝和奶酪以及黑色的橄榄。

- 设计一个食物种类餐盘：把带有食物图画的杂志拿给儿童裁剪，让儿童将食物图片粘贴在盒子上，每组食物一个盒子（分别为谷类、水果、蔬菜、奶类和肉类），然后把这些盒子拼成一个大圈，粘在厚纸上，厚纸也按照各食物组划分。

- 对制作比萨用的各种食材进行科学探索的中心：全麦粉、盐、温水、量杯、勺子、碗、比萨酱和各种表面装饰物。

▌学龄儿童喂养

这里是 Locust Grove 学校的袜子舞（Sock Hop）舞会，这是 20 世

纪50年代很有代表性的活动，两个3年级男孩（Paul和Jose）玩得很开心。父母教师协会（Parent-Teacher Association，PTA）已经找到了蛋糕行走比赛的赞助商品。各种软饮料、棉花糖和黄油爆米花可以随意吃。作为筹款人，PTA也售卖各种糖果和礼物包装。Paul获得了一个全冰淇淋蛋糕的奖品，他很骄傲地跟他的老师Anne展示，她负责整个舞会活动的监督。Anne是学校健康倡导协会的成员，这个协会包括负责人、教师以及对营养和健康有兴趣的家长。Anne看到舞会上这些过多的垃圾食品很恼火。她尽量给Paul一个积极的回应，但是她也感觉到不符合学校的健康目标。她一直思考如何把她了解的健康和营养观念传播给其他教师和家长。当她提醒Paul拿着蛋糕走路要小心时，她有了一个好主意。她邀请PTA的成员加入学校健康倡导协会，这样就可以与这些关注儿童的人建立更多的联系。

如果……

　　你想进一步拓展比萨主题的活动，计划一个更有趣的活动和游戏帮助儿童大运动的发育，你想做什么样的活动？

　　成为小学生后，儿童终于成为他们自己的船长。他们现在进餐时可以有一个很自由的环境，不再有过多的监督。学生们开始在学校食堂吃饭，可以自己决定是否不吃那些已经装好的盒饭或者选择不吃午餐食谱中的一些菜饭。此时是儿童将小时候在家和幼儿园学习到的那些自我选择食物的能力进行实践的时候。

　　尽管这一阶段的儿童相对自由，但教师还是有重要的责任，他们可以对儿童的想法和决定起到一些积极的作用。教师需要了解这个年龄段儿童的营养需求，认识到膳食对儿童生长和发育的重要性。他们也需要考虑如何给儿童创造良好的营养环境，并教给儿童营养和健康的概念。

学龄儿童的营养需要

　　相对于婴幼儿和学龄前儿童，学龄儿童的生长速率已经下降，逐渐稳定，青春期将很快到来。他们的营养需求随着身体成长而增加，CACFP膳食指南推荐的食物份也随之增大，以确保儿童可以在两餐之间保持较长的时间。

　　学龄儿童对食物的选择受同伴和媒体广告的影响较大。在这个阶段保持较稳定的生长速度很容易受到社会因素的干扰，如较少的体育活动，看电视和电脑时间增加，更多地吃快餐食品、方便食品和零食，这些社会因素会导致体重增加。教师了解这些因素有助于他们更好地理解儿童所面对的与进食和活动相关的挑战。

学龄儿童的膳食特点

　　学龄儿童通常没有幼儿和学龄前儿童那么多的进食问题。在这个阶段，儿童需要为他们的进食选择负责了。如果没有其他压力，儿童按照他们自身的饥饿和饱腹信号进食，可以保持足够的生长，维持一个正常的体重。而这种成功需要有健康的进食环境，避免那些和食物选择有关的压力。教师要注意进餐时间的选择，认识到早餐和学校午餐项目的重要性，帮助建立良好的氛围。

进餐时间

对于学龄儿童，仍建议每天有 3 次正餐、3 次点心。大部分幼儿园和小学低年级儿童都在学校吃早点，到了二年级和三年级，可以没有早点。教师要注意观察儿童是否有饥饿的信号，以确定是否还要提供早点。点心的种类也很重要，美国饮食协会基金项目最近的一次调查发现，大部分学生在放学后还进食点心，同时也发现进食点心的频率越高，总的进餐质量越低，特别是当点心部分替代了正餐时，如替代了早餐或者午餐。这是因为放学后儿童吃的很多点心都添加了糖和固体脂肪，维生素和矿物质含量低，比如蛋糕、薄饼、派或者面包圈，以及甜的饮料（American Dietetic Association and the American Dietetic Association Foundation，2011）。教师可以给儿童提供一些低脂、无糖的食品，如水果、蔬菜、低脂奶类和全麦食品，这类点心有助于儿童的营养需要，也给家长和儿童提供了一个好的范例。除了保证重要的营养素摄入，研究也发现健康的早餐、点心可以帮助儿童集中精力、提高记忆力，填补营养素不足的情况。因为这些食物可以提供维生素、矿物质、蛋白质和热量，可以保证生长和发育（Benton & Jarvis，2007；Martinez & Shelnutt，2010；Muthayya et al.，2007）。

早餐的重要性

一些儿童在家吃早餐，另一些儿童在学校吃早餐，另外还有一些儿童可能由于家庭生活方式、时间有限或者家庭不熟悉"学校早餐项目"而不吃早餐。据估计，大约 20% 的儿童不吃早餐（Deshmukh-Taskar et al，2010）。吃早餐可以促进儿童摄入关键维生素和矿物质，使其最大可能地达到儿童每日营养素的需要量（Food Research & Action Center，2010；Rampersaud，2009）。那些不吃早餐的儿童更容易发生肥胖，因为当他们能吃下一餐时，通常已经很饿了，就会不加选择地快速吃很多食物（Coppinger，Jeanes，Hardwick，& Reeves，2012；Deshmukh-Taskar et al.，2010）。此外，长时间的空腹，如不吃早餐，会增加胰岛素对后面食物的反应，增加脂肪储存和增重（Rampersaud，Pereira，Girard，Adams，& Metzl，2005）。

学校早餐项目 该项目是由"国家食品和营养服务"部门发起的儿童营养项目，为每个参与的学校提供早餐，由美国农业部提供资金（U.S. Food and Drug Administration，2012d）。感谢《健康无饥饿儿童法案》以及医学研究所专家的付出，现在学校早餐和学校午餐项目的标准都得到了提高。为了促进健康营养餐的标准与最新的循证研究结果一致，参与的学校必须提供与最新膳食指南和参考摄入量一致的餐食（U.S. Food and Drug Administration，2012a）。

学校早餐计划是一个很重要的核心儿童营养项目，特别是在经济困难的时候更有意义，因为通常经济困难时家长都要想办法给儿童提供好的餐食。一些儿童早上在家起床时还不饿，学校早餐项目可以让他们早上稍微晚些进餐（Food Research & Action Center，2010）。学校早餐和午餐项目对于那些经济收入处于政府贫困线 130% 及以下的家庭是免费的，对处于贫困线 130% ～ 185% 的家庭进行部分减免（U.S. Food and Drug Administration，2012d），这使许多家庭和儿童可以受益。

早餐对学习的影响　早餐的重要性不仅仅是因为它有助于儿童膳食平衡，同时它也会影响学习能力。研究表明吃早餐对儿童有如下益处：

- 增加数学和阅读分数。
- 增加认知测试中速度和记忆力的分数（Center for Disease Control and Prevention，2012；Food Research & Action Center，2010；Rampersaud，2009）。
- 改善儿童在学校的行为和注意力，有助于整个教育环境。

不吃早餐的儿童在学习上处于劣势，教师需要与家长沟通这些信息，帮助他们想办法给儿童准备早餐。

在学龄儿童的例子中，Anne 是学校健康协会的负责老师，她每个月会召开一次会议。她发现许多儿童都不吃早饭，到学校时会很饿，这和家庭经济条件无关。该校区负责食物管理的人员也是委员会的成员，决定每个月给儿童提供一次免费早餐，以引起家长对学校早餐项目的认识。委员会同时决定早餐行动与行走、骑行活动同时开展，这样当儿童到学校时他们就很饿了，儿童会更好地吃早饭。这是一种很好的方法，向我们传递了这样的信息，即营养和运动都是健康的重要组成部分。

提供学校午餐

儿童在学校中最重要的一餐是午餐，通过一些项目，如国家学校午餐项目，使午餐在儿童膳食中发挥重要作用。

全国学校午餐项目　全国学校午餐项目是由美国农业部食品和营养服务部门发起的另一个重要的核心儿童营养项目，为每名在校儿童提供营养午餐。2010 年《健康无饥饿儿童法案》给午餐项目带来了重要改变。30 多年来，美国农业部第一次有机会显著提高给儿童的午餐膳食质量（U.S. Food and Drug Administration，2012b）。与早餐项目一样，该项目受到政府资助，学校午餐也必须符合最新的膳食指南和膳食营养素推荐量（U.S.

> 如果……
>
> 你注意到你班上有个孩子每天到学校时都很饿，可能是家庭经济有些困难，你将如何解决这个问题？

Food and Drug Administration，2012a）。在表 4-3 中，大家可以看到为了与最新的膳食指南保持一致，午餐项目标准也发生变化。学校提供的营养午餐，脂肪供能在 30% 及以下；并且钠、饱和脂肪及反式脂肪的含量有所下降。每日午餐的热量为 550 ～ 650 卡路里，这样就达到了膳食指南平衡热量的目标，有助于保持体重、预防肥胖（National Food Service Management Institute，2012）。

与学校早餐项目一样，学校午餐项目对于家庭收入在贫困线 130% 以下的家庭免费，对贫困线 130% ～ 185% 的家庭部分减免。美国农业部也开展了一系列其他项目，来促进学龄儿童的健康。

- 团队营养：这个项目主要是对学校负责营养的人员提供技术支持和培训，同时对儿童和教师开展营养教育（U.S. Department of Agriculture Food and Nutrition Service，2012b）。

- 美国健康学校挑战：这个项目的主要目的是促进和帮助建立学校营养及健康环境。项目提供学校设立营养和体育锻炼活动的技术指南。当学校按照这些指南开展工作时，就会得到一些奖金奖励，并被授予金、银、铜牌荣誉学校的称号（U.S. Department of Agriculture Food and Nutrition Service，2012a）。2010 年，美国第一夫人米歇尔将美国健康学校挑战项目具体化为"让我们动起来"项目。

- "让我们动起来"项目：该项目旨在解决儿童肥胖的问题。这个项目的主要目标是通过一系列措施，如给家庭、看护人、学校、社区领导、厨师和儿童保健人员提供一些支持、资源和行动步骤，从而使儿童更加健康。该项目鼓励环境创建，更好地支持健康营养和体育活动（Let's Move，2010）。"厨师走进学校"是该项目的一部分，学校的厨师助理和学校工作人员为菜谱出谋划策，帮助开展烹饪培训和教儿童一些健康进餐行为（Chefs Move to Schools，2012）。具体信息参见"网络资源"。

- 暑假食品服务项目 / 无缝衔接的暑期项目：这些项目是对学校营养午餐项目的补充，针对 50% 以上的儿童应获得免费或者部分免费午餐的社区，提供与年龄段相适宜的午餐，以确保低收入家庭的儿童能有营养餐（U.S. Department of Agriculture Food and Nutrition Service，2012）。

- 农场到学校的项目：2010 年《健康无饥饿儿童法案》设立了该项目，旨在为儿童提供去当地农场的机会，用当地的农场产品制作食物。项目资金支持这些工作，并支持一些教育和实验性的活动，包括学校菜园、到当地农场的田间活动和班级烹饪课程（U.S. Department of Agriculture Food and Nutrition Service，2012）。

教师通过接触和参与这些活动，为营造儿童营养和健康氛围产生积极

表4-3 美国学校午餐项目与美国膳食指南的一致性	
膳食指南	**美国学校午餐项目要求**
热量摄入可以保持健康的体重	每周平均午餐热量：550～650卡路里
需要减少的食物或食物成分 • 儿童每日钠摄入量为1500mg以下 • 饱和脂肪≤10%，胆固醇≤300mg，减少反式脂肪酸、固体脂肪的摄入量 • 减少额外添加糖	计划膳食要求 • 逐步减少钠含量，在学校午餐中将钠的量最终控制在≤640mg • 每周平均饱和脂肪≤10%，食物标签上要提示反式脂肪酸的含量为零。喝脱脂或者脂肪含量为1%的牛奶 • 可以提供原味牛奶和100%纯果汁，但是要记住果汁不要超过每周水果摄入量要求的50%。不提供零食样的水果产品，如水果糖、水果条。冷冻水果不要额外加糖。
需增加的食物及食物成分 • 增加蔬菜和水果 • 增加全谷类食物 • 选择多种含优质蛋白质的食物	计划膳食要求 • 每周要提供深绿色、红橙色、豆类、淀粉类和其他蔬菜，每餐蔬菜和水果从1/2杯增加到1.25杯 • 谷类中50%以上为全谷类，到2014年全部为全谷类 • 包含瘦肉、海鲜、禽类、豆类/豌豆、坚果、黄油，要制订每天摄入低限及每周食用限量。
养成健康的进食方式 • 选择富含钙、维生素D、钾、膳食纤维及美国膳食中需关注的营养素的食物 • 记录饮料的量	计划膳食要求 • 遵照上面的计划膳食要求 • 保证儿童饮水。果汁总量应小于水果要求量的50%，而且要纯果汁。牛奶必经为脱脂或者1%低脂原味牛奶

来源：U.S. Department of Agriculture, 2012. Comparison of Current and New Regulatory Requirements under final rule Nutrition Standards in the National School Lunch and Breakfast Programs, retrieved July 27, 2012, from http://www.fns.usda.gov/cnd/governance/legislation/comparison.pdf; U.S. Department of Agriculture and U.S. Department of Health and Human Services, Dietary Guidelines for Americans, 7th ed. Washington DC. U.S. Government Printing Office, 2010; The University of Mississippi National Food Service Management Institute, 2012. The New Meal Pattern Training Participant Guide, retrieved July 27, 2012, from http://nfsmi.org/ documentlibraryfiles/PDF/20120627021105.pdf; U.S. Department of Agriculture, 2012. Final Rule Nutrition Standards National School Lunch and School Breakfast Programs, http://www.fns.usda.gov/cnd/governance/legislation/dietaryspecs.pdf.

的影响。

　　学校午餐：休息前还是休息后？　学校午餐的时间是一个很重要的问题。小学常见的情形是先吃午饭，然后参加户外活动。一些研究已经发现，儿童在活动休息后吃饭可以吃得更多、很少浪费，并且吃得更好。许多儿童匆忙吃完饭就去参加户外活动了。对那些低收入家庭的儿童，这意味着他们错过了重要的一餐。如果教师发现儿童在户外活动后很饿，就可以建议活动后吃午餐（图4-8）。

教师在创建高质量营养环境中的角色

　　近年来，对儿童营养环境质量的认识已经改变。由于儿童肥胖率的增长和体育活动的减少，美国越来越关注儿童健康，这使人们意识到应提供

什么是午餐前休息政策？

就是儿童先有一个很短的休息，然后再吃午饭。

益处：

★ 提高儿童在操场、课堂和餐厅的活动能力。

★ 儿童会浪费很少的食物，喝更多的牛奶从而增加营养摄入。

★ 改善食堂氛围。

★ 儿童更容易安静，准备学习。

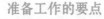

图4-8　午餐前休息的益处
来源：Used with permission from http://opi.mt.gov/Programs/SchoolPrograms/School_Nutrition/MTTeam.html, Montana Team Nutrition Program, Montana State University and School Nutrition Programs, Office of Public Instruction, Helena, Montana, 2012.

准备工作的要点

★ 获得社区和学校员工的支持。

★ 意识到需要按照时间表开展各项活动。

★ 建立洗手制度

★ 给儿童充足的时间吃饭（至少 25 ～ 30 分钟）。

★ 确定储存冷食物的地点，且使其容易拿到。

★ 休息前准备好餐费。

★ 使学生逐渐适应新的进餐规则，在最初的几周要多花些时间适应。

★ 坚持下去，即使会有一些抵触并需要一段时间，仍然要坚持。

更健康的饮食、更多的体育活动以及可持续生产和购买的食品。这种认识促使学校健康行动得以发展。近年发展的各项活动均支持这些倡议，并且将营养和体育活动提高到了一个很重要的位置。

学校健康政策

2004 年，《儿童营养和 WIC 授权法案》已经被签署为法律。这项法案强制学校在 2006 年 1 月之前要建立学校健康政策。随着该要求的实施，一个新的想法也开始形成，即不仅仅关注食物，也要关注支持健康活动的学校环境质量。这项法律将对食物供应的关注从单纯地提供足够的营养摄入转移到提供促进健康进食行为的营养餐，以有效预防慢性病的发生，如肥胖、糖尿病、高血压、心脏病和卒中。这项法律的成效之一是，联邦政府开始资助学校营养项目，并已经使学校的工作向前迈进了一大步。学校开始以新的健康和营养指南为依据修订他们的食谱。2010 年《健康无饥饿儿童法案》将健康政策的功能在学校进一步扩展。该法案鼓励体育老师和学校全体健康工作人员参与到健康政策的开发、执行和回顾，并要求建立评估和公开系统，以评价执行情况与健康政策的目标是否一致（U.S. Food and Drug Administration Food and Nutrition Service，2011）。

学校健康政策也必须强调体育活动对改善学校健康环境的重要性。该政策再次强调在体育课、休息时间以及放学和上学前后的时间参与体育锻炼的重要性。图 4-9 总结了创建体育活动目标所需要的条件，这些条件是健康学校政策中必须包含的。总的信息很明确：学校必须促进健康环境，以利于健康膳食和提高体育活动水平。营养和体育活动是同一硬币的两面，对儿童的健康而言缺一不可。

此外，学校的健康政策必须考虑到除学校常规提供膳食服务以外其他也提供食物的地方。在学校，有很多地方都可以提供食物。例如，在学校活动中、学校娱乐及体育活动后也常提供食物；食物也常常是一些课程的奖励。案例中提到了在一些学校活动中以食物为奖励的问题，这些与学校健康政策的目标是有冲突的。教师、管理人员和父母需要开发那些可以支持、促进健康进食的政策。"营养笔记"中给出了一些例子，帮助教师避免在一些课程中，为了鼓励某些行为和优秀成绩而以食物作为奖

如果……

你注意到在休息时间有一些儿童坐在那里，你该如何鼓励他们更多地参与体育活动？

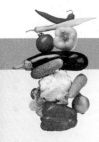

营养笔记　不要使用食物作为奖励

使用食物作为奖励以强化某种行为或者表彰某些成绩，是一个不太好的行为，并且这种奖励的效果也往往不明显。此外，这种奖励还会导致一些负面效果，包括：

- 给食物赋予更多的价值：儿童可能会想"如果老师把这个蛋糕奖励给我，那么它一定很特殊"。
- 鼓励儿童在不饥饿的时候也吃东西，将食物和他们的行为联系起来，而不是将进食与自身的饥饿感联系起来。这将使儿童慢慢养成用食物奖励或者安慰自己的行为，使儿童容易发生肥胖。
- 损害儿童的健康膳食：儿童可能越来越不愿意吃健康

的午餐或零食。

- 让儿童在餐点之间的时间内吃得更多，增加儿童患肥胖和龋齿的风险。
- 食物奖励使儿童暴露在高脂、高糖、低维生素和矿物质的食物中：导致儿童偏好这种食物。

更有效、健康的行为方式包括：

- 给儿童提供作为领导人的机会，如发书、领唱等。
- 允许儿童在小组活动中选择故事。
- 提供一些和教师一起散步的时间。
- 提供 5 分钟额外的户外活动时间。

励。图 4-9 中列出了食品和营养处对于如何建立学校健康政策给出的指南，可以帮助教师设想他们在创建学校健康环境中如何促进良好的营养。

　　有特殊需要的儿童　所有的儿童都要保持健康。一些有特殊发育或健康需求的儿童可能在达到健康目标的过程中会遇到一些挑战。一些因素可能会导致学生低体重，而其他更多的儿童可能会发生肥胖。

　　教师要与家长和儿童保健人员一起讨论如何使儿童更好地达到健康体重的目标。一些儿童可能需要特殊膳食。有时，为了满足医学上的需求，儿童膳食质量会有所降低。例如，对于牛奶、蛋类和豆类过敏的儿童，保证他们的钙需要量很困难；那些不能吃麦麸的儿童也无法在学校获取多种食物以满足营养需要。虽然教师不是医务人员，但是他们可以鼓励家庭、学校营养工作人员和健康保健人员合作，以确保满足儿童的特殊需求，保持正常的生长发育。教师可以回顾这些过程，以确定健康目标是否达到了。

　　不同文化背景的儿童　促进健康目标会使所有儿童受益，尤其对那些来自多种文化背景家庭的儿童更重要。一些民族的饮食可能会增加与营养和肥胖相关的慢性病风险。例如，用 BMI 评价时，美国印第安/阿拉斯加儿童中的肥胖发病率达到 31.2%，西班牙裔儿童为 22%，黑人儿童为 20.8%，白人儿童为 15.9%，亚裔儿童为 12.8%（Anderson & Whitaker，2009）。因此，健康促进的各项措施一定要与文化相适宜。包括：

- 将学校健康目标、政策和教育材料翻译成儿童家庭常用的语言。
- 将各民族传统的健康食谱整合到学校食谱中。
- 在父母健康教育活动中，要有现场翻译。

图4-9　学校健康策略指南

体育活动目标：

- 给儿童提供参加体育活动的机会：
  - 学校体育课。
  - 小学生每天的休息时间。
  - 将体育活动融汇在各种课程安排中。
  - 学校各项活动的前后，如校内、校际体育比赛和体育俱乐部。
- 学校需要做以下工作：
  - 与社区合作创建从学校到家的安全环境，让儿童走路、骑车。
  - 鼓励父母和监护人支持儿童参与体育活动，并且使自身成为体育活动的榜样，同时增加家庭活动中的体育活动。
  - 为教师、其他学校工作人员提供培训，以促进儿童参与愉快、持久的体育活动。

营养教育和促进目标

- K-12 级以前的学生要接受营养教育，包括：
  - 互动式教学，教给儿童他们需要使用的健康进食技能。
  - 学校的教师和食堂工作人员在课堂上和食堂都要提供相关营养信息。
  - 学校、食堂、课堂、家庭、社区和媒体提供的营养信息应保持一致。
  - 将健康教育的核心信息融入各项课程中（如数学、科学、语言文学等）。
  - 由具有营养健康教育能力的人员授课。
- 学校应：
  - 使用区域健康教育课程标准和指南，其中包含营养和体育教育。
  - 营养教育活动与学校健康项目合作开展。
  - 实施营养教育活动和促进活动，包含家长、儿童和社区。
  - 无论在学校还是家庭中，鼓励家长、老师、学校管理人员、学生、膳食提供人员和社区成员都成为健康进食和体育活动的榜样。

- 鼓励所有学生都参与到学校膳食项目中。

学校食物和饮料提供目标：

- 在校区内制订食品和饮料供应指南，涵盖：
  - 校内食品服务项目的食品售卖。
  - 校内自动售卖机、各种餐吧、学校商店和小卖部出售的食品。
  - 学校募捐售卖活动出售的食品。
  - 学校中各种聚会、庆祝活动和会议提供的食品。
- 学校要根据营养目标而不是利益目标决定健康指南政策。

基于学校的其他活动目标：

- 在校内创建如下环境：
  - 干净、卫生、愉快的膳食环境。
  - 提供足够的进餐和服务空间，确保学生在校就餐时减少等待时间。
  - 校内提供饮水设施、学生可以随时饮水。
  - 鼓励所有学生参与学校膳食项目，确保符合条件的学生可以免费进餐。
  - 保证学生有足够的时间与朋友愉快地享受健康食品。
  - 低年级学生在餐前适当活动一段时间，以便进餐时可以更集中精力。
  - 不要将食物作为奖励或惩罚措施。
  - 不要拒绝学生休息和参与其他体育活动，将其作为一项纪律要求或课程补充时间。
- 学校确保：
  - 所有的学校募捐活动都支持健康膳食。
  - 学校或者校区内的所有体育活动设施都在课后向学生开放使用
  - 建立这样一个系统，使父母熟悉健康政策目标的内容及执行情况，并及时更新。
  - 有进行定期评估的方法，并报告学校健康政策的落实情况，同时要有指定的管理人员负责健康政策的有效实施。

来源：Based on Local School Wellness Policy, 2012, by USDA Food and Nutrition Service, retrieved July 28, 2011, from http://www.fns. usda.gov/tn/healthy/wellnesspolicy_requirements.html; Local School Wellness Policy Requirements, 2004, by USDA Food and Nutrition Service, retrieved July 28, 2012, from http://www.fns.usda.gov/tn/healthy/wellnesspolicy2004_requirements.html.

食堂的作用

为帮助学校更好地实施健康政策，我们需要提供一些技术支持，包括：让教师了解各种营养资源和信息，使他们熟悉并有效传播营养和健康信息。将学校食堂作为一个实验室，学校食堂中的营养信息、健康教育材料和支持营养的理念都由"美国健康膳食系统"提供（U.S. Food and Drug Administration，2012）。将食堂作为一个学习中心的活动包括：

- 提供尝试新食物和新烹饪方法的机会。
- 展示食物模型。
- 举办食堂体验活动。
- 准备健康食物。
- 邀请重要客人参观，以促进良好营养和体育活动的开展。

如果……

　　学校的体育老师对患小儿麻痹症的儿童没有更好的训练方法，你该提供哪些帮助？

教师在培养健康进食行为中的角色

教师在培养学龄儿童健康进食行为的过程中发挥了重要的作用。他们可以通过与家庭分享健康营养信息，在日常生活中倡导健康行为而发挥重要作用。

与家长交流

教师和学校管理人员有责任与家庭分享营养和健康信息，并支持家庭创建健康的进食环境。他们可以将健康营养信息制作成学校通讯发给家长，或与家长分享学校的食谱。学校也可以将健康食谱放在网站上，并给出营养分析的结果。对于有糖尿病的儿童，可以提供碳水化合物的信息；对于有特殊营养需求或偏好的儿童，也可以提供多种食物选择。学校和教师也可以开展家长教育项目，倡导各种家庭活动以促进体育活动和营养膳食的开展。这些活动也可以促进同伴关系，帮助学龄儿童吃得更健康，活动得更多。

教师作为倡导者

教师是学校健康环境的重要倡导者。他们可以通过倡导营养食谱，支持学校早、午餐项目来促进学龄儿童的健康和营养。教师也是学生健康进食和体育活动的重要榜样。与学生一起吃午餐，在休息时间参与到各种体育活动中都向学生传递了重要的信息。

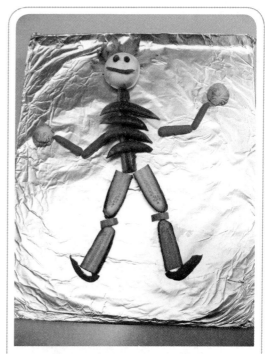

学校的食堂成为一个可以学习营养知识的教室，在那里孩子有机会参与各种营养活动，如创意食物造型活动

在案例中，Anne 没有批评 Paul 得到的大块蛋糕奖品对健康不利。她鼓励 Paul 将蛋糕放在一边，与其他儿童和教师一起参加地毯舞活动，而且他参与时更加高兴。第二天，当 Paul 到学校时，Anne 问 Paul，家里人一起吃蛋糕是否很高兴。Paul 告诉她，他只吃了一片，但是味道一般。他妈妈表示如果他不想吃蛋糕可以把它扔了，他最后扔了蛋糕。在接下来的学校健康倡导协会会议中，Anne 让其他成员考虑学校社会活动的政策，最终同意请 PTA 成员同时为"学校健康倡导协会"服务。

通过参与学校委员会，提供健康饮食和体育活动的相关支持，教师有机会倡导那些适合学龄儿童发育认知水平的政策和项目，使儿童养成有益于健康的行为。

帮助家庭获取各项营养服务

有时候，儿童可能会有一些不容易满足的营养需求。家长需要从那些专门从事营养专业的健康保健人员那里获得帮助。由于肥胖的流行，健康保健机构对儿童体重的监测加强，这使超重成为许多家庭的关注问题（见第三章对肥胖的讨论）。家长会向教师求助。教师可以指导家庭找合适的健康保健人员，并在学校帮助履行保健人员的建议。

在不断关注肥胖流行的同时，也出现了一些与体重相关的健康问题：进食障碍。进食障碍以其极端的进食行为异常为表现，逐渐发展，最终可能导致不可控的进食问题，严重影响儿童的生长发育和健康（Kleinman，2009；Mahan，Escott-Stump，& Raymond，2012）。两种最常见的进食障碍为神经性厌食和神经性贪食。**神经性厌食**由自我体型感知紊乱引起，以严重的进食限制为特征，最终导致明显的体重下降。**神经性贪食**表现为无节制地暴食，通常发生在一些事件后，如呕吐、使用泻药或者过度运动后。虽然进食障碍常被认为是青少年的问题，但现在的研究发现，越来越多的小年龄儿童也出现了这些问题（Mahan et al.，2012；Pinhas，Morris Crosby & Katzman，2011）。它们其实是一种心理异常，并可导致危及生命的医学并发症（Queen Samour & King，2012）。如果一个社会的大氛围就是以瘦为美，那么节食和大众传媒的影响可能是进食障碍的催化剂（American Academy of Pediatrics，2012；Field et al.，2008）。进食障碍的预警征或者危险因素包括节食史、对体重和食物过分关注、体象变形（总是感觉很胖，但其实已经很瘦了）以及拒绝承认这些症状。（Pinhas et al.，2011）。当教师与儿童讨论健康进食时，要强调营养进食对健康的促进作用，而不是关注体重和体型，这是很重要的。例如，用以下这种方式评价健康的食物选择更合适："看到你喝水而不是苏打水，我真高兴。"相反，下面这种方式可能不是太好："Maria，如果你喝饮料，你会变胖的。"前面的方法有助于帮助儿童对体型有一个积极的理解。应强调选择的食物而不是食物的其他作用，并且避免直接限制某些食物，教育儿童如何吃好以及吃得更愉快。

神经性厌食

一种进食障碍，由自我体型感知紊乱引起的，以严重的进食限制为特征，最终导致明显的体重下降，甚至危及生命

神经性贪食

一种进食障碍，表现为无节制地暴食，通常发生在一些事件后，如呕吐、使用泻药或者过度运动后

学龄儿童营养知识讲解

学龄期是向儿童教授营养和健康知识很重要的时期。2004 年的《儿童营养和 WIC 授权法案》要求学校健康政策包含系统的营养教育，通过这种方法进一步关注营养教育。图 4-9 总结了学校健康政策中强调提供营养教育的要求。

学校营养教育需要整合到学校环境的各个方面，营养信息应该与数学、阅读、教育等其他课程共同开展。教师可能会说，教授营养知识需要设立新的课程，从现有课程安排中计划一些时间，安排新课。这种观点需要从理念上进行转变（Huber，2009），任何课程都可以包含体育锻炼和营养概念，这只需要从健康角度看待课程计划。参考图 4-10，看看营养概念如何更好地与植物和其他课程结合。从网上也可以获得更多有帮助的资源，如 U.S. Department of Agriculture National Agricultural Library's Curricula and Lesson Plans website（见"网络资源"）。

讲授营养基本概念

向学龄儿童讲授营养基础知识的实用课程参考美国农业部的"选择我的餐盘"网站，这个网站提供各种营养知识、信息提示、食谱，以及关于"我的餐盘"和儿童食物监测系统"我的膳食宝塔"的课程计划。"我的餐盘"已经替代了较少使用的"膳食宝塔"。相应地，营养课程计划也发生改变，以最新的膳食指南为依据。课程的目标是介绍食物种类的概念，并教儿童识别他们膳食中的各类食物。理解这些营养基本概念有助于儿童对食物进行分类，并了解食物对健康的作用。

采用互相融合的营养课程

许多营养和健康课程都可以采用互相融合的方法。例如，北卡罗来纳州营养教育和培训项目开发了一系列名为"认识食物"的融合课程（参看"网络资源"），从幼儿园到学校五年级都有营养相关主题的课程设计。这些课程将健康膳食和体育活动的知识与数学、英语、语言艺术结合。教学计划包括目的、师资以及教师投入部分，以帮助教师安排营养课程。

另一个课程是"与儿童一起做饭"，由当地学生营养倡议协会建立，其目标是提高学校膳食质量（参见"网络资源"）它通过品尝尝试和烹饪课程，以双语的形式介绍食品和文化的概念。餐厅人员也参与了该项目，为该项目提供食谱。烹饪课程重点是将世界五大洲不同地区的食物作为食谱。每节课程开始时都先展开地图，展示食谱来自哪个地区，并说出食物的历史和生长进程，以及在食谱中各食材的营养益处。

教师在努力促进学校营养和健康环境时，可以利用来自不同资源的大量支持。随着健康和教育权威部门大力解决肥胖流行问题并开展健康促进，

图4-10　在小学课程中，将营养知识与其他课程融合

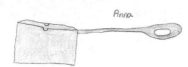

Measuring Cup

Anna

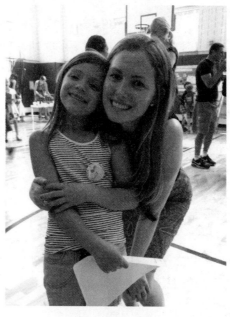

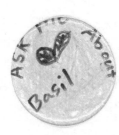

Ask me about Basil

1. How To Make Caprese Salad

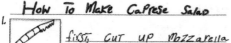

First, Cut Up Mozzarella

Then, Cut Toematoe's

After, rip Basil leaves into Smaller leaves

Then, Put Them in a Bowl

Okay, now (if you want) Put on Salad Dressing and enjoy!

Basil

Basil is used in Soap. if you have a mosquito Bite you can Rub basil on it so it gets better.

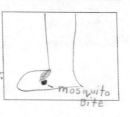

mosquito Bite

how to Transplant a herb

Step 1 get a herb plant.

Step 2 pinch The Sides fo The plant

Step 3 Then Tank it out of The Pot.

Step 4 Then put it in a Bigger Pot and Some Soil intel it Covers The roots.

Facts about basil

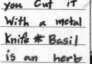

* basil Truns black When you Cut it With a metal Knife * Basil is an herb

* Basil Soap smels like genger * Basil is used in Pizza, Pesto, and Pasta * Some basil stems are long * DiD you know! Basil Can't be very Wet to survive.

这些资源将重点放在营养问题上。

关于可持续营养的教育

可持续营养是指所选择的食物都以环保的方式生长。可持续营养的实践是指鼓励食用这样的食物，这些食物很少加工、包装简单，并减少运输环节，因此降低了能量消耗。此外，更严格的可持续营养生产实践还会保护土壤和水资源。通过这些活动，儿童就会更加关注环境保护。教师在帮助儿童发展集体合作的力量以创建可持续发展社区中，有重要的作用和责任。将可持续发展的理念教给学生，同时，也帮助儿童理解环境及其对经济的影响与社区宜居性的关系。教师可以将可持续发展的概念与营养课程相融合，并将环境理念与学校环境和大社区环境相联系。

可持续发展作为一个核心的内容已经被很多学校成功采用。例如，在佛蒙特州，2个实验学校参与了"可持续学校项目"。这种基金资助的项目为学校促进和城市参与的模式做了一个新榜样。这个项目帮助学校将可持续发展作为学校课程、社区参与合作和校园活动的纽带（Sustainable Schools Project，2012）。

这个项目通过课程咨询和培训来帮助教师，并将教师与社区合作者和项目支持联系起来。这种支持可以极大地促进教师的能力，以促进可持续发展更深入和更有意义。

▌总结

幼儿和学龄前儿童正处在进食能力发展的转折期。儿童可以通过各种实践活动以及反复接触食物而进一步了解食物。丰富多样以及平衡的膳食对进食行为的发育、帮助儿童探索和接受新食物具有很重要的意义。幼儿处于不断获取新的进食技能的阶段，教师在幼儿学习进食的过程中，要积极地支持、帮助他们，通过正确地理解幼儿的营养需求，了解如何正确喂养儿童，从而避免挑食、新食物恐惧症和偏食的问题。

学龄前儿童已经掌握了许多新的进食技能，并能很好地按照各餐节律进餐。进食责任的区分帮助学龄前儿童成为自己进食的掌控人。教师正确理解进食责任分工有助于进一步支持这些任务分工：儿童负责选择是否吃、吃多少，教师负责儿童吃什么、什么时间吃以及在哪吃。教师需要理解一些营养概念，熟悉膳食指南系统，如儿童和成人食品保健项目、USDA的"我的餐盘"食物计划中针对儿童的部分项目等，以更好地支持进食活动。

学龄前儿童在幼儿园的3年间生长速度相对稳定，为了满足他们的生长需求，需要为他们提供健康、均衡的饮食。教师要倡导每一个儿童在家或者学校吃早餐，并支持学校午餐项目。学龄儿童在学校进食时，与那些小年龄儿童相比，可以更自由地做决定。因此，营养教育、进食行为和体育活动依然是重要的健康信息。

教师是学龄儿童的重要倡导者。作为倡导者，教师通过鼓励与食物和体育活动相关的健康行为而推广学校健康政策，这些活动可以是校内环境创建，也可以是校内相关的各项活动。教师仍然是各年龄儿童的榜样，展示健康进食和体育活动行为以及保护环境的责任，都对儿童未来的健康起到了积极的促进作用。

关键词

神经性厌食	延长母乳喂养	偏食
神经性贪食	新食物恐惧症	挑食

问题回顾

1. 描述幼儿营养需求，讨论如何处理这个年龄段典型的进食问题。
2. 讨论在给幼儿提供膳食时，需考虑哪些发育技能问题。
3. 探讨看护人和学龄前儿童进食关系的转换，以及教师如何通过在积极支持的环境中为儿童提供有营养的食物而支持这些转换。
4. 以膳食指南为框架，讨论学龄儿童的营养需求，以及美国学校午餐项目的新要求是如何支持这些目标的。
5. 讨论如何将营养、体育活动和可持续发展的理念与学龄儿童在校的固定课程更好地结合。

讨论

1. 描述你将如何鼓励一名挑食且有多种食物过敏的幼儿选择更多的食物。你将如何帮助一个年龄较大、体重中等但午饭吃得不多的儿童？
2. 制订以下计划：带领学龄前儿童开展田间活动，以帮助他们了解面包是从哪来的。你要带他们去哪？你主要关注面包产品的哪个方面？
3. 假设你所在的小学已经决定接受可持续发展的概念。讨论你如何将这一概念与班级日常活动和课程结合。

实践要点

1. 使用附件中提供的 CACFP 幼儿膳食指南，设计早餐、午餐和点心的食谱。
2. 设计一节学龄前儿童的数学活动，将营养、可持续发展的概念与之充分结合。

3. 以"我的餐盘"和美国膳食指南为依据，为小学制定健康政策。你的政策是否适合那些主要为低收入家庭或西班牙裔以及美国原住民服务的学校？

网络资源

CDC Local Wellness Policy Tools and Resources

www.cdc.gov/HealthyYouth/healthtopics/wellness.htm

Chefs Move to Schools

www.chefsmovetoschools.org/

ChooseMyPlate

www.choosemyplate.gov/

Cooking with Kids Curriculum

http://cookingwithkids.net/

Ellyn Satter's Division of the Responsibilities of Feeding

www.ellynsatter.com

Food and Nutrition Information Center: Toddler Nutrition and Health Resource List

www.nal.usda.gov/fnic/pubs/bibs/gen/toddler.pdf

Let's Move

www.letsmove.gov/

North Carolina Division of Public Health: Eat Smart Move More: Food for Thought Curriculum

www.eatsmartmovemorenc.com/FoodForThought/FoodForThought.html

School Health Guidelines to Promote Healthy Eating and Physical Activity-Recommendations and Reports

www.cdc.gov/mmwr/pdf/rr/rr6005.pdf

USDA Local School Wellness Policy

www.fns.usda.gov/tn/healthy/wellnesspolicy.html

USDA National Agricultural Library Curricula and Lesson Plans

http://fnic.nal.usda.gov/professional-and-career-resources/nutrition-education/ curricula-andlesson-plans

Zero to Three

www.zerotothree.org

第五章

食谱计划

学习目标

1. 掌握制订食谱的四个阶段。
2. 描述托幼机构制订食谱的需求和资源。
3. 列出三个项目目标，以支持健康食谱的形成。
4. 解释制订食谱的程序。
5. 讨论管理儿童特殊饮食的策略。

    Jeanine 把原有的食谱放在厨房桌子上，开始为即将到来的一周制订一套新的食谱。为 3 ~ 5 岁的儿童做饭有些困难。每周她都要为一群儿童制订食谱、购买食材并制作食物，而这些儿童中有 1 个挑食、1 个牛奶过敏、1 个超重、1 个因宗教原因不吃猪肉。在这些儿童中，有 1 名 3 岁的素食者，她的母亲很善意地给出了很多食谱的建议。尽管预算有限，Jeanine 仍尽力采纳了这些建议。Jeanine 参加了儿童和成人保健食物项目，这是一项政府项目，可以报销食物及零食花费。这种方式是有好处的，但是填写符合项目报销要求的纸质文件很耗时。

    Jeanine 想制订一个健康的食谱，但是相关推荐很多，她不知该依据哪个。她想起上周没有一个儿童肯吃她做的甘薯泥，想到丰富的维生素 A 都从厨房下水道流走，她觉得很遗憾。这样的浪费根本不符合成本效益！Jeanine 意识到她需要重新考虑制订食谱的方法。她的目标是制订出可以吸引儿童、符合家庭期望、符合预算的健康食谱。同时，她希望优化制订食谱的过程，保证满足每个儿童的特定需求。她整理了相关材料就开始制订食谱了。

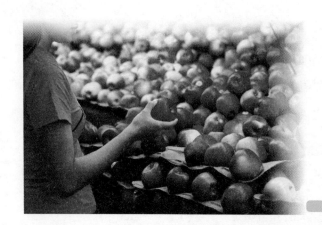

即使是最好的膳食指南，如果不能在日常生活中有效应用，也是无用的。在制订儿童早期发展项目规范时也是这样。例如，Jeanine 每周都要努力为有各种营养需求的小朋友制订健康食谱。如果由你负责 Jeanine 的工作，你将如何把膳食指南转换为促进健康饮食而且预防肥胖的健康食谱呢？你将如何满足这些 3～5 岁儿童的营养需求呢？首先你需要制订一个计划。

本章将系统介绍制订科学食谱的方法。我们将首先讨论制订食谱前可以获得的优质资源，这些资源可以满足对膳食质量的要求，同时儿童也易于接受。我们将讨论如何通过有效的膳食计划，广泛地建立并推进营养相关的健康目标。我们详细地按步骤描述如何制订食谱并按照食谱实施，以及购买、储存、制作食物的策略，以保证食谱的成本效益。然而，如果儿童不肯吃的话，这些工作就都没用了。为了解决这个问题，我们还讨论帮助儿童探索新食物的方法。我们还会介绍一些策略，使食谱能方便调整，以满足有特殊饮食需求或有宗教、文化禁忌的儿童使用。总之，这些信息能帮助你制订食谱，以保证儿童正常的生长和发育。

▌健康膳食计划

食谱是家庭营养健康的基础，也引导着儿童机构中食物管理的各个方面，例如食物的购买、储存、制作和提供。制订一个健康的、符合成本效益的食谱需要了解营养目标，遵循营养依据以及食物的预算。制订菜单可能看起来比较难，因为需要考虑并平衡多方面的因素。然而，一个好的菜单可以省时省钱，而且跟其他技能一样，通过练习，制订膳食计划会越来越简单。通过四步法制订膳食计划会简单许多：

- 第一步：理解儿童的营养需求及食品项目要求。
- 第二步：确立营养总目标。
- 第三步：按照步骤写出食谱。
- 第四步：调整食谱，使其符合特殊饮食需求或食物禁忌。

制订膳食计划的第一步包括理解特定的食品项目要求。教师们在为儿童制订菜单时需要了解现有的营养、许可和资助要求。例如，《美国居民膳食指南 2010》和膳食营养素参考摄入量是联邦食品相关项目推荐量的基础，包括儿童和成人保健食品项目、美国学校午餐项目和学校早餐项目（U.S. Department of Agriculture，Food and Nutrition Service，2012b；Institute of Medicine，2008；Murphy，Yaktine，Suitor，& Moats，2011）。这些为教师们制订膳食计划提供了明确的指导。

制订膳食计划的第二步是关注食谱如何能在儿童早期就帮助确定营养和健康目标。在开篇的场景中，Jeanine 要在她的班上提供许多不同种类的蔬菜和水果。基于她对《美国居民膳食指南 2010》的了解，她明白给小年龄儿童提供丰富的蔬菜和水果的重要性。她在课程中选择"品尝我们谈到的水果和蔬菜"作为一个主题，主要是学习儿童书籍中提到的食物，她计划从 Lois Ehlert 写的 *Eating the Alphabet* 这本书开始。

制订膳食计划的第三步包括写出食谱并按计划实施，把前两步的概念付诸实践。这一步是富有创造性的过程，教师们需要在设计食谱时考虑到食物的味道、质地、颜色和香味，以激发儿童食欲。

最后一步着眼于如何调整食谱，使其有可替代的或特殊的食物，这样不管儿童有没有健康问题或文化偏好，都能获得健康均衡的食物。制订食谱的四个步骤为教师们提供了具体的方法，帮助他们制订方便使用且符合预算的、健康的、吸引人的食谱。

▌制订食谱计划的必要条件

儿童在生命早期的几年生长发育迅速。他们倚赖父母和教师的帮助，以确保他们获得每天所需的营养。这项工作的核心在于制作出既能吸引儿童又能满足其生长发育需求的营养餐。这个目标在托幼机构非常重要。托幼机构需要制订出明确的计划，才能达到项目的要求，并获得州或联邦政府机构的资助。如果托幼机构未能提供健康的食谱，则无法满足儿童的营养需求，也会因此被取消认证或撤回资助，这些会影响托幼机构或学校。因此，托幼机构的教师必须：

- 了解制订膳食计划中教师的作用。
- 确定所需指南的类型，以及如何在食谱计划中应用。
- 开发一个系统来整合这些资源，使之更易于获得。

这些步骤帮助教师们做好准备，可以更有效地制订出食谱。然而，教师们首先必须考虑他们所在项目的要求，以及他们在食谱计划过程中的作用。

确定教师的作用

在食谱计划中，教师的作用随儿童早期机构类型的不同而有所不同。大多数机构提供餐点，如果是儿童从家中自带食物，则需要教师进行指导。在大型儿童照料机构及小学的教师通常不负责制订食谱的工作，由专门的餐饮服务人员负责制订食谱。与此相反，在家庭保育机构或小的托幼机构，通常由教师们制订食谱。

虽然教师不会始终参与食谱制订，但他们对食谱计划中相关概念及要求的理解可以帮助他们促进健康的饮食行为，并能更好地对儿童和家长进行营养方面的健康教育。在对儿童进行食物和营养相关教育时，食谱是一个重点，它也能为家庭制订食谱提供一个工具。

理解健康的食谱计划还有其他好处。教师是连接有特殊食物需求的儿童与餐饮服务人员的纽带。当教师明白特殊食物需求如何影响食谱后，就可以进行有效的食物配置。他们可以确定分发给全部儿童的食物是适宜的，尤其是有特殊饮食需求的儿童。如果计划在教室内组织烹饪活动并作为一餐饭或点心，则教师需要知道如何合理地替换食谱中原有的食物。幼儿园及小学低年级的教师们更是直接承担计划及管理点心的责任，因为这时期的儿童经常在两餐之间就饿了。做好制订食谱的准备，可以帮助他们制订出美味、营养的食谱。

理解制订食谱的资源

目前有很多资源可以利用，帮助指导教师制订儿童膳食计划。很多机构（如资助方）会列出儿童早期机构报销各种费用所必须满足的营养要求。卫生机构会根据循证研究结果提出膳食建议，并提出推荐的指南。食物安全是很多认证所需的另一个指标。这些机构提出的要求和指南指导教师在制订食谱计划选择食物。一个成功的食谱应既对儿童有吸引力，又能满足儿童营养相关指南的要求。表 5-1 列出了不同类型的机构及他们监管下的营养项目。通过学习权威的指南和规范，教师能够理解指导食谱制订的各项参数。

理解受资助的食谱制订系统

以下 3 个儿童营养项目为托幼机构制订食谱提供了模板：儿童和成人保健食品计划，指导幼儿园学龄前儿童的食谱制订；全国学校午餐计划及学校早餐计划，指导学校的食谱制订。每个项目都提供了准备食谱所需的信息，并使其符合州政府资助的食品项目的报销要求。

儿童和成人保健食品计划

儿童和成人保健食品计划（Child and Adult Care Food Program，CACFP）是美国农业部的食品和营养部资助的儿童营养救济项目。CACFP 旨在通过对健康食物和点心提供资助，进而提高儿童早期项目的质量及可负担能力。它也允许参与到其中的项目为低收入儿童提供营养餐（U.S. Department of Agriculture，Food and Nutrition Service，2011b）。参与的项目可获得每天两餐一点或一餐两点所需费用的报销金额。只要满足所需的资格标准，所有儿童教育项目均可参加 CACFP。

参与资格 通过参与者资格认证或许可的、非营利的公立或私立儿童保健中心、开端计划（Head Start）项目、儿童保健家庭、课后项目、收容所等均可参加 CACFP。对于营利性的托幼机构，如果参与者中 25% 的儿童有资格获得免费或优惠的食物或享受一定补贴，也可参加 CACFP。所有参

> **如果……**
> 项目中的儿童拒绝喝奶，你会怎么做？你认为这对 CACFP 的报销会有怎样的影响？

表5-1　食谱制订可参考的资源

主管单位类型	机构类型	项目类型
卫生机构	政府机构，保健组织	妇幼保健局 美国公共卫生协会 美国儿科学会 美国农业部和卫生与公共事业部 《美国居民膳食指南 2010》 ChooseMyPlate.gov 美国糖尿病协会 美国医学协会
认证机构	儿童保健认证机构，食品药品监督管理局（Food and Drug Administration，FDA），公共卫生服务，公共卫生部门，县卫生局	美国育儿健康与安全资源中心（National Resource Center for Health and Safety in Child Care and Early Education） 可监管应用了包含食品安全法则在内的 FDA 食品编码的食品服务项目的地方、州和联邦监管机构
评审当局	制定早期儿童教育项目专业规范的国家机构	国家婴幼儿教育协会（National Association for the Education of Young Children，NAEYC） 国家家庭儿童保健协会（National Association for Family Child Care，NAFCC） 国家儿童早期项目评审局（National Early Childhood Program Accreditation，NECPA） 国家课余协会（National After School Association，NAA）
资助机构	为儿童早期教育、儿童营养项目提供资助的州或联邦机构，儿童与家庭管理局（Administration for Children and Families），开端计划办公室（Office of Head Start）	儿童和成人保健食品计划（Child and Adult Care Food Program，CACFP） 全国学校午餐计划（National School Lunch Program，NSLP） 学校早餐计划（School Breakfast Program，SBP） 课后点心计划（After School Snack Program，ASSP） 州和联邦开端计划及早期开端计划

来源：Based on Caring for Our Children: National Health and Safety Performance Standards: Guidelines for Out-of-Home Child Care Programs, 3rd ed., by American Academy of Pediatrics, American Public Health Association, and National Resource Center for Health and Safety in Child Care, 2011, Elk Grove, IL: American Academy of Pediatrics; Food Code, 2009 updated 2011, U.S. Department of Health and Human Services, Public Health Service and Food and Drug Administration, College Park, MD from www.fda.gov/Food/FoodSafety/RetailFoodProtection/FoodCode/FoodCode2009/default.htm; and Health.gov, the Office of Disease Prevention and Health Promotion, Office of the Assistant Secretary for Health, Office of the Secretary, U.S. Department of Health and Human Services, Office of Disease Prevention and Health Promotion, 2012, from health.gov.

　　加开端计划的儿童，无论家庭收入情况如何，均可获得免费的食物（U.S. Department of Agriculture，Food and Nutrition Service，2011b）。

　　为了得到 CACFP 的报销经费，参与的项目必须保存精确的记录，包括制订食谱、购买及食用的食物、每餐进食的儿童数量。教师们必须准确记录每餐吃饭的儿童数，这称为用餐人数（point-of service meal count）。CACFP 直接为项目支付报销的经费。与学校不同，很多托幼机构并不对餐食单独收费，则报销的额度基于儿童家庭收入来确定。按照家庭收入可分为免费、优惠或付费，这种分类并非体现哪些家庭需要付费，而是决定了项目可以从 CACFP 中报销的额度。

CACFP 的好处　CACFP 帮助解决了食品及服务的管理费用，使儿童保健服务更可负担。CACFP 还每年为教师提供婴幼儿和儿童营养及制订膳食计划的培训。CACFP 食谱制订系统帮助教师们理解，为满足每个年龄段儿童的营养需求，需要为他们提供哪些食物种类及数量。即使项目没有参加 CACFP，CACFP 指南也可为之提供便捷的制订食谱的框架。

CACFP 项目需求　CACFP 根据婴幼儿的特殊需求指导制订每一餐的食谱。这也称为**膳食模式**，这种每餐食谱的方法提供了不同年龄段食谱计划的模板。膳食餐粗略列出了 CACFP 认可的早餐、中餐、午餐或点心需要提供的食物种类及数量。所有需要的**食物成分**必须同时提供。儿童需要的食物成分包括奶类、谷类/面包、肉类/肉类替代物及水果/蔬菜。教师们需要谨记，CACFP 的食物量是需要提供的最小量。很活跃的以及年龄偏大的儿童常需要更大的份量才能吃饱。为了满足这些需求，必须准备好充足的食物。表 5-2 列出了 3 个不同年龄段儿童（1 ～ 2 岁、3 ～ 5 岁和 6 ～ 12 岁）的 CACFP 膳食模式。在制订食谱时要记住，早餐和点心需要水果和（或）蔬菜，而午餐时必须有两种不同的水果/蔬菜。

膳食模式
指导制订菜单者为婴幼儿和儿童的早餐、午餐、晚餐及点心提供的食物种类及数量

食物成分
CACFP 使用的用于描述食物种类的术语，包括奶类、谷类/面包、肉类/肉类替代物以及水果/蔬菜

表5-2　儿童CACFP膳食模式			
食物成分	**1 ～ 2 岁**	**3 ～ 5 岁**	**6 ～ 12 岁**[1]
早餐：报销需选择所有 3 组食物			
1 奶类			
液态奶	1/2 杯	3/4 杯	1 杯
1 水果/蔬菜			
果汁[2]，水果和（或）蔬菜	1/4 杯	1/2 杯	1/2 杯
1 谷类/面包[3]			
面包，或	1/2 片	1/2 份	1 片
玉米面包或饼干或卷或松饼，或	1/2 片	1/2 份	1 份
冷干麦片，或	1/4 杯	1/3 杯	3/4 杯
热熟麦片，或	1/4 杯	1/4 杯	1/2 杯
意大利面或面条或谷粒	1/4 杯	1/4 杯	1/2 杯
午餐或晚餐：报销需选择所有 4 组食物			
1 奶类			
液态奶	1/2 杯	3/4 杯	1 杯
2 水果/蔬菜			
果汁[2]，水果和（或）蔬菜	1/4 杯	1/2 杯	3/4 杯

表5-2　儿童CACFP膳食模式（续表）			
食物成分	1～2岁	3～5岁	6～12岁[1]
1谷类/面包[3]			
面包，或	1/2片	1/2份	1片
玉米面包或饼干或卷或松饼，或	1/2片	1/2份	1份
冷干麦片，或	1/4杯	1/3杯	3/4杯
热熟麦片，或	1/4杯	1/4杯	1/2杯
意大利面或面条或谷粒	1/4杯	1/4杯	1/2杯
1肉类/肉类替代物			
肉或家禽肉或鱼[4]，或	1盎司*	1½盎司	2盎司
蛋白质替代产品，或	1盎司	1½盎司	2盎司
奶酪，或	1盎司	1½盎司	2盎司
蛋类[5]，或	1/2	3/4	1
熟的干豆或豌豆，或	1/4杯	3/8杯	1/2杯
花生或其他坚果或种子黄油，或	2汤匙	3汤匙	4汤匙
坚果和（或）种子，或	1/2盎司	3/4盎司	1盎司
酸奶[6]	4盎司	6盎司	8盎司
点心：报销需选择4组中的2组			
1奶类			
液态奶	1/2杯	1/2杯	1杯
1水果/蔬菜			
果汁[2]，水果和（或）蔬菜	1/2杯	1/2杯	3/4杯
1谷类/面包[3]			
面包，或	1/2片	1/2片	1片
玉米面包或饼干或卷或松饼，或	1/2份	1/2份	1份
冷干麦片，或	1/4杯	1/3杯	3/4杯
热熟麦片，或	1/4杯	1/4杯	1/2杯
意大利面或面条或谷粒	1/4杯	1/4杯	1/2杯
1肉类/肉类替代物			
肉或家禽肉或鱼[4]，或	1/2盎司	1/2盎司	1盎司
蛋白质替代产品，或	1/2盎司	1/2盎司	1盎司
奶酪，或	1/2盎司	1/2盎司	1盎司
蛋类[5]，或	1/2	1/2	1/2
熟的干豆或豌豆，或	1/8杯	1/8杯	1/4杯
花生或其他坚果或种子做的酱，或	1汤匙	1汤匙	2汤匙
坚果和（或）种子，或	1/2盎司	1/2盎司	1盎司
酸奶[6]	2盎司	2盎司	4盎司

[1] 12岁及以上的儿童因需求量更大，应给予更大份量，并且不能低于本列中的最低量。

[2] 水果或蔬菜汁必须是纯的。当点心只有奶类时，不能提供果汁。

[3] 面包或谷物必须来源于全麦或者强化谷类或面粉。麦片必须是全麦的或强化的。

[4] 一份为加工后的瘦肉或禽肉或鱼肉的可食用部分。

[5] 半个鸡蛋可满足对肉类替代物的最低需要量（1盎司或更少）。

[6] 酸奶可能是原味的或风味的，可能是甜的或不甜的。

* 译者注：1盎司约为28.4g。

来源：From USDA Food and Nutrition Service Child and Adult Care Food Program at http://www.fns.usda.gov/cnd/care/programbasics/meals/meal_patterns.htm.

　　婴幼儿膳食餐要求较特殊。他们列出了要符合 CACFP 指南要求所必须提供的母乳或配方奶以及其他适龄食物的最低量。婴幼儿的每餐食物量为教师们展示了 1 岁以内食物引入的过程。他们也提供了婴幼儿需要摄入的母乳或配方奶的量。表 5-3 提供了出生至 11 月龄婴儿的膳食指导。

　　CACFP 指南和建议都正处于过渡期。应美国农业部（U.S.Department of Agriculture，USDA）的要求，医学研究所（Institute of Medicine，IOM）邀请一批卫生机构对 CACFP 膳食要求进行了回顾。他们的报告为确保儿童食谱更符合《美国居民膳食指南 2010》及膳食营养素参考摄入量（Dietary Reference Intakes，DRIs）提出了建议（Murphy et al.，2011）。为改善营养、降低儿童肥胖而颁布的 2010 年《健康无饥饿儿童法案》（公法 111-296）里包含了实施部分 IOM 建议的要求。例如，现在儿童满 2 岁时必须开始食用脱脂或低脂（1%）牛奶，白天及用餐时必须准备好水以供儿童饮用。其他将对膳食餐做出的改变主要着眼于提供更多的全麦食物和深绿色、橙色及红色蔬菜，减少钠的摄入（U.S. Department of Agriculture，Food and Nutrition Service，2011a）。USDA 提供的 CACFP 信息将在这个过渡期进行

表5-3　CACFP对婴幼儿膳食餐的要求

0 ~ 3 月龄	4 ~ 7 月龄	8 ~ 11 月龄
早餐		
4 ~ 6 液盎司配方奶[1] 或母乳[2,3]	4 ~ 8 液盎司配方奶[1] 或母乳[2,3]；0 ~ 3 汤匙婴幼儿米粉[1,4]	6 ~ 8 液盎司配方奶[1] 或母乳[2,3]；和 2 ~ 4 汤匙婴幼儿米粉[1,4]；和 1 ~ 4 汤匙水果或蔬菜或两者结合
午餐或晚餐		
4 ~ 6 液盎司配方奶[1] 或母乳[2,3]	4 ~ 8 液盎司配方奶[1] 或母乳[2,3]；0 ~ 3 汤匙婴幼儿米粉[1,4]；和 1 ~ 4 汤匙水果或蔬菜或两者都有[4]	6 ~ 8 液盎司配方奶[1] 或母乳[2,3]；2 ~ 4 汤匙婴幼儿米粉[1,4]；和（或）1 ~ 4 汤匙肉、鱼、禽肉、蛋黄、熟的干豆或豌豆；或 1/2 ~ 2 盎司奶酪；或 1 ~ 4 盎司（容积）白软干酪；或 1 ~ 4 盎司（重量）奶酪食品或软干酪；和 1 ~ 4 汤匙水果或蔬菜或两者都有
点心		
4 ~ 6 液盎司配方奶[1] 或母乳[2,3]	4 ~ 6 液盎司配方奶[1] 或母乳[2,3]	2 ~ 4 液盎司配方奶[1] 或母乳[2,3]，或果汁[5]；和 0 ~ 1/2 片面包[4,6] 或 0 ~ 2 片饼干[4,6]

[1] 婴幼儿配方奶或米粉必须是铁强化的。

[2] 提供的可能是母乳或配方奶，也可能是两者各提供一部分；但是，建议出生至 11 月龄的婴幼儿尽量用母乳而非配方奶。

[3] 对于某些每餐摄入母乳量均低于最低值的母乳喂养婴幼儿，应该提供低于最低量的母乳，儿童仍然饥饿的话则继续提供母乳。

[4] 当婴幼儿发育到可以接受时，要提供这些食物。

[5] 果汁必须是纯的。

[6] 这些成分必须来源于全麦或强化的谷类或面粉。

来源：From USDA Food and Nutrition Service Child and Adult Care Food Program at http://www.fns.usda.gov/cnd/care/programbasics/meals/meal_patterns.htm.

更新。最新的信息可在网站 www.fns.usda.gov/cnd/ 查询。

教师们在制订食谱时应该很容易明确这些食物类型的价值。在应用 CACFP 指南的项目中计划出健康的食谱不是留给运气的事儿。

CACFP 认为值得称赞的食物 CACFP 中优先使用高质量的食物。例如 CACFP 的指南建议，谷类食物应该是富含全麦或者纯全麦的。如果某食物不符合 CACFP 的规范，则不能认为是**值得称赞的食物**。值得称赞的食物是符合 CACFP 指南的食物，可获得报销。**不值得称赞的食物**不符合 CACFP 质量标准，不可获得报销。在奶类食物中，不值得称赞的食物例子是酸奶，它不符合液态奶的标准。然而酸奶在肉类／肉类替代物组可以作为值得称赞的食物的一种选择。部分豆奶含有符合 USDA 营养标准的成分，这使它们成为值得称赞的乳类代用品。对使用值得称赞的食物以及合适的食谱计划的奖励刺激是很强的。一旦有项目使用不理想的食物来替代值得称赞的食物，或者在食谱计划中犯了错误，则不能获得该食物的报销。图 5-1 展示了两种午餐。右边的午餐不符合 CACFP 标准，因为提供了果汁，而非要求的奶类。

值得称赞的食物

符合 CACFP 指南要求的食物，可获得报销

不值得称赞的食物

不符合 CACFP 质量标准的食物，一旦替代了声誉好的食物作为正餐或零食，则不可报销

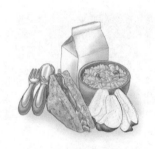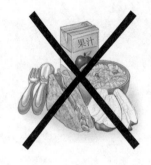

图5-1　CACFP标准要求早餐和午餐必须提供奶类

全国学校午餐计划（NSLP）和学校早餐计划（SBP）

NSLP 和 SBP 是 USDA 的项目，旨在通过提供有营养的膳食来改善儿童的健康。所有公立和私立学校以及寄宿托幼机构均可参加 NSLP，只要他们同意提供非营利的、符合所有联邦法律并且覆盖所有学生的学校午餐（U.S. Department of Agriculture，Food and Nutrition Service，2012b）。NSLP 和 SBP 接受各个州教育管理局的管理，后者与学校和各种机构签订协议。

小学教师往往不参与食谱的制订。然而，他们也应该了解所在学校食谱计划的规定，这样他们可以在实现健康饮食行为的目标中提供支持。支持 NSLP 和 SBP 的教师可以帮助营造健康的学校营养环境，增加营养教育的机会。

营养目标

对学校餐食需提供的营养素及膳食成分数量的新要求，是开发膳食规范的科学基础

膳食要求

使菜单计划符合膳食指南的一系列标准，并提供学生们可选择的膳食标准

与 CACFP 类似，NSLP 和 SBP 也正处于过渡期。新的营养标准是 2012 年 1 月发布，更符合《美国居民膳食指南 2010》及膳食营养素参考摄入量（DRIs）。NSLP 的营养指南在 2012 年的秋天有所改变。**营养目标**由医学研究所确定，提供了开发新的膳食规范的科学基础。**膳食要求**既包括食谱计划标准（提供给学生），也包括学生们必须选择的膳食成分的标准。与 CACFP 类似，NSLP 和 SBP 设定了通过膳食可以达到的目标，这些膳食既包括主要食物分组，也包括亚组。新的标准既包括每天及每周的营养需求建议，也包括根据不同年龄组提供食物的能量范围。其他目标还包括降低膳食

中钠的含量，保持饱和脂肪酸含量在 10% 以下，提供更多的深绿色、橙色及红色蔬菜，要求食物标签中反式脂肪为 0g（Stallings，Suitor，& Taylor，2010）。表 5-4 为幼儿园至 5 岁组儿童新的学校午餐指南的举例。从图 5-2 中可清晰地看出这些有益的改变如何影响了学校午餐各组食物的质量。

教师还可以加入校区的健康协会或学校卫生咨询委员会，通过这种方式改善儿童膳食质量。在这里他们可以找到在食谱、健康政策、营养教育机会方面的投入。这些机会使教师、家庭和学校提供膳食的人员集聚一堂，共同探讨营养与健康的相关话题，也包括食谱计划的目标。支持健康行为是每个人的责任。

开端计划 / 早期开端计划（Head Start/ Early Head Start Programs）

开端计划是另一个以满足特定营养标准为条件的，由联邦政府机构提

表5-4　新的国家学校午餐标准举例		
对午餐膳食标准的建议（K-5 级）膳食餐食物量		
	每周	每天最小量
水果（杯）	2.5	0.5
蔬菜（杯）	3.75	0.75
深绿色	0.5	
橙色 / 红色	0.75	
豆类	0.5	
含淀粉的蔬菜	0.5	
其他	0.5	
为达到总量额外提供的蔬菜	1	
谷类，全麦必须占一半（盎司当量 *）	8 ～ 9	至少 1 盎司当量
肉类、豆类、奶酪、酸奶（盎司当量）	8 ～ 10	至少 1 盎司当量
脱脂或低脂奶（杯）	5	1
按平均每周 5 天计算的每天量		
能量	550 ～ 650	
饱和脂肪比例	< 10%	
钠（mg，到 2020 年）	≤ 640	
反式脂肪	营养标签必须特别指出每份含 0g 反式脂肪	

* 译者注：1 盎司约为 28.4g。

来源：Final Rule: Nutrition Standards in the National School Lunch and School Breakfast Program. U.S. Department of Agriculture, Food and Nutrition Service, 2012a, from http://www.fns.usda.gov/cnd/Governance/Legislation/nutritionstandards.htm.

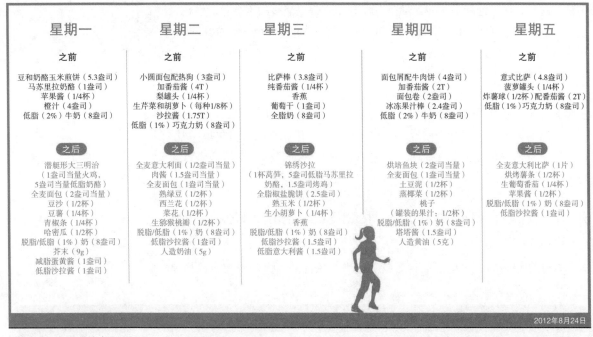

星期一	星期二	星期三	星期四	星期五
之前	**之前**	**之前**	**之前**	**之前**
豆和奶酪玉米煎饼（5.3盎司） 马苏里拉奶酪（1盎司） 苹果酱（1/4杯） 橙汁（4盎司） 低脂（2%）牛奶（8盎司）	小圆面包配热狗（3盎司） 加番茄酱（4T） 梨罐头（1/4杯） 生芹菜和胡萝卜（每种1/8杯） 沙拉酱（1.75T） 低脂（1%）巧克力奶（8盎司）	比萨棒（3.8盎司） 纯番茄酱（4T） 香蕉 葡萄干（1盎司） 全脂奶（8盎司）	面包屑配牛肉饼（4盎司） 加番茄酱（2T） 面包卷（2盎司） 冰冻果汁棒（2.4盎司） 低脂（2%）牛奶（8盎司）	意式比萨（4.8盎司） 菠萝罐头（1/4杯） 炸薯球（1/2杯）配番茄酱（2T） 低脂（1%）巧克力奶（8盎司）
之后	**之后**	**之后**	**之后**	**之后**
潜艇形大三明治 （1盎司当量火鸡， 5盎司当量低脂奶酪） 全麦面包（2盎司当量） 豆沙（1/2杯） 豆薯（1/4杯） 青椒条（1/4杯） 哈密瓜（1/2杯） 脱脂/低脂（1%）奶（8盎司） 芥末（9g） 减脂蛋黄酱（1盎司） 低脂沙拉酱（1盎司）	全麦意大利面（1/2盎司当量） 肉酱（1.5盎司当量） 全麦面包（1盎司当量） 熟绿豆（1/2杯） 西兰花（1/2杯） 菜花（1/2杯） 生猕猴桃瓣（1/2杯） 脱脂/低脂（1%）奶（8盎司） 低脂沙拉酱（1盎司） 人造奶油（5g）	锦绣沙拉 （1杯莴笋，5盎司低脂马苏里拉 奶酪，1.5盎司烤鸡） 全脂椒盐脆饼（2.5盎司） 熟玉米（1/2杯） 生小胡萝卜（1/4杯） 香蕉 脱脂/低脂（1%）奶（8盎司） 低脂沙拉酱（1.5盎司） 低脂意大利酱（1.5盎司）	烘培鱼块（2盎司当量） 全麦面包（1盎司当量） 土豆泥（1/2杯） 蒸椰菜（1/2杯） 桃子 （罐装的果汁：1/2杯） 脱脂/低脂（1%）奶（8盎司） 塔塔酱（1.5盎司） 人造黄油（5克）	全麦意大利比萨（1片） 烘烤薯条（1/2杯） 生葡萄番茄（1/4杯） 苹果酱（1/2杯） 脱脂/低脂（1%）奶（8盎司） 低脂沙拉酱（1盎司）

2012年8月24日

* 译者注：1盎司约为28.4g。

来源：U.S. Department of Agriculture，Food and Nutrition Service，2012，http：//www.fns.usda.gov/cnd/healthierschoolday/pdf/HHFKA_
BeforeAfterMealsChart.pdf.

图5-2   新的营养指南颁布前后学校的午餐食谱对比

供资助的项目。开端计划由开端计划办公室（Office of Head Start，OHS）、儿童与家庭管理局（Administration for Children and Families，ACF）和美国卫生与公共事业部管理（U.S. Department of Health and Human Services，Administration for Children and Families，2011）。开端计划和早期开端计划的参与者接受**开端计划实施标准**的指导，这个标准列出了项目各方面的实施方法。在开端计划中，制订食谱的教师不仅要熟悉CACFP指南，还要熟悉开端计划的食谱制订标准。在开端计划实施标准中有一个称为"儿童营养"的部分，其中列出了项目中营养服务相关的标准（开端计划实施标准标题45，卷4，U.S.C. 部分1304.23，1998）。下面总结了其中的一小部分：

开端计划实施标准
联邦政府的规范指南，对开端计划和早期开端计划管理的各个方面进行监督

- 必须满足所有儿童的营养需求，包括具有特殊食物禁忌或身患残疾的儿童。
- 项目必须提供可以拓展儿童饮食的食物，包括不同文化、不同种族的食物。
- 非全天托管的机构必须满足儿童每日营养需求的1/3，全天托管的机构必须满足其需求的1/2 ~ 2/3。
- 托幼机构必须参加CACFP，食物份量必须遵循CACFP指南。
- 提供的食物必须营养丰富，并且低脂、低糖、低盐。

这些开端计划实施标准都支持 CACFP 的要求，也促使项目提供更符合《美国居民膳食指南 2010》的食物。

USDA 学校 / 儿童营养社区计划

USDA 食品和营养处通过 USDA 学校 / 儿童营养社区计划来管理**商品食物**的分配（U.S. Department of Agriculture，Food and Nutrition Service，2011d）。商品食物也称 USDA 食物，是联邦政府具有法定管理权的食物，从美国农民处购买并进行分配，以支持农场的定价。这些食物在政府机构和印第安部落组织（Indian Tribal Organizations）均可得到，通过 CACFP 在内的一系列集中地进行分发。参加 CACFP 的儿童早教机构可获得这些食物。商品食物包括一些新鲜的食物，但主要是罐装的和冷冻的水果、果汁和蔬菜，冷冻的或罐装的畜肉、禽肉和金枪鱼，奶酪，干的罐装豆，花生酱，菜油，大米、意大利面、面粉、玉米粉及燕麦片（U.S. Department of Agriculture，Food and Nutrition Service，2011d）。使用商品食物的机构在制订食谱时，手头应该有一个这些食物的列表。

商品食物

是联邦政府具有法定管理权的食物，从美国农民处购买并进行分配以支持农场的定价。这些食物用于支持包括儿童营养计划在内的营养救助项目

组织资源

如果各项资源管理得很好并且容易获得的话，就不需要记住那么多食谱计划的细节。在开篇的例子中，Jeanine 意识到她需要改善制订食谱的方法。她首先在笔记本上总结了食谱计划和膳食服务方面的建议及规定。她还在电脑上建立了一个"文件夹"用来管理电子资料。她发现在制订食谱时回顾这些资料是很有用的。Jeanine 的资料包括了与她的家庭托幼机构及她所服务的年龄段儿童有关的信息：

- USDA "我的餐盘"的电子书签（U.S. Department of Agriculture，2011a）。
- 《美国居民膳食指南 2010》U.S. Department of Health and Human Services U.S. Department of Agriculture，2011。
- 美国饮食协会关于儿童保健场所开展营养项目的标准的意见书 American Dietetic Association，2011b。
- 政府对食物制作及供应的许可指南。
- CACFP 指南（U.S. Department of Agriculture，Food and Nutrition Service，2011b）和《婴幼儿营养及健康小贴士：儿童及成人保健食品项目工作人员手册 2012》（见"网络资源"）。
- 妇女、婴儿及儿童（Women，Infants，and Children，WIC）特殊营养补充品项目工作资源系统的链接，可以提供从婴幼儿至 5 岁儿童的喂养指南、不同民族的食品信息，以及包括节俭食谱在内的食物制作建议（WIC Works Resource Team，2010）。

在早期开端计划中，制订食谱的教师还应在笔记本中记录如下内容：

- 开端计划营养实施标准（U.S. Department of Health and Human Services, Food and Nutrition Service&Administration for Children and Families, 2009）。

涉及婴幼儿及学步儿童的项目将从以下内容中受益：

- USDA 婴幼儿营养与喂养：WIC 和 CSF 项目使用指南（U.S. Department of Agriculture, 2009）。

在大型托幼机构制订膳食计划的教师还需加入以下内容：

- 国家婴幼儿教育协会（National Association for the Education of Young Children, NAEYC）的健康标准 5A（保护和促进儿童健康，控制传染性疾病）和 5B（确保儿童营养健康），它们提供了婴幼儿喂养、食品安全、餐食及零食时间的标准，还对可能引起窒息的食物进行了指导（National Association for the Education of Young Children, 2012）。
- 注册营养师的联系方式，如果项目没有参加 CACFP，他们可以对食谱进行评估。

在制订食谱时，Jeanine 把 USDA"我的餐盘"网站作为资源，学习营养目标及在不同食物种类中如何做出健康选择。她发现"我的餐盘"网站提供了学龄前儿童每天健康饮食的计划（图 5-3）（U.S. Department of Agriculture, 2012）。她学习这些计划，并确定适合机构中儿童年龄的每种食物日摄入量。然后，她用 CACFP 膳食餐提供的框架，将"我的餐盘"中的建议付诸实践。她通过 CACFP 膳食餐的建议，学习早餐、午餐应该分别提供哪些食物。她认识到食物的多样性是很重要的，尤其是蔬菜和水果。她明白 2 岁及以上的儿童应该饮用脱脂或低脂奶。她学习了关于如何确定谷物为全麦的指南，以确保她所提供的谷类是符合推荐的（Murphy et al., 2011）。

如果……

在你所在的托幼机构中，你并不负责制订菜单，但发现提供的食物份量常常太大，你会担心什么？你通过什么资源确定为儿童提供适宜份量的食物？

她从美国膳食协会的意见书，即参考了开端计划实施标准的《关于儿童保健场所开展营养项目的标准》中了解到，非全天（4 ~ 7 小时）托管的机构提供的食物必须满足儿童每日营养需求的 1/3，而全天（8 小时及以上）托管的机构必须至少满足 1/2 ~ 2/3（American Dietetic Association, 2011b；U.S. Department of Health and Human Services, Food and Nutrition Service & Administration for Children and Families, 2008）。

她也发现自己还符合其他一些推荐意见的要求，例如使用低脂奶酪、避免高糖或高盐食物。Jeanine 决定查阅国家健康与安全资源中心儿童保健和早期教育（National Resource Center for Health and Safety in Child Care and Early Education）网站，学习国家健康和安全操作规范。她想起在她的家

健康膳食

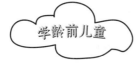 学龄前儿童　每日食物计划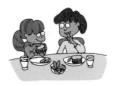

这个计划可作为通用指南。

- 这些食物计划是基于儿童的平均需要量。如果儿童没有吃到这些量，也不必担心。儿童的需要量可能比平均量高些或低些。例如，在生长突增期，食物需求量会增加。

- 儿童每天的食欲都会有所不同。有时他们吃得比平时少一些，有时又想要吃得更多。提供这些份量，让儿童自己决定吃多少。

食物组	2岁	3岁	4～5岁	份量描述
水果	1杯	1–1½杯	1–1½杯	什么相当于1/2杯水果？ 1/2杯水果泥、片、块 1/2杯纯果汁 1/2个中等大小的香蕉 4～5个大草莓
蔬菜	1杯	1½杯	1½–2杯	什么相当于1/2杯蔬菜？ 1/2杯蔬菜泥、片、块 1杯生绿叶菜 1/2杯蔬菜汁 1小块玉米
谷类 其中一半为全谷物	3盎司	4–5盎司	4–5盎司	什么相当于1盎司谷物？ 1片面包 1杯冲好的麦片 1/2杯米饭或意大利面 1个玉米粉圆饼（6英寸）
蛋白质类食物	2盎司	3–4盎司	3–5盎司	什么相当于1盎司蛋白质类食物？ 1盎司熟肉、禽肉或鱼肉 1个鸡蛋 1汤匙花生酱 1/4杯熟豆或豌豆（肾形、杂色小扁豆）
乳类 选择低脂或脱脂的	2杯	2½杯	2½杯	什么相当于1/2杯奶制品？ 1/2杯牛奶 4盎司酸奶 3/4盎司奶酪 1细条奶酪

图5-3 学龄前儿童每日健康膳食计划

译者注：1盎司约为28.4g，1英寸约为2.5cm。

来源：Health and Nutrition Information for Preschoolers. USDA ChooseMyPlate.gov, 2012. http://www.choosemyplate.gov/preschoolers/HealthyEatingForPreschoolers-MiniPoster.pdf.

乡，她必须参加一个食品安全课程才能获得食品操作人员卡，而且她的食谱必须遵守 CACFP 指南。

轻松地获得这些信息可以帮助 Jeanine 这样的教师合理地制订食谱，做出既满足婴幼儿营养需求，又可以获得政府资助项目报销的食谱。

▌明确项目的营养目标

　　食谱计划中选择与提供哪些食物，可以反映出儿童早教机构的营养和健康目标。通过营养来改善健康、预防疾病是一个普遍的主题。当教师们认可并且整体环境都支持时，这个营养目标可以促进健康的生活方式的形成和饮食改变，而且可以保持成年期健康。健康营养在儿童早期尤为重要，因为一生的饮食及运动行为习惯都是在这个时期养成的。教师们在帮助婴幼儿养成健康的饮食习惯中发挥着尤为重要的作用。

通过食谱计划促进健康饮食习惯

　　托幼机构可以影响儿童生活的很多方面。例如，有研究表明，在儿童早教机构开展儿童肥胖预防和治疗是有效的（Hesketh & Campbell，2010；Llargues et al.，2011；Vos & Welsh，2010）。因为这些影响很重要，因此，美国育儿健康与安全资源中心开发了一个新的国家标准，名为《儿童保健和教育中的儿童肥胖预防》（*Preventing Childhood Obesity in Early Care and Education*），其中介绍了在儿童保健和教育中以证据为基础的预防儿童肥胖的最佳方法（National Resource Center for Health and Safety in Child Care and Early Education，2010）。另外，应美国卫生与公共事业部要求，该中心回顾了在肥胖预防方面的儿童保健规范，以在全国范围内增强规范性（National Resource Center for Health and Safety in Child Care and Early Education，University of Colorado Denver，2011）。制订食谱的教师们不仅需要仔细考虑食谱的营养素需求，还需考虑如何保护儿童健康，尤其是与肥胖预防有关的饮食行为。

　　健康管理机构已经在考虑这些问题，并设计了可产出循证建议的研究。循证的实践使决策基础从传统经验转换为具有最佳科学证据的方法。循证指南，如《美国居民膳食指南2010》，也是教师们在确定营养健康项目目标时最先考虑的。以此指南为依据，项目中有很多明确的、可以在儿童早期实施的促进健康饮食的工作可做。

为儿童提供更多的蔬菜和水果

　　蔬菜和水果富含维生素、矿物质及膳食纤维，除少部分外，大多脂肪含量低，而且不含胆固醇。因此，进食蔬菜和水果可以降低总脂肪、饱和脂肪和胆固醇的摄入，增加那些可预防心脏病、高血压、肥胖及部分癌症的营养素的摄入（American Dietetic Association，2004；Annema，Heyworth，McNaughton，Iacopetta，& Fritschi，2011；Flock & Kris-Etherton，2011；Liu，2003；U.S. Department of Agriculture Nutrition Evidence Library，2010）。蔬菜和水果还富含维生素 A，可以帮助维持并保护健康的视力（Harvard School of Public Health，2011b）。教师知道要在食谱中增加更多蔬菜和水果，但有时会面临儿童不爱吃的尴尬。他们如何才能让儿童们吃有益的食物呢？

引导儿童多吃蔬菜和水果　食物的味道决定了婴幼儿是否愿意摄入某种食物或饮品（Harvard School of Public Health，2011b）。因为儿童的味觉系统还没有发育完全，所以对特定味道的反应与成人相比差异更大。与成人相比，婴幼儿及小儿童更喜欢甜味，不喜欢苦味（Beauchamp & Mennella，2011；Harvard School of Public Health，2011b）。婴幼儿对不同味道的识别力不像青少年或学龄前儿童那么强，所以更容易接受新食物（Schwartz，Chabanet，Lange，Issanchou，& Nicklaus，2011）。婴幼儿和儿童可能存在味觉敏感期，如果他们在这个时期经常接触某种新食物，比如蔬菜和水果，他们会吃得更多，并逐渐喜欢上这种味道（Beauchamp & Mennella，2011；Forestell & Mennella，2007）。了解味觉敏感期可以帮助教师和家长一起合作，确保儿童在年幼的时候可以接触到品种丰富的蔬菜和水果，以形成可以持续终生的对食物的接受性（Guidetti & Cavazza，2008）。

2～6岁儿童对新食物的接受性最差（Birch & Anzman-Frasca，2011）。对于这种现象，教师和家长们可能需要提供儿童喜欢的食物种类，以确保他们能摄入足够的量。然而，婴幼儿是通过体验来学习的。通过反复提供食物，儿童经过一段时间会接受这种新的食物（Birch & Anzman-Frasca，2011；Satter，2011）。一定谨记为儿童提供不同种类的食物，但是不要强迫儿童吃掉。强迫会带来进餐压力和紧张，可能导致厌食（Satter，2011）。

纳入更多蔬菜和水果的食谱制订策略　教师们在制订食谱时可以采取一系列的策略，以提高儿童对蔬菜和水果的兴趣。可参考如下策略：

- 计划提供色、香、味多样的蔬菜和水果吸引儿童。例如，熟的西兰花的色、香、味就不如生的西兰花更有吸引力。
- 提供看上去就有吸引力的食物。提供色彩丰富的沙拉，而不是单纯的生菜。
- 提供不同形式的蔬菜和水果。新鲜的、冷冻的、罐装的及干的水果和蔬菜均能提供良好的营养。
- 制订能加入蔬菜、水果末或浆的菜谱，如比萨、意大利面、辣椒酱、烘肉卷、面包片、杯状松糕等。
- 提供不同烹饪方法的食物，例如胡萝卜末沙拉、蒸胡萝卜、胡萝卜泥、胡萝卜汤和胡萝卜松糕。
- 选择包含不同蔬菜和水果种类的食物，如汤、快炒的蔬菜或水果沙拉。
- 频繁尝试新的蔬菜或水果，并且与熟悉的食物一起提供。要明白儿童接触15～20次后就会接受某种新的食物（Satter，2011）。

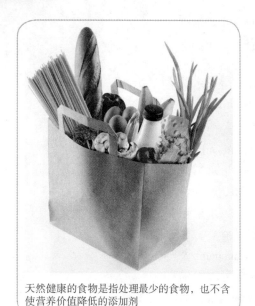

天然健康的食物是指处理最少的食物，也不含使营养价值降低的添加剂

- 利用课堂的烹饪活动引入新的蔬菜和水果。
- 在食谱中增加营养丰富的浸汁，例如浸了调味汁的蔬菜片或者浸了酸奶的水果片，以增加儿童愿意尝试的可能性。
- 在制订食谱时着重通过食物多样性来增加营养。
  - √ 每天提供富含维生素 C 的水果或蔬菜（柑橘类水果、猕猴桃、草莓、芒果、红椒及西红柿）。
  - √ 经常在食谱中纳入深绿色、橘色或红色的蔬菜（西兰花、菠菜、橄榄菜、羽衣甘蓝、胡萝卜、甘薯、冬瓜、西红柿及红椒）。
  - √ 食谱中包括更多的蛋白质及富含膳食纤维的豆类（例如黑豆、鹰嘴豆、蚕豆、小扁豆、黑白斑豆、大豆及裂开的豌豆）。

这些策略有助于使儿童有更多机会尝试蔬菜和水果。然而还有一个简便的、几乎没有花费的策略，即只需要教师和家长们在就餐时也吃蔬菜和水果。榜样，尤其是热情的榜样，可有效地增强儿童尝试新食物的意愿（American Dietetic Association，2011b；Guidetti & Cavazza，2008）。

鼓励天然健康的基本食物

天然健康的基本食物

只有一种原料的食物，如牛奶，包括干豆、豌豆、小扁豆在内的新鲜蔬菜和水果，全谷物，干果，新鲜畜肉、家禽肉和鱼。全食物仅经过最小化加工。

天然健康的基本食物是指没有经过加工或只经过最小化加工的食物，往往只有一种原料。牛奶，包括干豆、豌豆、小扁豆在内的新鲜蔬菜和水果，全谷物，干果，新鲜畜肉、家禽和鱼都是基本的营养丰富的食物，里面未添加任何盐、糖或脂肪（Sizer & Whitney，2011）。天然健康的食物不含有使食物营养价值降低的添加物。比如新鲜土豆，它天然富含钾、维生素 C 和膳食纤维，变为薯片后，维生素 C 和膳食纤维丢失，而盐和脂肪含量显著增加。与新鲜土豆相比，薯片是不可取的食物。

选择富含膳食纤维的天然健康食物　天然健康的食物，例如全谷物、豆类、新鲜水果和蔬菜，都富含膳食纤维等营养素。纤维素可促进健康，降低部分慢性疾病的患病风险。例如，有些种类的纤维素可有效预防便秘，有些可降低胆固醇水平。**全谷物**富含必需维生素、矿物质和纤维素，也含有高浓度的抗氧化物，有助于降低癌症、心脏病及其他疾病的患病风险（Carlsen et al.，2010；Harvard School of Public Health，2011a）。研磨后，全谷物仍包含了谷粒的所有成分，包括麸、胚乳和胚芽（图 5-4）。相反，**细粮**在研磨的过程中除去了麸和胚芽，以致纤维素及营养素含量下降。精细加工的食物包括白面包、意大利面和白米。

在购买全谷物制品时要牢记的首要原则是，注意成分表中标明了"全

全谷物

研磨后仍包含谷粒所有部分，如麸、胚乳和胚芽的谷物

细粮

研磨的过程中除去了麸和胚芽，以致纤维素及营养素含量下降的谷物

谷物"的成分，或者说明是 100% 全谷物。判定谷类食物是全谷类的另一种
方法是有 FDA 认可的健康声明，即"富含全谷物和其他植物的食物，以及
低总脂肪、低饱和脂肪和低胆固醇的饮食可降低心脏病及某些癌症的患病
风险"的标识，有这种提示也说明这种食物是全谷物食物，在儿童营养项
目如 CACFP 中是可以使用的（Murphy et al., 2011）。《美国居民膳食指南
2010》建议膳食中的谷物至少一半是全谷物（U.S. Department of Health and
Human Services and U.S. Department of Agriculture, 2011）。NSLP 的新要求
中明确，自 2012 年起，将这些建议作为食谱计划的最低要求，到 2014 年
逐步转变为选择全谷物（U.S. Department of Agriculture, Food and Nutrition
Service, 2012）。

　　选择天然低钠的健康食物　食用高盐或高钠的食物是高血压的危险
因素。深加工的食物往往钠含量过高。例如，半杯罐装的鸡肉面条汤含有
800 ~ 1000mg 的钠。《美国居民膳食指南 2010》建议儿童在内的美国居民
每天钠摄入量低于 2300mg，而 51 岁以上、非裔美国人，或者患有高血压、
糖尿病或慢性肾病的人，每天钠摄入量应低于 1500mg（U.S. Department of
Health and Human Services and U.S. Department of Agriculture, 2011）。选择
新鲜的蔬菜和水果，新鲜的肉、鱼和禽，而不是加工过的食物，限制高钠
调味品如酱油、色拉酱、泡菜，是制订健康食谱时较好的策略。

　　纳入天然健康食物的食谱计划策略　在食谱中增加天然健康食物可能
需要修改现有的食谱，最终减少深加工食物。在食谱中增加更多天然健康
食物的策略包括：

　　计划使用更多的全谷物食物，如：

- 全谷物面包、英国松糕、百吉饼、全谷物玉米饼。
- 配菜，如糙米、小麦、全麦意大利面。
- 早餐及零食选择煮熟并冷却的全麦片。
- 提供新鲜、原味的冷冻蔬菜或低钠的罐装蔬菜，而不选用罐装蔬菜
  或配着酱料的冷冻蔬菜。
- 提供新鲜水果，而非果汁或水果罐头。
- 提供新鲜、原味的肉、鱼、禽，不选用加工的鸡肉馅饼、鱼条或深
  加工的冷切肠，如意大利蒜味腊肠或波隆那熏肠。
- 在大麦、糙米或豆类中加入家庭自制的汤。
- 提供素食餐，如有四季豆的沙拉、素食辣椒、菜豆配玉米饼或鹰嘴
  豆泥配全谷物皮塔饼。

在食谱中增加天然健康食物的目的一方面是尽可能唤起儿童食欲，同
时满足项目预算及厨房食物制作能力的要求。

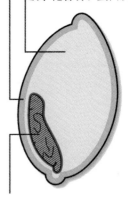

全谷物谷粒

麸
"外壳"保护种子
纤维素、B族维生素、
微量无机物

胚乳
提供能量
碳水化合物和蛋白质

胚芽
滋养种子
抗氧化物、维生素E、
B族维生素

图5-4　全谷粒的组成
来源：HealthierUS School
Challenge Whole Grains Resource
guide http://www.fns.usda.gov/
tn/healthierus/HUSSCkit_ pp25-
35.pdf.

制订食谱时限制固态脂肪和多余脂肪

如果……

你想在儿童饮食中增加天然健康的食物，什么样的食物有可能吸引儿童？

儿童正处于生长发育期，对能量的需求较高。因此，适当的脂肪是健康饮食的一部分，帮助满足能量的需求。然而，脂肪也会对健康产生不良影响。例如，饮食中固体脂肪较多时，包括饱和脂肪和反式脂肪，会增加患心脏病的风险。进食添加了过多脂肪的食物，如油炸食物或重酱或肉汁加工的食物，会很难控制热量摄入。摄入过多热量会导致体重增加（U.S. Department of Health and Human Services & U.S. Department of Agriculture，2011）。

经过慎重考虑制订的食谱可以成为控制膳食脂肪含量的理想工具，将脂肪控制在推荐范围内。食谱应该努力平衡低脂与高脂食物的比例。另外，食谱中应尽量使用更健康的不饱和脂肪来代替饱和脂肪。为满足这点可以采取一些策略：

- 只提供脱脂或低脂奶（2岁及以上）。
- 提供低脂乳制品，如低脂奶酪及脱脂酸奶。
- 多使用对心脏有利的油脂类食物，包括橄榄油、菜籽油和花生油，并选择含有有利于心脏健康的脂类的食物，例如鳄梨、坚果及大花可哥树籽脂。
- 用肉汤代替奶油汤。
- 使用新鲜土豆加少量橄榄油在烤箱烘制甜薯条。
- 避免使用人造奶油、起酥油、苏打饼干、曲奇饼干、派、甜甜圈、炸土豆条及油炸快餐中常见的反式脂肪酸。
- 提供有利于心脏健康的鱼类，如金枪鱼、三文鱼和沙丁鱼。

如果教师们在制订食谱时使用这些策略，那么他们也就建立了使食谱出类拔萃的操作标准。

制订具有可持续性的食谱

随着可持续性实践活动的日益开展，这个理念也与食谱计划及食品服务有关。可持续性实践指的是既能满足目前的需求，也不影响后代满足他们将来的需求（United Nations Department of Social and Economic Affairs Division for Sustainable Development，2009）。可持续性也包含了人类与自然界的相互联系。它连接了社会、经济和环境的目标，形成可持续系统的实践。

在选择食物、制订食谱时，可持续性的定义包括考虑以下问题，如"在制订食谱时选择这种产品、工艺或供应商会对环境造成什么影响"或"我的决定会对其他系统或人造成不利影响吗"。很多人类活动是不可持续的，这已经成为普遍共识。婴幼儿机构对健康的承诺不仅指当前，还应着眼于未来。这种对健康的承诺本身就与可持续发展的概念相一致。接下来的部分将讨论与食谱计划及食品服务有关的可持续性实践。

如果……

你想在婴幼儿机构支持可持续性，你将如何达到这个目标？教师的可持续性实践会如何影响儿童？

使用本地生产的食物

支持可持续性活动的一个方法是在制订食谱时，选择本地生产的食物。这意味着选择并购买那些本地生产者生产的食物，其范围处于本州或半径少于 400 英里（译者注：1 英里约为 1.6km）的范围内（Martinez et al.，2010）。食物本身也应该使用可持续发展的耕作方式，既有利于环境，也对社会负责。这意味着在加工食物时谨记对当地土地和水都有所保护，减少使用杀虫剂，保护野生动物栖息地。它们的加工环境也应支持安全、公平的工作条件，并对牲畜有健康和人文关怀（Allen，Benson，Shuman，& Skees-Gregory，2011）。

选择对环境负责的产品

食谱计划中除选择食物外，还包括选择用于就餐服务的产品。选择洁净的、环境友好型的产品是令人满意的可持续性操作。例如，用于清洁桌子和其他物体表面的消毒剂应该是安全的，没有对儿童有害的残留物，而且从下水道排出后不会对环境造成不利影响。选择可重复使用的食品服务产品也是一种可持续性实践。一次性的塑料电镀餐具及泡沫塑料盘不如可重复使用的产品。因为单独包装的产品需要大量的包装材料，购买大包装的产品会更具可持续性。

回收利用及堆肥

回收利用及堆肥都是有益于可持续发展的实践。例如，在教室或自助餐厅设置牛奶盒的回收点是可持续性操作，而且可以使儿童也加入这种行动。儿童可以参加回收的活动，并了解以回收利用为终点的各个生产阶段。项目或学校应该考虑购买 *Earth tubs* 或其他堆肥工具，把自助餐厅的食物垃圾堆成肥料（Green Mountain Technologies，2012）。儿童可以观察堆肥如何随时间变化，并最终可以用来为种植园施肥。

学校的种植园

学校开辟种植园是为可持续发展做贡献的绝佳方法，并为儿童提供了一系列的学习机会。种植园给儿童提供了讨论气候、天气、土壤、成长、昆虫、生长周期及食物的机会。当儿童们参与种植活动时，他们可以得到身体锻炼，这可以促进健康。吃自己种植的蔬菜和水果可帮助儿童学习食物是怎么来的，他们也更愿意尝试自己种植出的蔬菜和水果。

在俄勒冈州的波特兰有一所在市中心的、名为"田园环境"的学校，每个年级都有自己的种植园。一二年级有一个"零食蔬菜"种植园，儿童可以即时采摘和食用蔬菜，得到愉悦（Anderson，2009）。学校关注将学习与园艺、户外教育、环境等实践相融合，给这些市中心生活的儿童创造了在自然环境中学习的机会。"健康教案"部分讨论了为不同年龄段的儿童开辟学校种植园。另外，还可查阅"项目经验"部分，这部分介绍了伯克利和加利福尼亚的学校是如何在学校开展种植园活动的。

与儿童及家庭合作

在食谱计划中，儿童、家庭、项目工作人员的意见是另一项重要的资源。教师们有机会在教室观察提供食物的过程，这使他们可以深入观察细节，在宣传食谱时很有帮助。通过观察儿童对食谱中不同食物的态度及盘里剩余的食物，教师们可以发现一些趋势。这些观察可以用于制订或修改菜单，选择食物接受性更高的食物。与家庭成员交流，了解他们对学校及家庭受欢迎与不受欢迎食物的看法，是另一种有用的信息来源。"健康贴士"描述了食谱计划中教师、家庭及儿童间的合作关系。不论教师们是重

健康教案　　种植一个美国本土"三姐妹"种植园

学习目标： 儿童学会描述如何在土壤中种下种子，种子如何长成我们吃的蔬菜。

安全提示： 要意识到有些儿童过敏，在参与种植园活动或接触食物时应避免已知的致敏物。在儿童接触工具进行活动时密切监督。确保儿童在参与活动后洗净双手。

婴幼儿

- **目标：** 婴幼儿将体验蔬菜园的样子、颜色、味道及触觉。
- **材料：** 确定一个距离较近的蔬菜园，或建立一个项目种植园，手推车，示范用蔬菜（胡萝卜、土豆、绿豆、生菜）。
- **重点词汇：** 种植园、蔬菜、棕色、土地、绿色、叶子、味道、触觉、胡萝卜、土豆、豆类、西红柿。
- **活动计划：** 在各种植物不同生长时期，让婴幼儿们一起在种植园中散步。谈论在蔬菜园中的所见。鼓励儿

童看、摸、闻。谈论种植园的颜色及新翻泥土的味道。闻并摸植物的叶子。观察洒水。描述蔬菜的名字。选择其中一些蔬菜作为零食，并讨论这些食物是如何从土壤中长出来的。

- **如何调整活动：** 准备重点词汇的生词卡，用英语和儿童的母语书写。帮助儿童们通过看、闻、摸来探索种植园。
- **你达到目标了吗？** 你能观察到儿童们看并伸手触摸植物吗？儿童们能复述园中蔬菜的味道、质地和名字吗？

学龄前儿童、幼儿园儿童及学龄儿童

- **目标：** 儿童学习种植一个美国本土"三姐妹"种植园，并且明白植物种植及生长的过程。
- **材料：** 选择一个 4 英尺 ×6 英尺（译者注：1 英尺约为 0.3m）或更大的阳光区作为种植基地，儿童尺

寸的种植工具（例如铁铲、锄、耙子、洒水壶、独轮手推车），种子（玉米、南瓜、豇豆），喷洒用水，Aliki 所写的儿童书籍 *Corn Is Maize*，M.J.Caduto 和 J. Bruchac 所著的 *Native American Gardening*：*Stories*，

Projects and Recipes for Families。

- **重点词汇**：玉米、南瓜、豆、土地、种子、发芽、收获。

- **活动计划**：准备一块用于种植的园子。用上述的 *Native American Gardening* 作为参考书，阅读 www.ncmuseumofhistory.org/collateral/acticles/F05.legend.three.sisters.pdf 中 "三姐妹"的角色描述。将儿童们集合起来并阅读 *Corn Is Maize* 这本书。描述传统美国人是如何一起种植玉米、豆子和南瓜的，并将它们称为 "三姐妹"。向儿童们讲述美国人发现这三种植物一起种植时，有助于它们生长。玉米为小小的豆子提供阴凉，并在它们长大的过程中提供支撑。豆子会往泥土中增加营养素。南瓜形成了一层阴凉的覆盖，帮助泥土保持湿度。南瓜叶上的刺使喜欢吃玉米的动物们敬而远之。谈论种子长大需要的条件：需要种到泥土里，需要喝水，需要阳光提供所需的养分。小组活动，邀请儿童们用他们的锄头做个小土堆，底部约 18 英寸（译者注：1 英寸约为 2.5cm），往上逐渐变窄，到了顶部约 10 英寸。将顶部弄平使之成为一个比较平的圆。将圆平分为四部分，每部分约 6 英寸，在每部分分别种上 6 粒玉米种子。轻拍土，当玉米种子开始长大时要保持合适的湿度。当玉米长到约 6 英寸高时，在圆的边缘、土堆的中部种上 8 粒豆子种子。最后，在土堆的最底边种上 6 粒南瓜种子。轻拍土盖住种子。做完后要洗净双手。植物生长时，跟儿童们一起参与劳动，种子发芽时为土壤浇水，并且除草、照顾园子。给儿童们一些玉米、几粒新鲜豆子、一个南瓜，让他们学习如何种植。

- **如何调整活动**：制作自己种植的每种食物的图片，并进行展示。用胶带粘上每种食物的种子，用英语和儿童的母语标明食物名称。可根据情况调整，比如提供有儿童能握的长把手的铲子，或铺一层胶合板使地面稳固以保证坐轮椅的儿童能进入园子。在种植和植物生长的不同时期为所有参加的儿童拍照并张贴出来，以强化植物生长的不同阶段。

- **你达到目标了吗？** 儿童们参与种植和照料园子了吗？儿童们能区分食物生长的不同阶段吗？

学龄儿童

- **目标**：儿童将种植一个美国本土 "三姐妹"种植园，并能描述食物成长的过程及如何用它们制订健康的食谱。

- **材料**：如前所述的种植材料和参考书，横格纸，铅笔，食谱书。

- **重点词汇**：土壤、种子、发芽、收获、菜谱、食谱。

- **活动计划**：如前所述让儿童们在学校里参与种植一个美国本土 "三姐妹"种植园。读 *Native American Gardening* 中的故事，如第 61 页的 "The Bean Woman"或第 1 页的 "Onenha, The Corn"。在整个植物生长期，帮助儿童们制作一个描述种植、照料及生长过程的周刊：他们如何照料园子及观察到了什么。为收获做准备，指导儿童们学习采用玉米、豆子和南瓜做原料的菜谱，并制订符合 CACFP 指南的菜谱。打印出选好的菜谱，邀请儿童们进行讨论，并在植物生长期结束时让儿童们把菜谱和周刊一起带回家。

- **如何调整活动**：通过张贴用英语进行标识的种植、照料和收获照片来帮助学习英语的儿童。通过提供合适的铅笔或钢笔，将杂志夹在夹板上以便控制，或在制作周刊时提供更多的时间及支持等来鼓励那些有发育问题的儿童。确保坐轮椅的儿童能进入园子。如果需要的话，可以考虑加高园子的苗床以更容易操作。

- **你达到目标了吗？** 儿童参与种植和照料园子了吗？儿童能描述种子是如何长成植物，并可用来制作食物的吗？他们能用玉米、豆子和南瓜制订一个健康食谱吗？

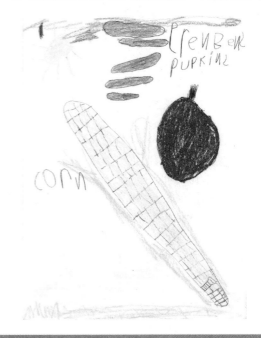

新制订食谱，还是修改已有的食谱，这些资源都是非常有价值的。

▌书写食谱

深入了解了儿童食谱的要求及健康目标后，教师们就可以收集需要的工具并开始制订食谱了。

收集制订食谱的工具

一旦教师们想好了要制订的食谱类型，组织并回顾前面讲过的可支持制订食谱的资源很有帮助。其他在食谱计划笔记本中的有用资源还包括：

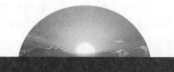

项目经验

在"食物校园"中的健康学习

Kyle Cornforth，Martin Luther King，Jr. Middle School，Berkeley，CA

加利福尼亚伯克利的马丁·路德·金初级中学获得了投资，以促进学生健康。伯克利的学校教委会坚持了一项创新的健康政策，即通过教育、种植和烹饪课、营养的学校餐、课堂核心学习内容等来促进学生及家庭的健康状况。每个学生都接受关于食物和健康的全面教育，包括3个主要部分：一是为期9周的一系列食物相关课程，二是提供一切从头开始准备的健康应季食物的营养服务项目，三是在伯克利"食物校园"亲身参与种植和烹饪课程。

"你的盘子里有什么"是学校的教师为所有六年级学生开发的营养课。这是关于食物、营养及其他健康生活方式的互动实践式课程。此课程的一个目的是使学生们更加清楚他们吃的是什么——苏打水中的糖、薯条中的脂肪、快餐食品的份量等。此课程通过每周组织品尝健康食物来鼓励儿童在餐厅做出健康选择。它也通过组织品尝应季蔬菜和水果来鼓励儿童尝试新食物。

学校还通过餐厅中提供的食物促进健康。包括肉、烘烤食物及饮料在内的食物均来源于当地的和（或）有机的原料。重要的是，伯克利的餐厅收支平衡——从提供学校早餐及午餐中获得的收入可以用于支付原料及做饭的人力成本，这不仅对学生健康有利，还有利于更大范围的经济效益及社区健康。

伯克利"食物校园"为学校的种植和烹饪项目提供场地。伯克利"食物校园"的宗旨是通过在1英亩大小的土地上开设种植和烹饪课堂来传授基本的生活技能，并为理论学习提供基础。学生们可以学习到种植、照料、收获、制作及食用新鲜、应季的健康食物所必备的技能。另外，伯克利"食物校园"的课程与课堂教学及标准紧密相连，学生们在这里加深了他们对世界文化、传统工艺、生物学等学习内容的认识。伯克利"食物校园"的课程深深融合到了学校生活中，使学生明白他们对食物的选择将如何影响自身健康、环境和社区。

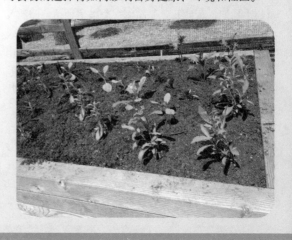

- 原来的食谱以及花费分析（如果有的话）。
- 食谱模板（见图 5-5）。
- 能反映项目中人群文化多样性带来的食物喜好列表（见表 5-5）。
- 特殊膳食及过敏食物的列表。
- 食谱及食谱模板（来自项目原来的食谱、USDA 网站等）。
- 食物商品列表。
- 供货人的价格列表或地方商店的促销单。
- 食品杂货店的购物单模板。

一旦收集好这些工具，教师们就可以着手安排一段不被打扰的时间来专心制订食谱。

循环食谱

循环食谱可每天提供新食物，连续几周后重复。食物的提供顺序与上一周期一致。早期儿童机构常用每 4 ~ 6 周重复的循环食谱。循环食谱节省时间和花费。建立循环食谱就形成了购买及制作食物的规范。教师们根据经验能知道购买及制作所需的数量，因而减少了食物浪费。循环食谱可以纳入应季食物。例如，夏季可以采用一个为期 4 ~ 6 周的使用西瓜、桃、浆果等应季食物的循环食谱。冬季的循环食谱重点是橘子、苹果、胡萝卜等易储存的食物。因为循环食谱具有多样性及灵活性，在假期或有其他特殊活动时可以较容易地进行调整。

教师们需要考虑食谱循环的频率，还要考虑如何在家庭已经接受的食物基础上，为了增加儿童的味道体验而提供新的食物，并做到平衡膳食。例如，在本章的例子中，Jeanine 决定改进她的食谱计划，变成 4 周循环的

循环食谱

每天提供新食物，计划 1 周或更长时间，然后循环重复的菜单

健康贴士　通过食谱计划在课堂及家中促进健康

每个人都有对食物的看法。在儿童及家庭的项目中可以利用这种兴趣和能量。通过合作，它们也可以用于课堂及家庭中的健康教育。可通过以下策略达到这个目标：

- 使食谱与课堂活动内容相匹配。例如，着重在午餐中纳入牛奶、酸奶及低脂奶酪，通过到奶牛场参观挤奶过程来探索乳类食物的来源。品尝不同种类的乳类食物。
- 询问儿童们对食谱中食物的看法。鼓励他们指出最喜欢的蔬菜、水果、谷物、乳类、肉类食物，以及他们

想要尝试的食物。

- 邀请家庭参加食谱审核委员会。邀请他们参加食谱制订过程，并提供他们的看法以及能反映他们的文化及家庭饮食习惯的菜谱。

通过食谱计划中的合作，儿童、家庭、教师们知道了儿童的食物喜好，学习了家庭文化的知识及饮食习惯，也能讨论特定食物的健康效应。家庭通过与熟识营养指南及需求的教师们一起工作而学习到营养知识。当家庭成为食谱计划的合作成员时，他们学习到了在家制作健康食物的知识，这有助于全家人的健康。

图5-5 CACFP认可的食谱模板示例

第1周	星期一	星期二	星期三	星期四	星期五
早餐 牛奶 水果 / 蔬菜 面包 / 谷物 肉 / 肉类替代物（可选）					
午餐 牛奶 肉 / 肉类替代物 水果 / 蔬菜（一类中的两种或每类一种） 面包 / 谷物					
点心（任意两种） 牛奶 水果 / 蔬菜 面包 / 谷物 肉 / 肉类替代物					

表5-5 不同文化背景下的食物喜好

文化	蛋白质来源	谷类来源	水果和蔬菜来源
亚洲	鱼、猪肉、禽肉、贝类、干豆、豆腐、坚果	米饭、麦片、面包、面条	圆白菜、泡菜、辣椒、果汁
非洲裔美国	猪肉、火腿、牛肉、鱼、豆类、干豆、豌豆	米饭、麦片、面包、饼干、油炸玉米饼之类的玉米制品、玉米面包、粗玉米粉	羽衣甘蓝等绿叶蔬菜、甘蓝、圆白菜、萝卜、甜菜、洋葱、秋葵、豆煮玉米、胡萝卜、土豆、山药、甘薯、玉米、桃、甜瓜、苹果、香蕉
中东	牛肉、羔羊、鸡肉、小扁豆、鹰嘴豆、开心果、扁桃仁、鱼、黑豆、酸奶	蒸粗麦粉、小米、皮塔饼、米饭、小麦	洋葱、菠菜、黄瓜、洋蓟、土豆、绿豆、圆白菜、茄子、秋葵、南瓜、橄榄、无花果、苹果、杏、李子、葡萄、甜瓜、香蕉、橘子、柠檬
墨西哥	豆类、禽肉、牛肉、猪肉、鸡蛋、山羊、鱼、贝类、辣香肠、杂烩汤	米饭、玉米饼（玉米和面粉）、面包	西红柿、豆薯、山药、仙人掌、洋葱辣酱、辣椒、甘薯、南瓜、洋葱、玉米、树番茄、番石榴、芒果、香蕉、橘子、番荔枝、青柠

来源：Based on Cultural Diversity, by the National Food Service Management Institute, 2002, retrieved November 6, 2011, from http://www.olemiss.edu/ depts/nfsmi/Information/Newsletters/Mealtime_memo_index.html#2002; and Ohioline, Food: Cultural Diversity-Eating in America, 2010 Ohio State University, College of Food, Agriculture, and Environmental Sciences, retrieved November 6, 2011, from http://ohioline.osu.edu/lines/food.html.

食谱。虽然在最初制作菜单计划时需要时间，但她知道一旦完成，从长期来看是节约时间和精力的。她计划在菜单中使用一些过去用过的儿童们最喜欢的食物，但还要提供品种更加丰富的蔬菜、水果和全谷物。

生成食谱预算

食谱承载了项目中提供食物服务的目的，包括为婴幼儿提供安全、健康、有吸引力的食物。食谱也体现着饮食花费的管理。例如，仅使用新鲜蔬菜和水果的食谱通常费用更高，比使用新鲜的罐装、冷冻制品的食谱花费多。计划预算可以帮助理解这些花费对儿童早期项目整体进展的影响。预算是计划购买、制作和提供食物的财政储备。它是分项的与食物相关的预计花费，并配套了要负担这些花费所需的收入。制订食谱的教师们必须严格在预算内执行。

预算

安排购买、制作和提供食物的财政储备的计划

确定执行食谱计划的收入来源

根据托幼机构或学校资金计划的不同，支持食物服务的收入花费可来自各种途径，包括：

- 家庭的护理和教育费。
- 低收入儿童的儿童保健补助金。
- CACFP 的食物报销金。
- 公立学校区域基金。
- "早期开端"等服务于低收入家庭项目的基金补助（Oliveira，2005）。

充足的资金对实施儿童早期食物项目很有必要，其包括食物、设备、人员的费用等。食物的支出一般占总预算的 6% ~ 19%（Oliveira，2005）。如果各项食物的费用总和超过项目总费用的 19%，教师们需要重新审核食谱、食物购买和制作的过程，并且想办法控制费用支出。

使用经费控制策略

经费控制策略须包含项目花费的所有方面。除了购买食物的直接费用外，教师可以控制的食物相关花费还包括使用的一次性用具（餐巾纸、吸管、餐具清洁剂）和长期耐用物品（盘子、银器、厨具、食物制作设备）。有时一点小的改变可以带来很大的不同。例如，如下情形：

　　　　阳光幼儿园的餐饮服务人员在服务时必须佩戴发网。一个教师注意到有时工作人员一天会用 3 ~ 4 个发网，即在中间离开厨房时扔掉，回来时就再戴一个新的。她与项目餐饮服务负责人讨论这个问题。负责人查看了厨房工作日志，发现每个发网花费是 25 美分。她意识到 5 个服务人员每天在发网一项上就要至少花费 5 美元。负责人查阅了工帽的价

格，每个是 16 美元。她花费 80 美元订购了 5 项工帽。她发现从发网改为工帽后，2 周后就节省出了新工帽的钱，项目很快就节约了费用。

考虑到各个细节可以帮助将总费用控制在预算内。经费控制策略需要贯穿教师们评估从开始到实际提供食物的全过程。

控制食物服务的经费可能促成或毁掉项目预算。托幼机构中任何不必要的花费都会占用必需领域的资金。购买食物的基础要素包括基于食谱来估计食物的需要量、制作购物清单、询问价格、考虑从大的供应商或批发商或地方杂货商处购买食物等。

为教师和项目活动购买食物的预算也很重要。教师可能想设计一个活动，教给儿童如何用新鲜橘子制作橘子汁；可以在家庭聚会中设计烹饪活动，或者在家庭社交或职员会议中提供点心。应当设计专门的环节，以沟通这些活动的预算。要有一个专用指南，能确保教师与食物购买者及时沟通，这样每周的购物清单可以做相应调整。这些都可以避免最后急于购买食物，而忽略了费用。

USDA 出版的 *Building Blocks for Fun and Healthy Meals-A Menu Planner for the Child and Adult Care Food Program* 提出了如下策略，帮助控制食物服务费用：

- 做好各项食物记录和登记，尤其是与食物花费相关的费用。
- 购买食物时询问好价格：
- 在本地购买食物，并且要知道哪些是应季食物。
- 使用能买到的市售商品。
- 购买购物单中的食物，并使用优惠券。
- 在大型仓储超市购物。
- 比较批发与零售品的价格。
- 尽可能购买可重复使用的用品，而不要买一次性用品（这种策略既可支持可持续性，又有利于控制预算）。
- 用适当的储存方法，避免食物浪费。
- 使用**标准化食谱**。标准化食谱是经过检验的，出错概率小。详见"网站资源"。
- 准备真正需要的食谱。这能帮助避免浪费及食物耗尽时不得不用比较贵的替代物，也帮助其符合 CACFP 指南要求，以获得全额报销。

标准化食谱

品质、准确性和收益已经被验证过的食谱，可提供稳定的、可预见的食物

生成食谱

在挑选食物时采用结构化的方法很重要。选择食谱和供应量都要求计划者考虑到机构中儿童的年龄和营养需求。例如，食谱能同时满足大龄婴幼儿和学龄前儿童吗？食物能适合小年龄儿童的胃口吗？食物如何分配？食谱能满足儿童的特殊食物需求吗？这些问题指导着食谱的制作过程。

用早餐开启一天

　　传统的早餐可提供大量的维生素、矿物质和纤维素，对儿童膳食质量的影响至关重要。早餐包括强化的谷物，富含谷物或全谷物的面包，水果，蛋白质食物如蛋、奶酪、牛奶等。儿童如果不吃早餐，早餐所提供的营养素很难从其他餐食中弥补（Affenito，2007；Hoyland，Dye，&Lawton，2009）。另外，有研究表明，吃早餐是可以改善儿童在学校中表现的简单方法。一篇综述指出，吃过早餐后，儿童的认知能力、注意力和记忆力均有所提高（Hoyland，Dye，& Lawton，2009）。吃早餐的儿童也更能保持健康的体重（Rampersaud，2008）。尽管吃早餐有诸多好处，但因为有些托幼机构认为儿童在上学前就已经吃过早餐了，所以并不提供早餐。很多机构提供上午的点心，而参加 CACFP 的机构发现，由提供上午的点心改为提供早餐更具成本效益。早餐的报销额比点心多，而且仅需要在食谱中进行小小的改变就能实现转变。

　　早餐食谱的制订可参考 CACFP 的指南。从三种必需成分中选择食物：奶类、水果 / 蔬菜类、淀粉 / 谷类。也可选择加上肉类 / 肉类替代物。加入食谱计划的学校教师可通过提供食物来实现营养相关的目标，如提供全麦强化谷物和全麦面包，以及能增加水果和蔬菜多样性的食物，尤其是富含维生素 C 和维生素 A 的食物，如橘子、葡萄柚、草莓、猕猴桃、甜瓜、芒果和西红柿。另外，早餐中应避免富含固态脂肪、反式脂肪或添加了糖和钠的食物，如培根、香肠、加糖麦片、点心、甜甜圈等。CACFP 同时要求提供奶类（脱脂或低脂），且食谱中应有新鲜的、冷冻的（非加糖的）或罐装（罐装水果本身的果汁）的水果，而不该有果汁，最好是提供整的水果或蔬菜。图 5-6 是一个学龄前儿童一周早餐食谱模板。这个模板提供了既能符合 CACFP 要求，又能满足一个 20 人班级所需量的参考。这个食谱的食物制作方法简单，在烹饪条件不高的机构中可以使用。

挑选午餐的主菜

　　午餐是大部分机构提供的最重要餐食，对保证儿童每天总能量和营养素的摄入至关重要。在 CACFP 认可的午餐中，肉类 / 肉类替代物是必不可少的。首先需确定主菜，因为这是午餐的亮点，也是费用最高的部分。在制订午餐的循环食谱时需考虑以下几点：

- 在循环食谱中特定主菜的提供频率是怎样的？
- 如果某种主菜每个月提供多于 1 次，那么该如何改变其他配菜来保证多样性？
- 以怎样的频率提供冷、热主菜？在夏季，三明治和厨师特制沙拉可能更易接受；而在冬季，炖菜和汤可能更受青睐。

如果食谱中选择了**市售预加工主菜**（已经添加了佐料的预加工过的

市售预加工主菜

原料已经添加了佐料的预加工过的主菜

图5-6　3~5岁儿童的早餐食谱示例

春季食谱					
6 周中的 3 周	**星期一**	**星期二**	**星期三**	**星期四**	**星期五**
早餐 **奶类** **水果 / 蔬菜类** **淀粉 / 谷类** **早餐中可选的肉类 /** **肉类替代物**	脱脂牛奶 草莓 小麦 Chex® 脱脂酸奶	脱脂牛奶 猕猴桃 红椒 全麦面包 炒蛋	脱脂牛奶 苹果酱 蓝莓 燕麦粥	脱脂牛奶 香蕉 燕麦圈	脱脂牛奶 西红柿 黑豆 橘子片 玉米饼 切片干酪
需要的分量	3/4 份牛奶 1/2 份草莓 1/3 份麦片粥 1/2 份酸奶	3/4 份牛奶 1/4 份猕猴桃 1/4 份辣椒 1/2 片面包 3/4 个鸡蛋	3/4 份牛奶 1/4 份苹果酱 1/4 份蓝莓 1/4 份燕麦粥	3/4 杯牛奶 1/2 个香蕉 1/3 杯燕麦圈	3/4 份牛奶 1/8 份西红柿 1/8 份黑豆 1/4 个橘子 1/2 个玉米饼 1/2 盎司低脂 奶酪
特殊指导	将草莓去蒂切片 后放在酸奶上面	猕猴桃剥皮后 切片。根据规 范的食谱用红 椒炒鸡蛋	在燕麦粥中加 入苹果酱来增 加甜度。在表 面撒上蓝莓	香蕉可以切片 撒在燕麦粥表 面	根据规范的食 谱制作豆类和 奶酪玉米饼 橘子切片
一个 20 人的班级需 **提供的食物总量**	1 加仑牛奶 10 份草莓 7 份麦片粥 10 份酸奶	1 加仑牛奶 5 份猕猴桃 5 份辣椒 10 片面包片 15 个鸡蛋	1 加仑牛奶 5 份蓝莓 5 份苹果酱 5 份燕麦粥	1 加仑牛奶 10 个香蕉 7 份麦片粥	1 加仑牛奶 5 份西红柿 5 份豆类 5 个橘子 10 个玉米饼 10 盎司奶酪
特殊饮食： 115 号房间的无乳糖 餐	用豆奶替代脱脂 牛奶，酸豆奶替 代酸奶	用豆奶替代脱 脂牛奶	用豆奶替代脱 脂牛奶	用豆奶替代脱 脂牛奶	用豆奶替代脱 脂牛奶用豆子 替代奶酪
117 号房间的无草莓 餐	用苹果替代草莓				

译者注：1 盎司约为 28.3g，1 加仑约为 3.8L。

主菜），则必须经过儿童营养（Child Nutrition，CN）标识项目认证。这是一个志愿的联邦项目，支持儿童营养项目中公开标识（U.S. Department of Agriculture，Food and Nutrition Service，2011）。CACFP 要求食谱中的肉类/肉类替代物要有CN标识才可以报销。加工过的食物，如涂有面包屑的鱼、鸡肉制品、冷冻汉堡肉饼、比萨、玉米煎饼、素汉堡等都需要CN标识。CN标识清楚地标明如何计算食物中的食物成分需求量，以满足CACFP的要求（图5-7）。

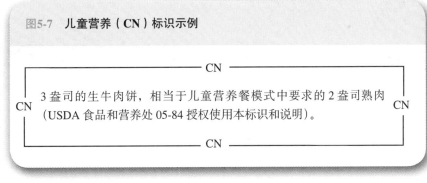

图5-7　儿童营养（CN）标识示例

CN

3盎司的生牛肉饼，相当于儿童营养餐模式中要求的2盎司熟肉（USDA食品和营养处05-84授权使用本标识和说明）。

在CACFP项目中，要符合其要求，注意满足CACFP项目蛋白质需要量，依据CN标识，计算出所需的加工主菜的食品量。

思考一下教师们在选择主菜时如何做决定。为了符合CACFP需求，午餐的主菜负责提供蛋白质。意大利细面条是一种常用的、有营养的食物。即使是婴幼儿，也可以毫不费力地吃这道主菜。意大利细面条的酱可以用火鸡肉馅来制作，相对牛肉酱来讲更为经济实惠。火鸡肉馅中的瘦肉脂肪含量低但富含铁。另外，西红柿酱是促进铁吸收的维生素C的优质来源。如果在西红柿酱中加入青椒、蘑菇和西葫芦丝，那么儿童在吃主菜时就可以摄入多种蔬菜。这个菜也很容易调整，以满足有特殊饮食需求的儿童。例如，酱汁不用奶酪制作，这种意大利细面条可以给那些不可进食乳类的儿童吃。对于素食的儿童，可以制作不用火鸡绞肉的酱汁，加一些马苏里拉奶酪可以为素食儿童提供良好的蛋白质。《美国居民膳食指南2010》推荐，固态脂肪、糖和盐的添加量要降到最低。

选择午餐配菜

在选完主菜后，菜单中需要有淀粉类/谷类、水果、蔬菜等配菜。配菜能平衡营养，并使食物更有吸引力。选择配菜时，多样性很重要，可保证儿童健康所需的所有营养。考虑一餐中风味、材质的多样性及互相补充也很重要。当同一餐中菜品味道相同，如辛辣或甜的味道太多时，会出现"味觉厌倦"现象。例如，午餐中甜的食品太多，有花生酱、果酱三明治、苹果片、胡萝卜葡萄沙拉和牛奶时，即使对最爱吃甜食的儿童来讲，也不那么吸引人。

视觉上的平衡也很重要。食谱中的食物原料应看起来很有吸引力，有多种颜色、形状和大小。图5-8展示了两种不同的午餐。午餐2中颜色的反差更容易引起儿童和教师的食欲。因为如果教师真心喜欢这些食物，他们更容易成为儿童良好饮食行为的榜样。

为儿童引入新食物时，常用淀粉类/谷类、水果、蔬菜等配菜。对于比较谨慎的儿童来说，将不熟悉的食物与熟悉的食物搭配在一起，会使其更容易接受。然而，儿童往往需要反复接触新食物才会最终愿意尝试它们

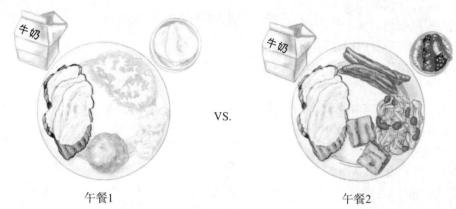

午餐1　　　　　　　　　　　　　　　　午餐2

图5-8　颜色、质地、视觉的多样性和反差会刺激食欲

如果……

你在为以意大利细面条为主菜的午餐选择配菜，你会选择哪种全食物（蔬菜、水果、全谷物）和饮料呢？

（Cooke，Haworth，& Wardle，2007；Harris，2008；Satter，2011）。儿童如果有机会在班级烹饪活动中制作食物，将会更愿意尝试新食物。"营养笔记"描述了开发儿童对新食物兴趣的方法。另外，教师或同龄人食用新食物也会增加儿童尝试这种新食物的意愿（O'Connell，Henderson，Luedicke，& Schwartz，2012；Wardle & Cooke，2008）。

谷类/淀粉类　配菜中谷类和淀粉类食物的多样性很重要。例如，如果第一天提供意大利面，第二天是意大利式烤面条，这种食谱就很单调。食谱需要在全谷物面包、糙米、全小麦或玉米饼之间不时变换，以保持多样性，维持儿童对它们的兴趣。

水果和蔬菜　在选择水果和蔬菜时，要变换制作和提供食物的方法。有些蔬菜，如西兰花、菜花、菠菜、胡萝卜条、辣椒等，生着蘸低脂酱吃会更容易接受。如果一周买一次菜，那么最初几天应该吃不易保存的新鲜食物。并且需要有一定的灵活性，比如，如果星期一香蕉是绿的，星期二猕猴桃还是硬的，那么就应该放在后面的几天再吃。

选择饮料

饮料的选择对于餐食的营养价值来讲也很重要。符合 CACFP 报销要求的饮料是在早餐和午餐中提供牛奶，在点心时间提供牛奶或果汁（但不能都提供）。对于乳糖不耐受或者牛奶过敏的儿童，要提供 CACFP 接受的特殊豆奶之类的牛奶替代物。CACFP 还要求，儿童们每天进水量不应受限。在远足、下田劳作日、家庭聚会等场合时也要提供饮用水。另外，在冬天保证儿童们有充足的水分也很重要，因为厚重的衣服、剧烈的户外活动，加上室内温度较高，都会增加对液体的需要量。

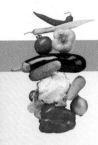

营养笔记 开发对新食物的兴趣

儿童对烹饪活动是很狂热的，对他们来说，品尝自己制作的食物也很有趣。与儿童一起做饭提供了饮食教育的机会：了解食物是从哪里来的，食物闻起来、尝起来、摸起来是什么感觉，如何制作不同种类的食物。烹饪时会用到胳膊、手掌和手指，可以帮助儿童发展运动技能。不同年龄的儿童有不同的适宜"厨房技能"水平。教师了解了儿童的技能水平，就可以安排适宜的活动，以使儿童们获得成就感。下表列出了不同年龄段儿童的厨房技能。

厨房技能	1 岁	2 岁	3 岁	4 ~ 5 岁
听：在谈论制作步骤以及食谱中用到的原料和器具的过程中学习	×	×	×	×
闻、尝、摸：通过闻、品尝和触摸原料来感受食物	×	×	×	×
通过实践练习：玩壶、锅、塑料碗、大勺子等物品	×	×	×	×
洗：能清洗用具，擦拭罐头盖和桌面		×	×	×
撕：把生菜和面包撕成片		×	×	×
蘸：能把蔬菜和水果片放在酱料中蘸一蘸		×	×	×
倒：把液体倒在一起，把原料拌在一起			×	×
揉：能揉生面团			×	×
抹：能用刀把花生酱抹在面包上			×	×
打汁：能挤柑橘类水果制作果汁				×
去皮：能用去皮器给胡萝卜或土豆去皮				×
捣碎：能把软的水果和蔬菜捣碎				×
测量：用勺子或杯子测量原料				×
擀和切：能使用擀面杖和饼干模具				×

来源：Cooking with Children, by the California Department of Health Services, retrieved from http://www.wicworks.ca.gov/education/nutrition/kidsRecipes/cooking_w_index.htm Cooking with Preschoolers by Kids Health from Nemours, retrieved from http://kidshealth.org/parent/growth/learning/cooking_preschool .html?tracking=P_RelatedArticle.

用零食结束一天

对婴幼儿来讲，零食也是重要的餐食。如果正餐时有部分营养素不足，零食可提供补充这些营养的"第二次机会"。CACFP 要求零食包括四种食物成分（牛奶、蔬菜 / 水果、淀粉 / 谷物、蛋白质 / 蛋白质替代物）中的任意两种才能报销。尽管 100% 果汁可作为健康零食的一部分，但最好还是使用新鲜的水果或蔬菜，因为它们还能提供纤维素和其他营养素，能帮助儿童维持更久的饱腹感。图 5-9 列出了一些容易准备的、儿童们喜欢的零食，包括了至少两种食物种类。相

如果……

你在为项目制订零食计划，你会为婴儿、幼儿、学龄前儿童和学龄儿童选择哪种健康又有吸引力的零食呢？

图5-9   **健康零食**

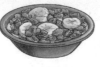

低脂奶酪和全麦饼干

抹有花生酱的薄苹果片

含有香蕉和1%低脂牛奶的全谷物冷
麦片

抹有苹果酱的全麦华夫饼

全麦英国麦芬迷你比萨

夹了火鸡肉条的烤甘薯

低脂奶酪烤玉米饼抹洋葱番茄辣酱

全麦葡萄干面包配低脂瑞士奶酪片

香蕉蘸酸奶和碎麦片

火鸡和低脂奶酪卷配胡萝卜条

洒有香草酸奶和低脂麦片的水果沙拉

注：虽然奶酪是奶制品，但其在CACFP的食物成分中被归为肉类/蛋白质替代品一类。零食要含有四种成分中的任意两种。

比于其他餐食，在教师的指导下，可以更容易地准备和提供零食。与午餐和早餐类似，如何选择零食也有很多影响因素，包括机构中儿童的年龄、厨房的大小、制作食物的工作人员等。图中的这些零食中用到了什么成分？

向新食谱转换

当早餐、午餐、零食的循环食谱实施结束后，需要做一次系统评估以确保达到食谱计划的目标。图5-10提供了回顾食谱以及确定是否做好了实施准备的检查清单。参与食物制作和供餐的工作人员也应该参与食谱审核。食物提供人员可能会发现器具或食物储存的问题，厨师可能发现食物准备程序耗时过多，这些均为食谱实施前进行必需的修改提供了机会。

实施新食谱可能会有"重重障碍"。食物购买可能就有一些预估性，因为新食谱所需的食物量是估算出的。在新食谱实施前进行尝试很有必要，但这样会需要更多的实施时间。下述方法可使向新食谱转变简单化：

- 提前告知家庭新的食谱。
- 在尝试新食物时做出甘于冒险的态度示范。
- 观察儿童对新食谱的反应。

通过仔细计划，新食谱可以为健康的饮食习惯定下基调，对儿童和教师们的营养状况产生有益影响。

通过食物服务提高对食谱的接受性

学习进食是随着时间前进的发育进程。婴幼儿完全依靠成人提供给他们最有营养的食物。随着儿童长大，教师的作用从决定吃什么食物转变为支持他们在饮食上的独立性。这也伴随着支持儿童进食技能的发育，以及为儿童提供计划好的食谱中的食物，并让儿童从这些营养的中自己做出健康的选择。

图5-10 食谱评估检查清单示例

阳光学前项目

日期：4/1/2012

食谱计划者：Maren

学生年龄：3 ~ 5 岁

满足食物成分 / 种类要求了吗?

☐ 早餐

 ☐ 奶类（脱脂或低脂）

 ☐ 水果或无淀粉蔬菜成分（非果汁）

 ☐ 面包 / 谷类

 ☐ 可选项：肉类 / 肉类替代物，无反式脂肪酸黄油，果酱，果冻，低脂奶酪

☐ 午餐

 ☐ 肉类 / 肉类替代物

 ☐ 水果：非果汁

 ☐ 蔬菜（与水果混合共 1/2 杯）

 ☐ 面包 / 谷类

 ☐ 奶类（脱脂或低脂）

 ☐ 可选项：沙拉酱，低脂蔬菜酱，蛋黄酱，萨尔萨辣酱，番茄酱

☐ 包含4种食物成分中2种成分的零食，且关注多样性

☐ 至少一半谷类是全麦的

☐ 食物成分，尤其是蔬菜和水果类，具有充足的多样性。

 经常提供深绿色蔬菜（至少每周2次）。

 经常提供橘色 / 红色蔬菜（至少每周3次）。

 每周至少提供一次豆类（或可以归为肉类替代物）。

 每周至少提供 3 种不同的水果和 5 种不同的蔬菜。

☐ 食谱要包含不同的味道，颜色分明，有不同形状、材质、温度和形态。

☐ 食谱要符合特定文化。

☐ 食谱要容易调整，以满足有特殊饮食需要的儿童。

☐ 食谱能反映来自儿童、家长和工作人员的信息。

☐ 食谱在可能的情况下支持可持续性（当地应季食品，从项目种植园得到的食物）。

☐ 包括了特殊场合的饮食。

☐ 食谱的条目可因食物制作人员、仪器、设备等而做出调整。

☐ 食谱中相应适合的食物年龄段的儿童。

☐ 食谱有可获得性。

☐ 每一天中的早餐、午餐和点心食物避免重复。

☐ 能达到满足膳食指南和推荐量的营养目标。

☐ 每天提供新鲜水果和生的蔬菜。

☐ 每天提供维生素 C 的良好来源。

☐ 每周至少提供 4 种不同的且脂肪含量低的主菜。

☐ 每天提供两种及以上富含铁的食物。

☐ 提供饮用水，并且能方便得到。

来 源：Based on USDA Child and Adult Care Food Program Center Manual, Oregon Department of Education, updated 2009, retrieved November 9, 2011, from http://www.ode.state.or.us/search/page/?id=3285; Healthier US School Challenge: Recognizing Excellence in Nutrition and Physical Activity, USDA Food and Nutrition Service, updated 2012, retrieved September 29, 2012, from http://www.fns.usda.gov/cnd/healthierschoolday/pdf/5_HUSSCCriteria. pdf; Committee to Review Child and Adult Care Food Program Meal Requirements, Food and Nutrition Board, Child and Adult Care Food Program: Aligning Dietary Guidance for All, 2010, retrieved November 9, 2011, from http://books.nap.edu/openbook.php?record_id=12959.

支持进食技能的发育

  食谱也为儿童获得进食及自主选择的技能提供了重要机会。适宜的食谱能鼓励儿童学会自主进食。在学习自主进食中，手指喂食是重要的发育里程碑。在儿童学习使用勺子和叉子时，食谱提供的食物应易于儿童控制。用勺子吃燕麦粥是很好的第一步。对幼儿和学龄前儿童来讲，用叉子吃豆子有点太难了。

  当给年龄跨度大的儿童（从婴幼儿到学龄前儿童）制订食谱计划时，应该考虑食物的可调整性。例如，苹果薄片对

如果……

  你发现因为每周食谱都是一样的，儿童们对食谱中提供的食物没兴趣，你会给项目负责人或食物服务机构提出什么建议？你可以用什么信息来支持你的观点？

幼儿和更大的儿童来讲是很好的，然而对 8 个月的婴儿来讲，不加糖的苹果泥更合适。教师们要允许儿童尽量自己进食，即便有时会带来麻烦。可以预料到，食物会撒得到处都是，但不必太在意。在儿童们尝试新食物或新的材质或学习新的进食技能时，教师们应该给予鼓励："看你今天勺子用得好棒啊！""Jake，做得好，你吃豆子啦！它们很好吃吧？"选择能鼓励儿童不受挫地学习新技能的食物是食谱计划中增加的内容。

进食器具、桌子和椅子也应该符合年龄特点。儿童坐下后，脚应该能放在地上。桌子应该有舒服的高度，桌子上要有足够的空间。在进食午餐结束前，来接儿童的家长不能进入房间。如果家庭儿童保健机构里有电视机，吃饭时不能打开。教师们不应在进食期间接打电话，而应该在桌前与儿童在一起。

增强儿童的社会经验

进餐应该是放松愉悦的。通过建立指南，教师们确定合适的进食行为，营造这种舒适的氛围。这包括按照常规程序提供食物，给予足够的时间以避免快速进食。要介绍并不断强化进食的礼节，如饭前洗手、帮忙摆桌子、等所有人都入座后才开始吃饭（年龄合适时）、饭后帮忙收拾等。就餐时间也是很重要的社交时间，儿童们可以彼此之间或和教师们交流闲谈。

选择一种就餐服务

在儿童早教机构或学校中有很多食物服务方式，包括：

- 饭店式就餐服务，即在饭前已在盘子中给儿童们分好。这可以保证每个儿童都得到适宜的份量，并能尽量减少浪费，以节约费用。

- 自助餐厅式就餐服务，即让儿童们沿着摆放食物的桌子走，自己选择食物。这样儿童们可以选择自己想吃的，但不允许他们决定食物量的多少。在小学中这种方式很常见。

- 家庭式就餐服务，即在餐桌上摆出食物和饮料，儿童们可以选择他们吃什么以及吃多少。在这种方式下，教师与儿童坐在一起，为儿童示范良好的进食行为，在需要时帮助他们，并与儿童交谈，进行围绕食物的教育活动（Connecticut State Department of Education，Bureau of Health/Nutrition，Family Services and Adult Education，2010）。

家庭式就餐服务的优点是使儿童参与食物服务的过程，并且在就餐时开展食物教育。家庭式就餐服务还是一种舒服的、非威胁式的引入新食物的方法。教师有机会介绍当天的食物，并示范如何进食新食物。这给儿童提供了时间，可以根据自己的喜好选择食物。儿童通过观察别人以及教师吃新食物，以获得尝试的动力。家庭式就餐服务还允许儿童们根据自己饥饿的程度来做出选择。他们学会识别饥饿和饱的信号，因为他们可以先取少量，他们知道如果需要的话可以再取（Connecticut State Department of Education, Bureau of Health/Nutrition, Family Services and Adult Education，2010）。家庭式就餐服务通过让儿童拿取食物和倒取饮料，锻炼了他们的运动技能。儿童学会了做出选择、轮流、分享和"不要舔勺子"。

不论何种就餐服务方式，教师们都应与儿童们坐在一起，成为健康饮食行为的榜样并鼓励交流，这些是很重要的。

> **如果……**
>
> 　　一位家长带着一个装满家庭自制纸杯蛋糕的盘子来为儿童庆祝生日，你该如何处理？你将如何做出规定来管理这种事情？

管理家中带来的食物

很多托幼机构要求家庭准备零食，或者让儿童从家中带午餐。教师们可能发现，管理家庭带来的食物比较困难。困难之一是带来的食物五花八门，对营养的影响也不同。比如，如果儿童带了碳酸饮料或者有安全隐患的、容易腐败的食物，教师该怎么办？建立家庭制备食物的规定及程序有助于构建与家庭的合作关系，可以支持教师为所有儿童构建健康的饮食环境。

一个有用的资源是 NAEYC 项目鉴定标准。NAEYC 建议家中所带的与其他儿童分享的食物要由全水果或商品化包装的食品组成（NAEYC，2012）。家庭烘制的食物可能美味、健康，但如果食物制作或储存不恰当，可能会有食品安全风险。教师们不能看到食物成分表，这对过敏儿童来说也是一种风险。即使带来的是购买的有标签食物，如果不属于常规食物服务，可能对过敏儿童也有风险。请参考下述情形：

> Maren 是幼儿园教师，在她所在的幼儿园中有一个儿童花生过敏，她设计了一个特殊情人节活动。Maren 一直对 Brianna 的过敏非常谨慎，保证提供的所有食物都不含花生。某天她设计学校烹饪活动，内容是制作全麦心形饼干，她确定食谱中的成分都不含花生。她甚至要求家长们不要为班级制作杯状蛋糕、曲奇或其他食物。她没想到的是儿童从家里带来与其他人分享的情人节卡片，很多卡片上粘有糖果。Brianna 带回家装满了情人节卡片的漂亮袋子。她发现在收到的一张卡片上沾有巧克力花生糖，她马上吃了。很快她就被送到了抢救室。虽然她第二天就能去上学了，但这已经成了所有人恐惧、难过的回忆。

与家庭沟通时，要保证家中所带食物的安全性，告知家长班级里食物过敏和食物限制的种类，这是很重要的。"政策要点"里列举了相关规定的例子。在项目开始前与家庭一起回顾关于家庭所带食物的规定可以帮助家长携带健康的食物。当要求家庭提供零食时，列出推荐的食物清单可以有效地指导食物的选择。这也为强化项目食品安全和营养的目标提供了机会。这些方法可确保家庭带来的食物能符合营养健康目标，并且能保护因文化或健康原因而不能进食传统零食的儿童。

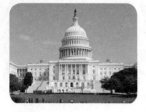

政策要点　　关于家庭携带食物的规定示例

为了保证食品安全、降低儿童过敏的风险，项目规定儿童的食物必须由项目提供。家庭携带的食物是不被允许的。

以下情况例外：

1. 医学原因导致的，且有项目食谱无法为之调整的特殊膳食需求，如多重食物过敏。
   * 需要有医院提供的说明。
   * 说明里必须解释清楚医学原因及食物禁忌。
2. 项目食谱无法为之调整的宗教食物禁忌。
   * 要有家长的说明并存档。
   * 说明里要列出儿童不能吃的食物。

当因上述医学或宗教原因，从家中携带午餐时，要鼓励家庭提供均衡膳食以支持项目的营养目标。项目会提供奶类或奶类替代品。

* 因为项目中有对花生及坚果过敏的儿童，要求带到中心的食物不能含有花生或坚果。
* 不允许携带软饮料、糖果、薯片或纸杯蛋糕等含糖甜点。
* 为了安全，食物必须冷藏在有冰袋的午餐盒或便当盒里。午餐盒或便当盒上要标明儿童的姓名和制作日期，在就餐前保存在厨房的冰箱里。
* 项目会为家庭提供儿童和成人保健项目零食和午餐指南，以帮助制作健康的食物。

来源：Standard 5: Health Topic 5.B: Ensuring Children's Nutritional Well-Being, Criterion 5.B.02 and Criterion 5.B.05, 2009, Washington, DC: National Association for the Education of Young Children.

制订备选方案或特殊膳食的食谱

有些儿童不能进食标准婴幼儿配方奶粉，或者托幼机构或学校提供的传统食物。他们可能有食物过敏或有特殊的医学问题，或者家庭因文化、宗教或哲学信仰而有特殊膳食的需要。家庭、教师、食物提供人员、管理人员间要合作，找到适应儿童特殊膳食需求的方法。

为食物过敏儿童制订食谱计划

特殊膳食管理是很困难的，尤其是儿童必须遵循严格的过敏饮食时。据估计，美国约8%的儿童有食物过敏（Guptart et al.，2011）。每个班级可能都有一两位食物过敏的儿童。

了解食物过敏

食物过敏是机体的免疫系统对食物中正常蛋白质做出的异常反应。一旦这些蛋白质被认为是异源性的，或者是抗原，机体就会生成抵抗分子，称为免疫球蛋白E（IgE）抗体。

最初的反应使机体形成对抗原敏感的状态。当再次进食这种食物时，IgE抗体可保护机体免受"攻击"，激活遍布体内被称为肥大细胞的特定白细胞，将包括组胺在内的化学因子释放入循环系统。这些化学

为有特殊膳食需求，尤其是食物过敏的儿童制订菜单计划非常重要

因子会引起过敏相关的各种症状（Nemours，2011；U.S. National Library of Medicine，the National Institutes of Health，2010）。

症状包括荨麻疹，皮疹，嘴、舌、喉肿胀，眼睛红且流泪，喘息，呼吸困难，咳嗽，气促，吞咽困难，呕吐，腹泻和**全身过敏反应**（Food Allergy Anaphylaxis Network，2011；NIAID-sponsored expert panel et al.，2010）。全身过敏反应是严重的、威胁生命的反应，会导致血压急剧下降、意识丧失，若抢救不及时，甚至造成死亡。

这些症状都是 IgE 介导的急性反应。然而有些儿童表现为非 IgE 介导的迟发症状，往往数小时或数天后发作，使得致敏食物的确定更为困难（Berni Canani，Di Costanzo，& Troncone，2011）。

避免过敏反应的唯一方法是避免接触致敏食物（NIAID-sponsored expert panel et al.，2010）。这意味着要制订特殊的食谱计划，排除含有过敏原的食物。另外，教师们需要做好准备，一旦发生偶然事件，要能处理严重的食物过敏反应。家庭和卫生保健机构人员要开发用于学校的应急处理食物过敏反应的计划［见"网络资源"中 Food Allergy and Anaphylaxis Network（FAAN）］。食物过敏反应应急预案要明确症状，确定一旦发生该如何处理过敏反应。肾上腺素是用于处理全身过敏反应的常用药物。要注射给药（图 5-11）。FAAN 还列出了学校、家庭和儿童在处理食物过敏、营造对过敏儿童安全的环境中的责任。

家庭儿童保健机构的教师们必须牢记，在制订儿童保育计划时，照顾有过敏反应的儿童，同时照顾其他儿童。对过敏儿童进行喂养是很严肃的责任。饮食中的一点错误可能都是致命的。在儿童进入托幼机构前，家长就该与教师、食物服务人员沟通儿童过敏的信息，这是非常重要的。这样教师可以留出时间来对食谱进行适当的调整，这对营造安全的环境非常重要。在儿童教育机构的教室里，教师们在就餐时往往非常忙，而在小学，教师们往往缺席儿童吃饭的场合。另外，在儿童教育机构里，食物会用于多种场合，所以，时刻小心可能导致食物过敏的场合非常重要。如果在食物服务环节中的每个人都了解儿童食物过敏的情况，那么食物服务中出现错误的概率会大大降低。"安全环节"提供了一个学龄前托幼机构中如何满足食物过敏儿童特殊饮食需求的例子。倾听具有致命过敏原儿童的想法也是很重要的。即使是非常小的儿童，也常很清楚他们能吃和不能吃的食物。

食物过敏的婴幼儿

参与食谱计划的教师常需调整每天的食谱来适应食物过敏儿童。食谱如何调整取决于儿童的年

全身过敏反应

严重的、威胁生命的反应，会导致血压急剧下降、意识丧失，若抢救不及时，甚至造成死亡

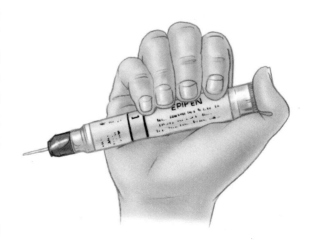

图5-11 肾上腺素注射器

龄。过敏常在刚引入固体食物的婴儿中首先发生，他们刚刚暴露于新食物。一次只能引入一种食物，等待 3 ~ 5 天后再引入另一种新的食物。这样的话，一旦发生过敏，就很容易确定致敏食物（Kleinman，2009）。家庭应该给教师们提供一个已经尝试且没有问题的食物清单，并定期更新这个清单，增加儿童能耐受的新食物（American Academy of Pediatrics，American Public Health Association，National Resource Center for Health and Safety in Child Care and Early Education，2011）。为婴幼儿计划的食谱应从这些已经

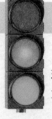

安全环节　　交流过敏食物

特殊饮食需要仔细计划。食物需要安全处理，避免交叉污染，食物也需要发给对应的儿童。良好的沟通和安全检查有助于预防食物"事故"。以下是处理花生过敏的步骤示例。

阳光幼儿园与供应商签好了协议来送食物。这个供应商是当地学校区域的食物服务商。食物先在外面做好，通过加热的和制冷的车送到托幼机构。每个班有两名对花生严重过敏的儿童。教师们能做些什么来保证这些儿童免于可能的致命过敏反应呢？

1. 学校区域食物服务：教师或幼儿园的营养师与以学校区域为中心提供食物的厨房联系。在儿童入园前就沟通其食物过敏情况。要求食谱不含花生，并且要检查所有的食品标签和食谱，以排查食花生的制品。学校区域的厨房要保证无花生食物的容器和包装都要有标签。

2. 幼儿园：幼儿园要保证食谱中没有花生或花生制品。要求工作人员和家庭不许携带花生制品到学校里。特殊食品的儿童名单里要包括这两个花生过敏的儿童。这个名单贴在厨房公告栏里，并发给每个教师。工作人员在未获得营养师的许可前，不可使用其他食品来替代不含花生食物。工作人员要接受培训，学习如何使用肾上腺素注射器进行急救。

3. 教室：助教负责提供并监管特殊饮食服务。在就餐时，助教要与食物过敏儿童坐在一起。要先为有特殊饮食需求的儿童提供服务。由儿童保健机构提供的食物过敏应急处理流程要张贴在教室里靠近电话的位置，这样工作人员遇到应急情况时就能知道如何处理以及给谁打电话。

教室管理食物过敏检查清单

活动或学习计划：

☐ 烹饪活动是否用到可能致敏的食物？

☐ 可能致敏的食物是否用在其他活动中（感受玉米粉、意大利面或大米的活动，意大利面分类和排排看，制作面人游戏）？

实地考察：

☐ 午餐和点心中有不含过敏原的食物吗？

☐ 急救药是否包含了儿童的药物（如肾上腺素注射器）及最新的食物过敏行动计划？

☐ 每个人都知道携带儿童药物的人吗？

☐ 有人有手机吗？

午餐室程序：

☐ 是否有保证儿童获得正确食物的计划？

☐ 在清理时用什么方法去除所有过敏原的痕迹？

☐ 厨房工作人员是否被告知和培训食物过敏相关知识？

☐ 就餐时对食物过敏儿童是否有足够监管，以保证选择并提供了正确的食物，而且儿童不会与别人分享食物？

社会活动：

☐ 是否有从外面带到教室的含过敏原的食物用于教室庆祝活动、野餐等？

教师不在时：

☐ 是否有计划来保证教师不在时可以妥善管理过敏原？

☐ 后备教师是否经过培训，可以监管过敏儿童的食物服务？

教室环境：

☐ 是否有 1 个以上的班级共用教室（上午和下午）？

☐ 教师是否知道双方各自学生的过敏情况？

耐受的食物中进行选择。如果已经确定了食物过敏，那么致敏的食物就不能再出现在儿童的饮食中了。

教师们必须严格遵守家庭和儿童保健机构给出的避免食物过敏原的建议。这些信息应该纳入个人保健计划中。家庭应该切实参与过敏儿童食谱的计划。家庭要认可食谱，而且在家庭同意的情况下，要把儿童的特殊饮食张贴在食物制备提供场合中明显的位置，以及儿童常用的其他区域中 [Standard 5：Health Topic 5.B：Ensuring Children's Nutritional Well-Being，Criterion 5.B.05（NAEYC，2012）]。仔细阅读食物标签也是必要的。选择购买的食物应该成分单一，以避免儿童无意中暴露于致敏原。

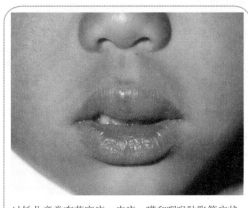

过敏儿童常有荨麻疹、皮疹、嘴和咽喉肿胀等症状

有些婴幼儿食物看起来是单一成分，但可能含有潜在的致敏原成分。例如，某些婴幼儿食物中肉类和禽类是用肉汁来制备的，这里面含有玉米淀粉，是可能的致敏原（U.S. Food and Drug Administration，2009）。

要给母乳喂养的母亲提供支持 [Standard 5：Health Topic 5.B：Ensuring Children's Nutritional Well-Being，Criterion 5.B.09（NAEYC，2012）]。这特别重要，因为4～6个月的纯母乳喂养能预防婴儿食物过敏（Ferdman，McClenahan，& Falco，2010；NIAID-sponsored expert panel et al. 2010）。与食用普通配方奶的儿童相比，有过敏家族史的母乳喂养儿在2岁内患皮疹或牛奶过敏的概率显著降低（Greer，Sicherer，Burks，& the Committee on Nutrition and Section on Allergy and Immunology，2008）。有时母乳喂养儿会暴露于母亲乳汁中的过敏原。发生这种情况时，母亲要限制某些食物的摄入（Greer et al.，2008）。在这种情况下，教师们要记住，不要给儿童食用母亲限制食物前储存的奶。

为避免交叉污染，在准备婴幼儿配方奶时要特别小心。避免交叉污染有如下方法：

- 配方奶要用特定的容器和特定的混合工具制备。
- 瓶子要用特定的刷子来刷，并彻底冲洗。
- 特殊低敏配方奶要做上标记，这样就不会发错儿童。在喂儿童前对标记进行双核查。

幼儿、学龄前和低年级学龄期食物过敏儿童

为食物过敏儿童制订食谱计划的困难在于，既要保证食物没有过敏原，又要满足营养推荐量。还要有多样性，这样儿童就不会对提供的替代食物感到厌烦。使用天然食物而非加工食物可能降低多重食物过敏儿童暴露于过敏原的风险。例如，对鸡蛋和小麦过敏的儿童可以吃新鲜的烤鸡，不必担心有过敏原的暴露，而加工的鸡肉条或鸡肉块则很有可能含有这些过敏原。

伦理问题

　　你项目中的某位儿童有严重的坚果过敏，你要求家庭不要带来任何坚果制品。一个很喜欢午餐吃花生酱和果酱三明治的儿童的母亲抱怨儿童的权利被忽视了。最好采取什么方式来处理这种伦理学方面的两难局面呢？

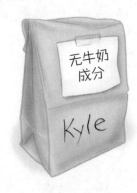

**图5-12　标记特殊食物
　　　　 成分示例**

1 型糖尿病

导致葡萄糖无法从循环系统或血液进入细胞内，进而转化为能量的一种疾病；需要胰岛素来纠正

2 型糖尿病

常伴有超重或肥胖的一种疾病，导致细胞对胰岛素的有效利用率降低，进而引起血糖升高

　　与婴儿一样，为小年龄儿童制作和提供食物时，也应该避免交叉污染。为过敏儿童购买的食物应该标记上儿童的姓名和日期，妥善保存。另外，特殊膳食在提供时也必须标记，这样儿童才能得到正确的不含过敏原的食物（图 5-12）。过敏儿童的食谱应获得家庭的认可并张贴出来，这样所有的工作人员都能知道有特殊饮食的儿童。在提供食物服务时，对小年龄儿童要进行监管，以免他们吃到其他儿童的食物。学龄儿童也要避免分享午餐。

　　当食谱因为食物过敏进行了仔细调整，食物服务安全检查已经成为常规时，教师们就将意外暴露于食物过敏原的风险降到了最低。一旦发生过敏，教师们可以不慌乱，因为已经有过敏行动应急预案。

为糖尿病患儿计划食谱

　　糖尿病儿童有特殊的饮食需求，需要家庭和教师紧密协作。他们提供的午餐和点心必须既能满足营养需求，同时又能维持适宜的血糖水平。班级里有糖尿病儿童的教师们需要接受糖尿病培训师的专门培训，内容包括体育锻炼、饮食和胰岛素对血糖水平的作用。他们还需接受糖尿病急症的处理培训（American Diabetes Association，2011a）。

了解 1 型和 2 型糖尿病

　　糖尿病有两种：**1 型**和 **2 型**。两种糖尿病都会导致血糖升高，但是病因却大不相同。在 1 型糖尿病中，胰腺中生成胰岛素的细胞被免疫系统破坏，所以需要注射胰岛素。2 型糖尿病患儿仍有胰岛素，但是机体对其利用率降低，经过一段时间后，胰岛素的生成也就随之减少了。2 型糖尿病患儿常伴有超重或肥胖，而这种脂肪组织的增多使机体对胰岛素的反应性更低（National Diabetes Education Program，2011）。1 型和 2 型糖尿病的区别可通过观看以下网址的动画片直观了解：http://kidshealth.org/parent/vifeos/in_diabetes_vd.html。了解 1 型和 2 型糖尿病区别的教师能更好地理解如何管理患儿的特殊饮食，而饮食是治疗的基础。

了解 1 型糖尿病患儿的饮食

　　在为 1 型糖尿病患儿制订食谱计划、提供食物服务时，一个重要的方面是考虑正餐和点心中提供的含碳水化合物食物的量。这是因为食物中的碳水化合物（淀粉 / 谷类、水果、牛奶、甜品）在消化过程中会变为葡萄糖。另外，由于主要目的是平衡血糖与胰岛素需要量，进餐或零食的时间也很重要。规律的就餐或吃零食时间有助于预防血糖过高或过低。

　　虽然 1 型糖尿病患儿不需要特殊饮食，在手头有些糖的替代物或者无糖饮料还是有用的（American Diabetes Association，2011b）。1型糖尿病患儿的特殊饮食随儿童年龄和能量需求而有所不同。基于儿童的**饮食计划**，教师会知道该提供多少以及何时提供。儿童的饮食计划由保健人员如营养师来制订和审核，以帮助糖尿病患儿。个性化的计划可以反映儿童的个人及文化饮食喜好（American Dietetic Association，2011a）。家庭得到饮食计划说明，并应经常与教师沟通这个计划。另外，糖尿病医学管理计划（Diabetes Medical Management Plan）和504计划（见"网络资源"）中列出了糖尿病患儿包括饮食在内的各方面的管理办法。为了适应糖尿病患儿，家庭需要：

- 提供并审核儿童的饮食计划和点心安排。
- 提供指导，说明在教室聚会或其他特殊场合中，提供食物时该怎么做。
- 提供处理低血糖反应时所需的物资，如葡萄糖。

由于教师在适应糖尿病患儿中发挥的作用，他们需要：

- 学习食谱中食物的碳水化合物含量，了解每个儿童的饮食计划中允许的份量。
- 为家庭提供关于学校提供食物的份量、能量、碳水化合物和脂肪含量等信息。
- 保证规律的进餐时间。一旦某餐次有所延迟，要有提供食物的后备计划，以免1型糖尿病患儿出现低血糖反应。
- 审核为特殊场合制订的食谱，获取家长对食物类型及提供量的认可。
- 为野餐或徒步等日常生活外的饮食计划合适的食物。
- 开发一些应对策略，处理儿童不肯吃饭的情况，并获得家庭的指导。
- 接受应对儿童低血糖的培训和指导，例如在儿童血糖太低时该给予何种食物或药物（胰高血糖素）。
- 制订教师不在时的规定。必须对一名替补教师培训饮食和糖尿病管理的内容（American Diabetes Association，2012）。

教师们需要检测儿童的血糖水平，根据儿童的血糖水平确定食物的供给量，同时管理胰岛素使用量。在糖尿病医学管理计划（Diabetes Medical Management Plan）和504计划中有关于这些的信息。

了解2型糖尿病患儿的饮食

饮食治疗的总体目标与1型糖尿病患儿类似，包括提供营养膳食，通过饮食中碳水化合物的量控制血糖的升高。然而，保持健康体重、促进体育锻炼的生活方式改变也是很重要的目标（American Dietetic Association，2011a；National Diabetes Education Program，2011）。对于2型糖尿病患儿，通常先进行生活方式改变的治疗，有时也需要使用口服药物

饮食计划

由保健人员（如营养师）来制订的饮食指导工具，帮助糖尿病患儿及其家庭了解他们应该进食的碳水化合物的量和进食时间，以保证他们的血糖水平维持在可接受的范围内

如果……
你班里的一名儿童患有糖尿病，而午餐时间有些晚，你犹豫是不是可以给糖尿病患儿一些应急点心，而其他的儿童继续等待。你会如何处理？

及胰岛素控制血糖水平。

为超重或肥胖儿童制订食谱

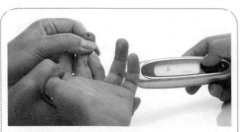

检测指尖末梢血，用血糖仪来判断血糖是否在可接受的范围，以密切监测血糖水平

健康的食谱需要进行轻微调整以适应超重儿童。除非医生明确医学上需要特殊饮食，大多数超重或肥胖儿童仍然使用正常食谱（Academy of Nutrition and Dietetics，2012）。肥胖的儿童可能需要转到多学科肥胖干预小组。这种情况下，家庭可能会从保健小组中获得更多有针对性的建议。只有一部分有严重肥胖并发症的儿童需要这种干预（Academy of Nutrition and Dietetics，2012；Skelton & Beech，2011）。

很多控制超重或肥胖的策略也包含了干预。要注意促进健康，不要只关注体重。这样既能保护儿童的身体，也能保护社会 / 心理健康（August et al.，2008；Weight realities division of the Society of Nutrition Education，Center for Weight and Health，U.C. Berkeley，2003）。计划好的食谱是实施营养建议、教导儿童和家庭什么是平衡膳食的有效工具。美国儿科学会、营养和膳食学会以及 USDA 推荐了以下基于证据的预防和治疗超重及肥胖的营养教育活动：

- 限制含糖饮料、软饮和果汁的摄入。
- 鼓励进食充足的水果和蔬菜。
- 每天吃早餐。
- 提供适合的份量。
- 正餐及点心中均需限制高能量、高脂肪食物。
- 为 2 岁及以上儿童提供脱脂或低脂牛奶（American Dietetic Association，2010a；Davis et al.，2007；U.S. Department of Agriculture，2010）。

在本章的例子中，Jeanine 的目标是建立食谱计划的系统。在她的计划中，制订为期 4 周的循环食谱是第一步。然后，她发现通过转变为脱脂牛奶、增加更多的蔬菜和水果、限制果汁，她能为所有儿童营造更为健康的营养环境，包括班级里的超重儿童。

为有特殊需要的儿童制订食谱

残疾或有特殊健康问题的儿童需要特殊饮食，也更有可能出现营养问题。例如，他们可能有一个或更多影响生长速率的营养危险因素，吃的药物也可能影响营养素的吸收或影响食欲（American Dietetic Association，2010b）。另外，这些儿童可能有特殊的喂养问题，如咀嚼或吞咽困难。这突显了讨论食谱、为满足这些儿童的饮食需求做出调整的重要性。儿童保健专业人员要给出合适的建议，以确保学校能满足这些儿童在营养和喂养上的需求。

有些情况下，教师们需要接受特殊培训才能满足这些儿童的需要。例如，有一个儿童需要**管饲**，教师们需要在儿童进入机构前就接受管饲的相关培训。在管饲时，要通过管子喂食液态补充剂，直接抵达胃部或小肠。当儿童不能吃固体食物，或吃的量不能达到儿童需要量的营养素时，会使用这种方法。培训要由有资质的保健医生来提供，并需要将医学病历存档，说明儿童需要特殊饮食并描述推荐的喂养方法。图 5-13 是一个可以用于所有需要特殊饮食的儿童的表格范例（Food and Nutrition Service & United

管饲

当儿童不能吃固体食物或进食量达不到营养需要时使用的喂养方法。通过管子喂食液态补充剂，直接抵达胃部或小肠

图5-13　饮食喂养评价：特殊饮食儿童

A 部分			
学生姓名		年龄	
学校名称		年级	班级
儿童有残疾吗？如果有，描述残疾影响的主要生活技能。		是	否
儿童有特殊的营养或喂养需要吗？如果有，填写表格的部分 B 并请注册医生签字。		是	否
如果儿童没有残疾，是否有特殊的营养或喂养需求？如果有，填写表格的 B 部分并请诊治机构签字。		是	否
如果儿童不需要特殊饮食，家长可以在表格底部签名并将表格交回学校食物服务部门。			
B 部分			
列出饮食禁忌或特殊饮食。			
列出需回避的过敏或不耐受的食物。			
列出需替代的食物。			
列出需要改变成下述性状的食物。如果所有的食物都需要通过这种方式制备，标明"全部"。 切开或剁碎： 细粉状： 泥：			
列出需要的特殊设备或用具。			
对儿童饮食或喂养方式的其他建议。			
家长签字		日期：	
医生或医疗机构签字		日期：	

来源：From Accommodating Children with Special Dietary Needs in School Nutrition Programs—Guidance for Food Service Staff, p. 34, 2001, Alexandria, VA: USDA Food and Nutrition Service, retrieved December 15, 2012, from http://www.fns.usda.gov/cnd/Guidance/special_dietary_needs.pdf.

States Department of Agriculture，2011）。

在为有特殊健康和发育问题的儿童调整食谱时，教师需要考虑很多因素。为维持适宜的生长速率，有特殊需求的儿童所需要的能量可能是不同的。由于所需的能量增加、口腔功能问题、进食技能发育迟缓等，有些儿童可能有摄入保证正常生长能量的困难；而另一些儿童可能因为肌张力差、体育锻炼少而有发生肥胖的风险；有些儿童可能有反流、腹泻或便秘（Samour & King，2012）。表5-6综述了有特殊健康问题儿童的营养和相关

表5-6 特殊健康情况的营养问题			
特殊健康情况	对就餐和饮食的影响	对生长 / 营养状况 / 整体健康状况的影响	给教师的建议
注意缺陷多动障碍（attention deficit hyperactivity disorder，ADHD）	药物会降低食欲	有些儿童体重降低，生长速率减慢	提供高能量、高营养密度的食物。提供三餐三点
自闭症谱系障碍	生活节律一旦发生变化，会有困难，包括进食时间的改变。药物与营养素相互作用，影响营养状况。由于对食物的味道、质地、气味、温度很敏感，接受的食物有限	有些儿童体重降低，生长速率减慢。有些家庭尝试特殊饮食（如无麸质、无乳类饮食），以限制不恰当食物引起的风险	提供的三餐三点固定进餐时间和流程。引入新食物时要与喜欢的食物一起引入。避免分神。如果体重较轻，则提供高能量、高营养密度的食物
脑瘫	口腔功能问题导致进食时间延长，进食量少。药物与营养素相互作用，影响营养状况	儿童可能会能量摄入不足，导致生长不良。有肌张力过高 / 痉挛时能量需求更高，会导致体重下降，或在肌张力减退时需求量减少而导致体重增加。常见便秘	可能需要特殊的喂养工具，调整食物质地或管饲，延长进食时间。如果低体重，则提供高能量、高营养密度的食物。如果肥胖，则提供低能量、高营养密度的食物。提供富含纤维的食物和足够的液体
唐氏综合征	婴儿期吸吮能力弱。身材矮小导致能量需求低	最初会有生长不良，后续肥胖风险增加。常见便秘	第一年注意保持适宜的生长水平，之后提供低能量、富含纤维素的食物，足够的液体，增加体力活动时间
胎儿酒精综合征	吸吮力弱，进食困难	儿童可能会能量摄入不足，导致生长不良	提供高能量、高营养密度的食物。提供三餐三点。可能需要管饲
癫痫和癫痫发作	药物与营养素相互作用，影响营养状况	可能便秘	提供高营养密度、富含纤维的食物和足够的液体。有些儿童可能需要特殊饮食来控制发作，要与家庭和保健医生进行协调

表5-6 特殊健康情况的营养问题（续表）

特殊健康情况	对就餐和饮食的影响	对生长/营养状况/整体健康状况的影响	给教师的建议
肌肉萎缩症	肌无力导致咀嚼及吞咽困难，使进食时间延长，进食量少	儿童可能会能量摄入不足，导致生长不良。有时因步行少、能量需求降低而发生肥胖。会因药物而导致食欲下降	可能需要特殊的喂养工具，调整食物质地或管饲，增加进食时间。如果低体重，则提供高能量、高营养密度的食物。如果肥胖，则提供低能量、高营养密度的食物
脊柱裂	吞咽困难，可能对乳胶过敏	有时因步行少、能量需求降低而发生肥胖。可能便秘	如果肥胖，则提供低能量、高营养密度的食物。如果乳胶过敏，要避免食用香蕉、猕猴桃、荸荠及鳄梨

来源：Journal of the American Dietetic Association, 2010, 110(2). Position of the American Dietetic Association: Providing Nutrition Services for People with Developmental Disabilities and Special Health Care Needs; Pediatric nutrition in chronic diseases and developmental disorders: Prevention, assessment and treatment, 2nd ed., edited by S. W. Ekvall, & V. K. Ekvall, 2005, New York: Oxford University Press; Pediatric nutrition care manual, American Dietetic Association, 2011, www .nutritioncaremanual.org; and Bagnell, A., & Davies, T. (2008). Muscular dystrophy campaign: Nutrition and feeding, http://www.muscular-dystrophy.org/.

健康问题。

可能还需对提供食物的方式进行调整。包括：

- 食物质地：食物可能需要研磨细或做酱。
- 食物黏稠度：可能需要在液体中加入增稠剂。
- 特殊工具：如喂食椅、特殊盘子等特殊工具及进餐用具。
- 市售补充剂：增加能量摄入或用于管饲的补充剂。
- 能量水平：可能需要高能量的或低能量的食物。
- 就餐时间：吃完食物可能需要更多的时间。

在管理儿童的饮食中，家庭、儿童的医疗团队、早期干预专家都是可以获得指导的良好资源。在就餐时，教师们应该仔细观察有特殊进食问题的儿童，观察他们的咀嚼、吞咽及其他进食问题。NAEYC（National Association for the Education of Young Children，2012）建议工作人员每天记录有特殊需求儿童的进餐种类和量，并将信息提供给家庭。所有的问题都要分享，因为儿童有可能需要转诊到喂养门诊，在那里由医生、职业的或语言矫正治疗师及营养师进行干预。

为素食儿童制订食谱

素食餐中，儿童的主要营养素来源于植物性食物。素食餐也分不同的类型，教师们需要了解儿童食用的素食餐是哪种类型，这样才能知道食谱中可以使用的替代物。表5-7列出了四种素食餐类型以及其中回避和食用的食物。

表5-7 素食餐种类		
素食餐种类	**回避**	**进食**
乳蛋素食	肉、禽、鱼	蛋、牛奶及乳制品、植物性食物
蛋素食	肉、禽、鱼、奶	蛋、植物性食物
乳素食	肉、禽、鱼、蛋	牛奶及乳制品、植物性食物
严格素食	肉、禽、鱼、蛋、奶	只有植物性食物

来源：Based on "Types of Vegetarian Diets" Pediatric Nutrition Care Manual, American Dietetic Association, 2011, available at www.nutritioncaremanual.org.

素食婴儿

儿童的年龄影响素食餐的食谱计划。素食餐可以安全地满足婴儿的营养素需求。最初婴儿是母乳喂养或规律的配方奶喂养。如果家庭回避牛奶在内的所有动物源性食物，婴儿可以选择大豆婴儿配方奶。固体食物是逐渐引入的，遵循与非素食婴儿一样的指南。如果不能使用肉或禽作为蛋白质来源，那么可以使用鸡蛋，乳类制品如干酪和酸奶，富含蛋白质的蔬菜如菜豆、豆腐及酸豆奶。婴儿米粉因为富含铁、锌等肉类制品中常见的营养素，对婴儿有很多好处，尤其对于母乳喂养儿。对于素食婴儿，需要注意保持营养素的适当摄入。表 5-8 列出了一个遵循 CACFP 指南制订的针对素食婴儿的喂养表。坚果或花生酱是优质的素食餐食物，但由于有窒息的危险，不能给 4 岁以下的儿童一匙的量（U.S. Department of Agriculture，2011b）。面包和花生酱能形成团粘在口腔上部，导致吞咽困难。

幼儿、学龄前及学龄期素食儿童

儿童的素食餐里如果包括了牛奶、其他乳制品及鸡蛋，就能保证正常成长。严格的素食者会面临营养需求不足的风险。有时植物性食物中纤维含量太大，以致儿童在营养需求得到满足前就已经有了饱腹感。为保证生长发育，需要充足的能量和蛋白质，因此需提供高营养、高能量的食物。这对挑食的儿童来讲特别重要。能增加能量的食物种类包括果仁奶油（假设没有过敏）、油及鳄梨。对于 1～2 岁的儿童，要提供全豆奶，而非脱脂的或低脂的豆奶，而且要强化钙和维生素 D。CACFP 提供了关于与牛奶的营养成分更为接近的可接受的豆奶指南。作为牛奶的替代物，豆类饮料每 8 盎司必须包含 8g 蛋白质、100IU 维生素 D、500IU 维生素 A 及 276mg 钙（Murphy et al.，2011）。一般不替换为米浆或坚果牛奶，因为虽然这些食物也富含钙、维生素 D 和维生素 A，但它们的蛋白质含量过低。选择饮料时，要先比较食品标签再做决定，这是很重要的。

在为素食者制订食谱时，需要考虑以下几个方面的因素：

- 选择强化钙、铁、维生素 D、锌和维生素 B_{12} 的植物蛋白制品。

表5-8 CACFP素食婴儿进食模式		
0 ～ 3 月龄	**4 ～ 7 月龄**	**8 ～ 11 月龄**
早餐 4 ～ 6 液盎司母乳或铁强化配方奶（非母乳喂养的素食婴儿可以使用大豆婴儿配方奶）	4 ～ 8 液盎司母乳或铁强化配方奶（非母乳喂养的素食婴儿可以使用大豆婴儿配方奶） 0 ～ 3T 铁强化婴儿米粉	6 ～ 8 液盎司母乳或铁强化配方奶（非母乳喂养的素食婴儿可以使用大豆婴儿配方奶） 2 ～ 4T 铁强化婴儿米粉 1 ～ 4T 水果和（或）蔬菜
午餐或晚餐 4 ～ 6 液盎司母乳或铁强化配方奶（非母乳喂养的素食婴儿可以使用大豆婴儿配方奶）	4 ～ 8 液盎司母乳或铁强化配方奶（非母乳喂养的素食婴儿可以使用大豆婴儿配方奶） 0 ～ 3T 铁强化婴儿米粉 0 ～ 3T 水果和（或）蔬菜	6 ～ 8 液盎司母乳或铁强化配方奶（非母乳喂养的素食婴儿可以使用大豆婴儿配方奶） 1 ～ 4T 蛋黄、熟的干豆、豌豆或扁豆或 1/2 ～ 2 盎司奶酪或 1-4 盎司白软干酪和 1 ～ 4T 水果和（或）蔬菜 注：酸豆奶、豆腐和豆乳酪可以为素食者提供蛋白质；然而，它们并非 CACFP 报销认可的蛋白质替代物
点心 4 ～ 6 液盎司母乳或铁强化配方奶（非母乳喂养的素食婴儿可以使用大豆婴儿配方奶）	4 ～ 6 液盎司母乳或铁强化配方奶（非母乳喂养的素食婴儿可以使用大豆婴儿配方奶）	2 ～ 4 液盎司母乳或铁强化配方奶（非母乳喂养的素食婴儿可以使用大豆婴儿配方奶） 0 ～ 1/2 片面包或 0 ～ 2 块全麦或富含谷类的咸饼干

译者注：1 液盎司约为 29.3ml，1 盎司约为 28.4g。
来源：Adapted from Child and Adult Care Food Program Meal Patterns, available at http://www.fns.usda.gov/cnd/care/programbasics/meals/meal_patterns.htm.

- 使用肉类替代物，如豆汉堡、豆乳酪、素食熟食切片、豆饼、果仁奶油、豆腐等，可以维持食谱的多样性。
- 不使用由猪肉做成的明胶产品，例如棉花糖、橡皮糖、果冻等。
- 计划健康的素食点心，如奶酪或花生酱配全麦咸饼干、全麦加豆玉米饼、皮塔饼三角配鹰嘴豆泥、加入新鲜水果的酸奶等。

要尊重家庭的宗教信仰，并为他们提供在儿童早教机构继续坚持信仰的方法，这是很重要的。

制订不同文化背景下的食谱

与饮食相关的一系列传统是生活中最根深蒂固的行为。很多文化传统、习惯和信仰都与食物有关，会影响家庭对儿童早期机构中儿童饮食的喜好。根据家庭的文化特点对儿童食谱进行调整需要与家庭保持密切沟通。

每种文化的饮食传统都会对儿童的营养和健康有好处，同时也有不足。例如，传统的亚洲饮食肉类较少、蔬

如果……
班级里的其他儿童注意到有一位儿童需要特殊饮食，你该如何回答他们提出的相关问题？

菜较多，可降低心脏病、肠癌和乳腺癌的发病风险（Hill & The Ohio State University，2010）。中东饮食中使用橄榄油多，总体来讲人群的血压比较低（Nolan &The Ohio State University，2010）。有些种族和文化的饮食也有不利的地方。例如，一项在墨西哥裔美国学龄前儿童中的研究显示，他们的能量、脂肪和饱和脂肪酸的摄入都超过推荐值，使儿童发生肥胖以及糖尿病等健康问题的风险增加（Mier et al.，2007）。这可能反映了一定程度的向主流美国饮食文化的转变，因为传统的西班牙饮食中水果和蔬菜较多，还有较多富含纤维的碳水化合物，如豆类及玉米食品（Ghaddar，Brown，Pagan，& Diaz，2010；Ewing &The Ohio State University，2010）。非洲裔美国人的"灵魂食物"主要是绿叶蔬菜，如羽衣甘蓝、甘蓝菜、芥末、青萝卜，以及高纤维的豆类，如豇豆和红豆。然而，这种饮食传统多数使用油炸或风干的肉类以及全乳类制品，以致脂肪和钠的摄入远超推荐量（Edwards，2003；Kulkarni，2004；The Ohio State University，2010）。

　　教师们还需了解婴儿的喂养在不同文化及种族有所不同。例如，一项研究发现，与白人相比，6 ~ 11 个月的西班牙后裔会进食更多的新鲜水果、婴儿饼干，以及如汤、米、豆等传统食物（Mennella，Ziegler，Briefel，& Novak，2006）。喂养方式也可能与健康机构的目标不同。例如，有些文化习俗中会给婴儿喝糖水或茶，或在配方奶中加其他食物（Nevin-Folino，2003；updated 2008；Zhang，Fein，& Fein，2011）。为不同文化背景的儿童制订食谱时，教师们需要与家庭紧密合作，确保食谱中纳入传统文化食物并符合健康食谱的要求。

文化胜任力

对不同文化的差异性和相似性的理解及欣赏，以及能利用这种理解与不同文化背景的人群进行有效互动的能力

　　学校制订出反映儿童文化背景的食谱是一种具有**文化胜任力**的体现。文化胜任力是指对文化差异性和相似性的理解及欣赏，以及基于这种理解而与不同文化的人群进行有效互动的能力。在儿童教育机构中，尊重文化敏感性的策略包括：

- 食谱中包含了不同文化选择的不同食物。
- 在班级烹饪活动中，让儿童制作和品尝不同文化传统中的食物。
- 在不同种族的食谱中使用大米等谷类主食，为家长提供学习烹饪方法的机会。
- 食谱等信息要翻译为班级里所有儿童的母语。
- 阅读与饮食有关的儿童书籍，并能反映文化多样性。
- 开展到杂货店、超市、面、包店等的课外活动，包括到不同文化的机构去。

　　在很多文化中，教师都是受尊敬的人和重要的信息来源。与这种尊敬相匹配，教师应该提供准确的、有文化敏感性的饮食和营养信息。

制订能体现宗教信仰和实践的食谱

　　宗教信仰、习惯、传统和实践对于追随它们的家庭来讲意义重大。在

很多情况下，宗教信仰会影响儿童的食物选择。例如，有些宗教组织严格限制某些肉类的摄入。印度教徒不吃牛肉，穆斯林和犹太人回避猪肉及猪肉制品。虔诚的第七天基督复临论者回避一切肉类。教师们需要与家庭紧密配合，确定他们的宗教习惯中不能吃或需要吃的食物。表 5-9 概括了 8 种不同宗教中的食物。

> **如果……**
>
> 你想在课程中加入探索文化差异性的活动，你将使用什么主题？你将在菜单中增加什么食物以强化你的主题？

伊斯兰教

伊斯兰教中建议母亲要进行母乳喂养，如果可能的话要坚持到儿童 2 岁（Nevin-Folino，2003；updated，2008）。谦逊是这个宗教的一个重要方面。为信仰伊斯兰教的母乳喂养母亲提供一个私人空间，有助于支持她们

表5-9 影响食物选择的宗教实践

宗教	肉类	禽类	鱼类	贝类	乳类	水果 / 蔬菜 / 谷类	其他
佛教	大多数回避	大多数回避	大多数回避	大多数回避	允许	一些人回避洋葱、大蒜、香葱或韭菜，或根茎类蔬菜。大多数但并非全部是素食者	没有明确的饮食规定。习惯有很大的多样性
印度教	大多数回避。不吃牛肉，常回避猪肉	大多数回避	大多数回避	大多数回避	允许	鼓励食用这些食物。有些人会回避洋葱、大蒜及蘑菇。大多数但并非全部是素食者	没有明确的饮食规定。习惯有很大的多样性。不喝酒、不喝咖啡或茶
伊斯兰教	规定屠宰仪式。不吃猪肉	规定屠宰仪式	允许	有些回避	允许	允许	不喝酒。大多数不喝咖啡或茶
犹太教（犹太食品）	规定屠宰仪式。不吃猪肉	规定屠宰仪式	必须有鳍和鳞	禁止	乳类不能与肉一起提供	新鲜的蔬菜和水果本来就符合犹太教规	犹太实践有很大的多样性
摩门教	适量食用	允许	允许	允许	允许	鼓励食用这些食物	不喝酒、不喝咖啡或茶
天主教	有些在星期五回避，尤其是在特定宗教日里	允许	允许	允许	允许	允许	当回避肉类时可以食用鱼类
第七天基督复临论者	大多数回避。不吃猪肉	大多数回避	大多数回避	禁止	允许牛奶和鸡蛋	鼓励食用这些食物。大多数是素食者	不喝酒、不喝咖啡或茶

来源：Framingham State College, Buddhism, 2009, www.framingham.edu/food-nutrition/documents/buddhism.pdf; KITTLER/SUCHER, Food and Culture, 5e. © 2008 Brooks/Cole, a part of Cengage Learning, Inc.; American Dietetic Association, Cultural Food Practices, Pediatric Nutrition Care Manual, 2011; and Central Mosque.com, The Fiqh of Halal and Haram Animals, 2003, http://www.central-mosque.com/fiqh/fhalal1.htm. FaithandFood.com, 2009, http://www.faithandfood.com/index.php.

继续母乳喂养。信仰伊斯兰教的女性的传统服饰和头巾能盖住大部分身体。因此，母亲和纯母乳喂养的婴儿都有缺乏维生素 D 的风险。

很多穆斯林食用清真饮食，也就是可兰经中允许的食物（Islamic Food and Nutrition Council of America，2011）。只有在念着真主名字的同时，采用人道的方式宰杀的动物或家禽的肉才能吃，如牛肉、小牛肉、火鸡肉、鸡肉、山羊肉和羔羊肉。清真饮食回避猪肉及猪肉制品，如用在棉花糖、橡皮糖及果冻中的动物胶（American Dietetic Association，2011c）。

犹太教

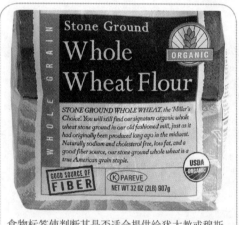

食物标签使判断其是否适合提供给犹太教或穆斯林饮食的儿童变得简单

犹太教规定了宰杀动物的方法。根据犹太教教规，所有血液必须排净的肉才能认为是犹太洁食。在加工食物上做上犹太洁食的标记，以表明它们是遵循饮食规定来制作的。同一餐中不能同时有牛奶和肉类（American Dietetic Association，2011c）。标签中的"中性"（pareve）表明食物既不含肉类，又不含乳类制品。这些食物可以认为是中性的，可以与肉或奶一起食用。中性食品包括蛋、鱼、谷物、水果和蔬菜。在犹太饮食中不允许有猪肉及猪肉制品。有鳞片的鱼是可以的，但是贝类不可以。蛋和鱼可以与牛奶或肉一起食用。在食物制作和提供过程中，烹饪及餐具也要符合犹太教教规。这意味着在正统信仰中，要为肉和奶提供两套独立的制作及食用用具。这个禁止在同一餐中进食牛奶和肉类或禽类的规定与儿童和成人保健食品计划（Child and Adult Care Food Program）及全国学校午餐计划（National School Lunch Program）中午餐和晚餐必须提供牛奶和肉类成分的规定相悖。为此，美国农业部食品和营养处（USDA Food and Nutrition Service）提供了三种仍满足规定的方法，供犹太学校、机构和赞助者从中选择：

选择 I：午餐或晚餐时提供等量的 100% 果汁来代替牛奶。项目每周开展 5 天时可以 2 天在午餐中用果汁代替牛奶，2 天在晚餐时代替，但是每天最多只能代替 1 次。

选择 II：在就餐前或后的适当时间提供牛奶，要符合犹太教乳类相关规定。

选择 III：在午餐或晚餐时提供作为点心（零食）的果汁。将午餐的牛奶作为点心（零食）提供（U.S. Department of Agriculture，Food and Nutrition Service，2006）。

在制订食谱时，确定特殊膳食成分，如犹太食品或清真食品的本地来源是很有帮助的。

第七天基督复临论者

这个宗教鼓励乳蛋素食。蛋和乳类是被允许的，尽管蛋清每周只能吃3次。鼓励食用全谷物。只要饮食中没有过多的高纤维食物影响足够的能量摄入，这种饮食对儿童来说就是健康的。为这些儿童制订食谱可遵循乳蛋素食者的膳食指南。

▌总结

在儿童早教机构中，良好的食谱计划是营造健康营养环境的基础。有组织的食谱制订方法可确保设计出营养的饮食。这包括制订食谱以及支持替代和特殊膳食的方案。食谱可体现对食物项目的要求和营养目标的理解。有很多资源可以帮助教师们及食物提供人员制订出营养且符合卫生、认证、资格认可及资助机构建议的食谱。各机构的营养目标是确保儿童获得适宜的食物，并且考虑了可持续性等生活质量问题。

循环食谱是儿童早教机构常用的方法。这有助于管理食谱制订、购买食物及提供食物的过程。这也有助于家庭儿童保健机构、项目、学校建立并维持具有成本效益的实践。食谱制订的过程包括选择主菜、配菜和饮料，且要在味道、质地及视觉上多样化。一旦确定，基础食谱可以做一定的调整，以适应特殊的饮食需求。

细致地依据食谱烹饪也很重要。儿童在教育机构中可以获得每日乳类需求量的大部分。他们需要依赖成人帮忙，学习选择好的食物。就餐时间为儿童提供了参与放松的社交讨论的机会，也指导儿童学习自助的技能，如自己吃饭、自己洗碗。有特殊的饮食问题、文化或宗教取向的儿童要依赖教师来确保他们的食物是合适的。从家中带食物的家庭也从项目提供的信息中受益，那些信息帮助他们为儿童选择健康的午餐和点心。总之，细致的食谱计划有助于儿童的卫生与健康，也建立了儿童可持续一生的健康饮食习惯。

关键词

过敏反应	循环食谱	细粮
预算	开端计划实施标准	标准化食谱
市售预加工主菜	膳食餐	管饲
商品食物	饮食计划	1 型糖尿病
成分	饮食需求	2 型糖尿病
值得称赞的食物	不值得称赞的食物	天然健康的基本食物
文化胜任力	营养目标	全麦

问题回顾

1. 制订食谱的四步法是什么？
2. 在为学龄前儿童制订食谱时，教师们需要掌握什么类型的资源？需要熟悉哪个有资金支持的食谱计划的规定？
3. 有哪些重要的营养目标能促进健康食谱的生成？
4. 描述开发食谱的过程。
5. 为适应健康状况及宗教或文化传统，食谱需要做哪些调整？

讨论

1. 讨论下述情景。你将如何处理以下几种情况，从而避免儿童无意间暴露于过敏原？
   a. 年幼儿童可能会给过敏儿童提供或分享食物。
   b. 食物提供人员忘记准备特殊食物。
   c. 发生了交叉污染，以致原来可接受的食物中混入了一些过敏原。
   d. 教师缺席。替补教师如何知道哪些儿童有过敏问题或有特殊饮食需求？
   e. 在庆祝活动中有家庭制备的食物，有位过敏问题儿童正在伸手取他不能吃的食物。
2. 一些儿童家长不满学校的午餐食谱。有些人认为里面有太多加工食品、全谷物不够，而且有太多的罐装水果而不是新鲜水果。你将如何处理这个问题？
3. 项目中有位肥胖的 4 岁男孩。他的母亲说她已经为他确定了食谱，而且他只能吃她准备的从家里带去的食物。这个儿童在午餐时一直哭，因为他不能吃与其他儿童相同的饭，而且很饿。你将如何处理？

实践要点

1. 你被邀请参加学校的健康咨询委员会，并制订了一个着眼于开发更具可持续性的食物服务的新政策。请列出你将采取的开发及实施新政策的步骤。你将如何让工作人员、家庭和儿童参与进来？
2. 利用图 5-5 的食谱模版，为 3 ～ 5 岁儿童制订一个为期 1 周的包含早餐、午餐和点心的食谱。利用图 5-10 的食谱评估检查清单模版来检查你的食谱。
3. 使用食谱计划的四个步骤，列出重要的项目要求，明确两个大的项目目标，制订 1 天的符合学龄前儿童开端计划要求的早餐食谱，且项目中有西班牙裔儿童。为牛奶过敏儿童调整食谱。

网络资源

American Academy of Pediatrics: Healthy Children

    https://healthychildren.org

American Diabetes Association: Diabetes 504 plan

    www.diabetes.org/assets/pdfs/schools/504-adanasndredf-2007.pdf

Diabetes Medical Management Plan

    www.diabetes.org/assets/pdfs/schools/dmmp-form.pdf

Food Allergy and Anaphylaxis Network's Food Allergy Action Plan

    www.foodallergy.org/actionplan.pdf

Institute of Medicine of the National Academies: Dietary Reference Intakes

    www.iom.edu/Reports/2006/Dietary-Reference-Intakes-Essential-Guide-Nutrient-Requirements.aspx

National Food Service Management Institute: Measuring Success with Standardized Recipes

    www.nfsmi.org/ResourceOverview.aspx?ID=88

USDA recipes for schools

    http://www.nfsmi.org/Templates/TemplateDefault.aspx?qs=cElEPTEwMiZpc01ncj10cnVl

U. S Department of Agriculture and U.S. Department of Health and Human Services: *Nutrition and Wellness Tips for Young Children: Provider Handbook for the Child and Adult Care Food Program*

    http://teamnutrition.usda.gov/Resources/nutritionandwellness.html

U.S. Department of Agriculture: ChooseMyPlate

    http://www.choosemyplate.gov/

U.S. Department of Agriculture Food and Nutrition Service Child Nutrition Programs

    www.fns.usda.gov/CND, which includes links to:

    Child and Adult Care Food Program, National School Lunch Program and School Breakfast Program

U.S. Department of Health and Human Services: *Dietary Guidelines for Americans, 2010*

    www.health.gov/dietaryguidelines/2010.asp

第六章

食品安全

学习目标

1. 识别食源性疾病的危害。
2. 明确可影响幼儿园食品服务的联邦、州和县的食品安全条例及指南的作用。
3. 学会如何在幼儿园中使用危害分析与关键控制点的原则和标准操作流程，实施食品安全体系。
4. 描述在幼儿园进行食品处理的每个阶段如何尽可能减少食物污染。
5. 说明紧急情况下需要考虑的食品安全预防措施，明确食品事管理策略。
6. 学习如何给儿童讲解食品安全的概念。

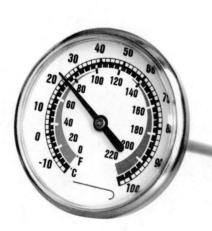

幼儿园中 Lacey 所在的班级经历了多事的一天。阳光幼儿园的教师 Lacey 和 Joan 计划带班级儿童参观超市。他们要观察肉是如何被剁碎、包装的，然后去面包店里观看使用大型烤箱烘焙面包和面包卷。参观结束时，儿童品尝了新鲜的热面包和橙子片。回到幼儿园后，儿童吃了幼儿园食堂准备的午饭（火鸡三明治、蔬菜沙拉、切片的西瓜和牛奶）。在午饭即将结束的时候，Kimberly 的母亲突然来到幼儿园，并带着一大盘自制的冷藏纸杯蛋糕，为 Kimberly 庆祝 4 岁生日。

第二天 Lacey 最先发现了问题，因为班里 1/3 的儿童都没来幼儿园。几位家长打电话报告了类似的症状：呕吐、胃痉挛和腹泻。Lacey 将这种情况汇报给幼儿园领导 Jill，Jill 决定向卫生部门报告疑似食源性疾病暴发。

公共卫生人员开始调查该事件。调查结果显示超市不是导致问题的原因，因为超市管理和工作人员有食品安全培训合格证，遵守州和联邦政府的食品安全指南，定期接受并通过了当地的卫生检查。参观过肉食准备区的儿童吃零食前都洗过手。而且 Joan 班里的儿童没有患病。

幼儿园的食堂也接受了调查。食堂负责人出示了危害分析和关键控制点食品安全记录文件，确保准备午饭的各个环节均使用了正确的食品安全加工程序。因为只有 Lacey 的班级有类似症状，可以排除幼儿园食品出现问题。另外，公共卫生人员也访谈了 Kimberly 的母亲。最终确认自制的纸杯蛋糕是此次食源性疾病暴发的原因，因为纸杯蛋糕上的糖霜是用生蛋白做的。实验室检查也证实是沙门菌食物中毒。

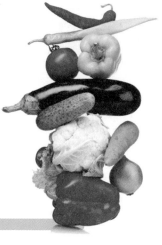

班里发生这样的事使 Lacey 很心烦。她一直以给儿童提供健康、安全的保育环境为傲。她经常进行清洁，饭前认真监督儿童洗手。当 Kimberly 的母亲带来纸杯蛋糕时，她没有意识到会有安全问题。从这次事件中她学习到，在幼儿园期间不能吃家里自制的食物。她决定反思一下自己在食品安全方面的做法。接下来 Jill 要对所有教师和食品服务人员进行食品安全服务培训。

食物是营养的来源，但在一些情况下也会引起疾病。**食源性疾病**是指因进食被污染的食物而造成的疾病。据估计，美国每年约发生 4800 万例食源性疾病，即每 6 名美国人中就有 1 人患过这种疾病，导致每年约 3000 人死亡（Centers for Disease Control and Prevention，2012b）。美国疾病预防控制中心（CDC）的数据显示，主要食源性疾病的发病率在 5 岁以下儿童中最高（Centers for Disease Control and Prevention，2012c）。了解食物被污染的途径以及对幼儿园的危害，可以帮助教师降低食源性疾病暴发的可能。因为婴幼儿免疫系统还没有发育完善，所以他们是食物中毒的高危人群（Mayo Clinic，2010）。另外，与成人相比，婴幼儿的胃酸较少，而胃酸可以抑制一些传染性微生物（Pelton，2011）。由于这些原因，一旦摄入被污染的食物，婴幼儿生病的风险要高于成年人，且症状更加严重，甚至危害生命。事实上，CDC 认为一些特定细菌性疾病的危险因素之一就是进入幼儿园（Centers for Disease Control and Prevention，2008；Jones et al.，2007）。

幼儿园中部分教师的日常工作包括处理儿童食物，这需要特殊的责任。在开篇的案例中，Lacey 遵守了班级食品安全要求，但是忽视了家长所准备的食物是没有食品安全程序监督的，可能会导致食源性疾病，这也是食品安全的一个薄弱环节。案例说明教师在食物准备程序的设置，以及可能引起食源性疾病的任何危险情况的管理中发挥着重要作用。如果班级儿童吃了家长自制的食物，而该家长又没有接受过食品安全培训，制作过程没有相应卫生管理机构的监督和准许，那么儿童就有患病的风险。

在本章我们将提供一些信息，帮助你了解如何有效管理食品安全。我们会探讨食源性疾病的性质。我们也会讲解联邦和州政府中强制执行的食品安全条例，为你开展和实施以循证为基础的食品安全项目提供依据。我们还会探讨与食品安全相关的应急和防御措施，帮助你为意外事件做好准备。最后，我们也会讨论教师如何帮助幼儿学习食品安全概念。

食源性疾病

指因进食被生物、化学或物理性污染物沾染的食物所造成的疾病

▌识别引起食源性疾病的有害因素

污染

是指食物或饮料出现一些危害健康的污染物

污染是指食物或饮料出现一些危害健康的污染物。食物和饮料可以被各种各样的媒介污染，包括病菌等生物。化学媒介有时也会附着在食物上危害健康，例如杀虫剂和清洁剂。物理媒介包括附着在食物上的物质，如指甲、昆虫、金属屑和玻璃（Environmental Services Department，Maricopa County Arizona，2011；Wallace，Sperber，& Mortimore，2010）。熟悉不同类型的食物有害因素有助于了解食源性疾病的起因。

识别生物有害因素

生物有害因素

指污染食物、摄入后能够引起严重疾病的微生物

生物有害因素指污染食物、摄入后能够引起严重疾病的微生物。这些微生物很小，肉眼无法观察到，包括细菌、病毒、寄生虫和真菌。相比于化学和物理性污染物，目前对身体危害最大的是食物的生物性污染物（National Restaurant Association，2010）。

了解微生物如何致病有助于教师识别危险情况和预防食源性疾病暴发。微生物通过三种方式损害机体：感染、中毒或毒素介导的感染（Brown，2011）。

感染

感染最为大家所熟知，因为幼儿园中常出现。儿童"感冒"或"感染流感病毒"后，感染就会按病程发展。感染类的食源性疾病与这个类似，都会有致病微生物的暴露，但是通过食物而非咳嗽或打喷嚏传播。暴露的病原体在体内繁殖，然后出现一些症状，例如发热、呕吐和腹泻，直至病原体被机体免疫系统消灭，儿童才会恢复健康。

表 6-1 详述了三种食源性疾病，列举了一些常见致病微生物以及教师可以采取的预防暴发流行的措施。沙门菌就是导致 Lacey 班级暴发疾病的致病菌，属于感染类微生物。冷藏的蛋白没煮熟时，沙门菌就会繁殖，尤其纸杯蛋糕还是在室温下储存的。

中毒

中毒指的是微生物在食物中繁殖产生的毒素（毒物）所引发的食源性疾病，可导致一些疾病症状。如果毒素不能通过烹调被破坏或具有高致死性，那么这种食物中毒是非常危险的。例如，一种引起食源性疾病的微生物叫肉毒杆菌，它所产生的毒素能导致瘫痪，被认为是对人体危害最大的生物有害因素之一（U.S.

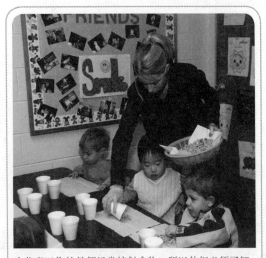

为儿童工作的教师经常接触食物，所以他们必须了解与幼儿喂养相关的食品安全危险因素

Department of Agriculture Food Safety and Inspection Service，2011c)。教师可采取的预防食物中毒素的策略请见表6-1。

如果……

厨房的食物被送到教室后你发现汉堡包中心是粉红色且没有完全熟？为了不让儿童患食源性疾病你会怎么做？如果有个儿童已经吃了一口你会怎么做？

毒素介导的感染

最后一类食源性疾病是毒素介导的感染，具有感染和中毒的双重特征。如果摄入了含有有害微生物的食物，病菌就会在胃肠道繁殖，然后产生毒素（Brown，2011）。例如，大肠埃希菌（*E. coli*）有不同的菌种，包括无害的菌株和致病的菌株。绞碎牛肉、菠菜、榛子和生菜上的 *E. coli* O157：H7 菌株就会引起毒素（志贺毒素）介导的感染暴发，受到了媒体关注（Centers for Disease Control and Prevention，2012a）。2011年春夏，另外一种产志贺毒素的 *E. coli*（*E. coli* O104：H4）在德国导致了4321人患病和50人死亡，最终调查显示与生食豆芽菜有关（Buchholz et al.，2011）。沾有 *E. coli* 的食物经过适宜的温度烹调后微生物就会被消灭，也就不会发生食源性疾病了。但是，对于生食，仍存在引发疾病的风险。

新鲜的水果和蔬菜也越来越多地成为食源性疾病的源头。使用未经处理的粪肥施肥、用不干净的水清洗和不卫生的食品加工行为都是增加食源性疾病暴发风险的因素（Centers for Disease Control and Prevention，2012b；Hunting & Gleason，2012）。虽然洗涤剂能够减少病原菌的数量，但是不能完全消除风险。

照射可以用来抑制食物腐败，消除引起食源性疾病的病菌（U.S. Environmental Protection Agency，2011b）。FDA（U.S. Environmental Protection Agency，2011c）已经准许使用照射来保鲜，让肉类远离 *E. coli* 等微生物的污染。经过照射的食物必须贴有照射标识。

用照射的方法保存食物尚存争议。一些消费者担心照射后的食物可能会有辐射，吃了会有危险。然而，用于食物保存的照射剂量很低，不会增加食物的辐射性，FDA 认为这是安全的。请记住，照射仅是预防食源性疾病的方法之一。FDA 强调"没有一种保存方法可以替代安全的食品加工过程"（U.S. Environmental Protection Agency，2011c）。

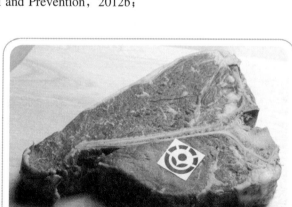

这个标识说明该食物采用了照射的方法来保存

识别化学有害因素

化学有害因素是指危害健康的化学性污染物。化学污染物可以出现在食物生长、收割、加工和储存的任一过程中。食物生长和收割过程中存在的化学污染物有杀虫剂和肥料，加工过程中有润滑油、洗涤剂、抛光剂和

化学有害因素

指危害健康的化学性食品污染物

表6-1 食源性疾病举例和教师可用的预防策略

病原体	疾病类型	常见来源	症状	教师可用的预防策略
空肠弯曲菌	感染	生鸡肉、未经高温消毒的（生）牛奶	腹泻，腹痛，发热	1. 提供完全煮熟的鸡肉 2. 不要提供生牛奶 3. 保持良好的个人卫生（洗手） 4. 避免交叉感染 • 生的动物食物要与做好的食物分开 • 切生熟食的菜板分开 • 做好生食后彻底清洁工作区域和餐具
肉毒杆菌：食源性	中毒：食物中的毒素引起	未正确加工的自制或商业罐装食物，破损的罐装食物	虚弱，头晕，视力、说话、吞咽、呼吸有困难	1. 不食用家里自制的罐装食物 2. 不食用破损的罐装食物
肉毒杆菌：婴儿肉毒中毒（小于12月龄的婴儿）	毒素介导的感染：胃肠道繁殖和产生毒素的细菌胞子引起	蜂蜜	便秘、虚弱、低声哭泣、不能抬头	1. 不给小于12月龄的婴儿喂食蜂蜜 2. 不给小于12月龄的婴儿喂食含有蜂蜜的食物，如蜂蜜奶酪
产气荚膜梭菌	毒素介导的感染	畜肉、家禽、肉汁、滥用温度加工食物	严重腹泻，腹痛	1. 确保食物被正确烹调、冷藏和再加热 2. 食物在合适的温度保存 3. 剩下的食物应该尽快分成小份进行冷藏
大肠埃希菌，产生志贺毒素（E.coli O157：H7）	毒素介导的感染	生的或未煮熟的牛肉、未经高温消毒的（生）牛奶或苹果汁、被污染的食物（如豆芽菜、多叶蔬菜）	腹泻（可能会便血），腹痛，呕吐，肾衰竭，严重者死亡	1. 确保肉完全煮熟了 2. 不要给生牛奶或苹果汁或豆芽菜 3. 保持良好的个人卫生 4. 避免交叉污染（见上）
诺如病毒	感染	多叶蔬菜、新鲜水果、贝类、暴露于病毒的食物	腹泻、呕吐和腹痛	1. 生病的工作人员不要工作或不接触食物 2. 保持良好的个人卫生 3. 仔细清洗水果、蔬菜和加工的贝类
沙门菌	感染	生的或未煮熟的鸡蛋、家禽或肉，奶制品以及菠菜、豆芽菜、甜瓜	腹泻、呕吐、发热和腹痛	1. 生病的工作人员不要工作或不接触食物 2. 不要给未烹调好的豆芽、肉或生牛奶 3. 做饭时用巴氏消毒过的鸡蛋 4. 食材应彻底清洗，避免食用生豆芽菜 5. 避免交叉污染（见上）
金黄色葡萄球菌	中毒	加工过程中食物被污染（切片的肉、鸡蛋、金枪鱼、鸡肉沙拉、甜点、三明治），未经高温消毒的（生）牛奶	腹泻、呕吐和腹痛	1. 保持良好的个人卫生 2. 如果鼻子、眼睛或手/手腕有感染，不要接触食物 3. 确保正确烹调、冷藏和再加热食物 4. 在合适的温度保存食物 5. 剩余食物应该尽快分成小份进行冷藏

来源：A–Z Index for Foodborne, Waterborne, and Mycotic Diseases, Centers for Disease Control and Prevention, 2012, from http://www.cdc.gov/nczved/divisions/dfbmd/diseases/index.html; Essentials of food safety and sanitation, 4th ed., by D. McSwane, N. R. Rue, and R. Linton, 2005, Upper Saddle River, NJ: Pearson; Servsafe coursebook, 5th ed., National Restaurant Association, 2010, Chicago, IL; Bad bug book: Introduction to foodborne pathogenic microorganisms and natural toxins, United States Food and Drug Administration, Center for Food Safety and Nutrition, 2008, from http://www.cfsan.fda.gov/~mow/intro.html.

消毒剂（National Restaurant Association，2010）。如果食物没有正确储存，也会产生化学污染物。在幼儿园，如果清洁剂离食物很近，就会增加食物被污染的风险。化学试剂溅到食物上也会造成污染。一般还会经常犯一个错误，就是把清洁剂放在与盛放食物的容器相似的容器里（图6-1）。

识别物理有害因素

物理有害因素是指进入食物后可能会引起受伤或疾病的污染物，例如玻璃、石头、金属屑、订书钉、绷带、昆虫、头发、指甲和珠宝。儿童常接触的物理污染物有小珠子、发光小饰物、豆子和米。减少食物物理污染物的策略包括戴帽子或发网，做食物时摘除珠宝手饰，清洁保养厨房设施和防虫。另外，饭前饭后教师应该认真清洁用于学校活动和吃饭的桌子，避免引入物理污染物。

> **物理有害因素**
> 指进入食物后可能会引起受伤或疾病的污染物

了解食物污染物的类型有助于掌握哪些食物是不宜摄入的。幸运的是，美国是世界上食物最安全的国家之一（U.S. Department of Agriculture Food Safety and Inspection Service，2011b），这部分归功于联邦、州和当地食物卫生和安全监督机构。当从其他国家进口不安全的食物时，这些监管机构也会介入管理。例如，2008年9月，中国生产的婴儿配方奶中发现有三聚氰胺，这是会导致肾结石、肾衰竭甚至死亡的一种污染物（Zhang et al.，2010）。美国FDA立即发布了一份健康信息报告，明确美国境内的婴儿配方奶生产商不能从中国进口配方奶或牛奶产品，并且确认本国提供的配方奶是安全的（U.S. Food and Drug Administration，2008）。FDA要求美国境内所有生产婴儿配方奶的公司必须在FDA注册，并遵守相关的营养和食品标签要求。公司还会接受年度检查（U.S. Food and Drug Administration，2008）。这些规定为婴儿弱势群体提供了食品安全的保障。

特殊有害因素——识别食物过敏原和不耐受

食物过敏就是有些儿童进食某种特定的食物会有危险，但是这种食物对其他儿童而言则无害。有食物过敏的儿童暴露于过敏原时会非常危险，这种影响会持续一生。在第5章我们已学习了为食物过敏儿童备餐和制订食谱时应该考虑的事项。食物过敏也是一个食品安全问题。教师需要通过认真阅读食品标签来确定是否适合过敏儿童食用。虽然《食物过敏原标签和消费者保护法案》（Food Allergen Labeling and Consumer Protection Act，FALCPA）要求食品标签中必须列出8类主要食物过敏原（牛奶、小麦、鸡蛋、大豆、鱼、贝类、花生和坚果），但是已知有160种食物过敏原能够引发过敏（U.S. Food and Drug Administration，2012a）。对于不常过敏的儿童而言，认真阅读标签尤为重要。例如下面这个案例：

> 作为一名幼儿教师，Jan发现检查潜在的食物过敏原非常重要。班里一名2岁的儿童对蔓越莓有轻微过敏。有一天，儿童出现过敏反应

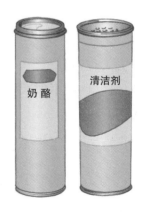

图6-1 鉴于化学沾染物的危险和可能用错东西，食物和清洁剂不应该放在一起

如果……

　　你的项目新加入一名需要无谷蛋白食物的儿童，在儿童加入之前你需要收集什么信息？当你不确定某一食物中是否有谷蛋白时，你会怎么做？

交叉污染

指有害微生物从一种食物转移到另一种食物上，或从被感染的人身上转移到食物上，也适用于食物过敏原的污染

和腹痛，儿童的父亲认为是在幼儿园吃东西引起的。Jan 申请食品服务管理人员检查所有食物的标签，看一下是否含有蔓越莓成分。第二天食品服务管理人员反馈说，为了用完多余的蔓越莓酱，厨师把蔓越莓酱混在葡萄果冻中作为早餐。评估结果出来后，供应商就停止了上述做法。

　　麸质过敏症儿童也面临食品安全风险。麸质过敏症是对含有谷蛋白的食物不耐受，如小麦、黑麦、大麦，也可能包括燕麦。对于这些儿童，摄入含有谷蛋白的食物就会伤害下消化道。虽然不会像食物过敏一样影响一生，但是认真阅读标签还是很重要。2008 年 8 月，自愿标识谷蛋白开始实施，使人们更容易识别一些食物里的谷蛋白（U.S. Department of Health and Human Services Food and Drug Administration，FDA，2011）。

　　阅读标签只是确保特殊膳食需求儿童的食品安全的一方面。教师还必须注意交叉污染。食物过敏中的交叉污染是指不会引起过敏的食物由于在烹调、烘烤或服务过程中接触了过敏原而引发过敏。例如，如果在切过奶酪的案板上切火腿就会造成交叉污染，会让对牛奶过敏的儿童吃了火腿后发生过敏。交叉污染也会发生在餐具、水壶、水杯或食物共用时。如果教师能够在为过敏儿童和麸质过敏症儿童准备食物时认真阅读标签和采取安全的行为，就有利于为所有儿童创造一个安全的食物环境。请看"项目经验"部分，其中描述了俄勒冈州科瓦利斯校区是如何在中心食堂和自助餐厅降低花生产品污染的风险的。

了解食品安全规定和指南

　　有关食品安全的条例起源于古代。例如，前面一章的一些宗教中的食物法律和准则为食品安全奠定了基础。确保食品安全的条例和规定使儿童远离疾病和危害，对于弱势年龄群体尤为重要。食品安全受联邦、州和县级机构管理。例如，不光实用而且是必须满足的要求是，所有提供食品服务的地方必须有洗手池（National Restaurant Association，2010）。

食品安全规定中联邦、州和县的职责

　　联邦食品安全法律由国会制定，联邦机构实行。例如，最近众议院和参议院通过了《FDA 食品安全现代化法案》，2011 年 1 月 4 日总统奥巴马签署成为法律（U.S. Department of Health and Human Services，2011）。该法律强调要通过科学证据加强食品安全体系（生产、加工、运输和制作），强化预防策略，加强进口食物的监督和设施的检查，增加 FDA 在食物召回中的作用（U.S. Department of Health and Human Services，U.S. Food and Drug

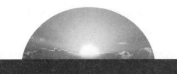

项目经验

处理食物过敏

Sharon Gibson，Corvallis School District Food and Nutrition Services

科瓦利斯校区食品和营养服务部每天要为 17 所学校和一些社区提供近 5000 份饭菜，其中一小部分饭菜是为食物过敏或不耐受的儿童准备的，这个比例正在逐渐增长。

主要的有严重后果的食物过敏与花生和花生油相关。尽管自助餐厅中有 PB&J 三明治（译者注：花生酱黄油果酱三明治），但是在中心食堂还是采取了特殊的预防措施，准备隔离区域用于避免交叉污染，然后用玻璃纸单独包装。这些食物送到学校后，需安排一名专门的工作人员取餐，这位工作人员不能接触其他食物和区域。许多自助餐厅专门划出一块无花生区域给儿童坐。儿童从家里带三明治以期完全避免接触含花生食物的做法是不合理的。此外，还有其他方式来减少花生暴露的概率。

担忧的家长会与儿童所在的学校进行沟通，告知过敏的严重性，在医生的帮助下制订食物过敏行动计划。家长也会教育儿童要时常注意环境中潜在的风险。

学校工作人员必须要尽职尽责。认真擦洗餐桌，禁止分享食物，杜绝家庭自制的零食，这些都是降低过敏原暴露风险最好的预防措施。如果儿童在安全的学校环境中吃到了营养丰富、没有过敏原的食物，他们学习就会有精神，注意力更集中。

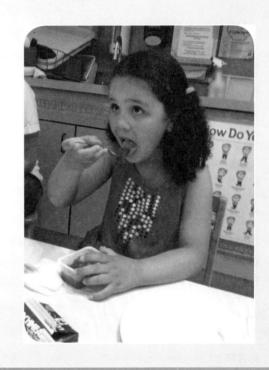

Administration，2011）。食品安全规定概述了不同种食物的特定法律要求（U.S. Department of Agriculture Food Safety and Inspection Service，2011a；Marriott & Gravani，2006）。该联邦食品安全规定为州和县里包括幼儿园在内的食品服务机构的指南建立提供了模版。图 6-2 简要说明了联邦机构在美国食品安全监督方面的职责。但是，监测和调查食源性疾病的主要职责归于城市 / 县和州的卫生机构（Centers for Disease Control and Prevention，2011a）。州立机构与 FDA 和其他联邦机构合作，在州内实施食品生产安全标准。州或县级卫生机构对餐馆、食品杂货店、食品零售店、幼儿园和学校实施监督（Orange County North Carolina，2011）。

食品安全规定的作用

食品安全规定对儿童早教机构有直接影响。例如，2004 年《儿童营养和 WIC 再授权法案》（Child Nutrition and WIC Reauthorization Act）要求所有参加全国学校午餐或学校早餐项目的学校必须每年接受两次食品安全检查（U.S. Department of Agriculture Food and Nutrition Service, 2009a）。另外，要求开端计划以及儿童和成人保健食品项目给予资金支持的项目必须遵守相应的规定，否则就会取消资金支持。国家机构给幼儿园办理许可时，也要符合卫生检查要求，其中包括食品制作场所的检查。这些食品安全规定的实施提高了幼儿园食品服务的质量。

学校的教师和食品加工人员必须熟悉学校食品安全的监测机构。监测机构大部分是当地的卫生部门。卫生部门是创建食品安全环境的项目同盟。与当地卫生部门的公共卫生专家建立良好的工作关系非常有益，因为：

- 他们参与制定食品安全政策和操作标准。
- 他们是食品安全和食源性疾病等问题的信息来源。
- 他们通过开展检查，可帮助学校达到创建促进食品安全的环境的目标。

图6-2　食品安全监督机构职责

疾病预防控制中心（Centers for Disease Control and Prevention，CDC）

- 组织调查多州大人群或严重或异常的食源性疾病的暴发。
- 协调 PulseNet（一个检测食源性病菌的公共卫生和食品管理机构实验室网络）。

环保部（Environmental Protection Agency，EPA）

- 预防空气、水和土壤污染。
- 通过管理杀虫剂使用，防止食物沾染化学污染物。
- 制定支持环境法律的国家标准和规定。

美国农业部（U.S. Department of Agriculture，USDA）
食品安全和监察部（Food Safety and Inspection Service，FSIS）

- 管理和制定肉类、家禽和蛋制品食品安全标准。
- 调查和召回与食源性疾病相关的肉类、家禽和蛋制品。

食品药品监督管理局（Food and Drug Administration，FDA）

- 确保所有食品（除外肉类、家禽和蛋制品）安全、健康、卫生，并贴有正确标签。
- 调查食源性疾病的暴发（除外肉类、家禽和蛋制品）和召回与食源性疾病相关的食品（除外肉类、家禽和蛋制品）。
- 通过 FDA 国家食品安全标准的发布和执行，对食品行业进行管理。
- 通过实施《FDA 食品安全现代化法案 2011》干预和管理美国食品和进口食品的供应，与其他联邦、州和当地机构合作，建立综合的国家食品安全系统。

来源：About Food Safety and Inspection Service, U.S. Department of Agriculture, 2012, from http://www.fsis.usda.gov/about_fsis/index. asp; Foodborne Outbreak Investigations—Key Players in Foodborne Outbreak Response, Centers for Disease Control and Prevention, 2011, from http://www.cdc.gov/outbreaknet/investigations/key_players.html; The FDA Food Code, U.S. Food and Drug Administration, 2011, from http://www.fda.gov/Food/FoodSafety/RetailFoodProtection/FoodCode/default. htm; About FDA, U.S. Food and Drug Administration, 2011, from http://www.fda.gov/AboutFDA/default.htm; Background on the FDA Food Safety Modernization Act (FSMA) U.S. Food and Drug Administration, 2011, from http://www.fda.gov/Food/FoodSafety/FSMA/ucm239907.htm; and U.S. Environmental Protection Agency, 2011a, Our Mission and What We Do; U.S. Environmental Protection Agency, 2011, from http://www.epa.gov/aboutepa/whatwedo.html.

- 他们调查食源性疾病的暴发，并协助进行感染控制。
- 他们帮助判断食源性疾病的暴发是否需要向州或联邦卫生机构报告（Food Safe Schools，2004）。

教师和卫生部门工作人员有一个共同目标：儿童的健康和安全。密切合作有利于减少食品安全问题的发生。如果发现有安全隐患，卫生部门工作人员会及时提出专家意见，预防疾病的暴发。在开篇的案例中，卫生部门工作人员就是一个关键的信息来源。在公共卫生专家的帮助下，能够识别疾病的源头。"健康贴士"描述了卫生部门和学校合作的其他好处。

> **如果……**
>
> 在你的项目中怀疑发生了食源性疾病，你会联系谁？为了识别潜在的食源性疾病，你需要接受哪些培训？为减少疾病的传播，你会怎样做？

▌建立食品安全系统

为了创造良好的食品安全知识和责任氛围，管理机构需定期进行检查，这对于食品安全目标的实现至关重要。但是，更重要的目标是建立一个实施最新食品安全建议的自我检查系统，并监测食品安全。食品安全的相关规定是基于新科技和食品安全事件的公共卫生需求建立的，是不断变化的。例如，1993 年太平洋西北部暴发了一次大肠埃希菌 O157:H7 感染，是汉堡包中心加热温度不足引起的（导致 400 人生病，4 人死亡），这之后就凸显了对食品安全循证方法的需求，并最终产生了**危害分析与关键控制点系统**这一方法（U.S. Department of Agriculture，Food Safety and Inspection Service，2011a）。

HACCP 是一个用来追踪食品生产、加工、制备和食用过程以及评估

危害分析与关键控制点
（Hazard and Analysis Critical Control Point，HACCP）
前瞻性的食品安全体系，用于识别潜在的、有危害的食品，并评估食品制备及食用过程中的食品安全风险

健康贴士　管理食源性疾病的暴发

最近发生了诺瓦克病毒的暴发，原因是当地一家快餐店一名生病的工作人员在处理生菜时没有戴手套。几天内，幼儿园的很多家庭都报告自己的儿童被诊断有诺瓦克病毒感染。一名儿童由于脱水住院一晚。

教师给卫生部门打电话进行咨询。卫生部门除了提供诺瓦克病毒感染的症状和传播方式等信息外，还应该给予以下预防措施建议：

- 告诉所有人员，如果生病就要离岗。

- 直接从事食品服务的人员在处理脏餐具时，应该采取额外的预防措施。
- 用含氯漂白剂擦洗和消毒教室里的玩具和桌面。
- 提醒教师、食品服务人员和儿童经常洗手，尤其是在如厕后、换完尿布后以及吃饭和做饭前要洗手。
- 告诉家庭诺瓦克病毒感染的前驱症状。告诉家长在儿童最后一次出现症状满 72 小时后才能返园。

虽然仍有少量病例出现，但是在卫生部门专家建议和教师的快速反应下，疾病的传播被控制住了。

Sources: Norovirus: Technical Fact Sheet, Centers for Disease Control and Prevention, 2010, from http://www.cdc.gov/ncidod/dvrd/revb/gastro/norovirus-factsheet.htm; Making the News in Benton County: Norwalk-Like Virus Health Alert, Benton County Health Department, April 27, 2006, from http://www.co.benton.or.us/read_article. php?d=&p=72.

暴露于污染物风险的前瞻性的预防系统。HACCP 来源于美国太空计划，太空计划要求宇航员在太空执行任务期间所摄入的食物必须是完全安全的（Goodrich，Schneider，Schmidt，& University of Florida，IFAS Extension，2008）。FDA 和 USDA 要求一些食品加工产业使用 HACCP 程序。例如，海鲜、果汁、肉和家禽加工产业强制使用 HACCP（FDA，2011b）。

HACCP 程序适用于任何从事食品服务的机构，包括学校。实际上，2004 年《儿童营养再授权法案》（Child Nutrition Reauthorization Act）要求，到 2006 年，所有学校的食品服务都采用 HACCP 食品安全系统（Iowa State University Extension，2009）。学校是首批强制执行 HACCP 要求的食品服务机构。现在，婴幼儿相关的项目都会自愿加入 HACCP 食品安全系统，通过州和当地的卫生部门了解当地的食品安全要求（Riggins & Barrett，2008）。了解和实施 HACCP 也支持 NAEYC 的食品安全认证目标，正如"卫生标准 5.B.03"中所描述的一样（National Association for the Education of Young Children，2012）。

一些婴幼儿机构从当地校区订购食品。公立学校制作食品的过程中遵照 HACCP 食品安全建议。不管是订购食品、自制食品，还是在家做饭，了解和实施 HACCP 的食品安全建议都非常重要。

了解 HACCP 原则

HACCP 是组织各种安全措施以确保所有可行的策略都用于保证食品安全的系统。例如，如果厨师生病了，一名教师需要为 50 名儿童准备午餐，那么教师该怎样确保食品安全呢？如果 HACCP 系统是合适的，那么做饭的各个步骤（烹调、食用和冷藏）都会呈现出来，而且还能辨别有危害的食物。做饭过程中任何有风险的步骤都标有"关键控制点"。这种设计就是警告人们要额外注意食品安全。这种警告源于指南或关键限值，它们列出了保证食品安全所必需的具体标准（例如食物在食用前必须达到的温度）。为了保证 HACCP 指南被始终如一地执行，需要一个有效的监测体系。该监测体系提出了当指南未被执行时该怎么做（纠正措施），以及记录的步骤。上面描述的 HACCP 行动计划基于图 6-3 总结的 7 条基本原则，在下面还会详细讨论（U.S. Food and Drug Administration，2011b）。

婴幼儿机构或学校的工作人员在整个备餐和用餐过程中都负有确保食品安全的责任，所以了解这些原则至关重要。教师也是体系职责中的一部分。

原则 1：危害分析

潜在有害食品或 TCS 食品 处理不当时，易滋生致腐败或致病微生物的食品，为保证食品安全，需要控制时间和温度

危害分析的首要原则包括评估可能会引发食品安全问题的加工过程，识别可能会因微生物生长而被污染的有害食品。处理不当时，易滋生致腐败或致病微生物的食品称为**潜在有害食品**。FDA 使用的等价名词是 **TCS 食品**，指的是为了食品安全，需要控制时间和温度的食品（U.S. Food and

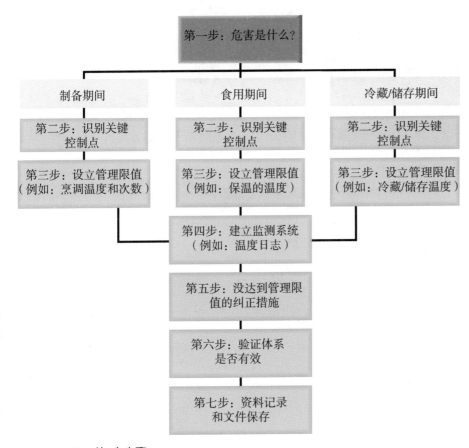

图6-3　**HACCP的7个步骤**

Drug Administration，2012b）。细菌等病原体需要一定的繁殖条件，例如富含蛋白质或碳水化合物，以及含有少量酸或无酸的潮湿食品。如果温度适宜，这些食品会在一段时间内（对于细菌来说一般是 2 ～ 4 小时）滋生微生物（National Restaurant Association，2010）。

　　图 6-4 列出了 TCS 食品的一些潜在危害。识别出有潜在危害的食品非常重要，以便采取正确的管理策略。例如，在开篇案例中，Lacey 班级午餐的一些食物是有潜在危害的。三明治上的火鸡肉、西瓜和牛奶都是需要小心管理的食物。实地考察时，超市里切片的橙子和面包很少会引起疾病，因为橙子是酸性的，面包水分含量较低。如果含有鸡蛋的冷冻纸杯蛋糕在室温下放置一晚，时间和温度就会成为使纸杯蛋糕变坏的危险因素。潜在危害食品在室温下放置不应超过 2 小时，温度达到 90 ℉（32℃）或以上时不能超过 1 小时（American Academy of Pediatrics，American Public Health Association，National Resource Center for Health and Safety in Child Care and Early Education，2011）。教师可以把需要监测的有潜在危害的食品从菜单里圈出来，以便快速识别需要密切关注的食物（McSwane，Rue，& Linton，2005）（图 6-5）。

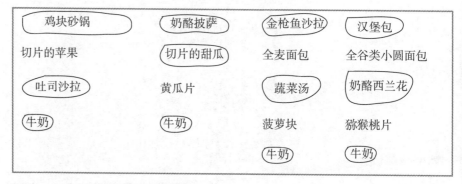

图6-4　潜在危害食品举例

- 生的或热处理过的动物食品：肉类、家禽、鱼、贝类和甲壳纲动物。
- 牛奶和蛋制品（如奶油冻和奶油）。
- 切好的绿叶蔬菜和西红柿。
- 热处理过的植物成分：熟了的米饭、意大利面、土豆、蔬菜和豆子。
- 切好的甜瓜。
- 生的豆芽菜。
- 未加工的大蒜和混合油。
- 任何含有水、蛋白质和低酸的食物（中性或微酸）更易滋生微生物。

来源：The FDA Food Code, U.S. Food and Drug Administration, 2011, from http://www.fda.gov/Food/FoodSafety/RetailFood-Protection/FoodCode/default.htm; Servsafe coursebook, 5th edition, 2010, Chicago, IL: National Restaurant Association.

鸡块砂锅	奶酪披萨	金枪鱼沙拉	汉堡包
切片的苹果	切片的甜瓜	全麦面包	全谷类小圆面包
吐司沙拉	黄瓜片	蔬菜汤	奶酪西兰花
牛奶	牛奶	菠萝块	猕猴桃片
		牛奶	牛奶

图6-5　有潜在危害食品的午餐食谱

危险温度区域

41～135 ℉（5～57℃）（图6-6）是微生物容易繁殖的温度区域

过程方法

按照食物制作方法把食物制作过程分为三类，按食物进入危险温度区域的次数进行分类

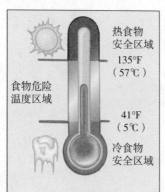

图6-6　食物危险温度区域

一旦菜单里的食物被认定有危害，那么在制作过程中如何进行处理就变得至关重要了。每种食物的危险类型取决于其加工方式。一般食物的危险性与其在**危险温度区域**移动的次数有关，即在 41～135 ℉（5～57℃）（图6-6）温度环境中，微生物更容易繁殖（U.S. Department of Health and Human Services，Public Health Service，U.S. Food and Drug Administration，2011）。

为了在食物消费的各个方面促进食品安全，FDA 创建了一个简化版的 HACCP 食品安全体系供学校使用，被称为**过程方法**（U.S. Department of Health and Human Services Food and Drug Administration Center for Food Safety and Applied Nutrition，2006）。这种方法为不同食物制作过程提供指南。USDA 将这些过程分为：

- 无需烹调的食物：食物不需要烹调，也不会进入危险温度区域。例如冷切肉、金枪鱼沙拉和奶酪。
- 当日吃的食物：食物需要加热，当天吃掉，或曾进入过危险温度区域。例如汉堡包、法国吐司和炒鸡蛋。
- 制作过程复杂的食物：食物经过煮熟、冷冻和再加热，曾两次或多

次进入危险温度区域（U.S. Department of Health and Human Services Food and Drug Administration Center for Food Safety and Applied Nutrtion, 2006）。例如汤、意大利面酱、砂锅菜和干豆（煮熟冷冻后用于墨西哥卷饼）。

过程方法的总目标是让食谱制订人员把食物按照制作和使用方式进行分组，评估其危险性，制订减少食物在危险温度区域时间的策略，以减少食源性疾病发生的概率。食品服务人员负责监督幼儿园和学校制作食物的过程。家庭儿童保健人员和为儿童服务的一些组织需要辨别为学校环境制订的菜单或烹调方法中有危害的食物和制订过程，尽量减少不利于食品安全的危险因素。教师也应支持过程方法，确保送到教室的食物在吃之前处于适宜的温度内，且做好后立刻提供给儿童。

原则 2：识别关键控制点

关键控制点是食品加工、制作和使用过程中操作人员控制或降低食物危害发生率的点（McSwane et al., 2005）。控制点可以设在制作过程中或食用之前的关键步骤里。管理关键控制点会用到的工具有温度计、冰箱和制冷车、冷库、烤箱、保温车和保温餐桌。例如从外面订购食物，关键控制点包括测量运输食物的温度以及仅在适宜温度下送来时才接收。在食物运输过程中测量食物温度可以确保食用安全。

关键控制点

食物加工、制作和使用过程中操作人员控制或降低食物危害发生率的点

原则 3：设立管理限值

为了确保安全，**管理限值**必须符合食品加工过程中的每个关键控制点。管理限值是一个具体的指标，用来评估当识别出食品安全危险时，管控措施可以进行有效管理的限值。管理限值必须是可测量的、精确的、可行的，并且基于循证研究基础上（Schmidt & Newslow, 2009）。管理限值包括食品和材料烹调、保存、冷冻和再加热的温度及次数。例如，班级要组织烹调活动，教师需要准备墨西哥卷饼的时候，就需要了解食物保存的适宜温度。

管理限值

一个具体的指标，用来评估当识别出食品安全危险时，管控措施可以进行有效管理的限值。管理限值必须是可测量的、精确的、可行的，并且基于循证研究基础上。

管理限值是为关键控制点各指标所设立的食品安全标准的最高和最低范围。这些信息可以从**食品编码**中获得。食品编码是 FDA 和 USDA 制定的一系列用于促进食品安全的指南（U.S. Department of Health and Human Services, Public Health Services, U.S. Food and Drug Administration, 2011）。例如，该编码确定烤鸡翅的管理限值如下：加工时，内部温度必须达到 165 ℉（74℃），且持续 15 秒，然后保存在 135 ℉（57℃）以上直至食用（U.S. Department of Health and Human Services, Public Health Service, U.S. Food and Drug Administration, 2011）。USDA 网站提供了这些信息，包含食品儿童营养项目中标准食谱的准备过程、关键控制点和推荐的管理限值（U.S. Department of Agriculture Food and Nutrition Service, 2009b）。请见图 6-7。

食品编码

USDA 和 FDA 制定的、被州和县管理机构用于预防食源性疾病的一种食品安全模式

图6-7　采用HACCP关键控制点和管理限值的墨西哥卷饼食谱

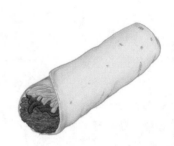

材料	50 份的量
干蚕豆	7 磅
剁碎的洋葱	3/4 杯、2 大汤匙
番茄酱	3 杯、2 大汤匙
大蒜	1 大汤匙
水	1 夸脱
辣椒粉	3 大汤匙
孜然	2 大汤匙
胡椒	1 小匙
红椒	1 大汤匙
洋葱粉	1 大汤匙
切碎的低脂奶酪	3 磅
墨西哥玉米粉圆饼	50

用法说明：

1. 将豆子在 12.25 夸脱的水中浸泡一整夜，盖上冷藏。

2. 倒掉豆子中的水，再加 12.25 夸脱水和 1 大汤匙盐。

3. 小火煮 2 小时直至变软。

4. 立刻食用或于 2 小时内冷却在 70 ℉（21℃）中，然后再放置在 41 ℉（5℃）或更低温度中 4 小时。

5. 将洋葱、番茄酱、辣椒粉、孜然、红椒、洋葱粉和胡椒混合后，加 1 夸脱水炖 15 分钟。

6. 把豆子煮黏稠，然后把步骤 5 中炖好的材料和切碎的奶酪加进去。

7. 加热墨西哥玉米粉圆饼。

8. 在墨西哥玉米粉圆饼上放 1/2 杯豆子，然后卷起来。

9. 放在平底锅里，接缝处朝下。

10. 加热至 165 ℉（74℃）以上至少 15 秒。

11. 保持温度在 135 ℉（57℃）以上。

译者注：1 磅约为 453.6g，1 夸脱约为 0.9L。

注：红色字代表关键控制点或在食谱制订中需特殊关注的步骤。蓝色字代表确保食品安全所必须满足的关键限值或标准。如果制作玉米饼时豆子是冷却后放置一段时间才用，那么就意味着是一个复杂的食物制作过程。

来源：USDA Recipes for Child Care by the U.S. Department of Agriculture, Food and Nutrition Service, Child Nutrition Programs June 2009, from http://www.fns.usda.gov/tn/Resources/childcare_recipes.html.

原则 4：建立监测系统

为了确保食品在加工流程的各个环境都有监督，需要建立相应的监测系统——从运输到储存、制备和食用。例如，记录食物在运输、烹调、冷冻和再加热过程中的温度。加热和冷冻设备的温度也需要测量。监测系统是 HACCP 中很重要的方面，如果与管理限值如食物烹调中的温度出现偏差，则为了避免潜在的、有危害的食品安全问题，需要进行识别和采取行动。图 6-8 列出了食物适宜的烹调温度。

原则 5：制订纠正措施计划

纠正措施计划是指一旦识别到某一关键控制点的管理限值有误，需要立即采取的步骤。例如，在幼儿园，可能会发现食物保温箱没有插电，墨西哥卷饼没有保存在需要的温度中。那么扔掉这些墨西哥卷饼就是纠正措施。

纠正措施计划

指在识别出某一关键控制点的管理限值有误时，需要立即采取的步骤

	温度（F/C）	食物类型
	165/74	切块的火鸡和鸡肉 整只火鸡、鸡、鸭和鹅 家禽的胸脯、大腿、腿和翅膀 填塞物、汤、剩饭剩菜和砂锅菜
	160/71	切块的牛肉、猪肉、小牛肉和羊肉 有鸡蛋的菜（将蛋黄和蛋白煮至完全成固体状）
	145/63*	生牛肉、小牛肉、羊肉，如牛排、烤肉和排骨 生猪肉和生火腿 鱼（煮至不透明，用叉子能轻易分开）
	140/60	预煮的火腿

* 所有的肉煮到 145 ℉（63℃）后需要保持 3 分钟是为了杀死病原体

图6-8　推荐的食物烹调温度

来源：Use A Food Thermometer U.S. Department of Agriculture & Food Safety and Inspection Service, 2011, from http://www.fsis.usda.gov/Fact_Sheets/Use_a_Food_Thermometer/index.asp#chart; Safe Minimum Cooking Temperatures, FoodSafety.gov, 2011, from http://www.foodsafety.gov/keep/charts/mintemp.html; and USDA Blog » Cooking Meat? Check the New Recommended Temperatures, U.S. Department of Agriculture, 2011, from http://blogs.usda.gov/2011/05/25/cooking-meat-check-the-new-recommended-temperatures/.

原则 6：建立确认程序

确认程序是核实和确保食物按照以上五大原则进行管理。这个步骤是为了确保 HACCP 计划的有效性，检查食物储存、生产和食用程序均进行确认的方法。项目主管在食物交付的时候要进行现场检查，检查食物操作人员是否测量温度或用日志监测温度。

原则 7：建立资料登记系统

资料登记是 HACCP 的一个重要步骤。填写各项记录有助于确保每个必要的步骤都正确地做了。例如，在开篇的案例中，公共卫生专家通过查看 HACCP 日志和记录找到了 Lacey 班级感染的源头。在温度日志或运输发票上测量和记录食物温度也是此步骤的实施方法。

每个制作和准备食物的教师必须加入食品安全计划。在一些机构，不直接接触食物的教师可能不需要掌握 HACCP 步骤。但是，了解幼儿园或学校里食品安全系统的工作机制有助于教师成为促进食品安全和保护幼儿之间的重要纽带。

了解标准操作流程

尽管 HACCP 系统为食品加工、预防食源性疾病提供了具体的策略，但是如果一些食品安全行为不是其常规步骤的一部分，那么这个系统就是无效的。例如，保持厨房干净、制作食物要戴帽子、厨房工作区域和儿童用餐桌面要消毒以及基本的洗手指南都是促进食品安全的一般操作程序。在 HACCP 食品安全系统中，这些被称为**标准操作流程**（Iowa State University Extension，2010）。

标准操作流程在幼儿园中非常重要。幼儿园和学校的政策和流程常常基于确保食品安全的最佳实践。但是，标准操作流程有别于一般的学校政策，因为它们与 HACCP 的书写版式是一致的，包括监测、实施纠正措施、确认和记录。研究人员通过回顾食品零售业、学校和儿童保健中心中影响食品安全的趋势，发现食源性疾病暴发的三大最常见危险因素是：

- 不正确的食物保存次数和温度。
- 个人卫生较差。
- 交叉感染（有害病菌从一种食物转移到另一种食物，从感染的人体转移到食物，或从污染的设备转移到食物上）（U.S. Food and Drug Administration，2010）。

建立食品安全规划，遵守基本的标准操作流程，有助于减少以上危险因素。下面一节我们将通过评估一个幼儿园中的食品流通过程来回顾适用于幼儿园的食品安全和标准操作流程。

预防食品加工各环节中的污染

因为那些在家庭式幼儿园工作的教师要直接参与食品购买、储存、制作和提供，所以他们需要投入更多，以确保食品安全。所有为幼儿处理食品的教师都需要了解食物流动过程中每个阶段的危险因素。食物流动指的是食物从购买、运输直至食用过程中的所有环节（图6-9）（National Restaurant Association，2010）。

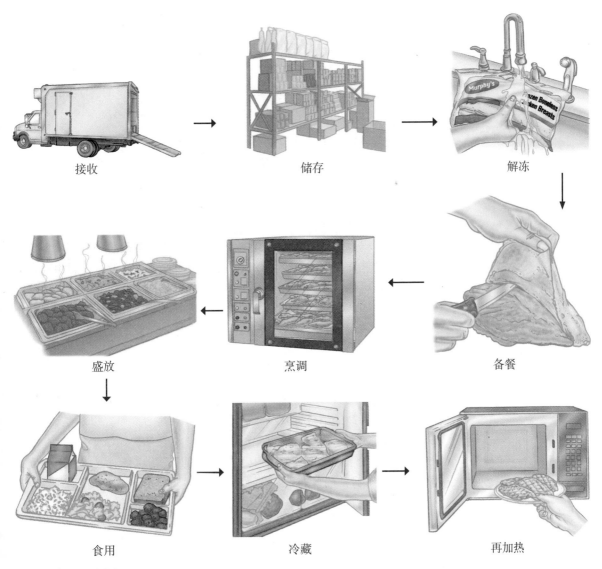

接收　　　　　　　储存　　　　　　　解冻

盛放　　　　　　　烹调　　　　　　　备餐

食用　　　　　　　冷藏　　　　　　　再加热

图6-9　食物流动举例
来源：Adapted from TrainCan, Inc.: BASICS.fst® Food Safety Training and Certification, 2004, http://www.traincan.com.

减少食品购买过程中的污染风险

购买食品是食品进入幼儿园的第一步。虽然在家庭式幼儿园工作的教师会更多地购买食品，直接负责食品安全，但是幼儿园或学校的教师有时候也会负责购买班级食物、零食和开展一些社会活动时所需的食物。所有教师在为班级购买食物时都应该考虑安全问题，其中重要的一点就是食物是否来源于有许可、信誉良好的机构。信誉良好的供应商应该接受检查，遵守当地、州和联邦法律的要求（National Restaurant Association，2010）。下面给出一些信誉良好供应商的信息：

- 食物的供应商必须接受 USDA 检查，供应许可的肉、家禽以及 FDA 批准加工的食物。
- 食物运输过程中必须有保证易腐败食物安全的措施。
- 食物不能自制罐装。
- 食物是在接受卫生部门检查的厨房中加工制作的（U.S. Food and Drug Administration，2012b；McSwane et al.，2005）。

允许儿童把家中的食物分享给所有儿童是一个危险因素，因为家庭厨房不是经许可的食物加工场所。家人把自制的食物带到学校是一件有意义的事，例如在开篇案例中母亲给儿童带纸杯蛋糕，但是，这些食物是有安全风险的，一定不能进入幼儿园教室。另外，这些食物还会破坏婴幼儿机构力图实现的健康的校园食物环境。

家庭可以以其他方式参与食物分享。家庭可以为这种项目或者学校提供食谱。另外，儿童项目也可以安排家庭成员来制作食物，食材由项目从许可的供应商处购买，制作过程由具有资质的人员监督。

预防食源性疾病需要前瞻性的措施。在教师购买项目用的材料时有很多的有力措施。图 6-10 列出了购买食物时的安全清单。

接收和储存食物时将污染的危险最小化

供货商通常以大件原料货物或烹饪成品的形式，把食物运送到婴幼儿机构，这就需要仔细检查食物是否新鲜，外观是否完整，以及是否腐败。尽快测量食物温度，这是检查环节中非常重要的一步。

食物温度计是食品安全检测中的重要工具，为保证有效地使用和读数准确，要进行日常的校准。可以使用冰点法进行校准：

- 将温度计的探针插入一杯碎冰中。
- 杯中加满冷水，不留气泡。
- 读数之前让温度计稳定一会儿。
- 读数应该为 32 ℉ （±2 ℉）或 0℃ （±1℃）。

图6-10　购买食物时的安全清单

- ☑ 只买能够安全储存的食物量
- ☑ 在购物车、杂物袋及冰箱中将生的肉类、禽类和海鲜与其他食物单独存放
- ☑ 将牛奶和生的肉类、禽类、海鲜等食物最后放入购物车
- ☑ 检查以确保蛋类没有破裂，容器没有损坏
- ☑ 选择新鲜的、没有碰撞或损伤的产品

- ☑ 仔细查看食物罐及盒上的保质期，尤其要注意沙拉或切开的蔬菜和水果（选择最新生产的产品）
- ☑ 只购买冷藏的袋装沙拉或已切好的产品
- ☑ 使用冷藏设备存放需要冷藏的产品，尤其是需要长途驾驶时

来源：Food Safety for Your Family, Kids Health: The Nemours Foundation, 2012, from http://kidshealth.org/parent/firstaid_safe/home/food_safety.html#; and Raw Produce: Selecting and Serving it Safely, U.S. Food and Drug Administration, 2011, from http://www.fda.gov/Food/ResourcesForYou/Consumers/ucm114299.htm.

图 6-11 展示了如何使用冰点法校准温度计。温度测量要在食物到达时立即进行，确保真实地测量到食物运送过程中的温度。

在幼儿园和学校，食物常常由专门的供货商提供。供货商在校区内的食物运送方式常与其在社区内运送到幼儿园的方式相同，之后学校食堂就是食物的第一负责方。确保供货商运送食品安全性的关键点包括，建立详细的合同规则，说明各类食物运送的安全责任，详见"政策要点"。

此外，教师应该同供应商沟通特殊饮食需求，以使儿童获得正确的用餐清单。例如，Jaime 的班上有个孩子是素食者，另一个孩子对牛奶和

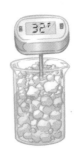

图6-11　使用冰点法校准温度计

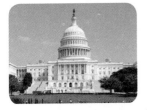

政策要点　　食品安全和出售服务

婴幼儿机构与供货商签订为婴幼儿提供餐食的合同，它与供货商共同负有保证食品安全的责任。教师也有责任帮助达到食品安全的目标要求，保证儿童获得的食物是健康安全的。教师是儿童进食前食品安全检查程序最后一环的责任人。为确保大家对食品安全责任的理解一致，在签署的合同中设立食品安全相关的条款非常重要。合同应包括以下要点：

- ✓ 为食物运送安排专门的接收时间和程序。
- ✓ 写明运送食品的各项条件，如使用卫生卡车、车厢内和食物容器内温度适宜并符合当地的卫生标准。
- ✓ 供应商应符合联邦、州和县的各项卫生标准要求和 HACCP 标准。
- ✓ 食物运送的温度符合热餐和冷餐的需求。
- ✓ 拒收或替换不合格食物的情况。
- ✓ 食物的总量和份量记录在案。
- ✓ 能够满足特殊饮食需求并附带特殊食物的标签。
- ✓ 合同还应包括下列其他内容：
  - 正规收据。
  - 食物的营养标签和 CN 标签。

来源：Child nutrition and school health CACFP guide for registered food vendors, Nevada Department of Education, 2010 from http://www.doe.nv.gov/CACFP.htm; and Materials & resources for the national school lunch program: Guidelines for contracting vended meals, Wisconsin Department of Public Instruction, 2011, fromhttp://dpi.wi.gov/fns/market1.html.

豆类过敏，Jaime 应确保素食的孩子喝到的是豆奶，过敏的孩子喝到的是米浆。因为两种饮品一旦倒入杯中，样子相差无几，所以必须标注清晰，Jaime 才能提供给孩子。

食物一旦送达，经过检查并接收后，负责制备食物的工作人员的首要任务是立即进行适当的储存。放置在食品接收区域或厨房等待区的食物发生问题的潜在风险非常高，可能在很短的时间内发生腐败。这样的食物必须被尽快安置在条件适宜的区域进行储存。

保存食物的三类特殊条件分别为冷藏、冷冻和干燥，图 6-12 描述了每一类食物储存的推荐方法。食物该如何保存、保存在什么温度下都是需要考虑周全的问题。细菌生长依赖于环境的温度和食物储存的时间。Shahrnaz 教师班上有 20 个学龄前儿童，她很细心，也很节俭，不愿意浪费食物。CACFP 指导手册规定早餐为每个儿童提供 3/4 杯牛奶，根据所需总量，牛奶被一次性制备出来提供给用餐儿童，CACFP 不允许多次进入厨房取送牛奶。牛奶被分装在 16 盎司（译者注：1 盎司约为 29.3ml）的杯中发放给儿童，因为不是每个孩子都能一次喝下 3/4 杯的牛奶，于是相当多的牛奶最后只能被倒掉。如果教师给每个孩子的牛奶不足 3/4 杯，CACFP 允许教师可以在教室中单独保存 1 加仑（译者注：1 加仑约为 3.8L）的牛奶。Shahrnaz 很了解这个规则，但是 1 加仑的牛奶长时间放置在教室中就会有腐败的风险，于是她在教室准备了一个冰箱，每次给儿童提供牛奶时都先单独保存 1 加仑的牛奶，然后给每个儿童提供稍少量的牛奶。如果有的孩子之后还想继续喝，就从这 1 加仑的冷藏牛奶中倒取。她每天都监控着冰箱的温度并且记录温度日志，完成了自己的任务并且还为学生做了良好的榜样。

监控不在正式清单中的临时储备食物也十分重要。例如，教师会为一些活动或会议提前准备，在橱柜中存放一些饼干、咖啡、热巧克力等零食，这些监控系统之外的食品可能会放置过期而存在安全风险，也可能被鼠类或昆虫咬噬而污染。

食物存放的时间会影响食物的安全性和品质，存放处应安置可以循环移位的系统，这样购买时间最早的食品先被使用，这一规则被食品服务业称为"先进，先出"（first in，first out；FIFO）。最新的食品存进去，移位替换出一个较早购买的食物，从而能做到后者首先被使用。例如，Lewke 教师为她的家庭式幼儿园购买食品，不仅有鸡蛋、牛奶、奶酪等易腐坏食品，还有豆子、华夫饼、果汁、玉米罐头等容易保存的食品。回到家中，她开始评估家中哪些食品已经过期需要丢弃，并在存放新购买食品时为每种食物加上日期标签。她食品间里的储存架可以做到循环移位，新的食品被放置在之前所买食品的后面，这让她很容易知道哪些食品首先使用。

先进，先出（FIFO）

是一种清查系统，即先购买的食品被近期购买的食品替换位置，从而保证先买的食物首先使用

制备食物时将污染的危险最小化

每类食源性疾病都是可以预防的，在食物制备阶段保证食品安全就是

图6-12　食物储存的推荐方法

冷藏储存

- 易腐败的食物应当储存在 41℉（5℃）或更冷的温度中。
- 冷藏的温度应每日监测并记录温度日志。
- 所有食品都应有标签和日期。
- 特殊种类的饮食应有儿童姓名和日期标注。
- 冰箱的储存搁板需每周清洗。
- 生肉和家禽储存在最底层，并与其他食物分隔。
- 如用冰箱储存药品，需与食物分开保存，并用带锁的盒子封好。
- 为儿童储存食物的冰箱应当单独设置（工作人员不得用冰箱保存私人的食物）。

冷冻储存

- 冷冻食品应封存在防潮的袋子或容器中，放置在 0℉（-18℃）或更冷的温度中。
- 冷冻的温度应每日监测并记录温度日志。
- 冷冻的食品应该在冷藏间解冻。

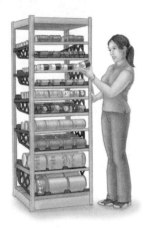

干燥储存（罐头食品、罐封或盒装食品）

- 干燥储存应放置在阴凉、干燥、室温的空间中，即 50～70℉（10～21℃）。
- 食物的间隔应保持在 6～8 英寸（译者注：1 英寸约为 2.5cm）。
- 食物应循环移位，按时间顺序排放，存放时间长的食品先被使用。

来源：Caring for Our Children: National Health and Safety Performance Standards: Guidelines for Out-of-Home Child Care Programs, 3nd edition, 2011, Elk Grove Village, IL: American Academy of Pediatrics; Essentials of Food Safety and Sanitation, 4th edition, by D. McSwane, N. R. Rue, and R. Linton, 2005, Upper Saddle River, NJ: Pearson; and Mealtime Memo for Child Care: Safe Food Storage, National Food Service Management Institute, 2005, from http://www.nfsmi.org/documentlibraryfiles/PDF/20080610114058.pdf.

预防的一个关键环节。这包括三个重要的关注点：保持个人卫生、预防交叉污染、避免细菌繁殖的适宜温度。

保持个人卫生

　　人体寄居着许多微生物，其中很多是有害的。它们分布在下消化道、口部、鼻部和头部，平时不会使我们患病，但却可能污染到食物，在条件适宜的情况下大量繁殖引起食源性疾病。因此，制备食物的教师对个人卫生保持细致和持续的关注尤为重要，比如洗手。

　　洗手　洗手是最简单和最有效的减少食源性疾病的方法。一项关于洗手对学龄儿童健康影响的研究发现，洗手可以有效地使患腹泻、红眼病、流感的危险分别下降 30%、67% 和 50%，并降低了全校的旷课率（Talaat et al.，2011）。教师也能从洗手中获益，如一项近期的研究发现，当教师能够

如果……

　　你所在的学校要组织每年一次的野外聚餐活动，这种自带食物的聚餐会增加哪些食品安全问题？你将如何安排野餐活动以确保食品安全？由谁来负责食品安全？

按照卫生标准流程认真洗手时，工作环境中的急性传染病发病率大约下降7%（Savolainen-Kopra et al.，2012）。这些研究结果说明了教师和儿童频繁洗手对减少食源性疾病和其他传染性疾病发挥了重要作用。

照顾婴儿的教师尤其要注意手部卫生，例如在家庭式托幼机构中照顾小婴儿时，教师需要在一段比较短的时间内完成换尿布、擦鼻涕、准备喂奶、帮助进餐等工作。如果这期间不注意洗手，食物被污染的风险就很高，会增加食物传播疾病的机会。

卫生部门在学校的食品服务工作中推行 HACPP，也把洗手作为食品安全操作规程的重要标准之一进行推荐（National Food Service Management Institute，2005）。图 6-13 列举了一个关于儿童食品相关工作人员洗手的标准操作流程。

此外，专用的洗手池也可以将交叉污染的风险降至最低（U.S. Food and Drug Administration，2012b）（图 6-14）。例如，教师刚刚给婴儿换过尿片，又在同一个水池中洗生菜，就有潜在的交叉污染风险。擦手必须用一次性纸巾或干手器，不允许使用毛巾或围裙擦手，因为它们可能已经很脏，是潜在的交叉污染的污染源。

穿戴适当 适当的穿戴也有助于保证食品安全。处理食品的教师不可以在制备食物过程中戴珠宝、手表、戒指，这些都有生物污染的风险。即使充分洗手，微生物也会残存在这些器物的表面和缺口之中。另外，宝石、耳环坠、珠宝扣有可能会脱落到食物中造成物理性污染。

适当的穿戴包括干净整洁的衣服和盖头，例如可以覆盖头发的帽子或发网。长头发应该用发卡挽起。围裙可以防止在制备食物过程中，衣服被食物或污物弄脏。制备就绪的食物不可以直接用手接触（U.S. Food and Drug Administration，2012b），应使用一次性手套和盛菜专用的夹子、汤勺等来处理。一次性手套是很实用的食品安全工具，但在使用过程中要注意像勤洗手一样勤更换，否则也会成为污染源。

上报传染病 食物制备过程中交叉污染和细菌传播的一个最主要原因是患传染病的员工在岗工作，并在处理食物的过程中污染了食物。这有极高的健康风险。

法规要求食品工作相关人员有以下情况的必须上报，包括：确证患有疾病，或曾暴露于沙门菌、志贺菌、大肠埃希菌 O157:H7、甲型肝炎病毒、诺如病毒，或发生呕吐、腹泻、黄疸、喉痛等症状，或有感染性伤口、脓疱、疖子等（U.S. Food and Drug Administration，2012b）。制备食品的工作人员或教师患病或存在以上情况，必须遵守本州规章制度上报给主管部门和当地的卫生部门，工作人员和教师立即离开工作岗位，直到医疗部门出具书面许可，方能返岗工作。

预防交叉污染

在食物制备的过程中使用消毒和清洁的方法有助于将交叉污染的可能

图6-13　洗手标准操作流程

目标： 防止不清洁的手经食物传播疾病。

适用范围： 本流程适用于处理、制备和摆餐的食品从业人员。

说明：

1. 训练工作人员使用本标准操作流程。

2. 遵守州或本地区卫生部门的要求。

3. 在洗手池旁、食物制备区域、洗手间张贴洗手的标识或海报，注意使用所有食品工作相关人员都能理解的语言。

4. 设置并使用专门用来洗手的洗手池，不与食物制备区域、公共设施、洗碗池等其他水池共用。

5. 提供温流动水、香皂和干手设备，在每个洗手池旁或卫生间的门附近提供垃圾箱。

6. 需要洗手的情况：
   - 开始工作之前；
   - 食物制备期间；
   - 戴手套或换手套前；
   - 如厕以后；
   - 换尿片或帮儿童如厕以后；
   - 打喷嚏、咳嗽以后，或使用手绢、纸巾以后，或帮儿童擦鼻涕以后；
   - 接触头发、脸部、身体之后；
   - 抽烟、进餐、嚼口香糖或烟草以后；
   - 处理过生肉、家禽或鱼以后；
   - 做完清洁工作，如扫地、擦洗、收拾玩具、整理儿童的桌子以后；
   - 接触了脏碗碟、设备、器皿、家具以后；
   - 处理垃圾以后；
   - 休息以后；
   - 接触动物以后。

7. 遵守正确的洗手步骤
   - 温流动水润湿手和前臂，温度至少100 ℉（38℃），使用香皂。
   - 擦洗手部和前臂部皮肤，用指甲刷清洗指甲，清洗手指间部，至少20秒，之后用温流动水冲洗5～10秒。
   - 使用一次性的纸巾充分擦干手和前臂。
   - 使用纸巾关水龙头，防止手直接碰触水龙头。
   - 走出洗手间时，使用纸巾开关门。
   - 为婴幼儿制备食物的工作人员如有咳嗽、打喷嚏、接触体液或如厕，应该洗手两次。本人如厕或帮助儿童如厕后，应该在卫生间进行第一次洗手，在工作区的专用洗手池进行第二次洗手，之后才能继续制备食物。

监督：

督导人员应在食物操作过程中的全部时间内观察、监督工作人员的洗手活动。

纠正方法：

1. 不遵守标准流程的工作人员重新受训。

2. 要求洗手时间不足或操作流程有误的工作人员立即重新洗手。

核实和记录：

管理人员对员工和记录开展监督检查，评估是否有效实施了洗手流程。

完成日期：＿＿＿＿＿＿＿　记录人：＿＿＿＿＿＿

来源：HACCP-Based Standard Operating Procedures (SOPs), National Food Service Management Institute, U.S. Department of Agriculture and Food and Drug Administration, 2005 http://sop.nfsmi.org/HACCPBasedSOPs/WashingHands.pdf; Food Code 2009, U.S. Department of Health and Human Services, Public Health Service, Food and Drug Administration, 2009 from http://www.fda.gov/Food/FoodSafety/RetailFoodProtection/FoodCode/FoodCode2009/default.htm; and Food Safety Basics: A Reference Guide for Food Service Workers, Julie Garden-Robinson, NDSU Extension Service, January, 2012 from http://www.ag.ndsu.edu/pubs/yf/foods/fn572.pdf.

性最小化。清洁和消毒的目的不同：

- 清洁指使用皂类和水擦洗去除尘土、污垢和食物残渣。虽然清洁可以降低生物污染的风险，但并不能杀灭所有细菌。

清洁

使用皂类和水擦洗去除尘土、污垢和食物残渣，从而降低生物、物理和化学污染的风险

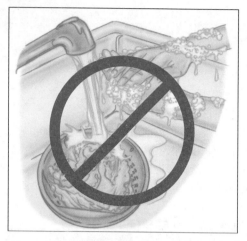 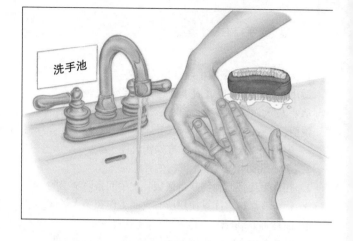

图6-14   教师要在专用的洗手池洗手

消毒

使用高温或消毒剂减少微生物，从而降低污染的风险

- **消毒**指使用高温、消毒剂杀死微生物，从而降低污染风险。器具表面清洁之后，就可以进行消毒的步骤了。

消毒的方法   通常厨房中需要消毒的器物包括：食物制备和摆放的区域表面、碗柜、烹饪器具、温度表、餐具、门把手等。充分消毒可通过以下方法实现：

- 用热水清洗碗碟、煮沸器具等 [171℉（77℃）以上，至少30秒]。
- 使用本地区相关机构的法规允许使用的化学消毒剂进行消毒（Garden-Robinson，2012）。

用三槽洗碗池清洁碗碟时，上述两种消毒方法均可应用。三槽洗碗池的操作步骤见图6-15，这一方法常用于缺乏专用洗碗消毒设施的机构。

漂白剂的准备和使用   漂白剂常被用作消毒，因为它价格低廉，有杀菌作用，适用性广，浓度适宜，易清洗、不留残余（American Academy of Pediatrics，American Public Health Association，National Resource Center for Health and Safety in Child Care and Early Education，2011）。

漂白剂使用前要根据专业手册的指导进行稀释，加水量的多少还取决于温度、pH和水的硬度，因此一定要注意按照专业指导调配溶液并检测浓度（U.S. Food and Drug Administration，2012b；National Restaurant Association，2010）。近期，很多州市售的漂白剂已经改为8.25%次氯酸钠的浓度。教师们需要检查漂白剂瓶子的标签，确定所使用的浓度。美国育儿健康与安全资源中心（The National Resource Center for Health and Early Education）在网址 http://cfoc.nrckids.org/Bleach/Bleach.cfm 上给出了制备正确浓度的漂白剂的指导。卫生机构普遍认为，漂白剂存留表面作用2分钟就可显著降低微生物的污染。对血液、粪便、呕吐物等体液的消毒，需要更高的浓度。对于这种目的，使用1大汤匙的漂白剂加1夸脱水，作用 2 分钟就足够了（American Academy of Pediatrics，American Public Health Association，National Resource Center for Health and Safety in Child Care and Early Education，2011）。严禁将漂白剂与含氨的清洁剂或其他清洁剂混合在一起，以免产生有毒气体。为安全起见，漂白剂应用瓶装封好、清晰标注，保存在儿童无法触及的地方。

常规的消毒应保证器皿和设备表面安全，可用于盛放食物。当一个器物"看上去"脏了才拿去进行清洁或消毒是不够的。例如一个看上去很干净的开罐器，刀锋在一天里可能已经接触了食物好多次。表 6-2 列举了关于清洁的规则，有助于制订合适的日程安排。

1. 清洁用水的温度至少达到43℃。
2. 在至少43℃的水温里漂洗。
3. 在热水中消毒171℉（77℃）至少30秒，或在含氯漂白剂中浸泡至少60秒。
4. 风干。

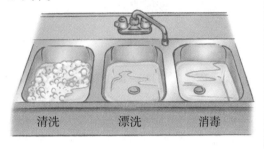

清洗　　漂洗　　消毒

图6-15　使用三槽洗碗池的消毒步骤
来源：HACCP in Your School, by A. Fraser, October 2007, from http://www.foodsafetysite.com/resources/pdfs/schoolhaccp/ SchoolHACCPManual.pdf; and Essentials of Food Safety and Sanitation, 4th edition, by D. McSwane, N. R. Rue, and R. Linton, 2005, Upper Saddle River, NJ: Pearson.

制备食物各个环节的安全步骤

制备食物的各个环节都有可能发生生物污染，如解冻、烹饪、装盘、冷却过程，均可能由于温度失控而增加污染风险。再强调一次，控温是保证食品安全的重要条件。

解冻食物　　解冻食物最好盛在平盘内整晚放置于冷藏柜，或置于 70 ℉ 21℃ 以下的冷水中，如果急用，也可以使用微波炉解冻。解冻食物的温度最好不要超过 41 ℉（5℃）（National Food Service Management Institute，2009）。

烹饪食物　　食品安全依赖于细心的烹饪，并且尽力避免交叉污染。一个重要的策略是保证生肉、禽、蛋、海鲜食物远离已经做好的食物。Jan 在她家中照料儿童，很好地运用了不同颜色的菜板制作食物。她使用红色的菜板处理生肉，使用绿色的菜板处理鲜菜。当她制作沙拉时，就不会担心生火腿的细菌污染到生菜叶子，因为处理火腿使用的是红色菜板。她也很清楚评估一样菜是否做熟不能凭眼睛去看。每 4 个汉堡中就有 1 个在达到杀灭细菌的中心温度前，就已经烤焦了（U.S. Department of Agriculture Food Safety and Inspection Service，2011e）。Jan 使用温度计检查食物的中心温度，她参考了美国农业部的烹饪标准，这个标准告诉她什么样的温度才能将食物传播疾病的可能性降至最低。

使用微波炉制作食物很方便快捷，但有些因素也必须要考虑。微波炉的种类很多，温度常常不稳定。为确保食物中不会存在细菌存活的死角，食物加热时应保持旋转、充分受热，保证加热时间达到指示的标准。

冷却食物　　有时会提前制备食物，这就需要控制好冷却食物的时间，防止食物在细菌繁殖的最适宜温度区域持续时间太长。这里有一个实例：

Rosalind 熬夜为一项家庭社交活动准备第二天用的汤。虽然她按

表6-2　清洗日程实例

清洁项目	清洗活动	频次	周一	周二	周三	周四	周五
烤箱	清洗燃烧器	使用后		×	×	×	×
	清洗外部	每天	×	×	×	×	×
	清洗内部	每周					×
	清洗外罩	每周					×
冰箱	除霜／清洗	视需要			×		
	打扫外部	每天	×	×			×
	打扫内部	视需要／每周					×
食物制备区	清洗	用前和用后	×	×	×	×	×
	消毒	用前和用后	×	×	×	×	×
水池	清洗	用后和一天结束	×	×	×	×	×
	消毒	用前和用后	×	×	×	×	×
橱柜和储藏间	打扫和整理	视需要					
用餐区	清洗	用前和用后	×	×	×	×	×
	消毒	用前和用后	×	×	×	×	×
器具（开罐器、搅拌器等）	清洗	用后	×	×	×	×	×
洗碗机	清洗	每天	×	×	×	×	×
垃圾桶	不可回收物	每天	×	×	×	×	×
	可回收物	每天	×	×	×	×	×
地板	擦洗	视需要和一天结束	×	×	×	×	×

来源：Based on Benjamin, SE, ed. Making Food Healthy and Safe for Children: How to Meet the National Health and Safety Performance Standards—Guidelines for Early Care and Education Programs. Second Edition. Chapel Hill, NC: The National Training Institute for Child Care Health Consultants, Department of Maternal and Child Health, The University of North Carolina at Chapel Hill; 2012. Cleaning and Sanitizing for Food Business. Clutha District Council, New Zealand, 2008. Food Code 2009, U. S. Department of Health and Human Services, Public Health Service, Food and Drug Administration, 2009 http://www.fda.gov/Food/FoodSafety/RetailFoodProtection/FoodCode/FoodCode2009/ucm188064.htm#part4-6.

照美国农业部的标准进行了烹饪，但没有遵守冷藏之前的冷却规则。第二天早上，卫生监督员来她的儿童中心进行突击检查，测量了冷藏汤的温度，发现仍有 50 ℉（10℃）。监督员告诉 Rosalind，汤没有按照安全要求快速冷却，因此必须丢弃。监督员为她今后的工作进行了指导，告知她应把汤放置在 2～4 英寸（译者注：1 英寸约为 2.5cm）高的浅锅中，再放入冰桨（ice paddle，一种中间注满水的塑料桨）使其快速冷却。

再加热食物　对食物进行再加热的方法对保证食品安全也很关键。再加热时，食物中心的温度应达到 165 ℉（74℃）以上，并保持至少 15 秒，才能杀灭细菌（Garden-Robinson，2012）。食物再加热的时间不宜超过 2 小时，长时间加热也会增加微生物繁殖的概率。

州和地方卫生行政部门负责管理婴幼儿项目中储存和再加热剩菜剩饭等操作。如果本地区的卫生条例允许提供剩菜剩饭，那么需要有严格的管理计划。任何储存的剩菜剩饭都应仔细做好标记，包括食物名称、菜量、烹饪日期等。剩菜剩饭只能被再加热一次。

在用餐过程中将污染的危险最小化

保证幼儿园或学校用餐安全是一项不轻松的任务，如上菜前保证热餐被充分地加热就十分重要。在学校，学生常常是排成整齐的长队从餐饮服务人员那里领取托盘和食物，这样的形式可以保证食物在食堂的热锅容器中保持一定的温度，因此也需要监测，以确定温度是否适宜。沙拉也有极高的安全风险。购买具有喷嚏防护罩或食物防护罩的器皿可以有效降低咳嗽或喷嚏的污染。沙拉中的成分非常容易腐坏，要在 41 ℉（5℃）以下的环境温度中盛放保存。

为儿童提供餐食也可以采用家庭式用餐的形式，这让儿童有机会自己尝试选择和盛取食物，训练生活自理能力。这样的形式需要教师监督，防止儿童在自助用餐或传递碗碟时造成交叉污染。儿童舔舐餐具的现象很常见，因此一餐中有多道菜时给儿童使用同一个餐勺，或者给儿童更换碗碟的时候仍继续使用已用过的餐叉，就可能导致生物污染，或增加儿童发生食物过敏的风险。

在上菜的过程中，监测食物在室温下放置的时间也非常重要。儿童在用餐时，教师应做好日常的时间规划，确保上菜时儿童已经洗完手、餐桌已经清洁和消毒完。确保用餐时食物不要太烫也很重要，例如微波炉加热过的食物可能某个区域温度非常高，从而造成口唇部的烫伤。汤和炖菜也会非常热，如果溅到皮肤上也会发生烫伤。

另一个安全要点是保证有特殊饮食需要的儿童能够吃到适宜的餐食。因为用餐的环境常常是忙乱的，因此需设立一个专门的机制帮助有这样需求的儿童安全进餐。例如，幼儿园教师 Elisa 就发现了一个有用的方法，即让有特殊饮食需求的儿童先就餐。她在教室贴出了一张墙报，上面有儿童的名字和他们的特殊饮食需求，幼儿园的餐饮人员会提供一份特殊饮食儿童的用餐替换菜单，Elisa 每次都会复核来保证提供的食物是正确的。

教师充分了解食物从购买、储存到制备、上桌各个环节的安全风险，有助于将食物传播疾病的危险降至最低。图 6-16 提供了一个清单，可以供教师日常工作时参考，全面保证食品安全。

了解幼儿园存在的潜在风险

尽管政府对学校各年龄段的食物制备均建立了规章制度，但对婴幼儿

图6-16   食品安全清单

日期 _____   填表人 _____

指导：以下清单可用作日常评估食品安全使用，记录整改措施并存档。

用手卫生	是	否	整改措施
张贴洗手标准流程图。	☐	☐	
教师监督学生饭前洗手。	☐	☐	

安全制备食物	是	否	整改措施
所有食物均从正规渠道进货。	☐	☐	
食物保存在非危险温度区间。	☐	☐	
• 保存热食不低于 135 ℉（57℃）。	☐	☐	
• 保存冷食不高于 41 ℉（5℃）。	☐	☐	
• 设有温度计并经校准。	☐	☐	
烹饪食物的中心温度达到要求，并保持合适的时间。有预防交叉污染的操作规程。	☐	☐	
• 烹饪设备、制备和盛装餐食的器具使用前后均清洁、擦洗和消毒。	☐	☐	
• 使用一次性手套或专用器具，防止直接用手接触制备好的食物。	☐	☐	
• 生的动物性食品与熟食分开。	☐	☐	
• 学校活动用餐时提供的即食食品不掺杂外来食品和经多手传递的食品。	☐	☐	
• 设立预防和处置食物过敏的流程。	☐	☐	

保存和储藏	是	否	整改措施
每日监测冷藏、冷冻、干燥区域的温度，也包括教室和员工冰箱。	☐	☐	
所有食物（包括特殊饮食）包装完好，设有标签和日期。	☐	☐	
储存食物的管理采取"先进、先出"的原则。	☐	☐	
每餐后留下的剩菜剩饭全部丢弃。	☐	☐	

清洁和消毒	是	否	整改措施
洗碗机正常工作。	☐	☐	
清洁、擦洗和消毒的水温合乎标准。	☐	☐	
餐具和器皿都风干。	☐	☐	
餐前和餐后清洁、擦洗、消毒儿童餐桌。	☐	☐	
工作服使用前用消毒液处理。	☐	☐	

来源：HACCP-Based SOPs: Food Safety Checklist, by the National Food Service Management Institute, 2005. For a complete list, go to http://sop.nfsmi.org/Records/FoodSafetyChecklist.pdf; and Food Safety Basics: A Reference Guide for Foodservice Operators by Julie Garden-Robinson, NDSU Extension Service, 2012, http://www .ag.ndsu.edu/pubs/yf/foods/fn572.pdf.

的喂养仍是一项特殊的挑战。婴幼儿喂养和安全营养相关的任何做法都要符合其生理和社会 - 心理发育特点。此外，教师的工作范围可能覆盖多个年龄段，因此，更要全面了解儿童的需求。应了解某些食品安全问题是幼儿园所独有的。

婴儿喂养中的食品安全

因为婴儿的免疫系统还没有完全成熟，因此最容易发生食源性疾病，所以对食品安全有特殊的需求。前几章中我们讨论过婴儿喂养以及处理和储存母乳的问题，下面我们列举一些婴儿喂养中的其他安全问题。

- 婴儿的固体或液体食物不要在室温中放置超过 2 小时（U.S. Food and Drug Administration，2011c）。
- 检查奶粉和婴儿食品的生产日期，确定没有过期。
- 如果罐装食品的安全按钮鼓起，立即丢弃。
- 婴儿吃剩的食物不要倒回瓶中放进冰箱。
- 不要在微波炉中加热母乳、配方奶或其他婴儿食品，因为不均匀的加热可能导致局部过热，烫伤婴儿的口唇和咽喉，同时也会破坏其中的蛋白质和维生素（American Academy of Pediatrics，2011）。
- 不要用广口瓶直接喂婴儿。婴儿口中的细菌会污染广口瓶中的食物，食物冷藏一段时间后继续食用就有安全风险。
- 不要给 1 岁以内的婴儿喂蜂蜜，蜂蜜中可能存在的肉毒杆菌会感染小婴儿。

确保婴儿喝到的是自己母亲的母乳也是重要的安全问题，"营养笔记"中讨论了这一主题，并给出了婴儿误喝其他奶后的处理指导。

幼儿、学龄前儿童喂养中的食品安全

小年龄儿童进食时有发生窒息的潜在风险，这是儿童，尤其是 3 岁以下儿童，意外伤害和意外死亡的一个主要原因（American Academy of Pediatrics，2010）。这类食物是儿童的安全隐患。可能堵塞在喉部或肺部的食物性状为圆的、硬的、小的、厚的、黏的（花生酱）、滑的、致密或压缩的，还有大到足够堵塞住气道的食物（American Academy of Pediatrics，American Public Health Association，National Resource Center for Health and Safety in Child Care and Early Education，2011）。热狗对儿童来说大小刚好能卡住喉部，引起的窒息死亡是最多的（American Academy of Pediatrics，2010）。不应给 4 岁以下儿童食用如下食物（American Academy of Pediatrics，2010；American Academy of Pediatrics，2012；American Academy of Pediatrics，American Public Health Association，National Resource Center for Health and Safety in Child Care and Early Education，

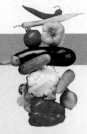

营养笔记　　使用其他母亲的母乳喂养婴儿

母乳被认为是婴儿营养的最佳来源。教师为母乳喂养的母亲提供支持，这对母亲和婴儿来说都非常重要。在此过程中，必须采取一些必要的措施，避免出现食品安全问题。

辅助母乳喂养的教师如果遵守操作流程，极少会出现喂错奶的情况，但有时一个婴儿放下的奶瓶可能会被另一个婴儿拿起来。如果一个婴儿喝了另一位母亲的母乳，这可以被看作体液暴露事故，可能有潜在的传播乙肝、丙肝或艾滋病病毒（HIV）的风险。

美国育儿健康与安全资源中心和疾病预防控制中心建议教师通知喝错奶的婴儿父母、婴儿医疗保健服务机构和提供母乳的母亲。应询问被错喝母乳的母亲，是否进行过乙肝、丙肝或艾滋病的检测，以及是否愿意与喝错奶的婴儿父母分享这方面的信息。如果她没有进行过检测，询问她，是否愿意检测并且在 6 个月后接受随访，以及把结果告知婴儿父母。这些问题不一定能得到对方的答复，但婴儿的医疗保健服务机构也可以为婴儿进行血液检测。

尽管通过母乳传播 HIV 的概率非常低，但是为喝错奶的婴儿建立随访机制和进行检测也是母乳喂养食品安全处置程序中很重要的一环。

来　源：American Academy of Pediatrics, American Public Health Association, National Resource Center for Health and Safety in Child Care and Early Education, 2011. Caring for our children: National health and safety performance standards; Guidelines for early care and education programs. 3rd edition. Elk Grove Village, IL: American Academy of Pediatrics; Washington, DC: American Public Health Association. Also available at http://nrckids.org.

2011；Washington State Department of Health，2011）：

- 热狗、香肠和肉块
- 坚果和瓜子
- 大片的肉或奶酪
- 牛肉干
- 整颗的葡萄
- 硬的、黏的糖果
- 爆米花
- 大坨的花生酱
- 生蔬菜，如胡萝卜条或圆形的豆子
- 整把的玉米粒
- 硬的饼干、薯条
- 小的、干的水果，如葡萄干
- 米糕
- 口香糖

为幼儿和学龄前儿童准备的餐食应切成适合儿童年龄的大小，不超过 1/2 英寸（婴儿食物不超过 1/4 英寸）（译者注：1 英寸约为 2.5cm）。儿童应坐着进食，教师要细心看管。NAEYC 标准 5.B.14 提供了可能造成气道堵塞食物的制备方法指导（National Association for the Education of Young

Children，2012）。

食品安全与有特殊需求的儿童

一些有特殊发育需求的儿童对食物制备和用餐的要求与其他孩子不同，这些不同之处就隐藏着食品安全风险。例如：

- 一些发育不良的孩子更容易发生食物堵塞，因此对食物质地有特殊的要求，或需要在饮料中加入增稠剂。
- 一些儿童需要管饲法喂养，这就需要更细心的操作。
- 发育情况特殊的儿童进餐过程可能更困难，花费更多的时间。
- 为有特殊需求的儿童单独制备用餐会花费更长的时间，食物的温度可能会降至危险温度区间，如果进餐的时间又延长，保证食物的适宜温度也更加困难。食物的反复加热也很常见（Krueger，2008）。

在制备食物时，为有特殊需求的儿童制备食物的器具，如食物搅拌机、料理机，都应经过充分的清洁和消毒。为其盛装食物的特制适应性餐具、碗碟等器皿也要充分清洁和消毒。

一些发育情况特殊的儿童可能需要医疗机构提供医学诊断和指导，明确儿童的缺陷在哪些方面，对儿童的饮食有何影响，应该去除和替换哪些食物（American Academy of Pediatrics，American Public Health Association，National Resource Center for Health and Safety in Child Care and Early Education，2011）。教师应该得到相应的培训，了解如何照顾一个吞咽困难的儿童，或者是否存在食物堵塞的风险。教师需要保证所有儿童都能获得高质量、营养全面的平衡健康饮食，并满足儿童个性化的需求。教师也需要真正地了解儿童饮食调整的需求。

关于自带食物的食品安全

有些家庭要求从自己家中为儿童携带食物，而不是由幼儿园或学校来准备餐食。当儿童的饮食限制比较复杂时，家长可能会提出这种要求。为应对这种情况，教师应先充分了解本地区的卫生规章制度。许多州和地区的卫生部门不鼓励或禁止从家中自带食物，因为这会增加食源性疾病的患病风险。在规章允许的地区，家庭应该与幼儿园或学校签署一项书面协议（American Academy of Pediatrics，American Public Health Association，National Resource Center for Health and Safety in Child Care and Early Education，2011）。家庭带餐的指导意见包括以下内容：

- 食物应盛装在设有冰袋的午餐盒中。
- 食物应标明儿童的姓名、日期和食物类型。
- 食物不可以与其他儿童分享。

如果……

你看到一名儿童正要把食物分享给其他小朋友，你会怎样做？这种行为难道不值得表扬吗？你将如何跟儿童解释分享食物可能会带来食品安全风险？

一些家长可能希望与其他儿童一起分享食物，幼儿园或学校必须衡量自带食物的利弊，以预防食源性疾病为最基本的前提条件，并制定能促进食品安全、符合州和本地相关规章制度的政策。在之前的章节中提到过的 NAEYC 标准建议，如果家中自带的食物与其他儿童分享，必须是完整的水果或包装完好的商品（National Association for the Education of Young Children，2012）。此外，要牢记本章案例中家庭自制纸杯蛋糕被带到 Lacey 的班级之后所发生的事情。

不同文化背景下的食品安全

幼儿园和学校的教师会在选择食物的时候考虑到不同的文化传统，这为所有儿童及其家庭创造了和谐多样的环境。然而有些文化的传统食物也给食品安全提出了挑战。例如不列颠哥伦比亚省的原住民有进食野味的传统，包括鹿、鲑鱼、兔子、干果、海藻等（B.C. First Nations Head Start，2003）。他们的开端项目采取了很多措施，如咨询卫生监督部门、保证烹饪用原料经批准检验、监控厨房内烹饪过程，以保证传统食物的制作符合当地的食品安全规章制度。

有一些文化的传统食物可能会增加发生食源性疾病的风险。例如一些墨西哥奶酪与李斯特菌病相关，这种病会引起发热、严重的头痛、颈部僵硬、恶心，有时会致死（Centers for Disease Control and Prevention，2011b）。日本食品寿司常由米饭、海苔、蔬菜、生鱼制作，也会增加发生食源性疾病的概率。如果制作原料中有生鱼，则不应提供给儿童食用（Colorado State University Extension，2006）。教师可以推崇传统文化食物，但必须在食品安全政策和制度的框架内实施。

旅行中的食品安全

儿童参加旅行途中所进餐食的保存、发放均在学校、幼儿园系统之外，因此要格外注意保持食物的适宜温度和个人卫生。"安全环节"中提出了一些关于旅途中进食的建议。

教室烹饪活动的食品安全

儿童需要学习感受食物的触感、口味和味道，他们在帮助制备食物时更容易接受新的食物。教室烹饪活动中的食品安全管理措施如下：

- 生食：避免处理可能引起传染性疾病的生食。儿童制备含鸡蛋的菜时，可能会感染沙门菌，使用巴氏灭菌处理过的鸡蛋可以消除这个隐患。
- 制备无需烹饪的食物：如果儿童参与制备无需烹饪的食物，他们只可以进食自己制备和处理过的食物。例如，教师开展制作沙拉的活动，每个孩子只能获得制备自己那份沙拉的原料。

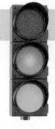

安全环节　旅途中的食品安全

在旅途中携带食物需要进行详细的规划以保证安全。

1. 食物清单计划：旅途中的食品清单应安排不易坏掉的食物。适合携带的安全食品包括：

- 盒装果汁
- 完整的水果
- 独立包装的水果罐头或果盒
- 干果（注意适宜年龄）
- 全谷物饼干、面包
- 花生酱三明治（注意花生过敏）
- 坚果（注意坚果过敏和适宜年龄）
- 混合干果（注意适宜年龄）
- 麦片
- 烘焙的全谷物条

2. 储存食物：食物应被保存在适宜的温度中。把需要冷藏的食品放在装满冰的冰桶中或塑料冷冻冰袋中。将盒装果汁冷冻，也可以用它们来保存其他冷餐。在冷藏箱里放置温度计，保证箱内温度不高于 41 ℉（5℃）。需要冷藏的食物包括：

- 肉、禽、鱼或鸡蛋沙拉三明治。
- 牛奶
- 奶酪
- 酸奶
- 被切块或削过皮的水果、蔬菜
- 沙拉

3. 洗手：牢记洗手，监督儿童饭前洗手。洗手不能用湿巾擦手所代替，除非在没有香皂和流动水的情况下。

- 潜在的食物过敏原：教师应确认过敏或有食物不耐受的儿童不参加可能导致暴露的此类活动。例如用花生酱和坚果制作松果塔对于花生过敏的儿童来说非常危险。对于患有乳糜泻的儿童来说，用小麦粉做面团也是一项有害的活动。

应急预案和食物防护

突发事件不可预测，但幼儿园和学校可以为潜在的突发事件做好应急准备。食品安全的应急预案有两方面内容：发生自然灾害时保证食物和水的供应安全，以及发生恐怖事件后保证食物不受损害或被人为污染。

制订食物应急预案

突发事件发生后，如果教师和儿童无法回家，必须在某个机构寻求临时庇护，则需要启动应急预案。联邦应急管理机构（Federal Emergency Management Agency，2012）和美国红十字会（American Red Cross，2012）提供了关于储存什么食物、储存多少食物和水的指导建议，建议储存 3 天的用量。

食物应急预案应保证在供应中断时儿童能够获得安全的食物和水。如果没有严格的监督，食物紧急供应过程也会存在安全隐患。我们之前已经讨论过"先进，先出"原则，这就是保证食品安全的方法之一。可以储存的应急食物包括：

如果……

　　你正在负责制订食物应急预案，你将如何考虑儿童的特殊营养需求？在这份食物应急预案中，你会根据儿童特点安排哪些食物？

- 罐装肉、鱼、牛奶、汤、水果、盒装果汁和蔬菜
- 即食的谷物和速溶谷物热饮
- 饼干、燕麦条、混合干果
- 花生酱、果酱
- 糖、盐、胡椒等必需品（U.S. Department of Homeland Security，2010）

应急食物供应要考虑到不同年龄儿童的需求，还要考虑到食物过敏和其他特殊儿童的需求。

食物防护预案

美国国土安全部提出警示，食物供应机构存在被恐怖组织人为污染的危险（U.S. Food and Drug Administration，2011a）。食物供应相关人员处在"保护我们食物供应的第一线"，要开展**食物防护**，也就是防止食物被损害或被恐怖活动人为污染（New York State Department of Health，2006）。对教师和食物供应工作人员来说，这意味着要对储存和提供给儿童的食物保持警惕。幼儿园可以采取如下措施：

食物防护
防止食物被损坏或被恐怖活动人为污染的措施

- 只允许经许可的人员接收、储存食物并进入食物制备区域。
- 熟悉运送食物的人员，随时有工作人员直接接收食物。
- 确认自助食物放置在可被工作人员监管到的区域。
- 保证运送、储存和食物制备区域的建筑和空地在不使用时能安全锁闭，只有使用钥匙或密码才能进入。
- 禁止其他人员在幼儿园和学校游荡，如果有安全隐患，可设置警报装置或监控系统。
- 开展职工背景调查，确保教师和餐饮人员是安全的。
- 鼓励员工报告可疑行为。
- 给员工培训食物防护和食品安全知识，包括如何识别潜在的安全隐患（New York State Department of Health，2006；U.S. Food and Drug Administration，2011a）。

这些建议能够提高公众对食品安全威胁的认识，降低幼儿园和学校成为人为攻击目标的危险。让幼儿园来考虑这些问题虽然很无奈，但一直以来幼小的儿童都很容易成为犯罪目标。确保各方面安全是幼儿园和学校的责任所在。

▌向儿童教授食品安全知识

虽然托幼机构和教师承担着食品安全的责任，但儿童也有能力帮助创

造一个食品安全的环境。儿童可以学习的食品安全知识包括从基本的意识到高级的概念等一系列理念。

　　学校制定的很多规章制度是为了保证学生安全，这些制度也可以强化儿童的食品安全相关行为。儿童通过每一天的学习去了解食品安全，尤其是当教师解释了这些制度背后的考量以后。这些问题适合教给学龄前及以上的儿童：

- 我们洗手是为了……
- 我们打喷嚏时用手臂而不用手遮掩是因为……
- 我们摆桌子的时候要拿起餐叉是因为……
- 我们把自己的餐叉而不是公用汤勺放进嘴里是因为……
- 我们分享很多东西，但我们只吃自己的食物或饮料是因为……
- 我们把牛奶放进冰箱是因为……
- 我们进餐前后要清洁桌子是因为……

> **如果……**
> 　　现在请你准备一节儿童食品安全课程，你会选择哪些主题？你将如何组织以儿童为目标人群的食品安全主题活动？

　　所有儿童都适合在游戏活动中学习食品安全知识，例如在制备食物和选择食物的过程中教导食品安全事项会引起孩子的兴趣。在洗手的时候，让儿童唱歌来保证自己洗手的时间也是吸引儿童的一个好方法。"健康教案"中提供了一些如何安排食品安全课程的方法，例如把洗手安排进每天

健康教案　　洗手有助于我的健康

教学目标： 儿童可以演示如何通过洗手来防止细菌传播。

关键词： 洗、擦、吹干、手、手掌、手指、手腕、细菌、疾病

安全监督： 确保香皂不含过敏原。监督儿童围水站立。监测水温并保证水池附近地板干燥，防止滑倒。

婴儿和幼儿

- **目标：** 婴儿体会洗手的活动，幼儿能够洗手并在帮助下擦干手。
- **材料：** 装有温水的小盆，温和的香皂，纸巾。
- **活动计划：** 允许婴儿碰触和拍击浅盆中的温水，讲些引起婴儿兴趣和高兴的语言，例如"好的，摸摸温暖的水。真舒服，真干净"。帮助婴儿把手放进水里，轻轻地抚水。指导幼儿在慢慢流动温水的池中洗手，讲述洗手的步骤，鼓励儿童尝试每一个步骤。"第一步，让我们把手润湿，接下来打上一些香皂。好的，现在我们搓手掌、手指尖、手指中间。现在我们洗掉香皂，擦干手。用纸巾垫着关掉水龙头，丢掉纸巾。现在我们可以准备吃饭了。"尝试加强儿童的意识："你正在洗手的每一个部位，这样我们就洗掉了细菌，让我们的手非常干净。"
- **如何调整活动：** 在洗手池附近张贴一张引导洗手的图片。对于正在学习英语的儿童，学习洗手、用水或香皂的词语。帮助有特殊发育需求的儿童使用水、香皂和毛巾。使用图片，使儿童更熟悉洗手步骤。允许儿童有足够的时间完成洗手步骤。
- **你达到目标了吗？** 婴儿愿意参与到洗手活动中吗？幼

儿能够在帮助下完成洗手的每个步骤吗?

学龄前儿童和幼儿园儿童

- **目标:** 儿童能够演示正确的洗手方法,并能讲述何时洗手非常重要
- **材料:** Judith Rice 所著的故事书 *Those Mean Nasty Dirty Downright Disgusting But...Invisible Germs*, 水池,水,液体香皂,纸巾。
- **活动计划:** 把儿童聚集在一起,用有趣味的音调和手势讲故事。讲述细菌的相关知识并解释洗手除掉细菌的重要性。帮助儿童了解什么时候洗手是最重要的(如饭前、打喷嚏后、上厕所后、做完游戏后)。描述洗手的步骤,请儿童在水池练习洗手:
- 打开水龙头润湿手。
- 使用液体香皂。

- 擦洗手 20 秒,包括手指、手掌、手背、手腕(慢慢数 20 个数字或唱一首 ABC 儿歌或两遍生日歌)。
- 让流动水流过手掌、手指间、手背和手腕,同时搓洗。
- 用纸巾擦干手。
- 用纸巾垫着关掉水龙头,扔掉纸巾。
- **如何调整活动:** 使用图片指导儿童洗手。对英语学习者或有特殊发育需求的儿童需要更多的重复和加强训练,仔细重复讲解图片中的每一个步骤。鼓励儿童尝试洗手的所有步骤。保证儿童能方便地使用水池、香皂和纸巾。
- **你达到目标了吗?** 儿童能正确地洗手吗?儿童能说出在什么时候有必要洗手吗?

学龄儿童

- **目标:** 儿童能够描述细菌如何从一只手传递到另一只手,能演示洗手的各个步骤,并解释洗手是怎样帮助去除致病菌的。
- **材料:** 放大镜,五个小杯子,五个颜色的颜料(黑、棕、红、黄、蓝),五个小画刷,能盖住桌面的纸,各种日常用品(空牛奶盒、铅笔、小球、木梳、塑料玩具),洗手池,液体香皂,纸巾。
- **活动计划:** 把桌子用纸铺好,每个杯子里放上一种颜色的颜料,把杯子、刷子和各种物品放在桌子上。儿童分成 5 人一组,指导他们用放大镜看自己的手,描述自己看到了什么。讨论你为何用眼睛或放大镜能看到皮肤、褶皱和污渍,但看不到细菌,因为细菌太小。解释细菌是如何藏在皮肤之中的,以及为什么细菌是有害的(它们可以引起疾病,让我们感觉难受)。给每个孩子一个杯子和画刷,告诉他们假设每种颜料是一种细菌,指导他们用一只手蘸上颜料,然后用沾满"细菌"的手去抓握干净的手。接下来让他们分别拿起每样日常用品,放到桌子另一个地方,约 30 秒。然后让大家停止,讨论一下看到些什么。颜料("细菌")是否被播散了?传播了多远?儿童是否发现他们手上的颜色跟游戏开始时沾到的颜色有所不同?提醒儿童,细菌传播的方法跟颜料传播的方法是一样的,播散到了玩具、桌子和手上。指导儿童去水池冲洗 2~3 秒,让他们用放大镜检查手。皮肤纹路里的细菌(颜料)洗掉了还是仍有残留?指导儿童用正确

的洗手步骤洗手。洗干净后请儿童再次仔细检查手,提问儿童在本次活动中学习到了什么。

- **如何调整活动:** 清晰地讲解并使用手势解释活动中的每一个步骤。给每一个儿童时间去描述自己观察到的情况。保证游戏中使用的物品适合有特殊需求的儿童,如画刷短一些且笔杆较宽,装颜料的。杯碟浅一些以保持稳定。保证使用轮椅的儿童能靠近桌子并拿到物品,并且在桌子上移动物品。允许不想用手蘸颜料的儿童坐在一旁观看,并与其他儿童一起观察发生了什么。
- **你达到目标了吗?** 儿童能够描述细菌是如何传播的吗?他们能演示正确的洗手方法吗?他们可以解释洗手是如何保护健康的吗?

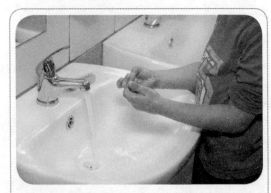

为更形象地说明细菌如何传播,大年龄的孩子可以尝试将手蘸上颜料,然后碰触不同的物体,最后彻底清洗干净

的日程。

　　教师树立良好的榜样并坚持随时提醒，可以帮助儿童建立食品安全行为习惯，对儿童的现在和未来都有益处。

▊总结

　　保证食品安全是购买、储存、制备和用餐等各个步骤中工作人员的责任。婴幼儿的免疫系统还不够成熟，暴露于细菌、化学物质、污染和过敏原后容易生病甚至死亡。了解食源性疾病的污染来源是创造安全食品环境的第一个步骤。

　　联邦、州和本地的卫生行政部门有责任为幼儿园和学校建立食品安全相关规章制度。幼儿园和学校也是最适于贯彻这些政策的机构。教师应了解本地区食品安全方面的相关职责。县一级的卫生行政部门和食品安全监督人员是促进幼儿园和学校食品安全的重要保障。

　　降低食源性疾病发生风险可以通过坚持执行食品安全管理来实现。HACCP 系统的 7 个原则是幼儿园和学校食品提供过程的重要指导。学校采用的是改编后的 HACCP 系统，称为过程方法。HACCP 过程方法提供了食品处理过程中每个步骤预防污染的策略。从食物购买到用餐，餐饮人员和教师都肩负着保证食品安全，以及降低食源性疾病发病风险的重要责任。

　　食品安全还要考虑潜在突发事件和自然灾害的威胁。此外，教师应意识到食物防护监测和预防人为污染的重要性。

　　儿童也在课堂学习食品安全的理念，用这种形式与教师和家人一起参与食品安全的维护，有利于创造食品安全的良好环境。在日常生活中坚持遵循食品安全的要求有利于形成行为习惯，让儿童在未来的一生中受益。

关键词

生物危害	交叉污染	物理危害
化学危害	先进，先出（FIFO）	潜在有害食品 /TCS 食品
清洗	食品代码	过程方法
污染	食物防护	消毒
整改措施	食源性疾病	标准操作规程（SOPs）
关键控制点（CCPs）	危害分析和关键控制点	温度危险区间
关键限值（CLs）	（HACCP）系统	验证过程

问题回顾

1．列举 3 种会影响食品安全的危害类型。
2．列举 4 项监督食品安全的联邦法规。
3．解释 HACCP 食品安全系统的 7 项原则。
4．列举食物处理每个过程中将污染最小化的方法。
5．说明如何建立食品安全应急预案和食物防护准备。
6．说明如何教儿童理解食品安全。

讨论

1．你被幼儿园负责人邀请参与危害分析委员会主办的关于利用 HACCP 完善食品安全系统的讨论会。你将如何分析判断潜在的危害？你会采取什么步骤来完善食品安全系统？
2．你为班级的学龄前儿童准备一道蔬菜汤，说明你如何把食品安全的理念融入整个过程中。
3．说明托幼机构在购买、储存、备餐和用餐各个步骤过程中，食品安全预防措施的要点有哪些。

实践要点

1．利用第六章（图 6-6）的早餐菜单，说明存在哪些潜在的危害，应该保持什么样的理想温度。
2．指出下列菜单的关键控制点和关键限值

奶酪烧烤

成分	50 人份
中等颗粒大米	2 磅 13 盎司
水	3.5 杯
鲜洋葱	1 夸脱
罐装红辣椒，微辣	12 盎司
罐装胡椒粉	0.5 杯
蒜末	1 汤匙 +1 茶匙
低脂原味酸奶	1 夸脱 +1.5 杯
低脂牛奶，1%	1 夸脱 +1 杯
盐	2 茶匙
低脂蒙特里杰克奶酪，碎	1 磅
低脂切达干酪，碎	1 磅
罐装花斑豆	2 夸脱 +1.25 杯
鲜番茄	1 磅 8 盎司
低脂切达干酪，碎	1 磅 3 盎司

步骤	关键控制点（是 / 否）	关键限值
1．将米饭和水倒入锅中，煮开锅，盖上盖子调至中火。炖 12 分钟或煮软为止		
2．准备两个平底锅，将洋葱、辣椒、胡椒、蒜末、酸奶、牛奶、盐、低脂奶酪和花斑豆混合，加入米饭，再均匀分到两个锅中，每锅分别为 5 磅 18 盎司（12" × 20" × 2'/2"）		
3．烤箱 350 ℉（译者注：约 177℃），烘焙 35 分钟		
4．在每个锅中撒入 12 盎司的番茄片和 9.5 盎司的低脂奶酪，继续烘烤 5 分钟至奶酪融化		
附加题：如果使用了干豆子，而且是提前一天烹饪好的，这会存在什么关键控制点？如何处理？		

译者注：1 磅约为 453.6g，1 盎司约为 28.4g，1 夸脱约为 0.9L。

来源：Recipe is from the USDA Recipes for Schools USDA Food and Nutrition Service Team Nutrition Updated November 30, 2011.

注意：For assistance with this practice point, refer to http://teamnutrition.usda.gov/Resources/usda_recipes.html.

3．你计划带领一年级的学生去菜地摘南瓜，用棕色的袋子盛装学校做好的饭菜作为旅行的午餐。一位母亲主动提出做些南瓜饼干给孩子带上。南瓜农场工人会为孩子们演示制造苹果汁的过程，并让孩子们品尝。这些过程中存在什么食品安全风险？你将如何预防和应对？

网络资源

FDA Food Code
www.fda.gov/Food/FoodSafety/RetailFoodProtection/FoodCode/default.htm

Food Safety.Gov
www.foodsafety.gov/

Iowa State University Extension Standard Operating Procedures for Child Care
www.extension.iastate.edu/HRIM/HACCP/ccflowoffood.htm

The University of Mississippi National Food Service Management Institute
www.nfsmi.org/

USDA Team Nutrition Healthy Meals Resource System
http://healthymeals.nal.usda.gov/nal_display/index.php?info_center=14&tax_level=1

附　录

膳食推荐摄入量（DRIs）：推荐膳食营养素供给量和适宜摄入量，维生素
Food and Nutrition Board, Institute of Medicine, National Academies

年龄段	维生素A (μg/d)[a]	维生素C (mg/d)	维生素D (μg/d)[b,c]	维生素E (mg/d)[d]	维生素K (μg/d)	硫胺素 (mg/d)	核黄素 (mg/d)	烟酸 (mg/d)[e]	维生素B6 (mg/d)	叶酸 (μg/d)[f]	维生素B12 (μg/d)	泛酸 Acid (mg/d)	生物素 (μg/d)	胆碱 (mg/d)[g]
婴儿														
0-6 月龄	400*	40*	10	4*	2.0*	0.2*	0.3*	2*	0.1*	65*	0.4*	1.7*	5*	125*
6-12 月龄	500*	50*	10	5*	2.5*	0.3*	0.4*	4*	0.3*	80*	0.5*	1.8*	6*	150*
儿童														
1-3 岁	300	15	15	6	30*	0.5	0.5	6	0.5	150	0.9	2*	8*	200*
4-8 岁	400	25	15	7	55*	0.6	0.6	8	0.6	200	1.2	3*	12*	250*
男性														
9-13 岁	600	45	15	11	60*	0.9	0.9	12	1.0	300	1.8	4*	20*	375*
14-18 岁	900	75	15	15	75*	1.2	1.3	16	1.3	400	2.4	5*	25*	550*
19-30 岁	900	90	15	15	120*	1.2	1.3	16	1.3	400	2.4	5*	30*	550*
31-50 岁	900	90	15	15	120*	1.2	1.3	16	1.3	400	2.4	5*	30*	550*
51-71 岁	900	90	15	15	120*	1.2	1.3	16	1.7	400	2.4[h]	5*	30*	550*
>70 岁	900	90	20	15	120*	1.2	1.3	16	1.7	400	2.4[h]	5*	30*	550*
女性														
9-13 岁	600	45	15	11	60*	0.9	0.9	12	1.0	300	1.8	4*	20*	375*
14-18 岁	700	65	15	15	75*	1.0	1.0	14	1.2	400[i]	2.4	5*	25*	400*
19-30 岁	700	75	15	15	90*	1.1	1.1	14	1.3	400[i]	2.4	5*	30*	425*
31-50 岁	700	75	15	15	90*	1.1	1.1	14	1.3	400[i]	2.4	5*	30*	425*
51-70 岁	700	75	15	15	90*	1.1	1.1	14	1.5	400	2.4[h]	5*	30*	425*
>70 岁	700	75	20	15	90*	1.1	1.1	14	1.5	400	2.4[h]	5*	30*	425*
孕妇														
14-18 岁	750	80	15	15	75*	1.4	1.4	18	1.9	600[j]	2.6	6*	30*	450*
19-30 岁	770	85	15	15	90*	1.4	1.4	18	1.9	600[j]	2.6	6*	30*	450*
31-50 岁	770	85	15	15	90*	1.4	1.4	18	1.9	600[j]	2.6	6*	30*	450*
乳母														
14-18 岁	1,200	115	15	19	75*	1.4	1.6	17	2.0	500	2.8	7*	35*	550*
19-30 岁	1,300	120	15	19	90*	1.4	1.6	17	2.0	500	2.8	7*	35*	550*
31-50 岁	1,300	120	15	19	90*	1.4	1.6	17	2.0	500	2.8	7*	35*	550*

注：本表（摘录自 DRI 报告，见 www.nap.edu）中黑体为推荐膳食营养素供给量（RDAs），而适量摄入量（AIs）为正常字体，后面以星号（*）标注。RDA 为平均每日膳食摄入水平，指可以满足群体中绝大多数个体（97%～98%）需要的水平。这是通过平均需要量（EAR）计算而来的。当科研证据不足以计算 EAR 从而计算 RDA 时，通常使用 AI。对于健康母乳喂养婴儿，AI 即平均摄入量。对于其他年龄段及性别群体，AI 可满足所有健康个体的需要，但证据的缺乏或无法确定该摄入量的个体比例。

a 视黄醇活性当量（RAEs）。1RAE=1μg 视黄醇，12μg β-胡萝卜素，24μg α-胡萝卜素，或 24μg β-隐黄素。膳食维生素 A 原类胡萝卜素的 RAE 比视黄醇当量（RE）高 2 倍，而预成维生素 A 的 RAE 与 RE 是相同的。

b 维生素 D₃，1μg 维生素 D₃=40IU 维生素 D。

c 在光照充足的情况下。

d α-生育酚。α-生育酚包括食物中天然来源的唯一形式 RRR-α-生育酚，及在强化食物或补充剂中存在的 2R-立体异构的 α-生育酚（RRR-，RSR-，RSR-，RRS-，RSS-α-生育酚）。并不包括在强化食物或补充剂中 α-生育酚的 2S-立体异构形态（SRR-，SSR-，SRS-，SSS-α-生育酚）。

e 烟酸当量（NE）。1mg 烟酸 =60mg 氨酸；0-6 月：预成烟酸（而非 NE）。

f 叶酸当量（DFE）。1DFE=1μg 食物叶酸 =0.6μg 强化食物或食物补充剂中的叶酸 =0.5μg 空腹可获得的补充量。

g 尽管列出了胆碱的 AIs，评估整个生命周期是否需要膳食来源的胆碱尚缺乏，有可能在很多阶段内源性合成的胆碱已足够。

h 由于老年人中有 10%～30% 萎缩性胃炎与吸收不良，所以建议 50 岁以上的老年人通过强化食物或膳食补充剂来获得的 B₁₂ 的要求。

i 由于叶酸缺乏与胎儿神经管畸形相关，因此建议所有育龄妇女在通过多样化食物之外额外通过补酸之外额外通过补充强化食物补充 400μg 叶酸。

j 指妇女继续通过补充剂或强化食物补充 400μg 叶酸，直至确定了怀孕并开始接受产前检查，而这通常已过了神经发育的关键期。

来源：Dietary Reference Intakes for Calcium, Phosphorous, Magnesium, Vitamin D, and Fluoride (1997); Dietary Reference Intakes for Thiamin, Riboflavin, Niacin, Vitamin B₆, Folate, Vitamin B₁₂, Pantothenic Acid, Biotin, and Choline (1998); Dietary Reference Intakes for Vitamin C, Vitamin E, Selenium, and Carotenoids (2000); Dietary Reference Intakes for Vitamin A, Vitamin K, Arsenic, Boron, Chromium, Copper, Iodine, Iron, Manganese, Molybdenum, Nickel, Silicon, Vanadium, and Zinc (2001); Dietary Reference Intakes for Water, Potassium, Sodium, Chloride, and Sulfate (2005); and Dietary Reference Intakes for Calcium and Vitamin D (2011). These reports may be accessed via www.nap.edu.

膳食推荐摄入量（PRIs）：推荐膳食营养供给量和适宜摄入量，元素
国家学院医学和食品营养专业

年龄段	钙 (mg/d)	铬 (μg/d)	铜 (μg/d)	氟化物 (mg/d)	碘 (μg/d)	铁 (mg/d)	镁 (mg/d)	锰 (mg/d)	钼 (μg/d)	磷 (mg/d)	硒 (μg/d)	锌 (mg/d)	钾 (g/d)	钠 (g/d)	氯化物 (g/d)
婴儿															
0~6 月龄	200*	0.2*	200*	0.01*	110*	0.27*	30*	0.003*	2*	100*	15*	2*	0.4*	0.12*	0.18*
6~12 月龄	260*	5.5*	220*	0.5*	130*	11	75*	0.6*	3*	275*	20*	3	0.7*	0.37*	0.57*
儿童															
1~3 岁	700	11*	340	0.7*	90	7	80	1.2*	17	460	20	3	3.0*	1.0*	1.5*
4~8 岁	1,000	15*	440	1*	90	10	130	1.5*	22	500	30	5	3.8*	1.2*	1.9*
男性															
9~13 岁	1,300	25*	700	2*	120	8	240	1.9*	34	1,250	40	8	4.5*	1.5*	2.3*
14~18 岁	1,300	35*	890	3*	150	11	410	2.2*	43	1,250	55	11	4.7*	1.5*	2.3*
19~30 岁	1,000	35*	900	4*	150	8	400	2.3*	45	700	55	11	4.7*	1.5*	2.3*
31~50 岁	1,000	35*	900	4*	150	8	420	2.3*	45	700	55	11	4.7*	1.5*	2.3*
51~71 岁	1,000	30*	900	4*	150	8	420	2.3*	45	700	55	11	4.7*	1.3*	2.0*
>70 岁	1,200	30*	900	4*	150	8	420	2.3*	45	700	55	11	4.7*	1.2*	1.8*
女性															
9~13 岁	1,300	21*	700	2*	120	8	240	1.6*	34	1,250	40	8	4.5*	1.5*	2.3*
14~18 岁	1,300	24*	890	3*	150	15	360	1.6*	43	1,250	55	9	4.7*	1.5*	2.3*
19~30 岁	1,000	25*	900	3*	150	18	310	1.8*	45	700	55	8	4.7*	1.5*	2.3*
31~50 岁	1,000	25*	900	3*	150	18	320	1.8*	45	700	55	8	4.7*	1.5*	2.3*
51~70 岁	1,200	20*	900	3*	150	8	320	1.8*	45	700	55	8	4.7*	1.3*	2.0*
>70 岁	1,200	20*	900	3*	150	8	320	1.8*	45	700	55	8	4.7*	1.2*	1.8*
孕妇															
14~18 岁	1,300	29*	1,000	3*	220	27	400	2.0*	50	1,250	60	12	4.7*	1.5*	2.3*
19~30 岁	1,000	30*	1,000	3*	220	27	350	2.0*	50	700	60	11	4.7*	1.5*	2.3*
31~50 岁	1,000	30*	1,000	3*	220	27	360	2.0*	50	700	60	11	4.7*	1.5*	2.3*
乳母															
14~18 岁	1,300	44*	1,300	3*	290	10	360	2.6*	50	1,250	70	13	5.1*	1.5*	2.3*
19~30 岁	1,000	45*	1,300	3*	290	9	310	2.6*	50	700	70	12	5.1*	1.5*	2.3*
31~50 岁	1,000	45*	1,300	3*	290	9	320	2.6*	50	700	70	12	5.1*	1.5*	2.3*

注：本表（摘录自 DRI 报告，见 www.nap.edu）中黑体为推荐膳食营养素供给量（RDAs），后面以星号（*）标注。而适宜摄入量（AIs）为正常字体，后面以星号（*）标注。RDA 为平均每日膳食摄入水平，指可以满足群体中绝大多数个体（97%～98%）需要量的水平。这是通过平均需要量（EAR）计算而来的。当科研证据不足以计算 EAR 从而计算 RDA 时，通常使用 AI。对于健康母乳喂养婴儿，AI 即为平均摄入量。对于其他年龄段及性别群体，AI 可满足所有健康个体的需要，但证据的缺乏导致无法确定该摄入量的个体比例。

来源：Dietary Reference Intakes for Calcium, Phosphorous, Magnesium, Vitamin D, and Fluoride (1997); Dietary Reference Intakes for Thiamin, Riboflavin, Niacin, Vitamin B6, Folate, Vitamin B12, Pantothenic Acid, Biotin, and Choline (1998); Dietary Reference Intakes for Vitamin C, Vitamin E, Selenium, and Carotenoids (2000); and Dietary Reference Intakes for Vitamin A, Vitamin K, Arsenic, Boron, Chromium, Copper, Iodine, Iron, Manganese, Molybdenum, Nickel, Silicon, Vanadium, and Zinc (2001); Dietary Reference Intakes for Water, Potassium, Sodium, Chloride, and Sulfate (2005); and Dietary Reference Intakes for Calcium and Vitamin D (2011). These reports may be accessed via www.nap.edu.

参考文献

第一章

Adams, I. (2011). Family mealtimes: A wealth of benefits. *Cooperative Extension Service, University of Kentucky College of Agriculture, FCS3-552*, March 6, 2012.

American Dietetic Association. (2011). Position of the American Dietetic Association: Benchmarks for nutrition in child care. *111*(4), 607–615.

American Dietetic Association. (2012). *Pediatric nutrition care manual.* Retrieved February 22, 2012, from http://peds.nutritioncaremanual.org

American Dietetic Association Foundation. (2011). *Family nutrition and physical activity report from the Academy of Nutrition and Dietetics.* Retrieved March 19, 2012, from http://www.eatright.org/foundation/fnpa/

Baker, R. D., Greer, F. R., & The Committee on Nutrition. (2010). Diagnosis and prevention of iron deficiency and iron-deficiency anemia in infants and young children (0–3 years of age). *Pediatrics, 126*(5), 1040–1050.

Beard, J. L. (2008). Why iron deficiency is important in infant development. *Journal of Nutrition, 138*(12), 2534–2536.

Bernal, A. J., & Jirtle, R. L. (2010). Epigenomic disruption: The effects of early developmental exposures. *Birth Defects Research. Part A, Clinical and Molecular Teratology, 88*(10), 938–944.

Boone-Heinonen, J., Gordon-Larsen, P., Kiefe, C. I., Shikany, J. M., Lewis, C. E., & Popkin, B. M. (2011). Fast food restaurants and food stores: Longitudinal associations with diet in young to middle-aged adults: The CARDIA study. *Archives of Internal Medicine, 171*(13), 1162–1170.

Brotanek, J. M., Gosz, J., Weitzman, M., & Flores, G. (2008). Secular trends in the prevalence of iron deficiency among U.S. toddlers, 1976–2002. *Archives of Pediatric Adolescent Medicine, 162*(4), 374–381.

Centers for Disease Control and Prevention. (2010). *Growth charts.* Retrieved March 29, 2012, from http://www.cdc.gov/growthcharts/

Cepeda-Lopez, A. C., Osendarp, S. J., Melse-Boonstra, A., Aeberli, I., Gonzalez-Salazar, F., Feskens, E., et al. (2010). Does obesity increase risk for iron deficiency anemia. *American Journal of Clinical Nutrition, 2012* (March 22).

Chenhall, C. (2010). *Improving cooking and food preparation skills: A synthesis of the evidence to inform program and policy development.* Government of Canada.

Child Trends. (2012). *Food insecurity: child trends databank.* Retrieved March 6, 2012, from http://www.childtrendsdatabank.org/?q=node/365

Coleman, K. J., Geller, K. S., Rosenkranz, R. R., & Dzewaltowski, D. A. (2008). Physical activity and healthy eating in the after-school environment. *The Journal of School Health, 78*(12), 633–640.

Coleman-Jensen, A., Nord, M., Andrews, M., Carlson, S., & U.S. Department of Agriculture. (2011). Household food security in the United States in 2010. *USDA–Economic Research Service,* (Economic Research Report No. (ERR-125)).

Committee to Review Dietary Reference Intakes for Vitamin D Food and Nutrition Board, & Institute of Medicine of the National Academies. (2011). In C. Taylor, A. L. Yaktine, & H. B. Del Valle (Eds.), *Dietary reference intakes for calcium and vitamin D.* Washington, DC: National Academies Press.

Faulk, C., & Dolinoy, D. C. (2011). Timing is everything: The when and how of environmentally induced changes in the epigenome of animals. *Epigenetics, 6*(7), 791–797.

Food Research and Action Center. (2011). *FRAC brief: Food insecurity and obesity understanding the connections.* Retrieved April 7, 2012, from http://org2.democracyinaction.org/o/5118/p/salsa/web/common/public/content?content_item_KEY=5634#1

Food Research and Action Center. (2012). *Food hardship in America 2011.* Retrieved March 21, 2012, from http://frac.org/pdf/food_hardship_2011_report.pdf

Fretham, S. J., Carlson, E. S., & Georgieff, M. K. (2011). The role of iron in learning and memory. *Advances in Nutrition (Bethesda, Md.), 2*(2), 112–121.

Georgia State University. (2004). *New education for New Americans project: Multicultural nutrition and diabetic handouts.* Retrieved April 15, 2012, from http://monarch.gsu.edu/multiculturalhealth

Georgieff, M. K. (2011). Long-term brain and behavioral consequences of early iron deficiency. *Nutrition Reviews, 69*, S43–S48.

Health Canada. (2011). *Canada's food guide.* Retrieved April 14, 2012, from http://www.hc-sc.gc.ca/fn-an/food-guide-aliment/order-commander/index-eng.php

Holick, M. F. (2010). The vitamin D deficiency pandemic: A forgotten hormone important for health. *Public Health Reviews, 32*, 267.

Institute of Medicine. (2009). *Use of dietary reference intakes in nutrition labeling-Institute of Medicine* Retrieved April 9, 2012, from http://www.iom.edu/Activities/Nutrition/DRINutritionLabeling.aspx

Jarratt, J., & Mahaffie, J. B. (2007). The profession of dietetics at a critical juncture: A report on the 2006 environmental scan for the American Dietetic Association. *Journal of the American Dietetic Association, 107*(7), S39.

Johns Hopkins Children's Center. (2012a). *Failure to thrive.* Retrieved March 22, 2012, from http://www.hopkinschildrens.org/tpl_rlinks_nav1up.aspx?id=5112

Johns Hopkins Children's Center. (2012b). *Failure to thrive.* Retrieved March 22, 2012, from http://www.hopkinsmedicine.org/healthlibrary/conditions/adult/pediatrics/failure_to_thrive_90,P02297/

Kenney, E. L., Henderson, K. E., Humphries, D., & Schwartz, M. B. (2011). Practice-based research to engage teachers and improve nutrition in the preschool setting. *Childhood Obesity, 7*(6), 475–479.

Kraak, V. I., Story, M., & Wartella, E. A. (2012). Government and school progress to promote a healthful diet to American children and adolescents: A comprehensive review of the available evidence. *American Journal of Preventive Medicine, 42*(3), 250–262.

Krukowski, R. A., Eddings, K., & West, D. S. (2011). The children's menu assessment: Development, evaluation, and relevance of a tool for evaluating children's menus. *Journal of the American Dietetic Association, 111*(6), 884–888. doi:10.1016/j.jada.2011.03.018

Lee, V., Srikantharajah, J., & Mikkelsen, L. (2010). *Fostering physical activity for children and youth: Opportunities for a lifetime of health.* Retrieved April 5, 2012, from http://www.convergencepartnership.org/atf/cf/{245A9B44-6DED-4ABD-A392-AE583809E350}/Convergence_Physical Activity_final.pdf

Looker, A. C., Johnson, C. L., Lacher, D. A., Pfeiffer, C. M., Schleicher, R. L., & Sempos, C. T. (2011). *Vitamin D status: United States, 2001–2006. NCBI* (NCHS Data Brief. 2011 No. 59). Hyattsville, MD 20782, USA: Centers for Disease Control and Prevention's National Center for Health Statistics, Division of Health and Nutrition Examination Surveys.

McDonald's Corporation. (2012). *McDonald's momentum delivers another year of strong results for 2011 press release.* Retrieved March 18, 2012, from http://phx.corporate-ir.net/phoenix.zhtml?c=97876&p=irol-newsArticle&ID=1651870&highlight=

Meinke, M., & University of Nebraska-Lincoln Extension in Lancaster County. (2009). *Think what you drink.* Retrieved January 25, 2009, from http://lancaster.unl.edu/NEP/thinkdrink.shtml

Murphy, D. (2012). The more we eat together: State data on frequency of family meals. *Child Trends Fact Sheet, Publication # 2012–03*(January), March 6, 2012.

National Association for Sport and Physical Education. (2009). *Active start: A statement of physical activity guidelines for children from birth to age 5.* Retrieved January 2, 2011, from http://www.aahperd.org/naspe/standards/nationalGuidelines/ActiveStart.cfm

National Institutes of Health, Office of Dietary Supplements. (2011). *Vitamin D—health professional fact sheet.* Retrieved March 27, 2012, from http://ods.od.nih.gov/factsheets/VitaminD-HealthProfessional.aspx

Nevin-Folino, N. L. (2003; updated 2008). *Pediatric manual of clinical dietetics* (2nd ed.).

United States of America: American Dietetic Association.

Nutrition and the epigenome. (2012). Retrieved March 2, 2012, from http://learn.genetics.utah .edu/content/epigenetics/nutrition/

O'Dea J. A., & Eriksen M. P. (Eds.). (2010). *Childhood obesity prevention: International research, controversies and interventions.* New York: Oxford University Press.

Odgen, C., Carroll, M., & Centers for Disease Control and Prevention. (2010). *Prevalence of obesity among children and adolescents: United States, trends 1963–1965 through 2007–2008.* Retrieved March 12, 2012, from http://www .cdc.gov/nchs/data/hestat/obesity_child_07_08/ obesity_child_07_08.htm#figure1

Ogden, C. L., Carroll, M. D., Kit, B. K., & Flegal, K. M. (2012). Prevalence of obesity and trends in body mass index among U.S. children and adolescents, 1999–2010. *The Journal of the American Medical Association, 307*(5), 483–490.

Olshansky, S. J., Passaro, D. J., Hershow, R. C., Laydon, J., Brody, J., Carnes, B. J., et al. (2005). Peering into the future of American longevity. *Discovery Medicine, 5*(26), 130–134.

Otten, J. J., Pitzi-Hellwig, J., & Meyers, L. D. (Ed.). (2006). *Dietary reference intakes, the essential guide to nutrient requirements.* Washington, DC: National Academies Press.

Queen Samour, P., & King, K. (2012). *Pediatric nutrition* (4th ed.). Sudbury, MA: Jones & Bartlett Learning, LLC.

Quets, G., & Spota, A. (2011). *NYC Hunger experience: Sacrifice and support.* New York: Food Bank for New York City.

Reedy, J., Krebs-Smith, S. M., & Bosire, C. (2010). Evaluating the food environment: Application of the healthy eating index-2005. *American Journal of Preventive Medicine, 38*(5), 465–471.

Schneeman, B., Trumbo, P., Ellwood, K., & Satchell, F. (2006). The regulatory process to revise nutrient labeling relative to the dietary reference intakes. *The American Journal of Clinical Nutrition, 83*(5), 1228S–1230S.

Schwimmer, J. B., Burwinkle, T. M., & Varni, J. W. (2003). Health-related quality of life of severely obese children and adolescents. *The Journal of the American Medical Association, 289*(14), 1813–1819.

Shine Dyer, J., & Rosenfeld, C. R. (2011). Metabolic imprinting by prenatal and postnatal overnutrition. *Seminars in Reproductive Medicine, 29,* 266–277.

Sloan, E. (2012). What, when, and where America eats. *Food Technology, 66*(1), 21–32.

Southeastern Michigan Dietetic Association. (2004). *SEMDA web site: food pyramid.* Retrieved April 15, 2012, from http://www.semda .org/info/pyramid.asp?ID=15

Spear, B. (2006). The need for family meals. *Journal of the American Dietetic Association, 106*(2), 218–219.

Spruyt, K., & Gozal, D. (2012). A mediation model linking body weight, cognition, and sleep-disordered breathing. *American Journal of Respiratory and Critical Care Medicine, 185*(2), 199–205.

Story, M. (2009). The third school nutrition dietary assessment study: Findings and policy implications for improving the health of U.S. children. *Journal of the American Dietetic Association, 109*(2), S7.

Sweitzer, S. J., Briley, M. E., Roberts-Gray, C., Hoelscher, D. M., Harrist, R. B., Staskel, D. M., et al. (2010). Lunch is in the bag: Increasing fruits, vegetables, and whole grains in sack lunches of preschool-aged children. *Journal of the American Dietetic Association, 110*(7), 1058–1064. doi:10.1016/j.jada.2010.04.010

Sweitzer, S. J., Briley, M. E., & Robert-Grey, C. (2009). Do sack lunches provided by parents meet the nutritional needs of young children who attend child care? *Journal of the American Dietetic Association, 109*(1), 141–144.

University of Washington. (2012). *Childhood obesity FAQs.* Retrieved April 5, 2012, from http:// www.washington.edu/earlychildhood/faqs/ childhood-obesity-faqs

U.S. Department of Agriculture. (2011). *ChooseMyPlate.gov choking hazards.* Retrieved October 30, 2011, from http://www .choosemyplate.gov/preschoolers/FoodSafety/ chokinghazards.html

U.S. Department of Agriculture. (2012). *ChooseMyPlate.gov.* Retrieved April 14, 2012, from http://www.choosemyplate.gov/

U.S. Department of Agriculture, Economic Research Service. (2011). *ERS/USDA briefing room child nutrition programs.* Retrieved March 28, 2012, from http://www.ers.usda.gov/ Briefing/ChildNutrition/

U.S. Department of Agriculture, Food and Nutrition Service. (2012a). *FNS supplemental nutrition assistance program (SNAP).* Retrieved March 23, 2012, from http://www.fns.usda.gov/snap/

U.S. Department of Agriculture, Food and Nutrition Service. (2012b). *Links to state agency approved food lists.* Retrieved March 23, 2012, from http://www.fns.usda.gov/wic/Contacts/ stateagencyfoodlists.htm

U.S. Department of Agriculture, Food and Nutrition Service. (2012c). Nutrition standards in the national school lunch and breakfast programs. *Federal Register, 77*(17).

U.S. Department of Health and Human Services. (2012). *Nutrition and weight status—Healthy People 2020.* Retrieved March 22, 2012, from http://www.healthypeople.gov/2020/ topicsobjectives2020/objectiveslist .aspx?topicId=29

U.S. Department of Health and Human Services, & U.S. Department of Agriculture. (2011). *Dietary guidelines for Americans, 2010.* Retrieved April 10, 2012, from http://www.health.gov/ dietaryguidelines/2010.asp

U.S. Department of Labor U.S. Bureau of Labor Statistics. (2011). *Women in the labor force: A data book (2011 edition).* Retrieved March 16, 2012, from http://www.bls.gov/cps/ wlf-databook2011.htm

U.S. Food and Drug Administration (2011a). Consumer updates: A glimpse at 'gluten-free' food labeling. Retrieved April 9, 2012, from http://www.fda.gov/ForConsumers/ ConsumerUpdates/ucm265212.htm

U.S. Food and Drug Administration. (2011b). *Food labeling guide: Appendix G: Daily values for infants, children less than 4 years of age, and pregnant and lactating women.* Retrieved April 9, 2012, from http://www.fda.gov/Food/ GuidanceComplianceRegulatoryInformation/ GuidanceDocuments/FoodLabelingNutrition/ FoodLabelingGuide/ucm064930.htm

U.S. Food and Drug Administration. (2011c). *Food labeling guide: Claims.* Retrieved April 9, 2012, from http://www.fda.gov/Food/ GuidanceComplianceRegulatoryInformation/ GuidanceDocuments/FoodLabelingNutrition/ FoodLabelingGuide/ucm064908.htm# structfunct

U.S. Food and Drug Administration. (2011d). Food labeling guide: Nutrition labeling; questions L1 through L153. Retrieved April 9, 2012, from http://www.fda.gov/Food/ GuidanceComplianceRegulatoryInformation/ GuidanceDocuments/FoodLabelingNutrition/ FoodLabelingGuide/ucm064904.htm#kidlabel

U.S. Food and Drug Administration. (2011e). Labeling & nutrition: New menu and vending machines labeling requirements. Retrieved March 17, 2012, from http://www.fda.gov/Food/ LabelingNutrition/ucm217762.htm

U.S. Food and Drug Administration. (2012). *How to understand and use the nutrition facts label.* Retrieved April 8, 2012, from http://www .fda.gov/Food/ResourcesForYou/Consumers/ NFLPM/ucm274593.htm

U.S. National Library of Medicine, National Institutes of Health. (2010). *Iron deficiency anemia—children: MedlinePlus medical encyclopedia.* Retrieved March 21, 2012, from http://www .nlm.nih.gov/medlineplus/ency/article/ 007134.htm

U.S. National Library of Medicine, National Institutes of Health. (2012). *Slipped capital femoral epiphysis: MedlinePlus medical encyclopedia.* Retrieved April 4, 2012, from http://www.nlm.nih.gov/medlineplus/ency/ article/000972.htm

Wagner, C. L., Greer, F. R., & the Section on Breastfeeding and Committee on Nutrition. (November 2008). Prevention of rickets and vitamin D deficiency in infants, children, and adolescents. *Pediatrics, 122*(5), 1142–1152.

Wood, Y., & Child and Nutrition Division, Food and Nutrition Service. (2008). *Strategies for creating a healthier school environment.* Retrieved April 19, 2012, from http://www.extension .iastate.edu/NR/rdonlyres/1EF27CB9- 3E0C-4875-A232-47BFDA05E296/76661/ ICNsessionSchoolHealthEnvironment1 .pdf

Ziegler, E. E. (2011). Consumption of cow's milk as a cause of iron deficiency in infants and toddlers. *Nutrition Reviews, 69* (Supplement), S37–S42.

第二章

Abrams, S. A. (2011). Dietary guidelines for calcium and vitamin D: A new era. *Pediatrics, 127*(3), 566–568.

American Academy of Nutrition and Dietetics. (2011). *Pediatric Nutrition Care Manual.* Retrieved May 1, 2012, from http://peds .nutritioncaremanual.org

American Academy of Nutrition and Dietetics. (2012a). *Nutrition Care Manual.* Retrieved May 6, 2012, from http://www.nutritioncaremanual.org

American Academy of Nutrition and Dietetics. (2012b). Use of nutritive and nonnutritive sweeteners. *Journal of the Academy of Nutrition and Dietetics, 112*(5), 739–758.

American Academy of Pediatrics, American Public Health Association, National Resource Center for Health and Safety in Child Care and Early Education. (2011). *Caring for Our Children Third Edition, National Resource Center for Health and Safety in Child Care and Early Education, American Academy of Pediatrics,* Elk Grove Village, IL, 3rd edition.

American Academy of Pediatrics, Hassink, S. (2012). *Low fat diets for babies.* Retrieved May 19, 2012, from http://www.healthychildren.org/ English/ages-stages/baby/feeding-nutrition/ Pages/Low-Fat-Diets-For-Babies.aspx

American Dental Association. (2010). *Baby bottle tooth decay—American Dental Association.* Retrieved April 22, 2012, from http://www.ada .org/3034.aspx

American Dietetic Association. (2008). Position of the American Dietetic Association: Nutrition guidance for healthy children ages 2 to 11 years. *Journal of the American Dietetic Association, 108*(6), 1038–1047.

American Heart Association. (2012a). *About cholesterol.* Retrieved May 10, 2012, from http:// www.heart.org/HEARTORG/Conditions/ Cholesterol/AboutCholesterol/About-Cholesterol_UCM_001220_Article.jsp

American Heart Association. (2012b). *Dietary recommendations for healthy children.* Retrieved May 19, 2012, from http://www.heart.org/ HEARTORG/GettingHealthy/NutritionCenter/ Dietary-Recommendations-for-Healthy-Children_UCM_303886_Article.jsp

Anderson, J., & Young, L. (2012). *Water-soluble vitamins.* Retrieved May 22, 2012, from http:// www.ext.colostate.edu/pubs/foodnut/09312 .html

Ball, J. W., Bindler, R., & Cowen, K. J. (2010). *Child health nursing: Partnering with children and families* (2nd ed.). Upper Saddle River, NJ: Pearson Education, Inc.

Benton, D. (2008). Sucrose and behavioral problems. *Critical Reviews in Food Science and Nutrition, 48*(5), 385–401.

Berg, J. M., Tymoczko, J. L., & Stryer, L. (2008). *Biochemistry* (6th ed.). New York: W. H. Freeman and Company.

Birch, E. E., Carlson, S. E., Hoffman, D. R., Fitzgerald-Gustafson, K. M., Fu, V. L., Drover, J. R., et al. (2010). The DIAMOND (DHA intake and measurement of neural development) study: A double-masked, randomized controlled clinical trial of the maturation of infant visual acuity as a function of the dietary level of docosahexae-noic acid. *American Journal of Clinical Nutrition, 91*(4), 848–859.

California Department of Education. (2011). *Nutri-tion education resource guide–healthy eating & nutrition education.* Retrieved May 26, 2012, from http://www.cde.ca.gov/ls/nu/he/nerg.asp

Campanozzi, A., Boccia, G., Pensabene, L., Panetta, F., Marseglia, A., Strisciuglio, P., et al. (2009). Preva-lence and natural history of gastroesophageal reflux: Pediatric prospective survey. *Pediatrics, 123*(3), 779–783.

Centers for Disease Control and Prevention. (2011). *Q & A's—fact sheets—community water fluoridation—oral health.* Retrieved April 22, 2012, from http://www.cdc.gov/fluoridation/ fact_sheets/cwf_qa.htm#3

Centers for Disease Control and Prevention Division of Oral Health. (2011). *Children's oral health—topics—oral health.* Retrieved April 22, 2012, from http://www.cdc.gov/oralhealth/ topics/child.htm

Davis, N. (2012). Raising HDL not a sure route to countering heart disease. *Broad Institute of MIT and Harvard.* Retrieved May 19, 2012, from http://www.broadinstitute.org/news/4164

Dee, D. L., Sharma, A. J., Cogswell, M. E., Grummer-Strawn, L. M., Fein, S. B., & Scanlon, K. S. (2008). Sources of supplemental iron among breastfed infants during the first year of life. *Pediatrics, 122*(Supplement 2), 98–104.

Drake, V. J. (2011). *Linus Pauling Institute at Oregon State University: Multivitamin/mineral supplements.* Retrieved May 20, 2012, from http://lpi.oregonstate.edu/infocenter/ multivitamin-mineral.html

Goodman, B. E. (2010). Insights into digestion and absorption of major nutrients in humans. *Advances in Physiology Education, 34*(2), 44–53.

Harvard School of Public Health. (2012). *Fats and cholesterol: Out with the bad, in with the good—what should I eat?* Retrieved May 11, 2012, from http://www.hsph.harvard.edu/nutritionsource/ what-should-you-eat/fats-full-story/index .html#fats-and-heart-disease

Higdon, J., & Drake, V. J. (2009). *Micronutrient information center: Phytochemicals.* Retrieved May 25, 2012, from http://lpi.oregonstate.edu/ infocenter/phytochemicals.html

Higdon, J., & Drake, V. J. (2012). *An evidence-based approach to vitamins and minerals* (2nd ed.). New York: Thieme Publishing Group.

Hirsch, G., Edelstein, B., Frosh, M., & Anselmo, T. (2012). A simulation model for designing effective interventions in early childhood caries. *Preventing Chronic Disease.* doi: 9:110219

Holick, M. F., Binkley, N. C., Bischoff-Ferrari, H. A., Gordon, C. M., Hanley, D. A., Heaney, R. P., et al. (2012). Guidelines for preventing and treating vitamin D deficiency and insufficiency revisited. *Journal of Clinical Endocrinology & Metabolism, 97*(4), 1153–1158.

Hurrell, R., & Egli, I. (2010). Iron bioavail-ability and dietary reference values. *The American Journal of Clinical Nutrition, 91*(5), 1461S–1467S.

International Food Information Council. (2009). *Food insight: Sugar alcohols fact sheet.* Retrieved May 1, 2012, from http:// www.foodinsight.org/Resources/Detail .aspx?topic=Sugar_Alcohols_Fact_Sheet

Jensen, M. K., Rimm, E. B., Furtado, J. D., & Sacks, F. M. (2012). Apolipoprotein C-III as a potential modulator of the association between HDL-cholesterol and incident coronary heart disease. *Journal of the American Heart Associa-tion, 1*(2).

Jonnalagadda, S. S., Harnack, L., Hai Liu, R., McKeown, N., Seal, C., Liu, S., et al. (2011). Putting the whole grain puzzle together: Health benefits associated with whole grains—summary of American Society for Nutrition 2010 satellite symposium. *Journal of Nutrition, 141*(5), 1011S–1022S. doi: 10.3945/jn.110.132944

Kleinman, R. K. (Ed.). (2009). *Pediatric nutrition handbook* (6th ed.). United States: American Academy of Pediatrics.

Linus Pauling Institute at Oregon State University. (2012). *Essential fatty acids.* Retrieved May 8, 2012, from http://lpi.oregonstate.edu/infocenter/ othernuts/omega3fa/index.html#activities

Mahan, L., Escott-Stump, S., & Raymond, J. L. (Eds.). (2012). *Krause's food and the nutri-tion care process* (13th ed.). St. Louis: Elsevier Saunders.

Mayo Clinic. (2011). *Cavities/tooth decay: Prevention.* Retrieved April 22, 2012, from http://www.mayoclinic.com/health/cavities/ DS00896/DSECTION=prevention

Mennella, J. A., Ziegler, P., Briefel, R., & Novak, T. (2006). Feeding infants and toddlers study: The types of foods fed to Hispanic infants and toddlers. *Journal of the American Dietetic Asso-ciation, 106*(Supplement 1), 96–106.

Millichap, J. G., & Yee, M. M. (2012). The diet fac-tor in Attention-Deficit/Hyperactivity Disorder. *Pediatrics, 129*(2), 330–337.

National Institute of Diabetes and Digestive and Kidney Diseases, National Institutes of Health. (2008). *National digestive diseases information clearinghouse: Your digestive system and how it works.* Retrieved April 30, 2012, from http:// digestive.niddk.nih.gov/ddiseases/pubs/yrdd/

Oregon Department of Education. (2012). *CACFP memos.* Retrieved May 25, 2012, from http:// www.ode.state.or.us/search/page/?id=3282

Otten, J. J., Pitzi-Hellwig, J., & Meyers, L. D. (Ed.). (2006). *Dietary Reference Intakes, the essential guide to nutrient requirements.* Washington, DC: National Academies Press.

Queen Samour, P., & King, K. (2012). *Pediatric nutrition* (4th ed.). Sudbury, MA: Jones & Bartlett Learning, LLC.

Reed, K. A., Warburton, D., & McKay, H. A. (2007). Determining cardiovascular disease risk in elementary school children: Developing a healthy heart score. *Journal of Sports Science and Medicine, 6*(1), 142.

Reuter-Rice, K., & Bolick, B. (2012). *Pediatric acute care: A guide for interprofessional practice.* Burlington MA: Jones & Bartlett Publishers.

Ridker, P. M. (2012). Hyperlipidemia as an instigator of inflammation: Inaugurating new approaches to vascular prevention. *Journal of the American Heart Association, 1*(1), 3–5.

Roberts, M. W., & Wright, J. T. (2012). Nonnutritive, low caloric substitutes for food sugars: Clinical implications for addressing the incidence of dental caries and overweight/obesity. *International Journal of Dentistry, 2012.*

Rosen, C. J., Abrams, S. A., Aloia, J. F., Brannon, P. M., Clinton, S. K., Durazo-Arvizu, R. A., et al. (2012). IOM committee members respond to endocrine society vitamin D guideline. *The Journal of Clinical Endocrinology and Metabolism, 97*(4), 1146–1152.

Sapone, A., Bai, J., Ciacci, C., Dolinsek, J., Green, P. H., Hadjivassiliou, M., et al. (2012). Spectrum of gluten-related disorders: Consensus on new nomenclature and classification. *BMC Medicine, 10*(1), 13. doi: 10.1186/1741-7015-10-13

Sapone, A., Lammers, K. M., Casolaro, V., Cammarota, M., Giuliano, M. T., De Rosa, M., et al. (2011). Divergence of gut permeability and mucosal immune gene expression in two gluten-associated conditions: Celiac disease a nd gluten sensitivity. *BMC Medicine, 9*(1), 23. doi: 10.1186/1741-7015-9-23

Shills, M., Shike, M., Ross, A., Caballero, B., & Cousins, R. (Eds.). (2006). *Modern nutrition in health and disease* (10th ed.). Baltimore, MD: Lippincott Williams & Wilkins.

Simopoulos, A. P. (2011). Evolutionary aspects of diet: The omega-6/Omega-3 ratio and the brain. *Molecular Neurobiology, 44*(2), 303–315. doi: 10.1007/s12035-010-8162-0

Sizer, F., & Whitney, E. (2011). *Nutrition concepts and controversy* (12th ed.). Belmont CA: Wadsworth Cengage Learning.

Task Force on Sudden Infant Death Syndrome. (2011). SIDS and other sleep-related infant deaths: Expansion of recommendations for a safe infant sleeping environment. *Pediatrics.* doi: 10.1542/peds.2011-2285

University of Maryland School of Medicine. (2012). *Celiac disease FAQ: Celiac research.* Retrieved May 1, 2012, from http://www.celiaccenter.org/faq.asp#symptoms

U.S. Department of Agriculture. (2010). *Conclusion statement: Is intake of sugar-sweetened beverages associated with adiposity in children? (DGAC 2010).* Retrieved May 5, 2012, from http://www.nel.gov/conclusion.cfm?conclusion_statement_id=250242

U.S. Department of Agriculture. (2012). *Choose MyPlate.gov.* Retrieved April 14, 2012, from http://www.choosemyplate.gov/

U.S. Department of Health and Human Services, & U.S. Department of Agriculture. (2011). *Dietary Guidelines for Americans 2010.* Retrieved April 10, 2012, from http://www.health.gov/dietaryguidelines/2010.asp

U.S. Geological Survey. (2012). *Water properties: The water in you.* Retrieved May 25, 2012, from http://ga.water.usgs.gov/edu/propertyyou.html

U.S. Library of Medicine, & National Institute of Health. (2012). *Fat: MedlinePlus medical encyclopedia.* Retrieved May 8, 2012, from http://www.nlm.nih.gov/medlineplus/ency/article/002468.htm

U.S. National Library of Medicine National Institutes of Health. (2011). *Amino acids: MedlinePlus medical encyclopedia.* Retrieved May 6, 2012, from http://www.nlm.nih.gov/medlineplus/ency/article/002222.htm

U.S. National Library of Medicine, National Institutes of Health. (2012). *Small intestine disorders: MedlinePlus.* Retrieved May 30, 2012, from http://www.nlm.nih.gov/medlineplus/smallintestinedisorders.html

Vandenplas, Y., Rudolph, C. D., Di Lorenzo, C., Hassall, E., Liptak, G., Mazur, L., et al. (2009). Pediatric gastroesophageal reflux clinical practice guidelines: Joint recommendations of the North American Society for Pediatric Gastroenterology, Hepatology, and Nutrition (NASPGHAN) and the European Society for Pediatric Gastroenterology, Hepatology, and Nutrition (ESPGHAN). *Journal of Pediatric Gastroenterology and Nutrition, 49*(4), 498–547.

Voight, B. F., Peloso, G. M., Orho-Melander, M., Frikke-Schmidt, R., Barbalic, M., Jensen, M. K., et al. (2012). Plasma HDL cholesterol and risk of myocardial infarction: A Mendelian randomization study. *The Lancet.* doi: 10.1016/S0140-6736(12)60312-2

Weber, C., & Noels, H. (2011). Atherosclerosis: Current pathogenesis and therapeutic options. *Nature Medicine, 17*(11), 1410–1422. doi: 10.1038/nm.2538

World Health Organization. (2012). *Micronutrient deficiencies.* Retrieved May 26, 2012, from http://www.who.int/nutrition/topics/vad/en/

Yang, Y., Lucas, B., & Feucht, S., (Eds.). (2010). *Nutrition interventions for children with special health care needs* (3rd ed.). Olympia, WA: Washington State Department of Health.

第三章

Academy of Nutrition and Dietetics. (2012). *Pediatric Nutrition Care Manual.* Retrieved June 4, 2012, from http://peds.nutritioncaremanual.org

Adler, J., & Dickinson, C. J. (2009). Thickened formula is only moderately effective in the treatment of gastroesophageal reflux in healthy infants. *The Journal of Pediatrics, 154*(5), 774.

Allali, F., El Aichaoui, S., Saoud, B., Maaroufi, H., Abouqal, R., & Hajjaj-Hassouni, N. (2006). The impact of clothing style on bone mineral density among postmenopausal women in Morocco: A case-control study. *BMC Public Health, 6.*

Al-Oballi Kridli, S. (2011). Health beliefs and practices of Muslim women during Ramadan. *American Journal of Maternal/Child Nursing, 36*(4), 216–224.

American Academy of Pediatrics. (2011). *Vitamins for breastfed babies.* Retrieved June 3, 2012, from http://www.healthychildren.org/English/ages-stages/baby/breastfeeding/pages/Vitamins-for-Breastfed-Babies.aspx

American Academy of Pediatrics. (2012). Breast-feeding and the use of human milk. *Pediatrics, 129*(3), e827–e841.

American Academy of Pediatrics. (2012a). *Ages and stages baby 0–12 months: Feeding and nutrition.* Retrieved June 23, 2012, from http://www.healthychildren.org/English/ages-stages/baby/feeding-nutrition/Pages/default.aspx

American Academy of Pediatrics. (2012b). *Ages and stages baby 0–12 months: Feeding and nutrition—water and juice.* Retrieved June 23, 2012, from http://www.healthychildren.org/English/ages-stages/baby/feeding-nutrition/Pages/default.aspx

American Academy of Pediatrics. (2012c). *Health Issues: Botulism.* Retrieved June 14, 2012, from http://www.healthychildren.org/English/healthissues/conditions/infections/Pages/Botulism.aspx

American Academy of Pediatrics. (2012d). *Ages and stages baby 0–12 months feeding and nutrition-Cereal in a bottle: Solid food shortcuts to avoid.* Retrieved June 14, 2012, from http://www.healthychildren.org/English/ages-stages/baby/feeding-nutrition/pages/Cereal-in-a-Bottle-Solid-Food-Shortcuts-to-Avoid.aspx

American Academy of Pediatrics. (2012e). *Childhood nutrition.* Retrieved July 1, 2012, from http://www.healthychildren.org/English/healthy-living/nutrition/Pages/Childhood-Nutrition.aspx

American Academy of Pediatrics. (2012f). Policy statement: Breastfeeding and the use of human milk. *Pediatrics, 129*(3), e827–e841.

American Academy of Pediatrics. (2012g). *Press release: Low-income moms under stress may overfeed infants.* Retrieved June 22, 2012, from http://www.aap.org/en-us/about-the-aap/aap-press-room/Pages/Low-Income-Moms-Under-Stress-May-Overfeed-Infants.aspx

American Academy of Pediatrics, American Public Health Association, and National Resource Center for Health and Safety in Child Care and Early Education. (2011). *Caring for our children: National health and safety performance standards;guidelines for early care and education programs* (3rd ed.). Elk Grove Village, IL: American Academy of Pediatrics.

American Dietetic Association. (2009). Position of the American Dietetic Association: Promoting and supporting breastfeeding. *Journal of the American Dietetic Association, 109*(11), 1926–1942.

Avery, A., Zimmermann, K., Underwood, P. W., & Magnus, J. H. (2009). Confident commitment is a key factor for sustained breastfeeding. *Birth (Berkeley, Calif.), 36*(2), 141–148.

Baker, R. D., Greer, F. R., & The Committee on Nutrition. (2010). Diagnosis and prevention of iron deficiency and iron-deficiency anemia in infants and young children (0–3 years of age). *Pediatrics, 126*(5), 1040–1050.

Berseth, C. L., Mitmesser, S. H., Ziegler, E. E., Marunycz, J. D., & Vanderhoof, J. (2009). Tolerance of a standard intact protein formula versus a partially hydrolyzed formula in healthy, term infants. *Nutrition Journal, 8*, 27.

Bhatia, J., & Greer, F. (2008). Use of soy protein-based formulas in infant feeding. *Pediatrics, 121*(5), 1062–1068.

Black, M. M., & Aboud, F. E. (2011). Responsive feeding is embedded in a theoretical framework of responsive parenting. *The Journal of Nutrition, 141*(3), 490–494.

Blossfied, I., Collins, A., & Delahunty, C. (2007). Texture preferences of 12-month-old infants and the role of early experiences. *Food Quality and Preference, 18*(2), 396.

Butte, N., Cobb, K., Dwyer, J., Graney, L., Heird, W., & Rickard, K. (2004). The start healthy feeding guidelines for infants and toddlers. *Journal of the American Dietetic Association, 104*, 442–454.

California Department of Public Health. (2011). *Welcome to the infant botulism treatment and prevention program.* Retrieved July 1, 2012, from http://www.infantbotulism.org/general/faq.php#

Cattaneo, A., Williams, C., Pallás-Alonso, C. R., Hernández-Aguilar, M. T., Lasarte-Velillas, J. J., Landa-Rivera, L., et al. (2011). ESPGHAN's 2008 recommendation for early introduction of complementary foods: How good is the evidence? *Maternal & Child Nutrition, 7*(4), 335–343.

Centers for Disease Control and Prevention. (2009). *Viral hepatitis: FAQ for the public.* Retrieved June 27, 2012, from http://www.cdc.gov/hepatitis/B/bFAQ.htm

Centers for Disease Control and Prevention. (2010). *Breastfeeding: Frequently asked questions (FAQs)* Retrieved June 3, 2012, from http://www.cdc.gov/breastfeeding/faq/

Centers for Disease Control and Prevention. (2011a). *Breastfeeding Report Card—United States, 2011.* Retrieved June 2, 2012, from http://www.cdc.gov/breastfeeding/data/reportcard.htm

Centers for Disease Control and Prevention. (2011b). *Breastfeeding: Data: Breastfeeding among U.S. children born 2000–2008, CDC national immunization survey.* Retrieved June 1, 2012, from http://www.cdc.gov/breastfeeding/data/NIS_data/index.htm

The Children's Hospital at Westmead. (2003). *Oral hypersensitivity.* Retrieved June 25, 2012, from http://www.chw.edu.au/rehab/brain_injury/information_sheets/swallowing/oral_hypersensitivity.htm

Corbet, S. J., & Poon, C. C. (2008). Toxic levels of mercury in Chinese infants eating fish congee. *The Medical Journal of Australia, 88*(1), 59–60.

Coulthard, H., Harris, G., & Emmett, P. (2009). Delayed introduction of lumpy foods to children during the complementary feeding period affects child's food acceptance and feeding at 7 years of age. *Maternal & Child Nutrition, 5*(1), 75–85.

Dattilo, A. M., Birch, L., Krebs, N. F., Lake, A., Taveras, E. M., & Saavedra, J. M. (2012). Need for early interventions in the prevention of pediatric overweight: A review and upcoming directions. *Journal of Obesity, 2012,* 123023. doi:10.1155/2012/123023

Dee, D. L., Li, R., Lee, L., & Grummer-Strawn, L. M. (February 2007). Associations between breastfeeding practices and young children's language and motor skill development. *Pediatrics, 119*(Supplement 1), S92–S98.

Dellwo Houghton, M., & Graybeal, T. E. (2001). Breast-feeding practices of Native American mothers participating in WIC. *Journal of the American Dietetic Association, 101*(2), 245–247.

Diamant, A. (2005). *The new Jewish baby book: Names, ceremonies, & customs—A guide for today's families* (2nd ed.). Woodstock, Vermont: Jewish Lights Publishing.

Division of Communicable Disease Control, California Department of Public Health. (2010). *Infant botulism treatment and prevention program.* Retrieved June 12, 2012, from http://www.infantbotulism.org/

Division of Communicable Disease Control, Center for Infectious Diseases, California Department of Public Health. (2011). *Epidemiological summaries of selected general communicable disease in California 2001–2008.* Retrieved June 12, 2012, from http://www.cdph.ca.gov/programs/sss/Documents/Epi-Summaries-CA-2001-2008-083111.pdf

Eidelman, A. I., Schandler, R. J., & American Academy of Pediatrics. (2012). Executive summary: Breastfeeding and the use of human milk. *Pediatrics, 129*(2), 600–603.

Eisner, T. (2011). *Necrotizing enterocolitis: Medline Plus medical encyclopedia.* Retrieved May 31, 2012, from http://www.nlm.nih.gov/medlineplus/ency/article/001148.htm

Food and Drug Administration. (2011). *Infant formula.* Retrieved June 5, 2012, from http://www.fda.gov/food/foodsafety/product-specificinformation/infantformula/default.htm

Gaur, A. H., Dominguez, K. L., Kalish, M. L., Rivera-Hernandez, D., Donohoe, M., Brooks, J. T., et al. (2009). Practice of feeding premasticated food to infants: A potential risk factor for HIV transmission. *Pediatrics, 124*(2), 658–666.

Geraghty, S. R., Khoury, J. C., Morrow, A. L., & Lanphea, B. P. (2008). Reporting individual test results of environmental chemicals in breastmilk: Potential for premature weaning. *Breastfeeding Medicine, 3*(4), 207–213.

Gill, S. L. (2009). Breastfeeding by Hispanic women. *Journal of Obstetric, Gynecologic, and Neonatal Nursing, 38*(2), 244–252.

Grummer-Strawn, L. M., Scanlon, K. S., & Fein, S. B. (2008). Infant feeding and feeding transitions during the first year of life. *Pediatrics, 122*(2), S36.

Guxens, M., Mendez, M. A., Molto-Puigmarti, C., Julvez, J., Garcia-Esteban, R., Forns, J., et al. (2011). Breastfeeding, long-chain polyunsaturated fatty acids in colostrum, and infant mental development. *Pediatrics, 128*(4), e880–889. doi:10.1542/peds.2010-1633

Haggerty, L. L. (2011). Maternal supplementation for prevention and treatment of vitamin D deficiency in exclusively breastfed infants. *Breastfeeding Medicine, 6*(3), 137–144.

Heinig, M. J., Follett, J. R., Ishii, K. D., Kavanagh-Prochaska, K., Cohen, R., & Panchula, J. (2006). Barriers to compliance with infant-feeding recommendations among low-income women. *Journal of Human Lactation, 22*(1), 27–38.

Horodynska, M. A., Calcaterab, M., & Carpenter, A. (2012). Infant feeding practices: Perceptions of Native American mothers and health paraprofessionals. *Health Education Journal, 71*(3), 327–339.

Huh, S. Y., Rifas-Shiman, S. L., Taveras, E. M., Oken, E., & Gillman, M. W. (2011). Timing of solid food introduction and risk of obesity in preschool-aged children *Pediatrics, 127*(3), e544–551.

Hurley, K. M., & Black, M. M. (2011). Introduction to a supplement on responsive feeding: Promoting healthy growth and development for infants and toddlers. *The Journal of Nutrition, 141*(3), 489.

Hurley, K. M., Cross, M. B., & Hughes, S. O. (2011). A systematic review of responsive feeding and child obesity in high-income countries. *The Journal of Nutrition,* doi:10.3945/jn.110.130047

Irani, C., Germanos, M., Kazma, H., & Merhej, V. (2006). Food allergy in Lebanon: Is sesame the "Middle Eastern" peanut? *The Journal of Allergy and Clinical Immunology, 117*(2), S38.

Isaacs, E. B., Fischl, B. R., Quinn, B. T., Chong, W. K., Gadian, D. G., & Lucas, A. (2010). Impact of breast milk on IQ, brain size and white matter development. *Pediatric Research, 67*(4), 357–362. doi:10.1203/PDR.0b013e3181d026da

Katz, S. H. (Ed.). (2003). *Baby food: Encyclopedia of food & culture.* New York: Charles Scribner's Sons.

Kittler, P. G., Sucher, K., & Nelms, M. (2012). *Food and culture* (6th ed.). Belmont, CA: Wadsworth Publishing.

Kleinman, R. K. (Ed.). (2009). *Pediatric nutrition handbook* (6th ed.). Elk Grove Village, IL: American Academy of Pediatrics.

Koletzko, B., von Kries, R., Monasterolo, R. C., Subías, J. E., Scaglioni, S., Giovannini, M., et al. (2009). Can infant feeding choices modulate later obesity risk? *The American Journal of Clinical Nutrition, 89*(5), 1502S–1508S.

Kramer M. S., Aboud, F., Mironova, E., Vanilovich, I., Platt, R. W., Matush, L., et al. (2008). Breastfeeding and child cognitive development: New evidence from a large randomized trial. *Archives of General Psychiatry, 65*(5), 578–584.

Li, M., Bauer, L. L., Chen, X., Wang, M., Kuhlenschmidt, T. B., Kuhlenschmidt, M. S., et al. (2012). Microbial composition and in vitro fermentation patterns of human milk oligosaccharides and prebiotics differ between formula-fed and sow-reared piglets. *The Journal of Nutrition, 142*(4), 681–689.

Lozoff, B. (2011). Early iron deficiency has brain and behavior effects consistent with dopaminergic dysfunction. *The Journal of Nutrition, 141*(4), 740S–746S.

Mahan, L., Escott-Stump, S., & Raymond, J. L. (Eds.). (2012). *Krause's food and the nutrition care process* (13th ed.). St. Louis: Elsevier Saunders.

Mayo Clinic. (2011). *Infant choking: How to keep your baby safe*. Retrieved July 2, 2012, from http://www.mayoclinic.com/health/infant-choking/MY01224/

McDowell, M. M., Wang, C., & Kennedy-Stephenson, J. (2008). Breastfeeding in the United States: Findings from the national health and nutrition examination survey, 1999–2006. *NCHS Data Brief, 2009*(No.5).

Mennella, J. A., Jagnow, C. P., & Beauchamp, G. K. (2001). Prenatal and postnatal flavor learning by human infants. *Pediatrics, 107*(6), e88.

Mennella, J. A., Lukasewycz, L. D., Castor, S. M., & Beauchamp, G. K. (2011). The timing and duration of a sensitive period in human flavor learning: A randomized trial. *The American Journal of Clinical Nutrition, 93*(5), 1019–1024.

Mennella, J. A., Ziegler, P., Briefel, R., & Novak, T. (2006). Feeding infants and toddlers study: The types of foods fed to Hispanic infants and toddlers *Journal of the American Dietetic Association, 106*(1 Suppl 1), S96–106.

National Association for the Education of Young Children. (2012). *Academy for early childhood program accreditation: Standard 5: NAEYC accreditation criteria for health standard*. Retrieved June 2, 2012, from http://www.naeyc.org/files/academy/file/AllCriteriaDocument.pdf

National Institute of Dental and Craniofacial Research, & National Institute of Health. (2011). *A healthy mouth for your baby*. Retrieved June 11, 2012, from http://www.nidcr.nih.gov/OralHealth/Topics/ToothDecay/AHealthyMouthforYourBaby.htm

National Resource Center for Health and Safety in Child Care and Early Education, University of Colorado Denver. (2011). *National resource center for health and safety in child care and early education: Achieving a state of healthy weight: A national assessment of obesity prevention terminology in child care regulations 2010*. Aurora, CO. Retrieved June 2, 2012, from http://nrckids.org/regulations_report_2010.pdf

Nemours. (2012). *Formula feeding FAQs: Starting solids and milk*. Retrieved June 12, 2012, from http://kidshealth.org/parent/pregnancy_newborn/formulafeed/formulafeed_solids.html

Ogbuanu, C., Glover, S., Probst, J., Liu, J., & Hussey, J. (2011). The effect of maternity leave length and time of return to work on breastfeeding. *Pediatrics, 127*(6), e1414–e1427.

Oregon Department of Education. (2009). *USDA child and adult care food program child care center manual*. Salem, Oregon.

Pak-Gorstein, S., Haq, A., & Graham, E. A. (2009). Cultural influences on infant feeding practices. *Pediatrics in Review, 30*(3), e11–21.

Perneczky, R., Wagenpfeil, S., Lunetta, K. L., Cupples, L. A., Green, R. C., DeCarli, C., et al. (2010). Head circumference, atrophy, and cognition: Implications for brain reserve in Alzheimer disease. *Neurology, 75*(2), 137–142. doi:10.1212/WNL.0b013e3181e7ca97

Phelan, S., Hart, C., Phipps, M., Abrams, B., Schaffner, A., Adams, A., et al. (2011). Maternal behaviors during pregnancy impact offspring obesity risk. *Experimental Diabetes Research, 2011*, 985139. doi:10.1155/2011/985139

Przyrembel, H. (2012). Timing of introduction of complementary food: Short- and long-term health consequences. *Annals of Nutrition and Metabolism, 60*(Supplement 2), 8–20.

Queen Samour, P., & King, K. (2012). *Pediatric nutrition* (4th ed.). Sudbury, MA: Jones & Bartlett Learning, LLC.

Rajendran, A. (2011). *Annaprashana in Bengali culture – rice eating ceremony*. Retrieved June 25, 2012, from http://www.hindu-blog.com/2010/05/annaprashana-in-bengali-culture-rice.html

Ramachandran, A. (2004). *Congee: Asia's comfort food: Things Asian*. Retrieved 7/31/2009, from http://www.thingsasian.com/stories-photos/2953

Retnakaran, R., Ye, C., Hanley, A. J. G., Connelly, P. W., Sermer, M., Zinman, B., et al. (2012). Effect of maternal weight, adipokines, glucose intolerance and lipids on infant birth weight among women without gestational diabetes mellitus. *Canadian Medical Association Journal*, doi:10.1111/j.1463-1326.2012.01607

Roed, C., Skovby, F., & Lund, A. M. (2009). Severe vitamin B12 deficiency in infants breast fed by vegans [Abstract]. *Ugeskr Laeger, 171*(43), 3099–3101.

Shaikh, U., & Ahmed, O. (2006). Islam and infant feeding. *Breastfeeding Medicine, 1*(3), 164.

Sinclair, D., & Dangerfield, S. D. (1998). *Human growth after birth* (6th ed.). Oxford: Oxford University Press.

Sparks, P. J. (2011). Racial/Ethnic differences in breastfeeding duration among WIC-eligible families. *Women's Health Issues, 21*(5), 374–382.

United States Breastfeeding Committee. (2011). *Workplace support in federal law: Breastfeeding Promotion Act 2011*. Retrieved June 3, 2012, from http://www.usbreastfeeding.org/Employment/WorkplaceSupport/WorkplaceSupportinFederalLaw/tabid/175/Default.aspx

U.S. Department of Agriculture. (2009). *Infant nutrition and feeding: A guide for use in the WIC and CSF programs*. Retrieved February 16, 2012, from http://www.nal.usda.gov/wicworks/Topics/FG/CompleteIFG.pdf

U.S. Department of Agriculture, Food and Nutrition Service. (2000). *Issues related to feeding infants in the CACFP*. Retrieved May 31, 2012, from http://www.fns.usda.gov/cnd/Care/Regs-Policy/InfantMeals/2000-04-20.htm

U.S. Department of Agriculture, Food and Nutrition Service. (2012a). *Interim rule—revisions to the WIC food packages*. Retrieved June 17, 2012, from http://www.fns.usda.gov/wic/regspublished/foodpackages-interimrule.htm

U.S. Department of Agriculture, Food and Nutrition Service. (2012b). *WIC food package regulatory requirements* Retrieved June 23, 2012, from http://www.fns.usda.gov/wic/benefitsandservices/foodpkgregs.htm#INFANT_FOOD_FRUITS_and_VEGETABLES

U.S. Department of Health and Human Services. (2012). *Affordable care act rules on expanding access to preventive services for women*. Retrieved June 30, 2012, from http://www.healthcare.gov/news/factsheets/2011/08/womensprevention08012011a.html

University of Illinois College of Agricultural, Consumer and Environmental Sciences. (2012). *New infant formula ingredients boost babies' immunity by feeding their gut bacteria*. Retrieved May 31, 2012, from http://nutrsci.illinois.edu/content/new-infant-formula-ingredients-boost-babies-immunity-feeding-their-gut-bacteria

World Health Organization. (2010). *Infant and Young Child Feeding Fact Sheet*. Retrieved July 2, 2012, from http://www.who.int/mediacentre/news/statements/2011/breastfeeding_20110115/en/index.html

World Health Organization. (2011). *Exclusive breastfeeding for six months best for babies everywhere*. Retrieved June 17, 2012, from http://www.who.int/mediacentre/news/statements/2011/breastfeeding_20110115/en/index.html

World Health Organization, & UNICEF. (2003). *Global strategy for infant and young child feeding*. Geneva, Switzerland: World Health Organization.

Worobey, J., Lopez, M. I., & Hoffman, D. J. (2009). Maternal behavior and infant weight gain in the first year. *Journal of Nutrition Education and Behavior, 41*(3), 169–175.

Wright, A. L., & Schanler, R. J. (2001). The resurgence of breastfeeding at the end of the second millennium. *The Journal of Nutrition, 131*(2), 421S–425S.

Yang Y., Lucas B., & Feucht S. (Ed.). (2010). *Nutrition interventions for children with special health care needs* (3rd ed.). Olympia, WA: Washington State Department of Health.

第四章

Academy of Nutrition and Dietetics. (2012). *Pediatric nutrition care manual*. Retrieved June 4, 2012, from http://peds.nutritioncaremanual.org

American Academy of Family Physicians. (2012). *Breastfeeding, family physicians supporting (position paper)*. Retrieved July 3, 2012, from http://www.aafp.org/online/en/home/policy/policies/b/breastfeedingpositionpaper.html

American Academy of Pediatrics. (2012). *Health issues-eating disorders*. Retrieved July 29, 2012, from http://www.healthychildren.org/English/health-issues/conditions/emotional-problems/pages/Eating-Disorders.aspx

American Dietetic Association. (2011). Position of the American Dietetic Association: Benchmarks for nutrition in child care. *Journal of the American Dietetic Association, 111*(4), 607–615.

American Dietetic Association and the American Dietetic Association Foundation. (2011). The state of family nutrition and physical activity: Are we making progress. *Journal of the American Dietetic Association, 111*(4), F1–F30.

Anderson, S. E., & Whitaker, R. C. (2009). Prevalence of obesity among U.S. preschool children in different racial and ethnic groups. *Archives of Pediatrics Adolescent Medicine, 163*(4), 344–348.

Ball, S. C., Benjamin, S. E., & Ward, D. S. (2008). Dietary intakes in North Carolina child-care centers: Are children meeting current recommendations? *Journal of the American Dietetic Association, 108*(4), 718–721.

Benjamin Neelon, S. E., Vaughn, A., Ball, S. C., McWilliams, C., & Ward, D. S. (2012). Nutrition practices and mealtime environments of North Carolina child care centers. *Childhood Obesity, 8*(3), 216–223.

Benton, D., & Jarvis, M. (2007). The role of breakfast and a mid-morning snack on the ability of children to concentrate at school. *Physiology & Behavior, 90*(2–3), 382–385.

Birch, L. L., Fisher, J. O., & Davison, K. K. (2003). Learning to overeat: Maternal use of restrictive feeding practices promotes girls' eating in the absence of hunger. *The American Journal of Clinical Nutrition, 78*(2), 215–220.

Brotanek, J. M., Schroer, D., Valentyn, L., Tomany-Korman, S., & Flores, G. (2009). Reasons for prolonged bottle-feeding and iron deficiency among Mexican-American toddlers: An ethnographic study. *Academic Pediatrics, 9*(1), 17–25.

Burger, K. S., Fisher, J. O., & Johnson, S. L. (2011). Mechanisms behind the portion size effect: Visibility and bite size. *Obesity, 19*(3), 546–551. doi:10.1038/oby.2010.233

Butte, N. F., Fox, M. K., Briefel, R., R., Siega-Riz, A. M., Dwyer, J. T., Deming, D. M., et al. (2010). Nutrient intakes of U.S. infants, toddlers, and preschoolers meet or exceed dietary reference intakes. *Journal of the American Dietetic Association, 110*(12, Supplement), S27–S37.

Centers for Disease Control and Prevention. (2012). *Nutrition-facts—adolescent and school health.* Retrieved July 26, 2012, from http://www.cdc.gov/healthyyouth/nutrition/facts.htm

Chefs Move to Schools. (2012). *Chefs move to schools.* Retrieved July 28, 2012, from http://www.chefsmovetoschools.org/

Committee to Review Child and Adult Care Food Program Meal Requirements, & Institute of Medicine. (2011). In S. P. Murphy, A. L. Yaktine, C. W Suitor, & S. Moats, *Child and Adult Care Food Program: Aligning dietary guidance for all.* Washington DC: National Academies Press.

Cooke, L. J., Haworth, C., & Wardle, J. (2007). Genetic and environmental influences on children's food neophobia. *American Journal of Clinical Nutrition, 86*(2), 428–433.

Coppinger, T., Jeanes, Y. M., Hardwick, J., & Reeves, S. (2012). Body mass, frequency of eating and breakfast consumption in 9–13-year-olds. *Journal of Human Nutrition and Dietetics, 25*(1), 43–49.

Davis, A. M., Cocjin, J., Mousa, H., & Hyman, P. (2010). Empirically supported treatments for feeding difficulties in young children. *Current Gastroenterology Reports, 12*(3), 189–194.

Deshmukh-Taskar, P. R., Nicklas, T. A., O'Neil, C. E., Keast, D. R., Radcliffe, J. D., & Cho, S. (2010). The relationship of breakfast skipping and type of breakfast consumption with nutrient intake and weight status in children and adolescents: The national health and nutrition examination survey 1999–2006. *Journal of the American Dietetic Association, 110*(6), 869–878. doi:10.1016/j.jada.2010.03.023

Dwyer, J. T., Butte, N. F., Deming, D. M., Siega-Riz, A. M., & Reidy, K. C. (2010). Feeding infants and toddlers study 2008: Progress, continuing concerns, and implications. *Journal of the American Dietetic Association, 110*(12 (Supplement)), S60–S67.

Erinosho, T. O., Hales, D. P., McWilliams, C. P., Emunah, J., & Ward, D. S. (2012). Nutrition policies at child-care centers and impact on role modeling of healthy eating behaviors of caregivers. *Journal of the Academy of Nutrition and Dietetics, 112*(1), 119–124. doi:10.1016/j.jada.2011.08.048

Field, A. E., Javaras, K. M., Aneja, P., Kitos, N., Camargo, C. A., Jr., Taylor, C. B., et al. (2008). Family, peer, and media predictors of becoming eating disordered. *Archives of Pediatrics & Adolescent Medicine, 162*(6), 574–579.

Fishel, A. (2010). *The power of table talk.* Retrieved July 23, 2012, from http://thefamilydinnerproject.org/the-power-of-table-talk/

Fisher, J. O., Liu, Y., Birch, L. L., & Rolls, B. J. (2007). Effects of portion size and energy density on young children's intake at a meal. *American Journal of Clinical Nutrition, 86*(1), 174–179.

Food Research & Action Center. (2010). *School breakfast program.* Retrieved July 26, 2012, from http://www.frac.org/html/federal_food_programs/programs/sbp.html

Fox, M., Devaney, B., Reidy, K., Razafindrakoto, C., & Ziegler, P. (2006). Relationship between portion size and energy intake among infants and toddlers: Evidence of self-regulation. *The Journal of American Dietetic Association, 106* (1 Suppl 1), S77–S83.

Frankel, L. A., Hughes, S. O., O'Connor, T. M., Power, T. G., Fisher, J. O., & Hazen, N. L. (2012). Parental influences on children's self-regulation of energy intake: Insights from developmental literature on emotion regulation. *Journal of Obesity, 2012.* doi:10.1155/2012/327259

Harding, C., Faiman, A., & Wright, J. (2010). Evaluation of an intensive desensitization, oral tolerance therapy and hunger provocation program for children who have had prolonged periods of tube feeds. *International Journal of Evidence Based Health Care, 8*(4), 268–276.

Hayes, J. E., Wallace, M. R., Knopik, V. S., Herbstman, D. M., Bartoshuk, L. M., & Duffy, V. B. (2011). Allelic variation in TAS2R bitter receptor genes associates with variation in sensations from and ingestive behaviors toward common bitter beverages in adults. *Chemical Senses, 36*(3), 311–319.

Huber, D. (2009). Making a difference in early childhood obesity. *Child Care Exchange.*

Ishige, R. (2012). *The dietary culture of Asia.* Retrieved July 16, 2012, from http://asiasociety.org/print/1646

Johnson, L., van Jaarsveld, C. H. M., & Wardle, J. (2011). Individual and family environment correlates differ for consumption of core and non-core foods in children. *British Journal of Nutrition, 105*(6), 950–959.

Johnson-Askew, W. L., Gordon, L., & Sockalingam, S. (2011). Practice paper of the American Dietetic Association: Addressing racial and ethnic health disparities. *Journal of the American Dietetic Association, 111*(3), 446–456. doi:10.1016/j.jada.2011.01.024

Kleinman, R. K. (Ed.). (2009). *Pediatric nutrition handbook* (6th ed.). United States: American Academy of Pediatrics.

Knaapila, A., Silventoinen, K., Broms, U., Rose, R. J., Perola, M., & Kaprioand, J. T. (2011). Food neophobia in young adults: Genetic architecture and relation to personality, pleasantness and use frequency of foods, and body mass index—A twin study. *Behavior Genetics, 2012*(7/7/2012), 512–521.

Knaapila, A., Tuorila, H., Silventoinen, K., Keskitalo, K., Kallela, M., Wessman, M., et al. (2007). Food neophobia shows heritable variation in humans. *Physiology & Behavior, 91*(5), 573–578.

Let's Move. (2010). *Let's move!* Retrieved July 28, 2012, from http://www.letsmove.gov/

Luitel, A. (2006). Food and eating customs differ around the world. *Silver International Newspaper,* retrieved July 23, 2012, from http://silverinternational.mbhs.edu/v202/V20.2.05a.eatingcustoms.html

Mahan, L., Escott-Stump, S., & Raymond, J. L. (Eds.). (2012). *Krause's food and the nutrition care process* (13th ed.). St. Louis, MO: Elsevier Saunders.

Maritz, J. (2011). *Parmalat pushing into Africa; powdered milk remains a challenge.* Retrieved July 16, 2012, from http://www.howwemadeitinafrica.com/parmalat-pushing-into-africa-powdered-milk-remains-a-challenge/8475/

Martinez, J. M., & Shelnutt, K. P. (2010). *FCS8902/FY1154: Raising healthy children: The role of snacking.* Retrieved July 26, 2012, from http://edis.ifas.ufl.edu/fy1154

McConahy, K., Smiciklas-Wright, H., Mitchell, D., & Picciano, M. (2004). Portion size of common foods predicts energy intake among preschool-aged children. *Journal of the American Dietetic Association, 104*(6), 975–979.

Monneuse, M., Hladik, C. M., Simmen, B., & Pasquet, P. (2011). Changes in food neophobia and food preferences during a weight reduction session: Influence of taste acuity on the individual trajectory. In V. R. Preedy, R. R. Watson, & C. R. Martin (Eds.), *Handbook of behavior, food and nutrition* (chapter 111). New York: Springer.

Montana Team Nutrition Program. (2009). *Challenges, benefits and essential factors for success in implementing a recess before lunch schedules in Montana elementary schools.* Retrieved July 27,

2012, from http://www.opi.mt.gov/pdf/ SchoolFood/RBL/08RBLSurveySumRpt.pdf

Muthayya, S., Thomas, T., Srinivasan, K., Rao, K., Kurpad, A. V., van Klinken, J. W., et al. (2007). Consumption of a mid-morning snack improves memory but not attention in school children. *Physiology & Behavior, 90*(1), 142–150.

National Association for the Education of Young Children. (2012). *Academy for early childhood program accreditation: Standard 5: NAEYC accreditation criteria for health standard.* Retrieved June 2, 2012, from http://www.naeyc.org/files/ academy/file/AllCriteriaDocument.pdf

National Food Service Management Institute. (2012). *New meal pattern.* Retrieved July 27, 2012, from http://nfsmi.org/ResourceOverview .aspx?ID=425

Nova. (2009). *The science of picky eaters.* Retrieved July 6, 2012, from http://www.pbs.org/wgbh/ nova/body/science-picky-eaters.html

Ochs, E. S., & Shohet, M. (2006). The cultural structuring of mealtime socialization. *New Directions for Child and Adolescent Development, 111,* 35–49.

O'Connell, M. L., Henderson, K. E., Luedicke, J., & Schwartz, M. B. (2012). Repeated exposure in a natural setting: A preschool intervention to increase vegetable consumption. *Journal of the Academy of Nutrition and Dietetics, 112*(2), 230–234. doi:10.1016/j.jada.2011.10.003

Oregon Department of Education. (2009). *USDA child and adult care food program child care center manual.* Salem, Oregon.

Orlet Fisher, J., Rolls, B. J., & Birch, L. L. (2003). Children's bite size and intake of an entree are greater with large portions than with age-appropriate or self-selected portions. *The American Journal of Clinical Nutrition, 77*(5), 1164–1170.

Piernas, C., & Popkin, B. M. (2011). Increased portion sizes from energy-dense foods affect total energy intake at eating occasions in US children and adolescents: Patterns and trends by age group and sociodemographic characteristics, 1977–2006. *The American Journal of Clinical Nutrition, 94*(5), 1324–1332.

Pinhas, L., Morris, A., Crosby, R. D., & Katzman, D. K. (2011). Incidence and age-specific presentation of restrictive eating disorders in children: A Canadian paediatric surveillance program study. *Archives of Pediatrics & Adolescent Medicine, 165*(10), 895–899.

Queen Samour, P., & King, K. (2012). *Pediatric nutrition* (4th ed.). Sudbury, MA: Jones & Bartlett Learning, LLC.

Rainville. A. Wolf, K. N., & Carr, D. H. (2006). Recess placement prior to lunch in elementary schools: What are the barriers? *Journal of Child Nutrition & Management—School Nutrition Association, 30*(2).

Rampersaud, G. C. (2009). Benefits of breakfast for children and adolescents: Update and recommendations for practitioners. *American Journal of Lifestyle Medicine, 3*(2), 86.

Rampersaud, G. C., Pereira, M. A., Girard, B. L., Adams, J., & Metzl, J. D. (2005). Breakfast habits, nutritional status, body weight, and academic performance in children and adolescents. *Journal of the American Dietetic Association, 105*(5), 743.

Ramsay, S. A., Branen, L. J., Fletcher, J., Price, E., Johnson, S. L., & Sigman-Grant, M. (2010). "Are you done?" child care providers' verbal communication at mealtimes that reinforce or hinder children's internal cues of hunger and satiation. *Journal of Nutrition Education and Behavior, 42*(4), 265–270.

Ritchie, L. D., Boyle, M., Chandran, K., Spector, P., Whaley, S. E., James, P., et al. (2012). Participation in the child and adult care food program is associated with more nutritious foods and beverages in child care. *Childhood Obesity, 8*(3), 224–229.

Rolls, B., Engell, D., & Birch, L. (2000). Serving portion size influences 5-year-old but not 3-year-old children's food intakes. *The Journal of the American Dietetic Association, 100*(2), 232–234.

Satter, E. (2008). *Secrets of feeding a healthy family-how to raise good eaters, how to cook* (2nd ed.). Madison: Kelsey Press.

Satter, E. (2012a). *The picky eater.* Retrieved July 7, 2012, from http://www.ellynsatter.com/the-picky-eater-i-43.html

Satter, E. (2012b). *3 to 5 years: Feeding your preschooler.* Retrieved July 24, 2012, from http:// www.ellynsatter.com/to-years-feeding-your-preschooler-i-32.html

Satter, E. (2012c). *Children know how much they need to eat.* Retrieved July 24, 2012, from http:// www.ellynsatter.com/children-know-how-much-they-need-to-eat-i-36.html

Schwartz, C., Issanchou, S., & Nicklaus, S. (2009). Developmental changes in the acceptance of the five basic tastes in the first year of life. *The British Journal of Nutrition, 102*(9), 1375–1385.

Snow, C. E., & Beals, D. E. (2006). Mealtime talk that supports literacy development. *New Directions for Child and Adolescent Development,* (111), 51–66.

Stein, M. T., Boies, E. G., & Snyder, D. M. (2004). Parental concerns about extended breastfeeding in a toddler. *Pediatrics, 114*(5), 1506–1509.

Sustainable Schools Project. (2012). *Sustainable schools project.* Retrieved July 30, 2012, from http://www.sustainableschoolsproject.org/

Tan, C. C., & Holub, S. C. (2011). Children's self-regulation in eating: associations with inhibitory control and parents' feeding behavior. *Journal of Pediatric Psychology, 36*(3), 340–345.

U.S. Department of Agriculture. (2012a). *ChooseMyPlate.gov.* Retrieved April 14, 2012, from http://www.choosemyplate.gov/

U.S. Department of Agriculture. (2012b). *Getting started with MyPlate.* Retrieved July 28, 2012, from http://www.cnpp.usda.gov/Publications/ MyPlate/GettingStartedWithMyPlate.pdf

U.S. Department of Agriculture Food and Nutrition Service. (2011a). (CACFP Memo No. 21-2011 revised). Retrieved July 28, 2012, from http://www.fns.usda.gov/cnd/care/regs-policy/ policymemo/2011/CACFP-21-2011.pdf

U.S. Department of Agriculture, Food and Nutrition Service. (2011b). *Child and Adult Care Food Program.* Retrieved September 12, 2011, from http://www.fns.usda.gov/cnd/care/ cacfp/aboutcacfp.htm

U.S. Department of Agriculture Food and Nutrition Service. (2012). *Summer food service program.* Retrieved July 28, 2012, from http://www .fns.usda.gov/cnd/summer/sponsors/waiver .html

U.S. Department of Agriculture Food and Nutrition Service. (2012a). *Healthier US school challenge.* Retrieved July 28, 2012, from http:// www.fns.usda.gov/tn/HealthierUS/index .html

U.S. Department of Agriculture Food and Nutrition Service. (2012b). *Team nutrition homepage.* Retrieved July 28, 2012, from http:// www.fns.usda.gov/tn/

U.S. Department of Health and Human Services, U.S. Department of Agriculture. (2011). *Dietary Guidelines for Americans, 2010.* Retrieved April 10, 2012, from http://www.health.gov/ dietaryguidelines/2010.asp

U.S. Food and Drug Administration. (2012a). *Final rule: Nutrition standards in the national school lunch and school breakfast programs* Retrieved July 26, 2012, from http://www.fns.usda.gov/ cnd/Governance/Legislation/nutrition standards.htm

U.S. Food and Drug Administration. (2012b). *Healthy Hunger-Free Kids Act.* Retrieved July 26, 2012, from http://www.fns.usda.gov/cnd/ Governance/Legislation/CNR_2010.htm

U.S. Food and Drug Administration. (2012c). *Healthy meals resource system.* Retrieved July 26, 2012, from http://healthymeals.nal.usda.gov/

U.S. Food and Drug Administration. (2012d). *School breakfast program.* Retrieved July 26, 2012, from http://www.fns.usda.gov/cnd/ breakfast/

U.S. Food and Drug Administration Food and Nutrition Service. (2009). *WICworks sharing gallery—overview of the new food packages.* Retrieved July 8, 2012, from http://www.nal.usda.gov/ wicworks/Sharing_Center/CO/Overview.pdf

U.S. Food and Drug Administration Food and Nutrition Service. (2011). *Local school wellness policy.* Retrieved July 29, 2012, from http://www .fns.usda.gov/tn/healthy/wellnesspolicy.html

U.S. Food and Drug Administration Food and Nutrition Service. (2012). *USDA farm to school.* Retrieved July 28, 2012, from http://www.fns .usda.gov/cnd/F2S/Default.htm

Van Horn, L. (2012). Socioeconomic, ethnic, cultural, and other influences on eating behavior: Complex considerations. *Journal of the Academy of Nutrition and Dietetics, 112*(5), 598–598. doi:10.1016/j.jand.2012.04.003

Zero to Three. (n.d.). *It's too mushy! It's too spicy! The peas are touching the chicken! (or, how to handle your picky eater).* Retrieved July 5, 2012, from http://www.zerotothree.org/site/ PageServer?pagename=ter_key_health_picky

Zuercher, J. L., & Kranz, S. (2012). Toddlers and preschoolers consume more dietary fiber when high-fiber lunch menus are served. *Childhood Obesity, 8*(1), 71–75.

第五章

Academy of Nutrition and Dietetics. (2012). *Pediatric Nutrition Care Manual*. Retrieved February 22, 2012, from http://peds .nutritioncaremanual.org

Affenito, S. (2007). Breakfast: A missed opportunity. *Journal of the American Dietetic Association, 107*(4), 565–569.

Allen, J. H., Benson, C., Shuman, M., & Skees-Gregory, D. (2011). *Making food service sustainable: Portland State University's experience*. Retrieved October 6, 2011, from http://www .pdx.edu/sites/www.pdx.edu.sustainability/files/ sus_sustainable_food_service.pdf

American Academy of Pediatrics, American Public Health Association, National Resource Center for Health and Safety in Child Care and Early Education. (2011). *Caring for our children National Resource Center for Health and Safety in Child Care and Early Education* (3rd ed.). Elk Grove Village, IL: American Academy of Pediatrics.

American Diabetes Association. (2011a). Diabetes care in the school and day care setting. *Diabetes Care, 34*(1), S70–74.

American Diabetes Association. (2011b). *Food and fitness*. Retrieved October 24, 2011, from http:// www.diabetes.org/food-and-fitness/food/

American Diabetes Association. (2012). Diabetes care in the school and day care setting. *Diabetes Care, 35*(1), S76–S80.

American Dietetic Association. (2004). *Conclusion statement: Is intake of fruits and vegetables related to adiposity in children?* Retrieved October 1, 2011, from http://www.adaevidencelibrary.com/ conclusion.cfm?conclusion_statement_id=41

American Dietetic Association. (2010a). *Executive summary of recommendations: Pediatric weight management*. Retrieved October 30, 2011, from http://www.adaevidencelibrary.com/topic.cfm? cat=3013

American Dietetic Association. (2010b). Position of the American Dietetic Association: Providing nutrition services for people with developmental disabilities and special health care needs. *Journal of the American Dietetic Association, 110*(2), 296.

American Dietetic Association. (2011a). *Pediatric Nutrition Care Manual*. Retrieved October 24, 2011, from http://www.nutritioncaremanual .org/auth.cfm

American Dietetic Association. (2011b). Position of the American Dietetic Association: Benchmarks for nutrition in child care. *Journal of the American Dietetic Association, 111*(4), 607–615.

American Dietetic Association. (2011c). *Cultural food practices. Pediatric Nutrition Care Manual*. Retrieved from http://peds.nutritioncaremanual .org

Anderson, J. (2009). *Birthing green students*. Retrieved October 6, 2011, from http://www .sherwoodgazette.com/sustainable/story .php?story_id=124456510676248000

Annema, N., Heyworth, J. S., McNaughton, S. A., Iacopetta, B., & Fritschi, L. (2011). Fruit and vegetable consumption and the risk of proximal colon, distal colon, and rectal cancers in a case-control study in Western Australia. *Journal of the American Dietetic Association, 111*(10), 1479–1490.

August, G. P., Caprio, S., Fennoy, I., Freemark, M., Kaufman, F. R., Lustig, R. H., et al. (2008). Prevention and treatment of pediatric obesity: An endocrine society clinical practice guideline based on expert opinion. *Journal of Clinical Endocrinology and Metabolism, 93*(12), 45–76.

Beauchamp, G. K., & Mennella, J. A. (2011). Flavor perception in human infants: Development and functional significance. *Digestion, 83 Supplement 1*, 1–6.

Berni Canani, R., Di Costanzo, M., & Troncone, R. (2011). The optimal diagnostic workup for children with suspected food allergy. *Nutrition, 27*(10), 983–987.

Birch, L. L., & Anzman-Frasca, S. (2011). Promoting children's healthy eating in obesogenic environments: Lessons learned from the rat. *Physiology & Behavior, 104*(4), 641–645.

Carlsen, M. H., Halvorsen, B. L., Holte, K., Bohn, S. K., Dragland, S., Sampson, L., et al. (2010). The total antioxidant content of more than 3100 foods, beverages, spices, herbs and supplements used worldwide. *Nutrition Journal, 9*(3). doi:10.1186/1475-2891-9-3 or retrieved January 1, 2013 from http://www .nutritionj.com/content/9/1/3.

Connecticut State Department of Education, Bureau of Health/Nutrition, Family Services and Adult Education. (2010). *Action guide for child care nutrition and physical activity policies*. Retrieved October 15, 2011, from http://www .sde.ct.gov/sde/cwp/view.asp?a=2678&Q=322594

Cooke, L. J., Haworth, C. M., & Wardle, J. (2007). Genetic and environmental influences on children's food neophobia. *American Journal of Clinical Nutrition, 86*(2), 428–433.

Davis, M. M., Gance-Cleveland, B., Hassink, S., Johnson, R., Paradis, G., & Resnicow, K. (2007). Recommendations for prevention of childhood obesity. *Pediatrics, 120* (Supplement 4), S229–S253.

Edwards, G. M. (2003). The health cost of soul food: Introduction. *Topic in Advanced Practice Nursing, 3*(2). Retrieved from http://www.medscape.com/ viewarticle/453335

Ewing, J. & The Ohio State University. (2010). *The Ohio State University fact sheet: Cultural diversity: Eating in America-African American HYG-5250-95-R10*. Retrieved October 31, 2011, from http://ohioline.osu.edu/hyg-fact/5000/ pdf/5250.pdf

Ferdman, R., McClenahan, J. M., & Falco, J. (2010). Food allergy prevention: To eat or not to eat. *Infant, Child, & Adolescent Nutrition, 2*(6), 340.

Flock, M. R., & Kris-Etherton, P. M. (2011). Dietary guidelines for Americans 2010: Implications for cardiovascular disease. *Current Atherosclerosis Reports, 13*(6), 499.

Food Allergy Anaphylaxis Network. (2011). *About food allergy—FAAN*. Retrieved October 18, 2011, from http://www.foodallergy.org/section/ about-food-allergy

Food and Nutrition Service & United States Department of Agriculture. (2001). Accommodating children with special dietary needs in the school nutrition program: Guidance for school food service staff. Retrieved February, 29, 2012, from http://www.fns.usda.gov/cnd/guidance/ special_dietary_needs.pdf

Forestell, C. A., & Mennella, J. A. (2007). Early determinants of fruit and vegetable acceptance. *Pediatrics, 120*(6), 1247–1254.

Ghaddar, S., Brown, C. J., Pagán, J. A., & Díaz, V. (2010). Acculturation and healthy lifestyle habits among Hispanics in United States-Mexico border communities. *Revista Panamericana De Salud Pública, 28*(3).

Green Mountain Technologies, 2012. *Earth tub: Green mountain technologies*. Retrieved February 29, 2012, from http://www.compostingtechnology .com/invesselsystems/earthtub/

Greer, F. R., Sicherer, S. H., Burks, A. W., & the Committee on Nutrition and Section on Allergy and Immunology. (2008). Effects of early nutritional interventions on the development of atopic disease in infants and children: The role of maternal dietary restriction, breastfeeding, timing of introduction of complementary foods, and hydrolyzed formulas. *Pediatrics, 121*(1), 183–191.

Guidetti, M., & Cavazza, N. (2008). Structure of the relationship between parents' and children's food preferences and avoidances: An explorative study. *Appetite, 50*(1), 83–90.

Gupta, R. S., Springston, E. E., Warrier, M. R., Smith, B., Kumar, R., Pongracic, J., et al. (2011). The prevalence, severity, and distribution of childhood food allergy in the United States. *Pediatrics, 128*(1) e9–e17. Retrieved from http://pediatrics.aappublications .org/content/128/1/e9.full

Harris, G. (2008). Development of taste and food preferences in children. *Current Opinion in Clinical Nutrition and Metabolic Care, 11*(3), 315–319.

Harvard School of Public Health. (2011a). *Health gains from whole grains—what should I eat?— the nutrition source*. Retrieved October 3, 2011, from http://www.hsph.harvard.edu/ nutritionsource/what-should-you-eat/health-gains-from-whole-grains/

Harvard School of Public Health. (2011b). *The nutrition source—vegetables and fruits: Get plenty every day—what should I eat?* Retrieved October 1, 2011, from http://www.hsph.harvard .edu/nutritionsource/what-should-you-eat/ vegetables-full-story/index.html

Head Start Performance Standards Title 45, Volume 4, U.S.C. Section 1304.23. (1998). http://edocket .access.gpo.gov/cfr_2007/octqtr/45cfr1304.23 .htm

Hesketh, K. D., & Campbell, K. J. (2010). Interventions to prevent obesity in 0–5 year olds: An updated systematic review of the literature. *Obesity, 18 Supplement* 1, S27–S35.

Hill, P., & The Ohio State University. (2010). *The Ohio State University fact sheet: Cultural diversity: Eating in America-Asian HYG-5253-95-R10*. Retrieved October 31, 2011, from http://ohioline .osu.edu/hyg-fact/5000/pdf/5253.pdf

Hoyland, A., Dye, L., & Lawton, C. L. (2009). A systematic review of the effect of breakfast on the cognitive performance of children and adolescents. *Nutrition Research Reviews, 22*(2), 220–243.

Institute of Medicine. (2008). *Nutrition standards and meal requirements for national school lunch and breakfast programs phase I. Proposed approach for recommending revisions*. Washington, DC: National Academies Press.

Islamic Food and Nutrition Council of America. (2011). *IFANCA: What is halal?* Retrieved October 31, 2011, from http://www.ifanca.org/halal/

Kleinman, R. K. (Ed.). (2009). *Pediatric nutrition handbook* (6th ed.). Elk Grove Village, IL: American Academy of Pediatrics.

Kulkarni, K. D. (2004). Food, culture, and diabetes in the United States. *Clinical Diabetes, 22*(4), 190–192.

Liu, R. H. (2003). Health benefits of fruit and vegetables are from additive and synergistic combinations of phytochemicals. *The American Journal of Clinical Nutrition, 78*(3), 517S–520S.

Llargues, E., Franco, R., Recasens, A., Nadal, A., Vila, M., Perez, M. J., et al. (2011). Assessment of a school-based intervention in eating habits and physical activity in school children: The AVall study. *Journal of Epidemiology and Community Health, 65*(10), 896–901.

Martinez, S., Hand, M., DePra, M., Pollack, S., Ralston, K., Smith, T., et al. (2010). *Local food systems: Concepts, impacts and issues*, No. 97, U.S. Department of Agriculture Economic Research Service.

Mennella, J. A., Ziegler, P., Briefel, R., & Novak, T. (2006). Feeding infants and toddlers study: The types of foods fed to Hispanic infants and toddlers. *Journal of the American Dietetic Association, 106* (Supplement 1), S96–S106.

Mier, N., Piziak, V., Kjar, D., Castillo-Ruiz, O., Velazquez, G., Alfaro, M. E., et al. (2007). Nutrition provided to Mexican-American preschool children on the Texas-Mexico border. *Journal of the American Dietetic Association, 107*(2), 311–315.

Murphy, S. P., Yaktine, A. L., Suitor, C. W., & Moats, S. (Eds.) (2011). Committee to Review Child and Adult Care Food Program Meal Requirements, Institute of Medicine. *Child and Adult Care Food Program: Aligning dietary guidance for all*. Washington, DC: National Academies Press.

National Association for the Education of Young Children. (2012). *Academy for early childhood program accreditation: Standard 5: NAEYC accreditation criteria for health standard*. Retrieved September 30, 2012, from http://lms.naeyc.org/icohere/custompages/naeycsearch/search_framer.cfm?t=1319069982686

National Diabetes Education Program. (2011). *Overview of diabetes in children and adolescents* Retrieved February 22, 2012, from http://ndep.nih.gov/media/youth_factsheet.pdf

National Resource Center for Health and Safety in Child Care and Early Education. (2010). *Preventing childhood obesity in early care and education programs*. Retrieved October 1, 2011, from http://nrckids.org/CFOC3/PREVENTING_OBESITY/index.htm

National Resource Center for Health and Safety in Child Care and Early Education, University of Colorado Denver. (2011). *Achieving a state of healthy weight: A national assessment of obesity prevention terminology in child care regulations 2010*. Retrieved October 1, 2011, from http://nrckids.org/regulations_report_2010.pdf

Nemours. (2011). *All about allergies*. Retrieved October 16, 2011, from http://kidshealth.org/parent/medical/allergies/allergy.html

Nevin-Folino, N. L. (2003; updated 2008). *Pediatric manual of clinical dietetics* (2nd ed.). United States of America: American Dietetic Association.

NIAID-sponsored expert panel, Boyce, J. A., Assa'ad, A., Burks, A. W., Jones, S. M., Sampson, H. A., et al. (2010). Guidelines for the diagnosis and management of food allergy in the United States: Report of the NIAID-sponsored expert panel. *Journal of Allergy and Clinical Immunology, 126*(6 Suppl), S1–S58.

Nolan, J. E., & The Ohio State University. (2010). *The Ohio State University fact sheet: Cultural diversity: Eating in America-Middle Eastern HYG-5256-95-R10*. Retrieved October 31, 2011, from http://ohioline.osu.edu/hyg-fact/5000/pdf/5256.pdf

O'Connell, M. L., Henderson, K. E., Luedicke, J., & Schwartz, M. B. (2012). Repeated exposure in a natural setting: A preschool intervention to increase vegetable consumption. *Journal of the Academy of Nutrition and Dietetics, 112*(2), 230–234.

The Ohio State University. (2010). *The Ohio State University fact sheet: Cultural diversity: Eating in America-Mexican American HYG-5255-R10*. Retrieved October 31, 2011, from http://ohioline.osu.edu/hyg-fact/5000/pdf/5255.pdf

Oliveira, P. (2005). *Connecticut child care center operating budget basics: Calculating your bottom line*. Retrieved October 8, 2011, from http://www.ctkidslink.org/publications/ece05operating06.pdf

Rampersaud, G. C. (2008). Benefits of breakfast for children and adolescents: Update and recommendations for practitioners. *American Journal of Lifestyle Medicine, 3*(2), 86.

Samour, P. Q., & King, K. (Eds.) (2012). *Pediatric nutrition* (4th ed.). Sudbury, MA: Jones & Bartlett Learning, LLC.

Satter, E. (2011). *The child who doesn't eat fruits and vegetables*. Retrieved October 2, 2011, from http://www.ellynsatter.com/the-child-who-doesnt-eat-fruits-and-vegetables-i-42.html

Schwartz, C., Chabanet, C., Lange, C., Issanchou, S., & Nicklaus, S. (2011). The role of taste in food acceptance at the beginning of complementary feeding. *Physiology & Behavior, 104*(4), 646–652.

Sizer, F., & Whitney, E. (2011). *Nutrition concepts and controversy* (12th ed.). United States: Wadsworth Cengage Learning.

Skelton, J. A., & Beech, B. M. (2011). Attrition in paediatric weight management: A review of the

literature and new directions. *Obesity Reviews, 12*(5), e273–e281.

Stallings, V. A., Suitor, C. W., & Taylor, C. (Eds.). Food and Nutrition Board, Institute of Medicine. (2010). *School meals: Building blocks for healthy children*. Washington, DC: National Academies Press.

United Nations Department of Social and Economic Affairs Division for Sustainable Development. (2009). *UN division for sustainable development—initiative details page*. Retrieved July 6, 2009, from http://webapps01.un.org/dsd/caseStudy/public/displayDetailsAction.do?code=8

U.S. Department of Agriculture. (2009). *Infant nutrition and feeding: A guide for use in the WIC and CSF programs*. Retrieved February 23, 2012, from http://www.nal.usda.gov/wicworks/Topics/FG/CompleteIFG.pdf

U.S. Department of Agriculture. (2010). *Topic: Dietary intake and childhood adiposity*. Retrieved October 30, 2011, from http://www.nel.gov/topic.cfm?cat=3068

U.S. Department of Agriculture. (2011a). *USDA's MyPlate*. Retrieved September 30, 2011, from http://www.choosemyplate.gov/

U.S. Department of Agriculture. (2011b). *Choose MyPlate.gov choking hazards*. Retrieved October 30, 2011, from http://www.choosemyplate.gov/preschoolers/FoodSafety/chokinghazards.html

U.S. Department of Agriculture. (2012). Health and Nutrition Information for preschoolers. Retrieved December 17, 2012, from http://www.choosemyplate.gov/preschoolers.html

U.S. Department of Agriculture, Food and Nutrition Service. (2006). *Healthy school meals resource system: Special diets—vegetarian diets and other variations—Jewish schools and institutions*. Retrieved November 1, 2011, from http://healthymeals.nal.usda.gov/hsmrs/Special_Diets_jewish_for_print.htm

U.S. Department of Agriculture, Food and Nutrition Service. (2011). Nutrition standards in the national school lunch and school breakfast programs. *Federal Register, 76*(9), Retrieved September 12, 2011, from http://www.fns.usda.gov/cnd/governance/regulations/2011-01-13.pdf

U.S. Department of Agriculture, Food and Nutrition Service. (2011a). *CACFP policy memos*. Retrieved September 13, 2011, from http://www.fns.usda.gov/cnd/care/regs-policy/policymemoranda.htm

U.S. Department of Agriculture, Food and Nutrition Service. (2011b). *Child and adult care food program*. Retrieved September 12, 2011, from http://www.fns.usda.gov/cnd/care/cacfp/aboutcacfp.htm

U.S. Department of Agriculture, Food and Nutrition Service. (2011c). *Child nutrition labeling*. Retrieved October 9, 2011, from http://www.fns.usda.gov/cnd/CNlabeling/default.htm

U.S. Department of Agriculture, Food and Nutrition Service. (2011d). *Schools & child nutrition program: Eligibility requirements and how to apply*. Retrieved September 30, 2011, from http://www.fns.usda.gov/fdd/programs/schcnp/schcnp_eligibility.htm

U.S. Department of Agriculture, Food and Nutrition Service. (2012a). *Final rule: Nutrition standards in the national school lunch and school breakfast programs*. Retrieved February 14, 2012, from http://www.fns.usda.gov/cnd/Governance/Legislation/nutritionstandards.htm

U.S. Department of Agriculture, Food and Nutrition Service. (2012b). *National School Lunch Program*. Retrieved September 30, 2012, from http://www.fns.usda.gov/cnd/lunch/

U.S. Department of Agriculture Nutrition Evidence Library. (2010). *Evidence summary: In adults, what is the relationship between the intake of vegetables and fruits, not including juice, and cardiovascular disease?* Retrieved October 1, 2011, from http://www.nel.gov/evidence.cfm?evidence_summary_id=250366&highlight=fruits and vegetables&home=1

U.S. Department of Health and Human Services Food and Nutrition Service, & Administration for Children and Families. (2008). *Head Start program performance standards and other regulations–Head Start*. Retrieved September 30, 2012, from http://eclkc.ohs.acf.hhs.gov/hslc/Head Start Program/Program Design and Management/Head Start Requirements/Head Start Requirements

U.S. Department of Health and Human Services, Administration for Children and Families. (2011). *Administration for children and families*. Retrieved September 29, 2011, from http://www.acf.hhs.gov/index.html

U.S. Department of Health and Human Services, & U.S. Department of Agriculture. (2011). *Dietary Guidelines for Americans, 2010*. Retrieved September 30, 2011, from http://health.gov/dietaryguidelines/2010.asp#overview

U.S. Food and Drug Administration. (2009). *Guidance, compliance & regulatory information: Approaches to establish thresholds for major food allergens and for gluten in food*. Retrieved October 19, 2011, from http://www.fda.gov/Food/LabelingNutrition/FoodAllergensLabeling/GuidanceComplianceRegulatoryInformation/ucm106108.htm#ii

U.S. National Library of Medicine, the National Institutes of Health. (2010). *Allergic reactions: MedlinePlus medical encyclopedia*. Retrieved October 16, 2011, from http://www.nlm.nih.gov/medlineplus/ency/article/000005.htm

Vos, M. B., & Welsh, J. (2010). Childhood obesity: Update on predisposing factors and prevention strategies. *Current Gastroenterology Reports, 12*(4), 280–287.

Wardle, J., & Cooke, L. (2008). Genetic and environmental determinants of children's food preferences. *British Journal of Nutrition, 99* Supplement 1, S15–S21.

Weight realities division of the Society of Nutrition Education, Center for Weight and Health, U.C. Berkeley. (2003). Guidelines for obesity prevention programs: Promoting healthy weight in children. *Journal of Nutrition Education and Behavior, 35*(1), 1–4.

WIC Works Resource Team. (2010). *WIC works resource system*. Retrieved October 1, 2011, from http://www.nal.usda.gov/wicworks/

Zhang, Y., Fein, E. B., & Fein, S. B. (2011). Feeding of dietary botanical supplements and teas to infants in the United States. *Pediatrics, 127*(6), 1060–1066.

第六章

American Academy of Pediatrics. (2010). Prevention of choking among children. *Pediatrics, 125*(3), 601–607.

American Academy of Pediatrics. (2011). *Storing and preparing expressed breast milk*. Retrieved January 27, 2012, from http://www.healthychildren.org/English/ages-stages/baby/breastfeeding/pages/Storing-and-Preparing-Expressed-Breast-Milk.aspx

American Academy of Pediatrics. (2012). *Health issues: Choking prevention*. Retrieved January 28, 2012, from http://www.healthychildren.org/English/health-issues/injuries-emergencies/pages/Choking-Prevention.aspx

American Academy of Pediatrics, American Public Health Association, National Resource Center for Health and Safety in Child Care and Early Education. (2011). *Caring for our children: National health and safety performance standards; guidelines for early care and education programs* (3rd ed.). Elk Grove Village, IL: American Academy of Pediatrics.

American Red Cross. (2012). *Be red cross ready—get a kit, make a plan, be informed*. Retrieved January 30, 2012, from www.redcross.org/www-files/Documents/pdf/Preparedness/checklists/Be_Red_Cross_Ready.pdf

B.C. First Nations Head Start. (2003). *B.C. First Nations Head Start using traditional foods*. Retrieved January 29, 2012, from http://www.bcfnhs.org/downloads/sixComponents/culture/CULT_Traditional_Foods.pdf

Brown, A. L. (2011). *Understanding food: Principles and preparation* (4th ed.). Belmont, CA: Wadsworth Cengage Learning.

Buchholz, U., Bernard, H., Werber, D., Böhmer, M. M., Remschmidt, C., Wilking, H., et al. (2011). German outbreak of Escherichia coli O104:H4 associated with sprouts. *New England Journal of Medicine, 365*(19), 1763–1770.

Centers for Disease Control and Prevention. (2008). Preliminary FoodNet data on the incidence of infection with pathogens transmitted commonly through food—10 states, 2007. *Morbidity and Mortality Weekly Report, 57*(14), July 24, 2008.

Centers for Disease Control and Prevention. (2010). *Norovirus: Technical fact sheet*. Retrieved December 5, 2011, from http://www.cdc.gov/ncidod/dvrd/revb/gastro/norovirus-factsheet.htm.

Centers for Disease Control and Prevention. (2011a). *CDC—foodborne outbreak investigations–key players in foodborne outbreak response*. Retrieved December 26, 2011, from http://www.cdc.gov/outbreaknet/investigations/key_players.html

Centers for Disease Control and Prevention. (2011b). *Prevention–listeriosis*. Retrieved January 29, 2012, from http://www.cdc.gov/listeria/prevention.html

Centers for Disease Control and Prevention. (2011c). Vital signs: Incidence and trends of infection with pathogens transmitted commonly through food—foodborne diseases active surveillance network, 10 U.S. sites, 1996–2010. *Morbidity and Mortality Weekly Report, 60*(22).

Centers for Disease Control and Prevention (2012a). *E. coli*. Retrieved October 8 2012, from http://www.cdc.gov/ecoli/outbreaks.html

Centers for Disease Control and Prevention. (2012bd). *Food safety at CDC: Questions and answers about foodborne illness (sometimes called "Food poisoning")*. Retrieved October 8, 2012, from http://www.cdc.gov/foodsafety/facts.html#howmanycases

Colorado State University Extension. (2006). *Sushi: Minimizing the food safety risk*. Retrieved February 5, 2012, from http://www.ext.colostate.edu/safefood/newsltr/v10n3s01.html

Environmental Services Department, Maricopa County Arizona. (2011). *Food safety manual for the food service worker*. Retrieved November 28, 2011, from http://www.maricopa.gov/envsvc/envhealth/Pdf/Engbook.pdf

Federal Emergency Management Agency. (2012). *Build a kit*. Retrieved January 30, 2012, from http://www.ready.gov/.htm

Food Safe Schools. (2004). *Food safety for the local health department*. Retrieved December 4, 2011, from http://www.foodsafeschools.org/healthdepartment.php

Garden-Robinson, J. (2012). *Food safety basics: A reference guide for foodservice operators–FN572: NDSU*. Retrieved January 23, 2012, from http://www.ag.ndsu.edu/extension/pubs/landing-pages/food-and-nutrition/food-safety-basics-fn572

Goodrich, R. M., Schneider, K. R., Schmidt, R. H. & University of Florida, IFAS Extension. (2008). *HACCP: An overview*. Retrieved December 9, 2011, from http://edis.ifas.ufl.edu/fs122

Hunting, K. L., & Gleason, B. L. (2012). *Essential case studies in public health, putting public health into practice*. Burlington, MA: Jones & Bartlett Learning.

Iowa State University Extension. (2009). *HACCP in schools*. Retrieved December 8, 2011, from http://www.extension.iastate.edu/HRIM/HACCP/haccpinschools.htm

Iowa State University Extension. (2010). *School foodservice standard operating procedures*. Retrieved December 13, 2011, from http://www.extension.iastate.edu/HRIM/HACCP/schoolfoodservice.htm

Jones, T. F., Ingram, L. A., Fullerton, K. E., Marcus, R., Anderson, B. J., McCarthy, P. V., et al. (2007). A case-control study of the epidemiology of sporadic salmonella infection in infants. *Pediatrics, 118*(6), 23–80.

Kids Health: The Nemours Foundation. (2012). *Food safety for your family*. Retrieved January 8, 2012, from http://kidshealth.org/parent/firstaid_safe/home/food_safety.html#

Krueger, L. (2008). *Working together to accommodate children with special needs*. Retrieved January 29, 2012, from dpi.wi.gov/fns/ppt/ms_sdn_2.pp

Marriott, N. G., & Gravani, R. B. (2006). *Principles of food sanitation* (5th ed.). New York: Springer Science+Business, Media, Inc.

Mayo Clinic. (2010). *Food-borne illness: First aid.* Retrieved November 20, 2011, from http://www.mayoclinic.com/health/first-aid-food-borne-illness/FA00043

McSwane, D., Rue, N. R., & Linton, R. (2005). *Essentials of food safety and sanitation* (4th ed.). Upper Saddle River, NJ: Pearson.

National Association for the Education of Young Children. (2012). *Standard 5: NAEYC accreditation criteria for health standard.* Retrieved December 16, 2012, from http://www.naeyc.org/files/academy/file/AllCriteria Document.pdf

National Food Service Management Institute. (2005). *Food safety standard operating procedures (SOPs).* Retrieved January 22, 2012, from http://www.nfsmi.org/documentlibraryfiles/PDF/20080213012315.pdf

National Food Service Management Institute. (2009). *Food safety fact sheet: Thawing foods.* Retrieved January 23, 2012, from http://www.nfsmi.org/DocumentSearch.aspx?q=thawing food

National Restaurant Association. (2010). *Servsafe coursebook* (5th ed.). Chicago, IL: National Restaurant Association Educational Foundation.

Nevada Department of Education. (2010). *Child nutrition and school health CACFP guide for registered food vendors.* Retrieved January 8, 2012, from http://www.doe.nv.gov/CACFP.htm

New York State Department of Health. (2006). *Food defense strategies—A self-assessment guide for food service operators.* Retrieved February 1, 2012, from http://www.health.state.ny.us/environmental/indoors/food_safety/food_defense_strategies.htm

Orange County North Carolina. *Environmental health inspection services FAQ.* Retrieved December 26, 2011, from http://www.co.orange.nc.us/envhlth/inspections/InspectionServicesFAQ.asp

Pelton, S. I. (2011). *Watch for foodborne illness.* Pediatric News, 45(7), 4–5.

Riggins, L. D., & Barrett, B. (2008). Benefits and barriers to following HACCP-based food safety programs in childcare centers. *Food Protection Trends, 28*(1), 12/10/11-37-44.

Safe minimum cooking temperatures FoodSafety.gov. Retrieved January 4, 2012, from http://www.foodsafety.gov/keep/charts/mintemp.html

Savolainen-Kopra, C., Haapakoski, J., Peltola, P. A., Ziegler, T., Korpela, T., Anttila, P., et al. (2012). Hand washing with soap and water together with behavioral recommendation prevents infection in common work environment: An open cluster-randomized trial. *Trials, 13*(1).

Schmidt, R. H., & Newslow, D. L. (2009). *Hazard analysis critical control points (HACCP)—principle 3: Establish critical limits and principle 4: Monitoring critical control points (CCPs).* Retrieved December 13, 2011, from http://edis.ifas.ufl.edu/FS141

Talaat, M., Afifi, S., Dueger, E., El-Ashry, N., Martin, A., Kandeel, A., et al. (2011). Effects of hand hygiene campaigns on incidence of laboratory-confirmed influenza and absenteeism in schoolchildren, Cairo, Eygpt. *Emerging Infectious Disease Journal, 17*(4), 619–625.

U.S. Department of Agriculture, Food and Nutrition Service. (2009a). Rules and regulations: School food safety inspections. *Federal Register, 74*(169).

U.S. Department of Agriculture Food and Nutrition Service. (2009b). *USDA recipes for child care.* Retrieved December 13, 2011, from http://www.fns.usda.gov/tn/Resources/childcare_recipes.html

U.S. Department of Agriculture Food Safety and Inspection Service. (2011). *Fact sheet: Cleanliness helps prevent foodborne illness.* Retrieved December 31, 2011, from http://www.fsis.usda.gov/factsheets/Cleanliness_Helps_Prevent_Foodborne_Illness/index.asp

U.S. Department of Agriculture Food Safety and Inspection Service. (2011a). *About FSIS: Agency history.* Retrieved December 8, 2011, from http://www.fsis.usda.gov/About_FSIS/Agency_History/index.asp#1953

U.S. Department of Agriculture Food Safety and Inspection Service. (2011b). *Fact sheet on clostridium botulinum.* Retrieved November 30, 2011, from http://www.fsis.usda.gov/factsheets/Clostridium_botulinum/index.asp

U.S. Department of Agriculture Food Safety and Inspection Service. (2011d). *Fact sheet: Safe food handling.* Retrieved January 8, 2012, from http://www.fsis.usda.gov/Fact_Sheets/Danger_Zone/index.asp

U.S. Department of Agriculture Food Safety and Inspection Service. (2011e). *Is it done yet? recommended internal temperatures.* Retrieved January 24, 2012, from http://www.fsis.usda.gov/is_it_done_yet/brochure_text/index.asp#SMIT

U.S. Department of Health and Human Services. (2011). *What does the new food safety law mean for you?* Retrieved December 3, 2011, from http://www.foodsafety.gov/blog/fsma.html

U.S. Department of Health and Human Services, Food and Drug Administration. (2011). *Federal Register, 76*(149). Retrieved December 3, 2011, from http://www.gpo.gov/fdsys/pkg/FR-2011-08-03/pdf/2011-19620.pdf

U.S. Department of Health and Human Services Food and Drug Administration Center for Food Safety and Applied Nutrition. (2006). *A manual for the voluntary use of HACCP principles for operators of food service and retail establishments. Chapter 2—the process approach for managing food safety.* Retrieved December 31, 2011, from http://www.fda.gov/Food/FoodSafety/RetailFoodProtection/ManagingFoodSafetyHACCPPrinciples/Operators/ucm077998.htm#diagram

U.S. Department of Health and Human Services U.S. Food and Drug Administration. (2011). *Consumer updates: Food bill aims to improve safety.* Retrieved December 3, 2011, from http://www.fda.gov/ForConsumers/ConsumerUpdates/ucm237758.htm

U.S. Department of Health and Human Services, Public Health Service, U.S. Food and Drug Administration. (2011). *Food code 2009.* Retrieved December 13, 2011, from http://www.fda.gov/Food/FoodSafety/RetailFoodProtection/FoodCode/FoodCode2009/ucm186451.htm#part3-5

U.S. Department of Homeland Security. (2010). *FEMA: Food.* Retrieved February 2, 2012, from http://www.fema.gov/plan/prepare/food.shtm

U.S. Environmental Protection Agency. (2011a). *The EPA and food security: Pesticides.* Retrieved December 28, 2011, from http://www.epa.gov/pesticides/factsheets/securty.htm

U.S. Environmental Protection Agency. (2011b). *Food irradiation, radiation protection.* Retrieved December 1, 2011, from http://www.epa.gov/radiation/sources/food_irrad.html

U.S. Environmental Protection Agency. (2011c). *Food safety.* Retrieved December 1, 2011, from http://epa.gov/radiation/sources/food_safety.html

U.S. Food and Drug Administration. (2008). *FDA updates health information advisory on melamine contamination.* Retrieved February 5, 2012, from http://www.fda.gov/NewsEvents/Newsroom/PressAnnouncements/2008/ucm116955.htm

U.S. Food and Drug Administration. (2010). *Retail food risk factor studies: FDA trend analysis report on the occurrence of foodborne illness risk factors in selected institutional foodservice, restaurant, and retail food store facility types (1998–2008).* Retrieved January 1, 2012, from http://www.fda.gov/Food/FoodSafety/RetailFoodProtection/FoodborneIllnessandRiskFactorReduction/RetailRiskFactorStudies/ucm223293.htm#executive_summary

U.S. Food and Drug Administration. (2011a). *Food defense and emergency response: Guidance for industry, retail food stores and food service establishments: Food security preventive measures guidance.* Retrieved January 30, 2012, from http://www.fda.gov/FoodGuidanceComplianceRegulatoryInformation/GuidanceDocuments/FoodDefenseandEmergencyResponse/ucm082751.htm

U.S. Food and Drug Administration. (2011b). *Hazard analysis and critical control point principles and application guidelines.* Retrieved December 11, 2011, from http://www.fda.gov/Food/FoodSafety/HazardAnalysisCriticalControlPointsHACCP/HACCPPrinciplesApplicationGuidelines/default.htm#execsum

U.S. Food and Drug Administration. (2011c). *Once baby arrives: Food safety for mothers to be.* Retrieved January 27, 2012, from http://www.fda.gov/food/resourcesforyou/healtheducators/ucm089629.htm

U.S. Food and Drug Administration. (2012a). *Consumers: Food allergies: What you need to know.* Retrieved October 8, 2012, from http://www.fda.gov/food/resourcesforyou/consumers/ucm079311.htm

U.S. Food and Drug Administration. (2012b). *FDA food code.* Retrieved December 16, 2012, from http://www.fda.gov/Food/FoodSafety/RetailFoodProtection/FoodCode/default.htm

U.S. Food and Drug Administration, Center for Food Safety and Nutrition. (2008). *Bad bug book: Introduction to foodborne pathogenic microorganisms and natural toxins.* Retrieved February 5, 2012, from http://www.cfsan.fda.gov/~mow/intro.html

Wallace, C. A., Sperber, W. H., & Mortimore, S. E. (2010). *Food safety for the 21st century:*

Managing HACCP and food safety through-out the global supply chain. United Kingdom: Wiley-Blackwell.

Washington State Department of Health. (2011). *BE AWARE these foods may cause choking in toddlers—health education resource exchange* *(H.E.R.E.).* Retrieved January 29, 2012, from http://here.doh.wa.gov/materials/be-aware-these-foods-may-cause-choking-in-toddlers

Wisconsin Department of Public Instruction. (2011). *Materials & resources for the national school lunch program: Guidelines for contracting* *vended meals.* Retrieved January 7, 2012, from http://dpi.wi.gov/fns/market1.html

Zhang, X., Bai, J., Ma, P., Ma, J., Wan, J., & Jiang, B. (2010). Melamine-induced infant urinary calculi: A report on 24 cases and a 1-year follow-up. *Urological Research, 38*(5), 391–395.